Dr. med. Lissa Rankin

HEILIGE MEDIZIN

Für Dr. Rachel Naomi Remen,
die mich den Unterschied zwischen Heilen und Kurieren gelehrt hat und mir und unzähligen anderen geholfen hat, zu heilen.

Wie hat Ihnen das Buch gefallen?
Teilen Sie gerne Ihre Meinung mit uns:

https://www.kamphausen.media/heilige-medizin/t-9783958836013

DR. MED. LISSA RANKIN

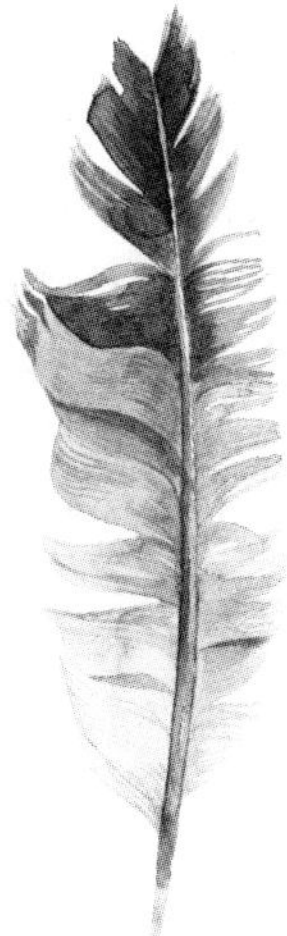

HEILIGE MEDIZIN

Auf der Reise zu den Geheimnissen der Heilung

Aus dem amerikanischen Englisch von Claudia Seele-Nyima

AURUM

Stimmen zum Buch

„*Heilige Medizin* ist ein Muss für alle, die den Wert der Schulmedizin anerkennen und zugleich die Möglichkeiten der Transformation, die in der emotionalen und spirituellen Heilung liegen, tiefgehend erkunden wollen. Dr. Rankins gesunde Dosis Skepsis und die Tatsache, dass sie die Sicherheit niemals aus den Augen verliert, machen sie zur perfekten Ratgeberin, um die Leserinnen und Leser mit vielfältigen Theorien und Praktiken des Heilens bekannt zu machen."

KELLY A. TURNER, PHD

„New York Times"-Bestsellerautorin von *Hoffnung auf ein krebsfreies Leben* und *9 Wege in ein krebsfreies Leben*

„*Heilige Medizin* hält, was der Titel verspricht, und geht sogar noch weiter. Als Verfechterin einer heilsamen Lebensweise und der Auffassung, dass Heilung und Gerechtigkeit nicht voneinander getrennt sind, habe ich jedes einzelne Wort Lissa Rankins mit Freude gelesen. Es ist ihr gelungen, das Heilige *und* die Wissenschaft zu würdigen und gleichzeitig zu verdeutlichen, dass beide aufs Engste miteinander verknüpft sind. Themen wie Neugierde, Mitgefühl und Gerechtigkeit werden auf den Seiten dieses Buches kunstvoll miteinander verwoben – so, dass es uns als Leserinnen und Leser dazu bringt, Gemeinschaft als grundlegendes Element der Heilung zu sehen. Ich bin sehr dankbar für diesen umfassenden, bewussten, unglaublich gut recherchierten und auf vielseitiger Erfahrung beruhenden Text über Medizin. Bravo!"

REBEKAH BORUCKI

Mutter, Autorin, Verlegerin

„*Heilige Medizin* nimmt Sie mit auf eine aufregende Reise zu nichttraditionellen Heilungsansätzen, präsentiert aus der Sicht einer traditionell ausgebildeten Ärztin, die auch das Herz einer hoch entwickelten spirituellen Lehrerin hat. Alte und moderne Praktiken des Heilens werden der Stringenz des rationalen wissenschaftlichen Denkens unterzogen und auf ihren innewohnenden Nutzen und ihre heilige Weisheit hin untersucht. Und letztendlich kommt Ihnen diese einzigartige Erkundung zugute, wenn Sie sich in der vorherrschenden Verwirrung Ihrer Kultur hinsichtlich Heilung und spiritueller Entwicklung Ihren eigenen Weg bahnen."

DONNA EDEN UND DAVID FEINSTEIN, PHD

Autoren von *Energy Medicine*

„*Heilige Medizin* ist *das* Buch, auf das wir alle gewartet haben – eins, das uns hilft, die Kraft der Selbstheilung zu nutzen und gleichzeitig eine heilige Wahrheit anzuerkennen: Oft brauchen wir einander auch. Nehmen Sie sich dieses Buch zu Herzen, denn niemand könnte Sie auf dem Weg besser führen als Lissa Rankin. Sie hilft uns mit diesem Buch, uns dem Mysterium der Heilung zu überantworten, während sie uns gleichzeitig voll und ganz dabei unterstützt, jeweils die Medizin zu finden, die wir verdienen."

AMY B. SCHER

Bestsellerautorin von *This Is How I Save My Life*

„Dr. Lissa Rankin nimmt die Leserinnen und Leser auf einer vieldimensionalen Suche nach Heilung und persönlicher Transformation an die Hand: durch Geschichten, Erkenntnisse und Weisheit, die sie auf ihrem Lebensweg gesammelt hat. Ein mutiges und anregendes Buch."

BEVERLY RUBIK, PHD

„Dies ist die weiseste und gründlichste Analyse der Geheimnisse des Heilens, die seit Jahren erschienen ist. Als Ärztin und Heilerin geht Lissa Rankin das Thema mit wissenschaftlicher Gründlichkeit an, aber auch mit dem gebotenen Respekt und der nötigen Behutsamkeit. Dieses Buch ist enorm wertvoll für alle, die in helfenden Berufen tätig sind, und für jeden, der Heilung braucht – und wer braucht sie nicht?"

LARRY DOSSEY, MD

Autor von *One Mind. Alles ist mit allem verbunden*

„Als Ärztin für integrative Medizin bewege ich mich fortwährend in der verwirrenden Welt der Wissenschaft (die ich von ganzem Herzen liebe, deren Spielraum jedoch begrenzt ist) und in den lebenswichtigen, aber oft unergründlichen Gewässern von *Spirit*, Glaube, Energie, *Qi, Prana* und verschiedensten Heilmethoden, daher habe ich großen Respekt vor dem Weg, den Lissa Rankin für dieses Buch persönlich und beruflich gegangen ist. In solchen Gewässern unterwegs zu sein, in einer Gesellschaftsstruktur, die von Grund auf sexistisch, rassistisch, profession-*alistisch* (kein existierendes Wort, sollte aber eins sein) und unendlich ungerecht ist, stellt eine monumentale Herausforderung dar. Dr. Rankin ist eine bewundernswerte Kämpferin auf diesem Gebiet – sie zeigt Schatten und Traumata auf: in uns selbst wie auch in den Menschen, die nicht unfehlbar sind, aber dennoch manchmal talentierte und effiziente Heilerinnen und Heiler sein können. In *Heilige Medizin* gibt sie uns die Werkzeuge der Transformation an die Hand und führt uns sanft zu Erfahrungen, die Heilung in Gang bringen können."

RACHEL CARLTON ABRAMS, MD, MASTER OF HEALTH SCIENCE (MHS), AMERICAN BOARD OF INTEGRATIVE MEDICINE (ABOIM)

Autorin von *Der Körper-Code*

„Allzu selten begegnet man einer Autorin, die in der Lage ist, Welten zu verbinden und die Seele zu heilen. Dr. Rankin ist einerseits eine hochqualifizierte Ärztin, die Evidenz hochhält und all dem, was uns der unbeirrbare rationale Verstand sagen kann, Achtung zollt. Auf der anderen Seite dringt sie als Forscherin zu tieferen, weniger erschlossenen Mysterien der Heilung vor, die nur der ehrfurchtsvollen Seele zugänglich sind. Sie untersucht, bohrt immer wieder nach, fordert Beweise, fragt, was funktioniert, stellt sich selbst infrage und nimmt uns langsam mit auf dem Weg voran. Es geht um das Körperliche, ja, aber auch darum, tiefere Entwicklungs- und akute Traumata zu heilen. Es geht um Wissenschaft, ja, aber auch darum, das eigene Herz zu öffnen und herauszufinden, wie man das, was am schönsten und wesentlichsten ist, schützen kann. Es geht um die Heilung des Einzelnen, ja, aber auch darum, die Gemeinschaft und die Kultur zu heilen. Lesen Sie dieses Buch, und achten Sie dabei auf die Besonderheiten Ihres eigenen spektakulären, wilden und ganz und gar einzigartigen Lebens. Dies ist eine tiefere Medizin."

JEFFREY D. REDIGER, MD, MASTER OF DIVINITY
Autor von *Geheilt*

„Die moderne Medizin mag bei der Behandlung einiger Krankheiten sehr effektiv sein, doch sie kann nicht alles kurieren. Wenn Sie oder jemand, den Sie lieben, ein medizinisches Problem hat, bei dem die Ärzte mit den Schultern zucken und aufgeben, ist *Heilige Medizin* das richtige Buch für Sie. Dr. Lissa Rankin schreibt fesselnd, ermutigend und einfühlsam, und ihre Untersuchung von Heilungsansätzen ganzheitlicher Gesundheit ist präzise, zeitgemäß und fundiert. Bravo!"

DEAN RADIN, PHD
Leitender Wissenschaftler am Institute of Noetic Sciences
und Autor von *Real Magic*

„Mein Vater war Arzt und Wissenschaftler und hätte vieles von dem, was in diesem Buch steht, nicht geglaubt. Dennoch hat er mich gelehrt, stets den Informationen zu folgen, auch wenn sie einen weit über das eigene Paradigma hinausführen. Lissa Rankin ist in einer einzigartigen Position, um uns auf einen Weg weit außerhalb des Paradigmas der Schulmedizin zu führen. Als gut ausgebildete Ärztin, die die westliche Medizin hochschätzt, wurde ihr Interesse durch Geschichten über andere Arten der Heilung geweckt. Ihr skeptischer Anteil ist stets einsatzbereit, wenn sie ihren Geist weit genug öffnet, um das Gebiet der wundersamen Heilungen und alternativen Behandlungen zu erkunden. Während sie diesen Weg fesselnd beschreibt – mit eingestreuten persönlichen Erfahrungen, in denen Verletzlichkeit zum Ausdruck kommt, und mit erstaunlichen Geschichten –, habe ich mich selbst dabei ertappt, dass ich offener wurde und Möglichkeiten in Betracht zog, die ich zuvor abgetan hatte. Ich bin sehr dankbar für die persönlichen und wissenschaftlichen Forschungen, die sie miteinschließt, ebenso wie für ihre Herangehensweise in der Art des ‚Anfänger-Geists'. Ihr Weg wird Sie faszinieren, und Sie werden ihr dankbar sein, dass sie Sie mitnimmt. Dieses Buch ist ein großer Schritt nach vorn bei der Überbrückung der Kluft zwischen traditioneller und alternativer Heilung!"

Richard Schwartz, PhD

Begründer des Psychtherapiemodells IFS (System der inneren Familie)
und Autor von *Kein Teil von mir ist schlecht*

„*Heilige Medizin* ist ein Geschenk für unsere Zeit. Mit Dr. Lissa Rankins Scharfsinn, ihrer Weisheit und Offenheit, die wir kennen- und lieben gelernt haben, entdecken und lüften wir rund um den Globus die Geheimnisse des Heilens – und sammeln unterwegs bei Besuchen von heiligen Stätten, Energieheilern, Tänzern, Schamanen und Traumatherapeuten kostbare Edelsteine. Im Lauf des gesamten Abenteuers stellt Lissa immer wieder praktische Schritte vor, damit wir die Freude des Heilens mit *Spirit* genießen und gleichzeitig weise, traumainformierte Urteilskraft walten lassen können. Wenn Sie in Herz, Seele und Geist offen für das beeindruckende Abenteuer der Heilung und des persönlichen Wachstums werden wollen, nehmen Sie *Heilige Medizin* als vertrauenswürdige Anleitung mit auf die Reise."

Shamini Jain, PhD

Gründerin und CEO der Consciousness and Healing Initiative
und Autorin von *Healing Ourselves*

„Ich empfehle *Heilige Medizin* sehr. Dieses Buch enthält so viel Weisheit und umfassende Informationen für Menschen in verschiedensten Heilberufen, wie auch für diejenigen, die mit gesundheitlichen Problemen zu kämpfen haben. Dr. Rankin verbindet eine solide westlich-wissenschaftliche Grundlage mit Offenheit für nichtwestliche und nichttraditionelle Heilmethoden. Sie befasst sich mit den Paradoxen des Heilens und schreibt nuanciert über die Überschneidungen zwischen Wissenschaft und Spiritualität, Medizin, Energieheilung und modernsten Traumabehandlungen. Und sie fragt, wie fundierte medizinische Entscheidungen getroffen werden können, die auf Forschung und kritischem Denken beruhen, während man gleichzeitig mit emotionaler, somatischer und intuitiver Intelligenz in Verbindung ist. Dieses Buch ist eine wichtige Ergänzung für das weite Feld des Heilens."

Laurence Heller, PhD

Gründer des Neuroaffektiven Beziehungsmodells (NARM)
und Mitautor von *Entwicklungstrauma heilen*

„*Heilige Medizin* ist ein Bericht über Dr. Lissa Rankins wichtiges und bewegendes zehnjähriges Abenteuer in der Wissenschaft und der Kunst des Heilens, komplett mit einer beeindruckenden Mischung an Methoden, die man selbst ausprobieren und über die Heilerinnen und Heiler etwas lernen können. Ob sie über Energieheilung schreibt, über ihre Pilgerreise nach Lourdes oder über künstlerische Aktivitäten als Form der Heilung, ob sie wissenschaftliche Forschungen zum Thema Heilung beschreibt oder sich mit wirksamen neuen Therapien befasst – Lissas anregende Prosa, tiefe Einsicht und wunderbare Erzählweise machen das Buch zu einer fesselnden, wertvollen Lektüre. Seien Sie bereit, alles auszuprobieren."

Asha Clinton, PhD

„In einer Zeit zunehmender Polarisierung und Ausgrenzung anderer Gruppen werden wir selbst, unsere Gesellschaft und unser Planet immer kränker – so krank wie nie zuvor. *Heilige Medizin* ist eine Brücke zu echter Ganzheit und Heilung, ein Annehmen des Paradoxen; ein Integrieren konventioneller und natürlicher Methoden, von Spiritualität und Wissenschaft. Dieses Buch ist ein umfassendes, großzügiges Geschenk, nicht nur für diejenigen, die Heilung suchen, sondern auch für Heiler, Ärzte und Therapeuten, die sich hochherzig aufgemacht haben, um der Menschheit zu helfen, es aber dann schwierig fanden, in ihrem jeweiligen Bereich für Frieden und Heilung zu sorgen."

Kelly Noonan Gores

Autorin/Regisseurin/Produzentin des Dokumentarfilms HEAL

„In der heutigen Zeit, in der Dogmatismus die Diskussion beherrscht und Menschen hauptsächlich Gleichgesinnte suchen, um ihre Überzeugungen zu bestätigen, bringt Dr. Lissa Rankin frischen Wind in die Sache! Traditionell in der westlichen Medizin ausgebildet und ein Fan von deren beeindruckenden Errungenschaften, taucht Lissa Rankin dennoch tief in die schwindelerregende Vielfalt alternativer und komplementärer Heilungsansätze ein. Sie nimmt uns mit auf eine ausgelassene Fahrt in die Welten der Heilung, nicht nur als kritische Denkerin (die sie sicherlich ist), sondern auch als eine Frau, die keine Angst hat, ihr Thema selbst aus erster Hand zu erfahren, mit offenen Augen, offenem Herzen und unstillbarer Abenteuerlust.

Begleiten Sie Lissa auf diesem Abenteuer, und Sie werden unabhängig von Ihrem Ausgangspunkt feststellen, dass auch Ihre Überzeugungen und Vorstellungen ins Wanken geraten, während Lissa ihr eigenes Denken fortwährend hinterfragt. Dieses Buch ist nichts für diejenigen, die sich sicher in ihren eigenen dogmatischen Schranken einigeln wollen. Wie wunderbar erfrischend!“

William F. Bengston, PhD
Präsident der Society for Scientific Exploration

„Lissa Rankins erhellendes neues Buch bietet ein Rezept für die großartige Arbeit des Heilens, das beide Ebenen vereint: Wissenschaft *und* Spiritualität, konventionelle *und* unkonventionelle Medizin. Mit ihrem leidenschaftlichen, mitfühlenden und bescheidenen Herzen hilft sie Ihnen, Ihre Definition und Ihre Auffassung darüber zu erweitern, was Sie bewirken können, wenn es um Ihren Heilungsweg geht.“

Gregg Levoy
Autor von *Callings* und *Vital Signs*

INHALT

VORWORT

Mit diesem mutigen, ambitionierten Buch hat sich Dr. Lissa Rankin eine doppelte Aufgabe gestellt. Zum einen, zwei Teile in sich zu vereinbaren: den der westlich ausgebildeten, linear denkenden, an Evidenz und Wissenschaftlichkeit orientierten Ärztin und den ihres offenherzigen, spirituell lebendigen und leidenschaftlichen Selbst, das sich zwischen den Begrenzungen des Ersteren eingeengt fühlt. Letzteres ermuntert sie, fasziniert von den Geheimnissen der Heilung, über die strengen Definitionen von Krankheit und Heilung, wie sie von der Schulmedizin vertreten werden, hinauszugehen und auf Einzelfallberichte, Geschichten, Intuition und ihre eigene Wahrnehmung zu vertrauen. Die zweite Aufgabe, die sie mit diesem Werk auf sich genommen hat, besteht darin, uralte Traditionen, menschliche Erfahrung, die Weisheit indigener Meister, moderne Formen der Heilung wie die Energiemedizin und zutiefst intuitive und wissenschaftlich durchdachte Mind-Body-Ansätze zusammenzubringen, ohne dabei die großartigen, wirklich wunderbaren Errungenschaften der modernen Medizin zu verunglimpfen oder zu verwerfen.

Als dankbarer Leser dieses Buches und westlich ausgebildeter Arzt kann ich gut nachvollziehen, vor welcher Herausforderung meine Kollegin Lissa stand. Nicht lange, nachdem ich meine jahrzehntelange klinische Praxis innerhalb des etablierten schulmedizinischen Systems begonnen hatte, konnte auch ich nicht umhin, Grenzen zu bemerken, und empfand seine ideologische Engstirnigkeit als einschränkend. Das gilt besonders für die Unfähigkeit, einen Menschen in seiner Ganzheit, seiner vollen Menschlichkeit zu sehen, mit einer ganzen Reihe von physiologischen, emotionalen, sozialen und spirituellen Eigenschaften und Bedürfnissen, die untrennbar miteinander verbunden sind. Diese Blindheit geht, wie Dr. Rankin zeigt, sogar so weit, dass die umfassend dokumentierte Forschung ignoriert wird, die seit Jahrzehnten beweist, dass jegliche Vorstellung einer Trennung von Geist und Körper überholt ist. Das Ergebnis ist eine reduktionistische Perspektive, die von der Biologie beherrscht wird und sich ausschließlich darauf konzentriert, wie wir auf die Physiologie des Körpers einwirken können. All das nimmt den Erfolgen der wissenschaftlichen Medizin nichts von ihrem Wert, aber es hilft, ihre Misserfolge bei chronischen körperlichen und psychischen Krankheiten zu erklären. Sowohl als traumatisierter, leidender Mensch wie auch als hochqualifizierte Spezialistin musste Lissa ihren Weg in der Vorstellung selbst entwerfen, daraufzustolpern, hatte zu kämpfen, um ihn zu erkennen, musste ihn suchen und formen, nicht nur für ihre eigene Heilung, sondern auch, um selbst eine Heilerin zu werden. Wie sie klar sagt, kann zwar eine Übereinstimmung zwischen Heilen und Kurieren bestehen, aber das muss nicht unbedingt sein. Letzteres ist nicht immer möglich, räumt sie ein; Ersteres ist immer eine aufregende Möglichkeit.

Wenn es einen Feind gibt, den Lissa in *Heilige Medizin* ausmacht, dann ist es Dogmatismus jeglicher Art: sowohl ein Dogmatismus, der medizinischer Wissenschaft reflexartig misstraut, als auch der allzu weit verbreitete engstirnige Dogmatismus der Schulmedizin, der auf Ansätze außerhalb seines Wissenshorizonts herabblickt. *Heilige Medizin* ist daher ein Buch, das beides einbezieht. Es macht keine Vorschriften, predigt und bekehrt nicht: Es zeigt, informiert und klärt auf. Es stellt mehr Fragen, als es Antworten gibt, und lädt die Leser und Leserinnen ein, sich mit diesen Fragen auseinanderzusetzen, damit die innere Stimme in uns allen zu den Schlussfolgerungen gelangen kann, die für uns jeweils passen – und genau das ist die Absicht der Autorin.

Dieses Buch ist eine Reise, geleitet von einer kundigen, wissbegierigen und sehr intelligenten Reiseführerin, die es sich nicht nehmen lässt, in Bereichen Erfahrungen zu sammeln – oder diese Bereiche zumindest zu erkunden –, die in ihrer medizinischen Ausbildung noch nicht einmal vorstellbar waren, aber von Menschen seit Äonen erforscht wurden und weiterhin erforscht werden. Ihr Weg führt sie tief in ihr eigenes Inneres, aber auch über den ganzen Globus hinweg, von Bali bis Lateinamerika, von wissenschaftlichen Labors bis hin zu schamanischen Zeremonien, von Begegnungen mit medizinisch Intuitiven bis zu neuesten Methoden westlicher Psychotherapie. Getreu ihrer strengen Ausbildung will Lissa immer Beweise, sofern verfügbar. Sie erspart den Lesern nicht die vielleicht entmutigende Nachricht, dass verschiedene geschätzte „alternative" Ansätze alles andere als mit nachprüfbaren Fakten untermauert sind. Und obwohl sie einige wohlbegründete Vermutungen anstellt, erhebt sie nicht den Anspruch zu erklären, warum bestimmte spirituelle Erfahrungen – sowohl was das Kurieren als auch das Heilen anbelangt – mitunter Ergebnisse bringen können, die wie ein Wunder wirken. Aber die Quintessenz ist: Leiden kann immer gutwillig und sogar dankbar getragen werden, auch wenn es nicht immer kurierbar ist. Diese Erkenntnis hat sie sich hart erkämpft, und sie fordert ihr, wie man spürt, nach wie vor permanente Arbeit ab. So wie uns allen.

Mit vielen aufschlussreichen Berichten und lebendigen Beschreibungen, mit unbefangenem Humor, furchtloser Selbstoffenbarung, umsichtig eingesetzter akribischer Recherche und persönlichen Geschichten ist dieses Buch zugleich ein Tagebuch der individuellen Transformation. Es führt die Leserinnen und Leser in Welten, die die vorherrschende schulmedizinische Praxis nicht zu betreten wagt. Hinweise zur Orientierung und spezielle Übungen am Ende jedes Kapitels laden dazu ein, Erfahrungen mit den Methoden und Verfahren zu vertiefen, die Lissas eklektischer, forschender Geist gefunden hat.

Wenn es überhaupt eine Regel gibt, auf der Lissa Rankin beharrt, dann ist es nur diese: Folgen Sie weder ihr noch irgendjemand anderem blindlings. Seien Sie offen für Heilungswege, die Ihnen vielleicht seltsam oder sogar kulturell fremd erscheinen, aber treffen Sie Ihre Entscheidungen selbst. Um Shakespeare zu paraphrasieren: Es gibt mehr Dinge‘ in dieser Welt, als die gängige medizinische Ideologie sich träumen lässt. Respektieren Sie die Wissenschaft, *und* bewahren Sie sich einen aufgeschlossenen Geist gegenüber Möglichkeiten, die jenseits seiner engen Grenzen liegen könnten. Welchen Weg auch immer Sie einschlagen, ob einen schul- oder komplementärmedizinischen oder eine Kombination aus beidem: Durch die bereichernden Erkundungen, die Lissa hier für uns durchgeführt hat, werden Sie besser in der Lage sein, eine Entscheidung zu treffen.

GABOR MATÉ, MD

Autor von *Wenn der Körper Nein sagt: Wie verborgener Stress krank macht – und was Sie dagegen tun können.*

— Prolog —

MEIN UNERWARTETER HEILUNGSWEG

Als ich zum Aussichtspunkt *Muir Beach Overlook* wanderte, erhob sich gerade die Sonne über den Bergen. Nach vielen Tagen mit starkem Wind lag der Pazifische Ozean friedlich da. Doch obwohl die Welt um mich herum ruhig war, tobte in meiner inneren Landschaft ein Sturm. Meine geliebte 71-jährige Mutter hatte gerade die Diagnose Krebs im vierten Stadium mit einer düsteren Prognose erhalten. Sie wollte eine palliative Chemotherapie und ein Hospiz, eine Entscheidung, die wir in der Familie trotz unserer Angst und Trauer respektierten.

Ich wusste zwar, dass Radikalremissionen möglich sind, doch die meisten Geschichten über wundersame Heilungen, die ich gehört hatte, begannen damit, dass die Patienten versuchten, ihren Überlebenswillen mithilfe extremer Maßnahmen durchzusetzen. Mir blieb zwar ein Hoffnungsschimmer, dass meine Mutter auch ohne Mühe durch Gnade geheilt würde, aber dennoch überlegte ich, ob sich die Tatsache, dass sie ihren Tod als unvermeidlich akzeptierte, als selbst erfüllende Prophezeiung erweisen könnte. Ich war nicht sicher, wie ich ohne sie überleben konnte. Sie war meine beste Freundin, zu ihr hatte ich die innigste Beziehung überhaupt. Ich hatte immer geglaubt, dass auch ich nach ihrem Tod zugrunde ginge, aber jetzt hatte ich eine Tochter – einen Grund weiterzumachen, nachdem Mom die Schwelle der menschlichen Inkarnation überschritten hatte. Ich hatte keine Ahnung, wie ich den Verlust meiner Mutter bewältigen sollte, doch beim Anblick des Sonnenaufgangs sprach ich ein Gebet, das ich von der spirituellen Lehrerin Tosha Silver gelernt hatte: „Geliebtes Göttliches, verwandle mich so, dass ich es überleben kann, meiner Mutter beim Sterben zu helfen.“

Als ich fertig war, bemerkte ich zwei junge Männer am Aussichtspunkt, die strahlend den Blick auf das Meer genossen. Einer von ihnen ruckte kurz an der Leine seines Hundes, und dieser ließ sich ins Gras fallen, um ein Nickerchen zu machen.

Wir unterhielten uns über die besten Orte zum Wandern, und ich trat näher an den Hund heran – da *biss er mich plötzlich wie eine Schlange!* Keiner von uns hatte es kommen sehen. Der Hund war brav und gehorsam gewesen, hatte mit lockerer Leine neben seinem Besitzer gelegen, bis er mich plötzlich ansprang und sich in meinem Innenschenkel verbiss, wenige Zentimeter von meinem Schritt und nur einige Zellschichten von meiner Oberschenkelarterie entfernt. Er packte mein Fleisch mit den Zähnen wie in einem Schraubstock und rüttelte am Bein, als wollte er einem Huhn den Flügel ausreißen. Wir waren alle drei wie gelähmt, dann ging uns der Ernst der Lage auf: *Dieses Tier konnte mich umbringen.*

Die Männer schrien. Sie zogen mit aller Kraft an der Leine und schafften es, den Hund aus meinem Bein herauszulösen. Als ich hinunterblickte und meine schwarze blutdurchtränkte Yogahose sah, begriff ich, dass ich regelrecht zerfleischt worden war.

Ich hörte den zu Tode erschrockenen Hundebesitzer schreien: „Was soll ich tun? Den Notruf wählen?“ Die meisten Menschen würden und sollten in einer solchen Situation tatsächlich den Notruf wählen oder schleunigst eine Notaufnahme aufsuchen. Da ich jedoch als Ärztin genug Kenntnisse hatte, um diese Entscheidung selbst zu treffen, beschloss ich, nicht ins Krankenhaus zu fahren. Am nächsten Tag ließ ich mich in einer ambulanten Praxis für plastische Chirurgie untersuchen. Da man mir dort mitteilte, ich müsse mindestens sechs Wochen warten und mich mehreren Eingriffen unterziehen, lehnte ich die Operation ab, trotz der Warnung des Chirurgen, die Wunde könne sich ohne Hauttransplantationen nicht schließen.

Vier Monate später tanzte und wanderte ich wieder, die Wunde am Bein war vollständig verheilt.

Dieser gute Ausgang ist jedoch nicht mir allein zuzuschreiben. Dass ich so viel Glück hatte, war das Ergebnis zahlreicher unverdienter Privilegien, darunter der Zugang zu guter Schulmedizin, erfahrenen Heilern und all den Mitteln und Methoden der Heiligen Medizin, die ich in diesem Buch vorstelle. Ich erwarte nicht, dass mein gutes gesundheitliches Ergebnis für jeden wiederholbar ist. Dennoch hat mich mein Weg dazu inspiriert, ein – hoffentlich – klinisch relevantes Buch zu schreiben, das ohne Übertreibungen oder pauschale Versprechungen zeigt, was Sie im Rahmen Ihrer Möglichkeiten wissen, praktizieren und erreichen können, um Gewissheit zu haben, dass Sie Ihr Möglichstes getan haben, um die Leiden, bei denen die Heilige Medizin Ihnen vielleicht helfen kann, zu lindern.

Um sich zu orientieren und die besten Ergebnisse zu erzielen, sollten Sie in der Lage sein, klug zu entscheiden, welche schulmedizinischen und/oder komplementären und alternativen Behandlungen am besten für Sie geeignet sind. Sie sollten Ihre Wahl entschieden vertreten, auch wenn Ihr medizinisches Umfeld und Ihre Angehörigen Sie unter Druck setzen, so wie meine Mutter, mein Freund und mein Chirurg mich für verrückt hielten, weil ich den Versuch wagen wollte, dass mein Hundebiss sich ohne Operation schloss. Sicherlich wollen Sie die *objektiven* Aspekte der Heilung berücksichtigen – die evidenzbasierte Wissenschaft, Statistiken und messbare Elemente optimaler Genesung. Aber bestimmt wollen Sie auch die nicht messbaren, aber ebenso wichtigen *subjektiven* Aspekte nicht vernachlässigen, etwa die geistige Einstellung Ihrer Ärzte oder wie sich Ihre eigene Einstellung auf die „Reparatur" Ihres Körpers auswirkt. Nicht minder von Bedeutung für Ihre Genesung können die Liebe, die spirituelle Entwicklung, das Eingebundensein in eine Gemeinschaft sein, aber auch Absichten, Ernährung, Bewegung, Kreativität, Meditation, Beten, Gefühle spüren und die Heilung von Traumata.

Die besten Ergebnisse bringt in der Regel ein sorgfältig dosiertes Gemisch aus mehreren Heilbehandlungen, basierend auf einem Rezept, das nur Sie persönlich kennen. Das heißt nicht, dass Sie sich bei Ihren Entscheidungen nicht von Wissenschaft, Experten und Erfahrung leiten lassen sollten. Als ich meine Wunde ohne chirurgische Hilfe abheilen lassen wollte, arbeitete ich bei der Wundversorgung mit einer Fachärztin zusammen, die zudem seit langem meditierte und auch mit ihrer Präsenz stärkend und regenerierend wirkte. Sie wusste, dass ich eine Operation abgelehnt hatte, und unterstützte mich mit modernsten Behandlungen, obwohl sie klar erkannte, dass meine Entscheidung riskant war, und, ebenso wie ich, Befürchtungen hegte. Außerdem ließ ich mich von einer Energieheilerin und einem Medizinmann der amerikanischen Ureinwohner behandeln, stellte meine Ernährung zeitweise um und unterstützte meinen Körper dadurch bei der Kollagenproduktion. Ich nahm immunstärkende Nahrungsergänzungsmittel zur Infektionsvorbeugung ein und zog eine energetische Psychologin hinzu, um das Trauma zu verarbeiten und PTBS-Symptome oder eine Hundephobie zu vermeiden. Ich mied Ärzte, die nicht bereit waren, mit mir zusammenzuarbeiten und denen mein Wohl nicht am Herzen lag. Die ausgezackte Narbe auf der Oberschenkelinnenseite ist für mich eine Hinterlassenschaft meines Kampfes, aber auch eine Erinnerung an meine Resilienz.

Mehr noch als mein medizinisches Wissen hat mich mein „innerer Gott" geleitet. Er hilft mir, mein Leben zu organisieren und kluge Entscheidungen zu treffen. Ich nenne ihn meinen „inneren Leitstrahl". Auch Sie haben einen – wir alle. Die Hilfsmittel und Methoden in diesem Buch werden Ihnen helfen, diese Verbindung zwischen Ihnen und Ihrem inneren Heiler zu stärken, damit Sie auf Ihrem Weg nicht das Gefühl haben, die Orientierung zu verlieren. Sie werden diese Weisheit brauchen, um dafür zu sorgen, dass Ihr Körper für ein Wunder empfänglich wird.

EINLEITUNG

Wir alle werden irgendwann im Leben krank oder ziehen uns eine Verletzung zu, ebenso wie die Menschen, die wir lieben. Niemand von uns ist übermenschlich, also wird auch uns eines Tages die Gebrechlichkeit einholen. Selbst wenn Sie zu denen gehören, die sich perfekt ernähren, jeden Tag Sport treiben, schlechte Angewohnheiten vermeiden, ärztliche Anweisungen befolgen, auf Selbstfürsorge achten, ein Dutzend Nahrungsergänzungsmittel schlucken und täglich meditieren, besteht keine dauerhafte Immunität, die Ihnen ein langes Leben ohne Krankheiten und Beeinträchtigungen garantiert. Der Körper ist zwar hervorragend darauf ausgelegt, sich selbst zu heilen, aber er kann auch zusammenbrechen, und die fragile Psyche und Seele können aus Gründen, die ganz und gar außerhalb unserer Kontrolle liegen, eine „dunkle Nacht" durchleben.

Manchmal ziehen wir uns eine Krankheit zu, die gut heilbar ist. Dann sind wir gut beraten, wenn wir jegliche Medizin, die wirkt, auch tatsächlich einsetzen und unserem Glücksstern dafür danken, dass es ein Heilmittel gibt. Selbst eine heilbare Krankheit kann uns Demut lehren, uns unsere Selbstüberschätzung nehmen und Illusionen der Unbesiegbarkeit erschüttern. Doch derartige vorübergehende Rückschläge geben uns zwar einen Vorgeschmack auf künftige Gebrechlichkeit und Demut, doch eine solche flüchtige Begegnung mit unserer Verletzlichkeit bleibt selten haften. Wir rappeln uns wieder auf und machen weiter wie bisher.

Anders verhält es sich, wenn uns eine schwer heilbare Krankheit niederstreckt, die die Schulmedizin an die Grenzen ihrer großen Leistungsfähigkeit bringt und die Ärzte ratlos und Patienten verzweifelt zurücklässt. Wenn so etwas passiert, fühlen Sie sich vielleicht aufs Abstellgleis geschoben, was alles noch schlimmer macht. Manche Ärzte kommen mit dem Gefühl der

Ohnmacht angesichts einer Krankheit, die sie nicht heilen können, nicht gut zurecht. Es kann passieren, dass sie sich – ohne dass es ihnen bewusst ist – von Patienten zurückziehen, wenn die Behandlung bei deren Krankheit nicht anschlägt, ihnen sagen, man könne nichts mehr für sie tun, und sich ausgerechnet in dem Moment von ihnen abwenden, wenn sie Zuwendung brauchen. Und das Gefühl, dass man sie im Stich lässt, nicht mehr an sie glaubt, sie allein lässt, missachtet oder als schwach ansieht, kann für Betroffene noch schlimmer sein als das, was sie überhaupt erst krank gemacht hat.

Für diejenigen, die darin ausgebildet sind, Menschen „wieder in Ordnung zu bringen“, ist es keine leichte Aufgabe, weiterhin präsent, offenherzig und empathisch gegenüber Patienten zu sein, deren Formen des Leidens nicht gelindert werden können. Manche haben dieses Talent, anderen geht es ab – nicht, weil sie keine guten Menschen wären, sondern weil sie sich auf unangenehme Weise machtlos und verletzlich fühlen, selbst wenn sie sich aufgrund ihrer eigenen Wunden vielleicht für das Gegenteil halten. Sie erkennen nicht, dass Verbundenheit heilt, es aber wehtut, wenn jemand sich zurückzieht.

Chronisch oder lebensbedrohlich krank zu sein oder mit einer Behinderung leben zu müssen, löst bei den meisten von uns das Gefühl leidvoller Verletzlichkeit aus. So wie es wehtut, wenn man mit Zahnschmerzen Luft einsaugt, so zucken wir tendenziell nicht nur deswegen zusammen, weil Kranksein schmerzhaft sein kann, sondern auch, weil wir Angst haben oder uns ohnmächtig, hilflos und sogar beeinträchtigt fühlen. Und als sei dies ein Zeichen von Schwäche oder, noch schlimmer, von moralischer oder geistiger Minderwertigkeit, kann es Scham hervorrufen. So begeben wir uns vielleicht an unsere dunkelsten Abgründe, gehen vom Schlimmsten aus, stellen uns vor, dass das Leiden niemals enden wird, oder wenn doch, dann nur mit dem Tod.

Diese nur allzu häufige Situation kann uns an einen Ort treiben, den nur wenige freiwillig aufsuchen: hinab in die „Landschaft" der Seele, wo wir auf Verlust, Angst, Enttäuschung, Einsamkeit, Hoffnungslosigkeit, Verzweiflung, Trauer, ein Gefühl der Hilflosigkeit und Sterblichkeit stoßen. Für Menschen in einer Kultur, die das Aufsteigen, eine stets positive Einstellung und Optimismus liebt und Stärke verehrt, kann *unten* ein Schimpfwort sein. Doch aus der Sicht der Seele ist „unten" *heiliger Boden*. Wenn ungewiss ist, ob wir gesund werden, wenn wir alles in unserer Macht Stehende getan haben, damit es uns wieder besser geht, und nichts wirkt, dann kann dieser heilige Boden ein Tor zur Heilung sein. Ob wir diese heilige Pforte durchschreiten, ist eine Entscheidung, die wir alle jeweils für uns selbst treffen dürfen, denn wir alle haben ein Recht auf einen eigenen Weg. Ob Sie diese Gelegenheit wahrnehmen oder nicht: Das Tor zur Heilung verlockt diejenigen, die bereit sind, diese Schwelle zu überschreiten.

Vielleicht sind Sie schon bereit, vielleicht stehen Sie noch an der Schwelle und überlegen. Dieses Buch zeigt Ihnen Wege auf, wie Sie sich dieser Schwelle nähern können, unabhängig davon, ob Sie sie auf Zehenspitzen überschreiten oder sich mit Karacho hindurchstürzen wollen.

Viele Bücher über Gesundheit legen den Schwerpunkt darauf, Hoffnung zu vermitteln. Sie erzählen Ihnen seltene, aber inspirierende (und schwer zu beweisende) Wundergeschichten. Ja, begründete Hoffnung ist eine gute Medizin im Kampf gegen die Verzweiflung. Hoffnung kann Ihnen einen solchen Auftrieb geben, dass sie Sie über einen Hügel hebt, wenn Sie eigentlich nicht mehr in der Lage sind, nur einen einzigen weiteren Schritt bergauf zu tun. Tatsächlich geht es in diesem Buch um Hoffnung, denn manche Patienten, die keine Hoffnung mehr haben, erholen sich doch noch, wenn sie schließlich die richtige Behandlung erhalten. Ich biete Ihnen einige solcher Formen des Heilens an, die Ihr Arzt, Ihre Ärztin Ihnen mangels entsprechender Schulung höchstwahrscheinlich nicht verschrieben hat. Es ist möglich, dass Sie die Linderung finden, für die Sie gebetet haben.

Eine Garantie jedoch gibt es nicht. Manche Leiden können nicht gelindert werden, man kann sie nur ertragen. Angesichts solchen Leids gibt es vielleicht keine Hoffnung. Vielleicht ist dann nur die Liebe da und hilft uns, unsere Last nicht allein zu tragen.

Denjenigen, deren Leiden nicht gelindert werden kann, können wir zwar nichts weiter als unser Mitgefühl anbieten, aber dennoch bricht es mir als Ärztin das Herz, wenn ich Patienten unnötig leiden sehe, weil ihnen kein Arzt gesagt hat, dass es eventuell noch andere Möglichkeiten gibt, nachdem die Schulmedizin an ihre Grenzen gestoßen ist. Zehn Jahre lang habe ich gesucht, um herauszufinden, *was es sonst noch* geben könnte, um Leiden zu lindern, wenn der Arzt, die Ärztin sagt: „Wir haben alles getan, was in unserer Macht steht." Gibt es für diejenigen, deren Krankheit nicht diagnostiziert werden konnte oder die mit einer Krankheit geschlagen sind, für die keine Behandlungsmethode bekannt ist, Heilmittel, die dort ansetzen, wo die Schulmedizin aufhört? Gibt es im „Medizinbeutel der Welt" Instrumente, die als Ergänzung oder vielleicht sogar als Ersatz für einige schulmedizinische Behandlungen dienen können, die zwar schlimme Nebenwirkungen haben, aber keine Aussicht auf Genesung bieten?

Ich ahnte, dass mir in meiner medizinischen Ausbildung nicht das vollständige Bild vermittelt worden war, und so machte ich mich auf die Suche nach Hoffnung, um sie an Sie, liebe Leserinnen und Leser, weiterzugeben. Ich möchte jedoch mehr tun, als Ihnen Hoffnungen machen. Ich möchte Ihnen Möglichkeiten zur Heilung anbieten. Was ist mit heilen gemeint? Definitionsgemäß bedeutet es *heil werden, ganz werden*. Das ist die Arbeit der Seele: dieses Heil- und Ganzsein zurückzugewinnen, was oft bedeutet, dass man sich nicht nur ins – in unserer Kultur so hochgeschätzte – Licht wagt, sondern auch auf den heiligen Boden der Dunkelheit und beides zusammenbringt: zu etwas, das größer ist als die Summe seiner Teile. Wie mich Rachel Naomi Remen – meine spirituelle Mentorin und Autorin von

Dem Leben vertrauen – lehrte, ist Heilen etwas anderes als Kurieren. Man kann geheilt sein, ohne kuriert zu sein, und man kann kuriert sein, ohne geheilt zu sein. Aber wenn Heilung geschieht, ist Kuriertsein manchmal ein willkommener Nebeneffekt. Und selbst wenn nicht: Heilung macht uns heil und ganz, und heil und ganz zu sein ist vielleicht Sinn und Zweck der menschlichen Existenz.

GANZHEIT IN DER MEDIZIN

Leider verkennen viele, die sich als Gesundheitsförderer verstehen, die Bedeutung der Ganzheit in der Medizin. Sie konzentrieren sich einseitig auf das Kurieren und vernachlässigen dabei den Wert des Heilens, was alle Beteiligten ärmer macht. Wenn man sich auf das Kurieren beschränkt und dabei den Heilungsprozess vernachlässigt, wird dadurch die menschliche Ganzheit in Fragmente aufgesplittet und Schaden angerichtet, selbst wenn es zur Heilung kommt. Und dennoch ist diese zerstückelnde Herangehensweise in der Schulmedizin fest verankert.

Durch die Aufsplittung in menschlichen Körper, Geist, Seele und Energiefeld, die von der Welt der Wissenschaft verschiedenen Disziplinen zugeordnet werden, ist die Medizin von Reduktionismus geprägt, und darunter leidet sie. Der Körper wird auf den Fachbereich Biologie und die medizinische Fakultät reduziert; der Geist auf Psychologie, Neurowissenschaften, Psychiatrie und Neurologie, die Seele auf den Fachbereich Religion und die theologische Fakultät. Das menschliche Energiefeld wird auf den Fachbereich Physik oder Biologie reduziert. Und das Herz können Sie gleich ganz vergessen! Abgesehen von der Kardiologie findet es in der Wissenschaft nicht einmal einen Platz, außer vielleicht im Fachbereich Literatur.

Diese fragmentierte Herangehensweise an die Medizin reicht bis ins 16. Jahrhundert zurück, bis zum Geist-Körper-Dualismus von René Descartes. Die Spaltung zwischen Spiritualität und Wissenschaft ist sogar noch älter. Aber was wäre, wenn wir diese Aspekte des Heilens nicht in unabhängige Fachrichtungen aufteilen, sondern stattdessen die Risse heil machen und sie in einer Medizin der Ganzheit – einer ganzheitlichen Medizin – zusammenführen würden?

Obwohl das Aufkommen der integrativen, funktionellen, naturheilkundlichen und osteopathischen Medizin dieses Bild verändert, ist es immer noch so, dass nur wenige Vertreter der etablierten Schulmedizin ihren Patienten etwas anderes als konventionelle Medizin verschreiben. Ärzte haben Ernährungsmedizin, Kräuter und Nahrungsergänzungsmittel in der Regel nicht auf dem Radar, ganz zu schweigen von Heilmitteln und -methoden aus anderen Kulturen, wie aus der Traditionellen Chinesischen Medizin (TCM), der ayurvedischen oder tibetischen Medizin, der indigenen Heilkunst und dem Schamanismus; ebenso wenig wie spirituelle Heilmethoden, zum Beispiel die Energieheilung oder die Glaubensheilung.

Als schulmedizinisch ausgebildete Ärztin habe ich über zehn Jahre damit zugebracht herauszufinden, was uns *außer dem,* was man mich im Medizinstudium gelehrt hat, bei der Heilung hilft. Inzwischen ist mir klar, dass der medizinische Reduktionismus zwar Entweder-oder-Polarisationen beinhaltet (*entweder* Schulmedizin *oder* Naturheilkunde, *entweder* Ärzte und Medikamente *oder* spirituelle Heilung/Geistheilung), die Heilung aber voller Sowohl-als-auch-Paradoxien ist (Schulmedizin *und* Natur-/Glaubensheilung).

Vielleicht haben auch Sie, liebe Leserin, lieber Leser, Ihre eigene Gesundheitsversorgung nach einem Schwarz-Weiß-Schema betrachtet. Vielleicht haben Sie immer geglaubt, optimale Gesundheit sei nur dann möglich, wenn Sie die Anweisungen Ihres Arztes, Ihrer Ärztin, befolgen. Aber jetzt haben Sie mit einem körperlichen oder geistigen Problem zu kämpfen, das er oder sie offensichtlich nicht lösen kann. Oder vielleicht sind Sie den anderen Weg gegangen, haben Ärzte, Medikamente und Operationen ganz gemieden und sich immer nur auf natürliche Methoden verlassen – doch jetzt kämpfen Sie mit etwas, das Ihr Heilpraktiker, Ihre Chiropraktikerin und ihr Akupunkteur allem Anschein nach nicht zu heilen vermögen.

Als Ärztin, die den heiligen Eid abgelegt hat, mich wirklich einzusetzen und alles in meiner Macht Stehende zu tun, um das Leiden anderer zu lindern, bricht es mir das Herz, wenn ich sehe, dass es Menschen unnötig schlecht geht, weil sie ausschließlich die Medizin kennen oder nutzen wollen, die von einer Seite autorisiert ist: entweder von der Schulmedizin oder von der Komplementär- bzw. Alternativmedizin, je nachdem, auf welcher Seite der Kluft die Betreffenden stehen. Es kann entmutigend sein zu sehen, wie sehr sich die Lager der Schulmedizin und der Alternativmedizin gegenseitig dämonisieren und herabsetzen. Manche Ärzte stehen den Methoden der Alternativmedizin skeptisch gegenüber, bezeichnen sie als „unwissenschaftlich", behaupten, das sei alles nur Quacksalberei, und behandeln Menschen, die diese Behandlungen praktizieren oder in Anspruch nehmen, mit Spott und Verachtung. Auf der anderen Seite verfallen Anbieter oder Nutzer der Alternativmedizin in eine „Anti-Medizin"-Haltung, meiden Ärzte um jeden Preis, vertreten realitätsleugnende, wissenschaftsfeindliche Ansichten, fühlen sich von der Schulmedizin betrogen und fürchten sich vor den möglichen Schäden, die sie verursachen kann. Das Problem ist: Wenn wir uns in Lager aufspalten, lassen wir uns symptomlindernde oder sogar heilende Behandlungen entgehen, die es auf der anderen Seite der Kluft geben könnte. Dann leiden und sterben Menschen unnötig. Warum tun wir das? Weil viel zu viele Menschen halsstarrig sind und lieber *recht* haben als *geheilt* werden wollen.

In diesem Buch geht es nicht darum, wer recht hat und wer nicht. Es ist ein Buch über das Heilen. Wenn es zur Heilung kommt, werden Sie vielleicht sogar feststellen, dass es Ihnen gar nicht so wichtig ist, welches Lager nun recht hat. Ihnen kommt es darauf an, Leiden zu lindern – und dabei *alles* zu nutzen, was *funktioniert.*

EIN BRÜCKENSCHLAG ZWISCHEN DEN LAGERN

Mein Lebensweg hat mich genau in die Mitte dieser beiden Pole gestellt. Ich bin eine Ärztin mit Liebe zur Wissenschaft und bewundere, was die moderne Medizin zu leisten vermag. Meine Ausbildung habe ich an renommierten Universitäten wie der Duke University und der Northwestern University absolviert. Durch meine akademische Ausbildung und meinen Vater, der Arzt war, war ich völlig indoktriniert und unbelehrbar dogmatisch, was meine Zugehörigkeit zum Lager der Schulmedizin anging. Doch im Alter von 36 Jahren zerbrach mein Weltbild. Ich kündigte schließlich meine Arbeit im Krankenhaus – zum einen deswegen, weil mich die Beschränkungen der Schulmedizin und des US-Gesundheitssystems desillusioniert und „moralisch verletzt" hatten; zum anderen aber auch, weil ich schon mit 33 als Patientin sieben Medikamente gegen diverse Krankheiten, die meine Ärzte offenbar nicht kurieren konnten, einnehmen musste und fürchtete, die 40 nicht mehr zu erleben.

Im Jahr 2007, nachdem ich Mutter geworden war, meinen Vater an Krebs verloren hatte, das Leben im Krankenhaus satthatte, wegen meiner medizinischen Probleme keinen Ausweg mehr sah und obendrein selbstmordgefährdet war, kündigte ich also meine Stelle als Gynäkologin und begab mich auf einen Weg, auf dem ich herausfinden wollte, was uns *sonst noch* hilft, gesund zu werden. Ich legte die auf mein Fachgebiet beschränkten Scheuklappen ab und überschritt die Begrenzung dessen, was mir im Medizinstudium beigebracht worden war. Das führte mich auf einen Erkundungsweg jenseits der Schulmedizin: *Mind-Body*-Medizin (MBM), Psychoneuroimmunologie, Naturheilkunde, integrative und funktionelle Medizin, bioidentische Hormone, Nahrungsergänzungsmittel, Akupunktur, Qigong, Nahrung als Medizin, Yoga, Meditation, verschiedenste Arten der Spiritualität, indigene Heilung, Energieheilung, Tanz, Kreativität und schließlich Traumatherapie, soweit sie auf das Heilen von Krankheiten bezogen ist.

Im Gegensatz zu manchen Ärzten, die aus der Medizin aussteigen, gegen ihre Ausbildung rebellieren und sich von dem abwenden, was sie gelernt haben, um sich im Lager der Alternativmedizin zu verschanzen, habe ich nie den Respekt vor den lebensrettenden Aspekten der Schulmedizin verloren. Obwohl mir die Grenzen und potenziellen Gefahren meines Berufs sehr bewusst waren und ich nicht mehr daran glaubte, dass sie die *einzige* Medizin im Medizinbeutel war, habe ich ihr weder den Rücken gekehrt noch mich dem anderen Lager angeschlossen.

Mit 52 hatte ich 14 Jahre damit zugebracht, Schulmedizin zu studieren und zu praktizieren, und weitere 14 Jahre damit, alles andere zu studieren und zu praktizieren, was mit Gesundheit, Wellness, Psychologie, Yoga und Spiritualität zu tun hatte. In dieser Welt fand ich ebenso viel Schatten wie in der Welt der Schulmedizin, wenn nicht sogar noch mehr. Vielleicht könnte man sagen, dass ich eine vertrauensselige Anhängerin beider Lager bin, aber ich bin auch von beiden desillusioniert. Ich mag gutgläubig sein, bin aber auch eine etwas ungewöhnliche Expertin in beiden Lagern. Ich weiß aus direkter Erfahrung, dass es in beiden Lagern Perlen und Schrott gibt. Beide können uns mit Wundern in Erstaunen versetzen oder uns mit Berufsvergehen, ethischen Verstößen, kriminellen Handlungen wie Betrug und Korruption und sogar Gewaltverbrechen wie Vergewaltigung schockieren. Deshalb bin ich außerstande, das eine oder andere Lager idealistisch als Allheilmittel für all Ihre Krankheiten zu preisen oder einseitig zu verteufeln, als nicht vertrauenswürdig darzustellen oder zu beschuldigen. Mit anderen Worten: Jede Medizin hat ihre Licht- und Schattenseiten, und es ist an Ihnen, liebe Leserin, lieber Leser, sich zu informieren, Ihr Urteilsvermögen einzusetzen und sinnvoll zu entscheiden, welche Mittel aus dem Medizinbeutel der Welt für Sie am besten geeignet sind. Dieses Buch möchte Ihnen helfen, das zu lernen.

Allmählich sah ich die Medizin nicht mehr schwarz oder weiß, sondern als etwas von beidem. Sie können es vielleicht nachvollziehen, wenn Sie einmal sogenannte Kippbilder betrachten. Kennen Sie das Schwarz-Weiß-Bild, das entweder wie zwei schwarze Gesichtssilhouetten aussieht, die sich gegenseitig anschauen, oder wie eine weiße Vase? Je nachdem, wie Sie Ihre Wahrnehmung verändern, sehen Sie entweder die beiden Gesichter oder die weiße Vase, aber es ist praktisch unmöglich, beide Bilder gleichzeitig zu sehen. Man kann fast hören, wie sich die beiden Medizinlager streiten.

„Das sind zwei schwarze Gesichter, du Armleuchter!"

„Nein, du Idiot, erkennst du das nicht? Das sieht doch jeder, dass das eine weiße Vase ist!"

Beide haben recht, und beide haben unrecht – denn beide haben einen unvollständigen Blick auf das Gesamtbild.

Manche Menschen gehen an die Medizin genauso heran. Aber täuschen Sie sich nicht: Wenn Sie Ihre Gesundheitsversorgung von vornherein auf das eine *oder* das andere Lager beschränken, verhindern Sie unter Umständen, dass Sie das bestmögliche gesundheitliche Ergebnis erzielen. Und wie schon gesagt, wäre es mehr als schade und beklagenswert, wenn Sie weiterhin unnötig leiden müssten. Als jemand, der auf der Brücke zwischen den Lagern steht, kann ich sowohl die beiden Gesichter als auch die weiße Vase sehen – und ich möchte Ihnen helfen, Ihre Wahrnehmung ebenfalls zu erweitern. Besonders dann, wenn Sie selbst oder Menschen, die Sie lieben, mit einer psychischen oder körperlichen Krankheit zu kämpfen haben, die bisher weder mit schulmedizinischen noch mit alternativen Behandlungsmethoden geheilt werden konnte, *ist dieses Buch für Sie.*

Ich möchte Ihnen etwas über die Menschen aus Gesundheitsberufen erzählen, die ich in meinem Schulungsprogramm am *Whole Health Medicine Institute* (WHMI, Institut für Ganzheitliche Medizin) unterrichte. Das WHMI habe ich vor fast zehn Jahren gegründet. Es begann als eine Art Medizinstudium 2.0 und war anfangs nur für Ärzte gedacht. Sie sollten dort alles lernen, was ich selbst über jenes Lager des Heilens erfahren hatte, von dem wir an der medizinischen Fakultät nichts gehört hatten. Doch sehr viele qualifizierte Heilkundige empfanden das als beleidigend! Als wir das Programm ausschließlich für Mediziner und Ärzte für Osteopathische Medizin erstellten, rissen wir damit bei Naturheilkundlern, Chiropraktikern, Akupunkteuren, Therapeuten, Energieheilern, Pflegekräften, Hebammen und Medizinischen Fachangestellten unbeabsichtigt eine schon seit langem schwelende Wunde auf. Unsere Ausschlusskriterien riefen all ihre Minderwertigkeitskomplexe auf den Plan, die daraus entstanden sind, dass die Hierarchie in der modernen Kultur tendenziell Ärzte an die Spitze stellt und den Wert dessen unterminiert, was alle anderen Angehörigen von Heilberufen zu bieten haben. Da wir niemanden ausschließen wollen, der wirklich an *Whole Health* interessiert ist, haben wir beschlossen, dass alle, die dieses Material lernen möchten, sich als Studierende einschreiben können. Und um keine interne Hierarchie zu errichten, schreiben wir noch nicht einmal die Titel und Berufsbezeichnungen auf die Namensschilder der Studierenden. Wir beschlossen, das „Lager ohne Lager“ zu sein, eine Brücke zwischen den Lagern, die *alle* Arten der Heilkunde anerkennt und würdigt. Wir gingen davon aus, dass alle gleichberechtigt sind und etwas Wertvolles zu bieten haben und dass wir alle hier sind, um zu lernen, zu heilen, zu lieben, uns gegenseitig zu akzeptieren und uns vor dem Geheimnis der Heilung voller Demut zu verneigen.

Immer wieder geschah etwas Merkwürdiges. All unsere Studierenden waren in irgendeiner Form Heilkundige, aber viele waren gleichzeitig auch Patienten, die mit Krankheiten und Behinderungen zu kämpfen hatten und Linderung herbeisehnten. Ärzte mit mysteriösen Krankheiten, die schulmedizinisch nicht diagnostiziert oder kuriert werden konnten, meldeten sich an; ebenso Chiropraktiker mit Rückenschmerzen, bei denen Chiropraktik nicht geholfen hatte. Energieheiler, die Ärzte wie die Pest mieden, bekamen Krankheiten, die die Energiemedizin nicht zu heilen vermochte, und TCM-Ärzte stellten fest, dass Kräuter und Akupunkturnadeln ihre eigenen Symptome nicht lindern konnten. Auf der Suche nach einer Behandlung – und in unmittelbarer Nähe zu Heilern aus anderen Lagern, denn sie alle waren ja im selben Studienprogramm – mussten sich viele am Ende in ein Lager begeben, das sie oft als feindlich betrachteten.

Und siehe da: Kurioserweise erlebte ein gewisser Prozentsatz von ihnen unerwartet positive gesundheitliche Wirkungen, die sich wie ein Wunder anfühlten, nachdem ihr eigenes Lager ihnen keine Linderung gebracht hatte. Das war für ihr Ego überraschend und kränkend zugleich. Es hat sich erwiesen, dass das Überqueren der Brücke von einem Lager zum anderen – und gegebenenfalls das demütige Hin- und Hergehen über diese Brücke, geleitet von einer Symphonie aus Intelligenzen, die auch Sie in sich entwickeln können – manche Menschen offenbar empfänglich für Wunder macht. Und ich wünsche Ihnen, liebe Leserin, lieber Leser – nicht als falsches Versprechen, sondern als Gebet –, dass Sie Linderung finden mögen und dass, sofern das nicht gelingt, Ihr Leiden auf den Flügeln des Mitgefühls getragen wird.

Um sich für Wunder empfänglich zu machen, sollten Sie sich davon verabschieden, Ihre Gesundheitsversorgung in Schwarz oder Weiß zu sehen, und eine Brücke schlagen zu einer paradoxeren Art und Weise, dafür zu sorgen, dass Ihre gesundheitlichen Bedürfnisse erfüllt werden. Wie? Indem Sie sich auf das einlassen, was ich die *Paradoxe der Heilung* nenne. Auf diese Paradoxe werde ich im weiteren Verlauf des Buches noch zurückkommen, aber um Ihnen schon einmal zu zeigen, in welchem Maße Schwarz-Weiß-Schemata überwunden werden müssen, stelle ich Ihnen nun einige wichtige Paradoxe vor.

DIE PARADOXE DES HEILENS

- Sie können sich selbst heilen, *und* Sie können es nicht allein.
- Die Schulmedizin kann Leben retten, *und* die konventionelle Medizin ist die dritthäufigste Todesursache in den Vereinigten Staaten.[1]
- Seien Sie aufgeschlossen, *und* seien Sie nicht so aufgeschlossen, dass Ihnen Ihr Verstand abhandenkommt.
- Seien Sie klar in Ihrer Absicht zu heilen, *und* geben Sie jegliche Erwartungshaltung in Bezug auf das Ergebnis auf.
- Vertrauen Sie auf Ihre Intuition, *und* halten Sie sich an die Wissenschaft und wenden Sie kritisches Denken an.
- Glauben Sie an Magie und an Wunder, *und* schwelgen Sie weder in magischem Denken noch darin, es zu leugnen.
- Holen Sie sich Ihre Macht proaktiv zurück, *und* schwimmen Sie mit dem Strom.
- Ihre Krankheit ist nicht Ihre Schuld, *und* Ihr Heilungsweg *liegt* in Ihrer Verantwortung.
- Bleiben Sie hoffnungsvoll, *und* seien Sie realistisch.

- Folgen Sie Ihrem Herzen, *und* benutzen Sie Ihren Kopf.

- Lassen Sie sich von der Keimtheorie (Krankheiten werden durch Mikroorganismen übertragen) und der Geländetheorie (unsere innere Umgebung und ihre Elemente sind für die Krankheiten verantwortlich) leiten.

- Ihre Gedanken beeinflussen die Realität, *und* Ihre Gedanken können die Realität nicht *kontrollieren.*

- Wir sind eins, *und* wir sind getrennt.

- Greifen Sie so viel wie möglich auf Selbsthilfe zurück, *und* seien Sie bereit, um Hilfe zu bitten und sich auf andere zu stützen.

- Bemühen Sie sich um Schmerzlinderung, *und* fühlen Sie Ihren Schmerz.

- Angst kann Krankheiten verursachen, *und* das Verdrängen oder Ignorieren der Angst kann uns töten.

- Wir sind nicht unser Körper, unsere Gefühle oder unsere Identität, *und* wir sind all das.

- Uns mit dem Ego zu identifizieren, kann unser persönliches Wachstum einschränken und uns krank machen, *und* die einzige Möglichkeit, über das Ego hinauszuwachsen, besteht darin, es nicht mehr zu verteufeln, sondern es zu lieben, zu heilen und zu integrieren.

- Folgen Sie der spirituellen Führung, *und* seien Sie sich nie zu sicher, dass Sie einen direkten Draht zu Gott haben.

Nehmen Sie sich etwas Zeit für jedes Paradox, liebe Leserinnen und Leser. Spüren Sie, ob Sie Widerstand, Erleichterung oder einfach nur Neugier empfinden. Was auch immer aufkommt, heißen Sie es willkommen. Wie Sie noch sehen werden, ist es eins der Themen dieses Buches, Ihre direkte Erfahrung wahr- und anzunehmen und zuzulassen, dass Sie sie fühlen, also können Sie ebenso gut jetzt damit anfangen. Da wir gerade von Gefühlen sprechen: Wenn Sie dies lesen, kämpfen Sie wahrscheinlich entweder mit den Symptomen einer chronischen geistigen oder körperlichen Krankheit, die Sie nicht loswerden können (oder die sich vielleicht sogar einer Diagnose entzieht). Oder bei Ihnen wurde eine „unheilbare" Krankheit diagnostiziert, und Sie hoffen verzweifelt, dass diese Nachricht sich als falsch erweist; oder Sie unterstützen einen kranken Angehörigen oder arbeiten im Gesundheitswesen und möchten sichergehen, dass Sie alle Behandlungsmöglichkeiten für Ihre Patienten oder Klienten kennen und auf dem neuesten Stand sind. Wenn etwas davon auf Sie zutrifft, möchte ich Ihnen vorab mein Mitgefühl aussprechen, falls Sie gerade Schweres durchmachen. Es tut mir leid, wenn das medizinische Lager, von dem Sie wirklich glaubten, es könne Sie, Ihre Angehörigen oder Ihre Patienten heilen, bei Ihnen versagt hat. Es tut mir leid, wenn Sie Schmerzen oder Angst haben oder sich hilflos, ohne Hoffnung, niedergeschlagen fühlen oder erschöpft sind von Ihren Versuchen, gesund zu werden. Auch ich habe all das schon so empfunden, und ich meine es ernst, wenn ich sage, dass ich sehr behutsam mit Ihnen und Ihren zarten Gefühlen umgehen möchte, während wir diesen Weg beschreiten. Sollte ich das „vermasseln", tut mir auch das leid. Wie Sie sehen, haben wir keinen leichten Weg vor uns. Aber ich hoffe, Sie spüren durch meine Worte hindurch, dass Sie in guter Gesellschaft unterwegs sind, nicht nur mit mir, sondern auch mit allen anderen, die dieses Buch lesen; mit allen, die jemals krank waren und darunter gelitten haben, und mit allen, die sich ihrer eigenen Heilung oder der Heilung anderer verschrieben haben. Das gehört zur menschlichen Erfahrung, Sie sind damit nicht allein.

DAS GEHEIMNIS ANNEHMEN

Die gute Nachricht ist: Körper, Psyche und Geist sind zwar verletzlich, fragil, empfindsam und anfällig für Störungen, doch wir sind auch wunderbare Geschöpfe mit Heilungs- und Resilienzfähigkeiten, die die Ärzte, Alternativmediziner, Wissenschaftler, Psychologen, Theologen oder Philosophen nicht genau verstehen. So manches Rätsel ist noch ungelöst, zum Beispiel, warum es bei manchen Menschen zu einer „spontanen“ Remission von einer „unheilbaren“ Krankheit kommt, wie Krebs im vierten Stadium oder einer Infektion mit dem Humanen Immundefizienz-Virus (HIV), und bei anderen nicht. Das ist etwas, das Wissenschaftler, die über Radikalremissionen forschen, bis zum Geht-nicht-mehr untersucht haben, ohne eine endgültige Antwort zu finden. Andere Rätsel, wie zum Beispiel der Placeboeffekt, konnten nicht einmal von einem multidisziplinären Team aus Genies gelöst werden, die in den 1990er-Jahren bei einer Konferenz in Harvard zusammenkamen, um ihn zu ergründen. Anne Harrington hat dies in ihrem Buch *The Placebo Effect*.

Im Lauf der Jahre bin ich immer neugieriger geworden, insbesondere auf das Mysterium verschiedener Formen des spirituellen Heilens, des Schamanismus und der Energiemedizin, die ich inzwischen als Heilige Medizin bezeichne. Ich begann, Fragen zu stellen: „Was ist das? Funktioniert sie? Gibt es einen Beweis für ihre Wirksamkeit? Wenn ja, welcher Mechanismus ist am Werk? Bei welchen Krankheiten wirkt sie am besten, sofern sie überhaupt wirksam ist? Wie können wir sie klinisch neben anderen Formen der Medizin einsetzen, um das Leiden Hilfsbedürftiger zu lindern? Wie können wir kluge, ethisch vertretbare und fundierte Entscheidungen darüber treffen, ob sie für den

Medizinbeutel der Welt nützlich ist?" Ich machte mich daran, einige dieser Fragen zu beantworten, wohl wissend, dass meine Suche vergeblich sein könnte, denn viele hatten sie schon vor mir unternommen, und niemand, dem ich begegnet war, hatte den heiligen Gral, der die Geheimnisse der Heilung birgt, gefunden.

Was wir hingegen wissen, ist, dass wir jeden Tag Krebszellen produzieren, unser Körper uns aber größtenteils krebsfrei hält. Wir sind ständig Infektionskrankheiten ausgesetzt, doch sofern es sich nicht um ein neuartiges Virus handelt, mit dem unser Immunsystem noch nie in Berührung gekommen ist – wie zum Beispiel das Coronavirus, das die derzeitige Pandemie ausgelöst hat –, erkranken wir nur selten an diesen Infektionen. Neueste wissenschaftliche Erkenntnisse zeigen uns sogar, dass verstopfte Herzkranzgefäße manchmal von selbst wieder durchlässig werden. Wie kommt es dazu, dass dieser natürliche Selbstheilungsprozess gehemmt wird und es deswegen möglich wird, dass Herzinfarkte uns niederstrecken, Krebserkrankungen sich festsetzen, Autoimmunerkrankungen sich entwickeln oder Infektionen wie Borreliose oder Covid-19 uns außer Gefecht setzen?

Natürlich können wir gesund leben, damit der Körper gar nicht erst krank wird, aber was können kranke Menschen sonst noch tun, um die Heilung wieder in Gang zu bringen, wenn die natürlichen Fähigkeiten des Körpers zusammengebrochen sind? Und was ist von all den angeblichen Wunderkuren zu halten, die im Internet kursieren? Ist irgendeine davon echt oder reproduzierbar? Könnten wir aus diesen Geschichten etwas lernen, das Ihnen, liebe Leserinnen und Leser, helfen könnte, empfänglicher für Wunder zu werden?

Der *Oxford English Dictionary* definiert ein Wunder als „ein überraschendes willkommenes Ereignis, das nicht mit natürlichen oder wissenschaftlichen Gesetzen erklärt werden kann und daher als das Wirken einer göttlichen Instanz angesehen wird". Während der Recherchen für mein Buch *Warum Gedanken stärker sind als Medizin: Wissenschaftliche Beweise für die*

Selbstheilungskraft stieß ich auf viele Berichte über Heilungen, die dieser Definition des *Oxford Dictionary* entsprachen. Zunächst fühlte ich mich in meiner blasierten wissenschaftlichen Gewissheit ziemlich wohl mit der Schlussfolgerung, dass diese Geschichten, die ich hörte, als unwissenschaftliche Übertreibungen abgetan oder zumindest entmystifiziert und physiologisch erklärt werden könnten. Ich brauchte mir nicht vorzustellen, dass etwas Magisches, Übernatürliches oder gar Göttliches vor sich ging. Ich dachte, ich könnte alles mit harter Wissenschaft erklären. Doch seit der Veröffentlichung meines Buches 2013 bin ich immer wieder Menschen begegnet, deren Geschichten nicht in die saubere, ordentliche wissenschaftliche Erklärung passten, die ich darin propagiert hatte, und so habe ich es 2020 überarbeitet, um es mit dem, was ich zwischenzeitlich gelernt hatte, in Übereinstimmung und auf den neuesten Stand zu bringen.

Ich stellte auch infrage, ob es kranken Menschen tatsächlich hilft, ihnen Geschichten über solche seltenen Wunder zu erzählen. Wenn Sie oder jemand, den Sie lieben, mit einer chronischen oder lebensbedrohlichen Krankheit zu kämpfen hat, lösen solche Geschichten bei Ihnen unter Umständen ein frustriertes Augenrollen aus oder verleiten Sie zu der Frage, ob Sie etwas falsch machen oder nicht würdig oder besonders genug sind, um ebenfalls ein Wunder erfahren zu dürfen. Ich war mir nicht sicher, ob es hilfreich wäre, noch mehr von solchen seltenen Geschichten zu sammeln und den Menschen Hoffnungen zu machen, aber ich wollte auch nichts unversucht lassen, was leidenden Menschen Linderung verschaffen oder Todgeweihten helfen könnte, noch ein paar lebenswerte Jahre zu erleben.

In Wahrheit wird die Anzahl der Geschichten über scheinbar wundersame Heilungen zahlenmäßig weit übertroffen von herzzerreißenden Berichten über unschuldige Kinder und Erwachsene, die alles getan haben, um ihr Wunder zu erleben, und dennoch krank bleiben oder sterben, bevor ihre Zeit gekommen ist. Am Ende habe ich alle Geistheiler, die mir begegneten, gefragt, wie sie mit dieser Frage fertiggeworden sind: „Welche Geschichte erzählst du dir selbst als Erklärung, warum unschuldige Menschen leiden?“ Keine ihrer Antworten stellte mich zufrieden, aber eine bessere hatte ich auch nicht. Ich fragte mich, ob nicht ein Großteil der Spiritualität ein Versuch ist, auf diese nicht beantwortbare Frage eine Antwort zu finden, weil dieses Rätsel für uns unerträglich ist. Verkraften wir das Gefühl nicht, dass dies außerhalb unserer Kontrolle liegt, oder verkraften wir die Schlussfolgerung „Ich weiß es nicht“ nicht?“

Da ich einen Hang zur Mystik habe und immer schon eine innige Beziehung zum Göttlichen hatte, war ich bereit zu akzeptieren, dass möglicherweise manchen Menschen eine rätselhafte Heilung als ein Akt Gottes zuteilwird, etwas, das Menschen nicht kontrollieren können und in das sie sich nicht einmischen dürfen. Doch als eine skeptische Ärztin mit Respekt für die objektive Wissenschaft, die sich aus der klinischen Praxis zurückgezogen hat, um über Radikalremissionen zu forschen und zu schreiben, wollte ich sehen, ob ich das „Warum“ und „Wie“ von Menschen, die die Erwartungen übertroffen haben, ausfindig machen konnte.

Ich möchte ausdrücklich klarstellen: Es ist keinesfalls meine Absicht zu behaupten, dass kranke, verletzte oder leidende Menschen sich ihre Situation selbst eingebrockt haben oder nicht gut genug darin sind, die Voraussetzungen für eine Heilung zu schaffen. Die globale Coronapandemie hat uns gezeigt, dass einige Personen – einschließlich weltberühmter Ärzte – in Wellness-Gemeinschaften, in der Yoga-Welt, der Alternativmedizin, der Mind-Body-Medizin und in spirituellen Kreisen der Überzeugung sind, man sei immun gegen Krankheiten, wenn man die eigene „Schwingung hoch hält“, nur „natürliche, reine“ Nahrung zu sich nimmt, meditiert, genug positive Affirmationen sagt, die Gedankenform, nie krank zu werden, aufrechterhält oder das eigene „Terrain“ sauber hält. Dieser gefährliche Irrglaube, verbreitet von vielen Online-Wellness-Influencern, die sich in „Konspiritualität" – Verschwörungsspiritualität – verstrickt hatten, war für unzählige unnötige Todesfälle verantwortlich und auch dafür, dass diejenigen, die tatsächlich krank wurden oder an Covid starben, oft angeprangert wurden.[2] Das ist das *Gegenteil* von Heilen.

In Bezug darauf, wie viel Macht wir wirklich bei der Heilung von Krankheiten haben, tun wir gut daran, ehrlich und bescheiden zu sein, unabhängig davon, zu welchem Lager wir tendieren. Ich habe mehr als genug Behandlungsfehler überheblicher Ärzte gesehen, aber auch genauso viele oder sogar noch mehr Behandlungsfehler ebenso arroganter Energieheiler, Glaubensheiler, Schamanen, Kräuterkundler und Verfechter von Modediäten. Wenn Menschen krank werden, liegt das entgegen der weitverbreiteten Meinung nicht nur an der genetischen Veranlagung, erschwertem Zugang zu guter medizinischer Versorgung, falscher Ernährung, schlechten Angewohnheiten wie Rauchen, Kontakt mit Umweltgiften, Infektionskrankheiten und Bewegungsmangel. Es ist auch nicht einfach nur davon abhängig, ob man die besten Ärzte in den besten Universitätskliniken aufsucht, regelmäßig meditiert, grünen Saft trinkt, den herabschauenden Hund perfektioniert, sich mit Nahrungsergänzungsmitteln vollstopft und nur Bionahrung isst.

2020 ist klargeworden, dass sehr viele unserer Mitmenschen letztendlich durch Umstände krank werden, die ganz und gar ihrer Kontrolle entzogen sind: durch Traumata der Armut, systemischen Rassismus, unbarmherzige Unterdrückung, patriarchalische kulturelle Normen oder anhaltenden persönlichen oder institutionellen Missbrauch, ebenso wie durch die brutalen Folgen von Versklavung, Kolonisierung, Landraub, unethischen Kriegen und Umweltzerstörung. Massive Traumata wie diese beeinträchtigen nicht nur die psychische, sondern auch die physische Gesundheit. Die Coronapandemie hat uns drastisch vor Augen geführt, dass Gesundheit nicht nur ein individuelles, sondern ein kollektives Problem ist.

Ich glaube durchaus, dass wir *bis zu einem gewissen Grad* einen Einfluss darauf haben, ob unsere gesundheitliche Situation einen optimalen Ausgang hat. Ich glaube auch, dass das Leben uns nicht immer bereitwillig das gibt, was wir wollen, und dass unsere Versuche, alle Aspekte unseres Lebens zu kontrollieren, gewöhnlich scheitern. Manche glauben zwar, wir könnten unsere Wunder „manifestieren“, aber auf der anderen Seite sind wir vielleicht doch nicht so mächtig, wie wir meinen, und können die unzähligen Faktoren nicht ändern, die beeinflussen, warum manchen Menschen ihre größten Sehnsüchte erfüllt werden und anderen nicht. Wie die schwarze Antirassismus-Aktivistin Rachel Cargle auf Instagram schreibt: „Vielleicht hast du es manifestiert. Vielleicht ist es ein weißes Privileg.“[3] Ob wir über gute Gesundheit, Wohlstand, die Erfüllung kreativer oder beruflicher Ambitionen sprechen oder einen Seelenverwandten finden wollen: Das Gespräch darüber, ob wir uns selbst heilen, unsere Realität kontrollieren und mit der Kraft unseres positiven Denkens oder unserer spirituellen Macht alles haben können, was wir wollen, ist unvollständig, solange wir dabei nicht einbeziehen, wie Chancen und Zugangsmöglichkeiten, finanzielle Ungleichheit und soziale Ungerechtigkeit mit ethnischer Herkunft, Geschlechtsidentität, sexueller Orientierung und den Folgen massiver kollektiver Traumata zusammenhängen und sich auswirken.

Mit all diesen Vorbehalten lässt sich dieses Buch auf eine übergeordnete Frage reduzieren: *Was steht in Ihrer Macht, um Ihr Leiden zu lindern und sich selbst bereit für ein Wunder zu machen?* In Genesungsprogrammen wird oft das Gelassenheitsgebet gesprochen: „Gott, gib mir die Gelassenheit, Dinge hinzunehmen, die ich nicht ändern kann, den Mut, Dinge zu ändern, die ich ändern kann, und die Weisheit, das eine vom anderen zu unterscheiden.“ Dieses Buch möchte Ihnen helfen, alle drei Punkte umzusetzen. Es ist auch eine Einladung, uns untereinander zu unterstützen, gemeinsam – gemeinschaftlich – die Last des Leidens zu tragen, das wir weder ändern noch hinnehmen können.

KÖNNEN WIR HEILUNG ENTMYSTIFIZIEREN?

Vor zehn Jahren ahnte ich nicht, dass mein Versuch, diese Fragen zu beantworten, mich zu den *Paqos* in den peruanischen Anden führen würde; zu den Hinterhöfen der Heiler auf Bali, zu indigenen Medizinmännern und -frauen in den Vereinigten Staaten, Kanada, Kolumbien, Afrika und Australien; zu Kahunas auf Hawaii und Qigong-Heilern aus China; zu Forschern und abtrünnigen Wissenschaftlern, die der undankbaren Aufgabe nachgehen, Dinge zu belegen, die man nicht sieht; zu Mystikern in Höhlen, Klöstern und Ashrams; zu Swamis, Gurus und Pastoren verschiedener Religionen und einer Vielzahl von Energie- und Glaubensheilern aus aller Welt. Ich wurde zu heiligen Stätten geführt, die als Orte der Heilung galten, nahm an Gruppenheilungen teil, die von einem großen Kreis Meditierender unterstützt wurden; ich wurde mit Öl gesalbt, mit Salbei eingerieben, es wurde mit Stöcken an mir herumgestochert, ich wurde mit Wasser getauft, „bechantet", mit Cocablättern bestreut, Knochen wurden um mich herumgelegt, und ich wurde mit heilenden Händen berührt. Ich tanzte, schuf Kunst, sang, betete, meditierte und traf viele meiner inneren Kinder, ebenso wie Geistführer und Dämonen. Ich ging „bliss hunting", jagte Glückszuständen nach und geriet in Ekstase. Ich erkundete Traumaheilung und weinte, trauerte, tobte, schrie und zitterte. Ich wurde von dunklen Kräften, an die ich nicht einmal glaubte, in Angst versetzt, bedroht und psychisch angegriffen. Ich fühlte mich ausgebeutet und zunehmend desillusioniert, verzweifelt und unterdrückt. Ich liebte, wurde geliebt und empfand äußerste Dankbarkeit. Bei meiner Suche erlebte ich die wildesten Abenteuer meines Lebens, und ich schluchzte, als sie endlich vorüber waren, denn sie waren das Schwerste, was ich je unternommen hatte. Diese Reise hat mich gleichzeitig erweckt und verwundet.

Als ich sie antrat, war ich weder krank noch brauchte ich körperliche Heilung. Meine eigene Radikalremission von einer ganzen Reihe von Krankheiten hatte ich schon hinter mir – sie befreite mich von den sieben Medikamenten, die ich einnahm, seit ich dem Krankenhaus den Rücken gekehrt hatte. Es sollte eigentlich eher eine intellektuelle Erforschung sein, eine Art „Studienreise um die Welt" für alles, was man mir im Medizinstudium nicht vermittelt hatte und was ich als meine heilige Gabe denjenigen mitbringen wollte, die so litten wie ich früher. Allerdings hatte ich nicht damit gerechnet, dass ich im Lauf dieser Forschungen die Gelegenheit erhalten sollte, das Gelernte anzuwenden, als ich eine akute medizinische Krise bewältigen musste und selbst zur Patientin wurde.

DIE INTELLIGENZEN GANZHEITLICHER GESUNDHEIT

Obwohl eine bedauerliche Ungleichheit beim Zugang zu erschwinglicher Schulmedizin vorherrscht, obwohl es zu wenige Ärzte gibt, die gute Verbündete sein können, und obwohl die hohen Kosten der Alternativmedizin und der Traumatherapie selten von Krankenkassen übernommen werden, haben wir doch alle – ungeachtet der Unterschiede in den äußeren Lebensumständen – gleichermaßen Zugang zu denselben wirkungsvollen inneren Werkzeugen. Ein wesentliches Element meines – und Ihres – Heilerfolgs ist das, was ich die vier Intelligenzen ganzheitlicher Gesundheit nenne, nämlich die

1. mentale,
2. intuitive,
3. emotionale und
4. somatische Intelligenz.

Darin eingeschlossen mag es noch andere Intelligenzen geben, wie die kreative oder die erotische Intelligenz, und wir können auf jede davon zurückgreifen, um unseren Heilungsweg von ihr leiten zu lassen, aber am besten funktionieren unsere Intelligenzen, wenn sie zusammenfließen. Um die Voraussetzungen dafür zu schaffen, dass Ihr Körper wunderempfänglich wird, sollten Sie zu allen vier Intelligenzen eine Verbindung aufbauen. Wenn wir sie synchronisieren und in Einklang bringen, gelangen wir in den Flow-Zustand, den kreative Menschen und Sportler erleben, wenn sie in ihrem Tun voll und ganz aufgehen. Dieser Zustand kann für Sie eine Grundlage für überraschend gute gesundheitliche Ergebnisse sein. Da Heilung definitionsgemäß eine Rückkehr zur Ganzheit – zum Heilsein – ist, ist die Verbindung zu Ihren Intelligenzen ganzheitlicher Gesundheit ein grundlegender Bestandteil jedes Heilungswegs.

DIE INTELLIGENZEN GANZHEITLICHER GESUNDHEIT EINSCHÄTZEN

Machen Sie eine persönliche Bestandsaufnahme der relativen Stärken und Schwächen in Ihrem Umgang mit den vier Intelligenzen ganzheitlicher Gesundheit. Seien Sie neugierig und ehrlich, ohne zu urteilen oder in Selbstkritik zu verfallen. Schätzen Sie sich selbst auf einer Skala von null bis zehn ein, wobei null für „kein Zugang" und zehn für „sehr gut abgestimmt" steht.

Mentale Intelligenz

Denke ich kritisch?

Fühle ich mich damit am wohlsten, Entscheidungen auf der Grundlage genauer Informationen zu treffen?

Vertraue ich der Wissenschaft?

Bin ich neugierig, verarbeite ich Dinge eher rational?
Bin ich skeptisch gegenüber Phänomenen, die ich nicht logisch erklären kann?
Kann ich zwischen Fakten, Propaganda und Manipulation unterscheiden?
Bin ich oft in Gedanken versunken?

Intuitive Intelligenz
Habe ich spontane, letztendlich hilfreiche informative Geistesblitze?
Unterscheide ich zwischen „mir etwas überlegen" und Intuition, die „einfach kommt"?
Geben mir andere das Feedback, ich sei sehr intuitiv?
Weiß ich etwas, das ich nur mithilfe des Verstands unmöglich hätte wissen können, so, dass es später verifizierbar ist?
Habe ich hellseherische Träume oder Visionen?
Habe ich Zugang zu multidimensionalen Welten, in denen andere sich offenbar nicht aufhalten, oder sehe/höre/spüre ich Wesen, die für andere unsichtbar sind?

Emotionale Intelligenz
Kann ich die Gefühle anderer Menschen richtig deuten und fühlen?
Kann ich mich auf meine eigenen Gefühle einstimmen?
Kann ich Grenzen zwischen den Gefühlen anderer und meinen eigenen ziehen?
Kann ich auf das, was ich in anderen Menschen „lese", empathisch reagieren, ohne dass ihre Gefühle mich dazu verleiten, mich zurückzuziehen, sie „in Ordnung bringen" zu wollen oder mich von ihren Gefühlen überwältigen zu lassen?
Kann ich es vermeiden, Gefühle entweder zu unterdrücken oder zu explodieren?
Kümmert mich das Leiden anderer (und meines), und bin ich motiviert, zur Linderung des Leidens beizutragen?

Kann ich spüren, wie sich mein Herz öffnet, und darauf so reagieren, dass ich Ungerechtigkeit mit Mut und heiligem Aktivismus entgegentrete?

Somatische Intelligenz

Nehme ich meine körperlichen Empfindungen regelmäßig wahr?

Bin ich auf mein „Bauchgefühl“ eingestimmt?

Bin ich verankert, fest geerdet (statt unbeständig, unkoordiniert oder nicht geerdet zu sein)?

Erkenne ich subtile Körpersignale oder Symptome, bevor sie groß werden?

Kann ich meinem Körper Fragen stellen und sein „Ja“ oder „Nein“ mit einiger Sicherheit interpretieren?

Kann ich das, was mein Körper und mein Nervensystem aushalten, richtig dosieren, ohne mich so weit zu treiben, dass ich verletzt, überflutet oder somatisch überfordert bin?

DAS HEILUNGSMODELL DER GANZHEITLICHEN GESUNDHEIT

Für die Integration der Intelligenzen der ganzheitlichen Gesundheit ist es erforderlich, dass Sie in Ihrem Inneren einen Orchesterdirigenten entwickeln, der die Intelligenzen arrangiert und in Harmonie bringt. In einer verstandesbetonten patriarchalischen Kultur geben wir der mentalen Intelligenz tendenziell mehr Gewicht, als ihr zukommt, und die Weisheit der älteren weiblichen Intelligenzen – Intuition, Körper und Emotionen – wird in den Schatten gedrängt. In spirituellen New-Age-Kreisen und bestimmten Wellness-Communitys wiederum kann übermäßiges Vertrauen in die Intuition dazu verleiten, kritisches Denken zu ignorieren, das notwendig ist, um Fakten von Fiktion, Intuition von Wunschdenken und Wissenschaft von Verschwörung zu unterscheiden. Bei einer unausgewogenen Psyche sind wir tendenziell fragmentiert; eine Intelligenz überwältigt dann vielleicht die anderen und wird zur dominierenden, sodass wir nicht im Gleichgewicht sind. Wenn wir dagegen Informationen aus all unseren Intelligenzen gewinnen, ohne eine zu übersehen (insbesondere die oft geschmähte und vernachlässigte Intelligenz der „negativen" Emotionen), treffen wir gesunde, ausgewogene Entscheidungen.

In *Warum Gedanken stärker sind als Medizin* biete ich wissenschaftlich erprobte Mittel und Methoden an, mit denen die Chancen der Patienten auf eine Radikalremission optimiert werden können, nachdem alle anderen Maßnahmen zur Heilung ihrer Krankheit versagt haben. Ich habe diese gesundheitsfördernden Behandlungen in einem Gesundheitsmodell zusammengefasst, das ich das „Steinmännchen der ganzheitlichen Gesundheit" nenne. Ich werde nicht ins Detail gehen – Sie können es in *Warum Gedanken stärker sind als Medizin* nachlesen –, daher hier nur eine kurze Zusammenfassung: Steinmännchen – auch Steintürme genannt – bestehen aus übereinandergelegten, genau ausbalancierten einzelnen Steinen, wie man sie an Stränden, Wanderwegen, Gräbern oder heiligen Stätten sieht. Im Steinmännchen der ganzheitlichen Gesundheit steht jeder Stein für ein Element der Gesundheit und befindet sich in einer heilenden Blase aus Liebe, Freude, Dankbarkeit und Dienst an der Welt, die alle auf dem Hauptstein – unserem inneren Leitstrahl – aufgetürmt und ausbalanciert sind. Wenn ein Stein im Steinmännchen der ganzheitlichen Gesundheit nicht im Gleichgewicht oder nicht im Einklang mit dem inneren Leitstrahl ist, besteht die Gefahr, dass die gesamte Struktur einstürzt.

Während ich Patienten behandelte und Menschen aus Gesundheitsberufen schulte, habe ich das Steinmännchen der ganzheitlichen Gesundheit in einen Prozess integriert, den ich die „Sechs Schritte zur Selbstheilung" nenne. Mithilfe dieser Schritte können Sie erkennen, welche Lebensbereiche Ihr Nervensystem in Stress versetzen und es den natürlichen Selbstheilungsmechanismen des Körpers schwermachen, effektiv zu arbeiten. In der Regel reicht keiner dieser Schritte für sich genommen aus, um optimale Ergebnisse zu erzielen, aber einige Patienten, die von der Schulmedizin aufgegeben worden waren, haben sie miteinander kombiniert und berichten, dass die Ergebnisse besser waren als erwartet.

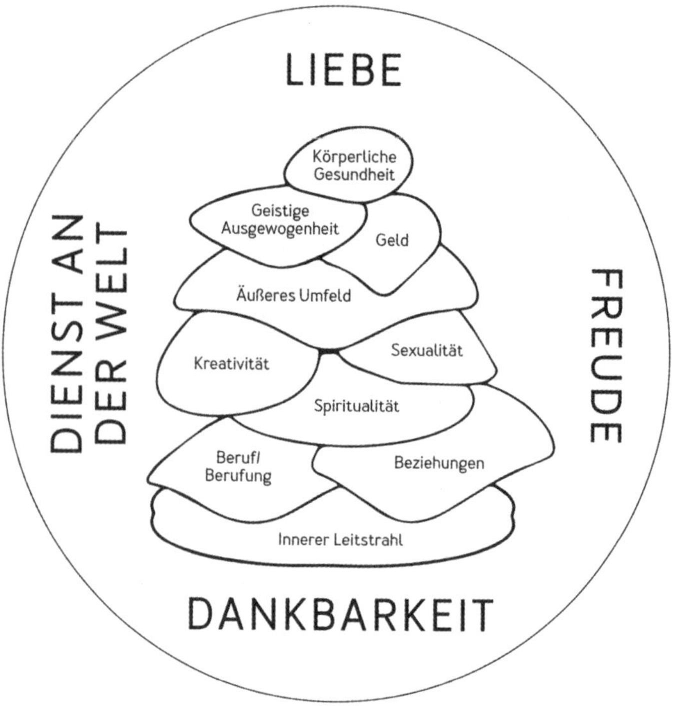

SECHS SCHRITTE ZUR SELBSTHEILUNG

1. Glauben Sie daran, dass Heilung möglich ist.
2. Verbinden Sie sich mit Ihrem inneren Leitstrahl, und überantworten Sie sich ihm. Lassen Sie Ihr innerstes Wissen Ihren Heilungsweg leiten.
3. Umgeben Sie sich mit heilender Unterstützung.
4. Diagnostizieren Sie die Ursache, die an der Wurzel Ihrer Krankheit liegt.
5. Behandeln Sie Ihre Ängste und Widerstände.
6. Schreiben Sie sich Ihr eigenes Rezept für gute Gesundheit.

Dieser Prozess der Selbsterforschung gipfelt darin, dass Sie Ihr persönliches Rezept schreiben – auf der Grundlage der Informationen aus den vier Intelligenzen ganzheitlicher Gesundheit. Wenn Sie sich bei den sechs Schritten von diesen Intelligenzen leiten lassen, finden Sie vielleicht heraus, dass das Rezept auf eine Operation, eine Chemotherapie oder eine bessere Ernährung hinausläuft. Vielleicht wollen Sie eine professionelle Behandlung für ein unverarbeitetes Trauma in Anspruch nehmen oder eine toxische Beziehung beenden. Vielleicht verändern Sie sich beruflich, um Ihre Lebensaufgabe zu erfüllen, sind ehrlicher in Bezug auf Ihre sexuellen Bedürfnisse, singen das Lied, das noch nie gesungen wurde, vertiefen Ihre spirituelle Praxis, ändern Ihre Lebens- oder Wohnsituation oder holen sich Hilfe bei finanziellen Engpässen, die möglicherweise behoben werden können, selbst wenn Sie dafür Sozialhilfe oder Beihilfen für Menschen mit Behinderung beantragen müssen. Vielleicht verschaffen Sie sich regelmäßig Bewegung oder machen andere Erfahrungen, die Ihre mentale Gesundheit stärken und die Ausschüttung heilender Neurotransmitter und anderer Hormone zur „Selbstreparatur“ auslösen. In diesem Buch stelle ich Ihnen viele Komponenten der Heiligen Medizin vor, die für Ihr Rezept infrage kommen könnten, denn andere Gesundheitsprofis, die

Sie auf Ihrem Weg begleiten, haben sie vielleicht nicht auf dem Schirm.

Unsere Vorfahren haben sich mit Sicherheit auf alle vier Intelligenzen ganzheitlicher Gesundheit verlassen, um kluge Entscheidungen für ihr Leben, ihre Gesundheit und ihre Gesellschaft zu treffen, und dieses ganzheitliche System habe ich bei meinem traumatischen Hundebiss aufgerufen. Eine solche alles einbeziehende Entscheidung beruht darauf, dass alles wechselseitig miteinander verbunden ist. Es hilft Ihnen insbesondere in Krisenzeiten, nicht nur sich selbst und Ihre Familie zu schützen, sondern auch das Wohl der Gemeinschaft.

Bei meiner Arbeit war es oft schwierig, mit meinen Patienten die zehn Steine des Steinmännchens ganzheitlicher Gesundheit ins Gleichgewicht zu bringen, und manche triggerte es. Damit die für die Transformation notwendige Ausdauer, Unerschrockenheit und Hingabe aufgebracht werden konnten, federte die „heilende Blase" die begründeten Veränderungen des Lebensstils und die Heilungsmaßnahmen ab, die für optimale Ergebnisse erforderlich sind. Liebe heilt, denn mit großer Liebe können wir schwierige Dinge tun. Dienst an der Welt hilft, nicht in Selbstsucht zu verfallen, und fördert Dankbarkeit, eines der heilsamsten Gefühle. Und Freude macht alles schöner.

Nicht alle Patienten erleben jeden Aspekt der heilenden Blase gleichermaßen. Diejenigen, die unverhältnismäßig auf Genuss aus sind, brauchen vielleicht weniger Freude und mehr Dienst an der Welt. Andere wiederum, die zu Märtyrertum und übermäßiger Fürsorge für andere neigen, brauchen weniger Dienst an der Welt und mehr Freude. Diejenigen, die Dankbarkeitspraktiken dazu nutzen, das zu verleugnen, was in ihrem Leben nicht funktioniert, brauchen vielleicht mehr Selbstliebe, damit sie nicht mehr so tun, als seien sie dankbar für eine gewaltgeprägte Beziehung oder eine andere Notlage. Obwohl es sich bei den Steinen im Steinmännchen ganzheitlicher Gesundheit um solide, evidenzbasierte, wissenschaftlich überprüfbare

Aspekte guter Gesundheit und Langlebigkeit handelt, müssen die Zutaten in der heilenden Blase individuell angepasst werden – ein Spritzer Dankbarkeit, zwei Portionen Liebe, ein Teil Dienst an der Welt, eine Prise Freude. Vielleicht ist die Heilige Medizin das: ein Elixier, das die Voraussetzungen für Heilung schafft.

Das Steinmännchen ganzheitlicher Heilung war ein sinnvoller Ausgangspunkt für meinen Heilungsweg nach der Hundebiss-Verletzung, ebenso wie für viele Patienten, mit denen ich im Lauf der Jahre gearbeitet habe. Doch obwohl ich unzählige Berichte von Hunderttausenden Menschen erhalten habe, die *Warum Gedanken stärker sind als Medizin* gelesen haben, wie auch von den Ärzten, die ich in diesen Methoden geschult hatte, fehlte etwas. Es war, als erhaschte ich nur einen Hauch dessen, wonach ich suchte, aber wie Jasminduft, der durch ein offenes Fenster hereinweht, ließ sich ein unbeschreibbarer Aspekt der Heilung schwer fassen. Mein Weg der Heiligen Medizin wurde dann zu einer Möglichkeit, Aspekte der Heilung „festzuhalten", die wissenschaftlich schwer fassbar, erklärbar und beweisbar waren. Er war subjektiv und numinoser, mehr vom Heiligen durchdrungen als alles, worüber ich in *Warum Gedanken stärker sind als Medizin* geschrieben hatte, denn darin habe ich mich auf die evidenzbasierte Wissenschaft konzentriert – auf die objektiven, messbaren Aspekte der Heilung, die in medizinischen Fachzeitschriften beschrieben werden.

AUF DER SUCHE NACH DEM HEILIGEN GRAL

Ursprünglich bin ich an die Aufgabe mit der Hoffnung herangegangen, Ihnen und Ihren Lieben dabei zu helfen, das Leid zu lindern, das zu lindern in Ihrer Macht steht. Damals wusste ich noch nicht, dass ich am Ende mich selbst retten würde. Die Ärztin Rachel Naomi Remen hat mir einmal gesagt: „Manchmal packt dich die Seele an dem Griff, der gerade herausragt, welcher auch immer es ist. Wenn die Seele das Sagen hat, tun wir sehr oft das Richtige aus den falschen Gründen."

Wenn ich zurückblicke auf meine hochtrabenden Fantasien darüber, wer ich war, die ich noch hatte, als ich mich vor über zehn Jahren zum ersten Mal auf die Suche nach der Heiligen Medizin begab, dann amüsiere ich mich köstlich, dass ich die Chuzpe hatte, das Geheimnis der Heilung überhaupt knacken zu wollen – als wären Radikalremissionen Rätselkrimis, die nur eine kluge Detektivin brauchen, um sie zu lösen. Ich muss Sie gleich zu Beginn mit einem Spoiler-Alarm enttäuschen, liebe Leserin, lieber Leser, und gestehe: Dieses Buch endet nicht mit der triumphalen Nachricht, dass ich den Code der wundersamen Heilung geknackt habe, der auf ewig Krankheit, Behinderung und Tod von allen Menschen abwendet. Ich habe weder das Geheimnis der Unsterblichkeit gelüftet noch das Heilmittel gegen Krebs entdeckt, noch habe ich eine garantierte Methode gefunden, ohne Krankheit oder Behinderung über 100 Jahre alt zu werden und dann friedlich im Schlaf zu sterben.

Ich habe jedoch eine andere Art von heiligem Gral entdeckt, etwas Unerwartetes und Wunderbares, das alles radikal ändert und mich sogar jetzt, während ich dies schreibe, mit verklärtem Blick dasitzen lässt, voller Ehrfurcht und überbordender Dankbarkeit. Ich will Ihnen aber nicht die Überraschung verderben, sondern die Möglichkeit geben, es selbst herauszufinden. Ich verspreche Ihnen: Wenn Sie die schwierigen Strecken durchstehen, die Sie vielleicht auf Ihrer Reise durch dieses Buch erleben, werden Sie sehen, dass der Schatz jedes Hindernis unterwegs wert ist.

Obwohl auch andere Formen des Heilens hilfreich sind und es sich lohnt, sie in Ihr Rezept aufzunehmen, konzentriert sich dieses Buch auf die schmale Nische dessen, was zur Linderung Ihres Leidens beitragen könnte, wenn alles andere nicht geholfen hat. Die Mittel und Methoden, die ich in diesem Buch vorstelle, beziehen sich insbesondere auf subjektive Ansätze und

Aspekte, die die Wissenschaft noch nicht messen kann: subtile Energien, Liebe, Gemeinschaft, Bewusstheit, Erdverbundenheit, Rituale, Kreativität, Intuition, Bewegungspraktiken, Meditation, die Beziehung zum Göttlichen; das, was die Lebenskraft zum Fließen bringt, und das, was die undichten Stellen verstopft, damit wir sie gar nicht erst verlieren. Da manche Menschen den Begriff *Heilige Medizin* mit Pflanzenmedizin verwechseln, möchte ich darauf hinweisen, dass ich aus verschiedenen Gründen die vielen Psychedelika und pflanzlichen Arzneimittel, die zunehmend zur Heilung eingesetzt werden, nicht in meine Studie einbezogen habe. Damit soll der Wert dieser Arzneimittel ebenso wenig geschmälert werden wie der Wert der evidenzbasierten Schulmedizin und objektiverer Aspekte des Heilens. Aber mit solchen Medikamenten habe ich nicht experimentiert. Ich habe auch nicht die vielen ernährungsmedizinischen Maßnahmen, Kräuter und Nahrungsergänzungsmittel erforscht, ebenso wenig wie irgendetwas, bei dem Kristalle, gebraute Tränke, Gerätschaften oder technische Spielereien zur Aktivierung Ihrer Lebenskraft nötig sind. Ich wollte mich auf das konzentrieren, was Ihnen helfen kann, sich *selbst zu heilen*, unterstützt nur von anderen Personen, die einen heiligen Raum innehaben und Ihren Heilungsprozess fördern.

Ich möchte davor warnen, in den folgenden Kapiteln Ihren eigenen Weg mit meinem zu vergleichen, denn auf diesem Planeten sind Heilbehandlungen weder gleich noch gerecht verteilt. Jedes Leiden, das behandelt werden kann, verdient Linderung – nicht nur das der Privilegierten, sondern das aller Menschen. Wenn ich an meinen eigenen Heilungsweg denke, wird mir unangenehm bewusst, wie privilegiert ich bin. Die meisten haben nicht die Möglichkeit, die Welt zu bereisen, mit den besten Heilern der Welt zu arbeiten, Gemüse aus vollendeten Biogärten zu essen oder die besten Traumatherapeuten zu engagieren. Eines Tages wird vielleicht allen Patienten, die mit einer Krankheit, einer Verletzung oder einem Trauma zu kämpfen haben, eine solche ganzheitliche Gesundheitsversorgung zugänglich, innerhalb oder außerhalb eines Krankenhauses, und zwar so, dass es gerecht und erschwinglich ist. Es ist zwar noch nicht so weit, aber durch meine Arbeit mit *Heal at Last* – einer gemeinnützigen Organisation, die wir gerade entwickeln, um Menschen modernste Heilmethoden und Traumatherapien zu bringen, die sie sich sonst nicht leisten könnten oder die sonst keinen Zugang dazu hätten – arbeite ich aktiv daran, die Heilige Medizin zu demokratisieren. Ich möchte sie allen zugänglich machen, die emotional und spirituell bereit sind, sie anzuwenden, unabhängig von sozioökonomischem Status, ethnischer Herkunft, Geschlechtsidentität, sexueller Orientierung, politischer Zugehörigkeit oder Religion. Solange meine Vision noch nicht Realität geworden ist, bete ich dafür, dass dieses Buch eine demokratisierende Brücke sein kann, die Sie durch einfach erlernbare, kostenlos umsetzbare Selbsthilfepraktiken führt. Denn die meisten Menschen können keine Zeit ihres Lebens dafür erübrigen, rund um die Welt zu heiligen Stätten zu reisen oder direkt mit den besten Heilern der Welt zu arbeiten, darum habe ich es für Sie getan. Wie eine Schatzsucherin habe ich das, was ich erfahren habe, mitgebracht, um es als Geschenk an diejenigen weiterzugeben, die davon profitieren könnten.

Denken Sie daran: Selbsthilfe ist uns nur bis zu einem gewissen Grad hilfreich. Heilung kommt zumeist von sicheren, heilsamen Beziehungen bedingungsloser Liebe mit Menschen, die für uns da sind, wenn wir geschwächt, verletzlich und hilfsbedürftig sind. Selbsthilfemethoden sind kein Ersatz für heilende Berührung, für ein offenes Ohr, wenn man verletzt ist, und für die Anwesenheit einer Person – oder besser noch einer Gemeinschaft – mit einer heilenden, liebevollen Schwingung. Wenn Sie die folgenden Selbsthilfemethoden ohne Heiler, Therapeuten und andere versierte Helfende anwenden wollen, versammeln Sie bitte Ihren inneren Kreis, damit er Sie bei der Heilung unterstützt. Wenn Sie normalerweise zu denen gehören, die für andere da sind, bitten Sie die Menschen, die Sie unterstützen, Sie in eine heilende Blase einzuhüllen, damit Sie wissen, dass Sie das nicht allein tun müssen. Unbeugsamer Individualismus mag ein westlicher Wert sein, aber selbst John Wayne brauchte Hilfe, als er Magenkrebs bekam. Niemand, der ein optimales Heilungsergebnis erzielt, schafft das allein, also bitte: Auch wenn es Ihnen unangenehm ist, seien Sie empfänglich für Hilfe.

HINWEIS ZUR BENUTZUNG DES BUCHES

Jedes Kapitel bietet Ihnen Gelegenheiten, mit verschiedenen Praktiken der Heiligen Medizin zu spielen. Einige sprechen Sie vielleicht an, andere nicht. Ich empfehle Ihnen, sich ihnen mit kindlichem Staunen zu nähern, so wie ein Kind im „Bonbonladen der Heiligen Medizin". Seien Sie neugierig. Probieren Sie aus, was nach Ihrem Empfinden für Sie bestimmt ist. Verwerfen Sie alles, was sich wie Unsinn anhört. Und vertrauen Sie darauf, dass Ihre innere Führung weiß, was für Ihren einzigartigen Weg das Richtige ist. Denken Sie daran: Die Medizin des einen kann das Gift der anderen sein. Sie werden Ihr eigenes alchemistisches Heilungsrezept zusammenstellen. Ich biete Ihnen nur die Zutaten an, mit denen Sie Ihren eigenen Heiltrank brauen können.

In der Wirkungsweise dieser Elemente gibt es zwar einige Überschneidungen, doch in der Regel sollen die Praktiken der Heiligen Medizin Ihnen im ersten Teil des Buches Auftrieb geben, Sie mit Lebenskraft erfüllen und – vergleichbar mit einer Bluttransfusion – eine Art „Energietransfusion" für Sie sein, falls Ihre Lebenskraft aufgrund Ihres Leidens ein bisschen geschwächt und „blutarm" ist. Die Übungen des zweiten Teils sind hauptsächlich dazu gedacht, Sie vor Schaden zu bewahren, denn im Bereich der Heiligen Medizin gibt es Fallstricke. Das gilt auch für die Schulmedizin, bei der es ebenfalls sinnvoll ist, vorsichtig zu sein und als versierter, mündiger Patient zu wissen, wie man ein unvollkommenes System so melken kann, dass der heilende Nektar fließt. Die Übungen im dritten Teil sind dazu gedacht, Bereiche aufzudecken, in denen die Lebenskraft abfließt oder ins Stocken geraten ist, damit Sie sie nicht fortwährend verlieren und kraftlos werden. Das funktioniert am besten, wenn Sie Übungen aus Teil eins mit Übungen aus Teil drei kombinieren, damit Sie gleichzeitig Ihren Tank auffüllen und Lecks vorbeugen, während Sie das, was Sie in Teil zwei gelernt haben, einsetzen, um mit gesundem Urteilsvermögen vorzugehen und sich vor Schaden zu schützen.

Der Weg wird nicht immer leicht sein, aber ich tue mein Bestes, um ihn so gut begehbar wie möglich zu gestalten. Im Allgemeinen sind die praktischen Übungen des ersten Teils relativ einfach durchführbar, die des dritten Teils hingegen können schwieriger sein. Sie tun gut daran, zwischen beiden abzuwechseln und sie je nachdem, wie wohl Sie sich fühlen, was Sie ertragen und wie lange Sie durchhalten können, zu dosieren. Legen Sie bei Bedarf Pausen ein.

An dieser Stelle haben Sie die Möglichkeit, zu einem der Paradoxe des Heilens zurückzukehren. Zu Beginn geben Sie Ihre Stimme ab und wählen, jegliches Leiden zu lindern, von dem Sie sich bislang nicht befreien konnten. Wenn Sie bereit sind, sich der Herausforderung zu stellen, legen Sie als Erstes alles, was Sie an Fokussierung, Hingabe, Engagement, Aufmerksamkeit, Streben, Disziplin, Mut und Selbstfürsorge aufbringen können, in Ihren Wunsch hinein, gesund zu werden. Geloben Sie gegenüber dem Universum: „Ich sage *Ja* zur Heilung und werde *alles* in meiner Macht Stehende tun, um meine Entschlossenheit unter Beweis zu stellen, auch wenn es unangenehm ist." Dann intensivieren Sie Ihre Intention, bekunden Ihren Willen, das höchste Potenzial des für Sie Erreichbaren zu verwirklichen, und füllen Ihren Stimmzettel aus. Im Prozess des Ko-Kreierens kommt es auf Ihre Stimme und Ihre Entschlossenheit an – und zwar *sehr*.

Dann nehmen Sie den Stimmzettel, werfen ihn in die kosmische Urne und übergeben die Last Ihres intensiven Wunsches, gesund zu werden, ebenso wie jegliche Erwartungshaltung in Bezug auf das Ergebnis an die höhere Macht oder liebevolle Kraft, mit der Sie sich verbunden fühlen, sei es Gott, Ihr Höheres Selbst oder etwas in der Natur, dem Sie vertrauen, zum Beispiel ein Baum oder Ihr Lieblingssee. Dieser Akt der Ergebung, des Vertrauens, der Innigkeit und des Sich-wieder-Verbindens mit dem, was Sie das Göttliche nennen, hilft Ihnen loszulassen und nicht zu versuchen, einen unkontrollierbaren Prozess zu kontrollieren. Er stellt die spirituelle Verbindung wieder her und ermöglicht Ihrem Nervensystem, sich zu entspannen, wodurch Heilung in Gang gebracht wird.

Nachdem Sie gewählt und ihren Stimmzettel übergeben haben, sind Sie nun frei, Ihre Reise anzutreten. Wenn es sich richtig für Sie anfühlt, möchten Sie vielleicht diese metaphorische Schwelle mit einer Geste überschreiten, die Ihre Entschlossenheit bekräftigt und sich für Sie authentisch anfühlt. Ob Sie diese Schwelle physisch überschreiten und es mit einem Ritual oder einer bestimmten Bewegung verankern oder ob Sie es vor Ihrem geistigen Auge oder im Herzen tun: Sie können darauf vertrauen, dass die Wirkung Ihres Gelöbnisses, sich entschlossen Ihrem Heilungsprozess zu verpflichten, eingesetzt hat und dass Ihre Entscheidung von der organisierenden Intelligenz oder der Kraft der Liebe, die sich für Sie natürlich anfühlt, bezeugt worden ist.

Denken Sie daran, liebe Leserin, lieber Leser – Sie werden geliebt. Sie sind in Sicherheit. *Sie sind nicht allein.* Ich hoffe, Sie können sich auf jede einzelne Person, die dieses Buch jemals lesen wird, einstimmen und mit ihr in Resonanz sein. Auch wenn der Weg – aus Gründen, an denen niemand Schuld trägt – für einige schwieriger sein mag als für andere, *sind wir doch alle gemeinsam unterwegs*. Ich hoffe, Sie spüren, dass wir alle in diesem globalen Kreis der Heilung miteinander verbunden sind, wenn wir uns weit ausstrecken, um uns gegenseitig zu umarmen und so die Grenzen unseres Getrenntseins zu überwinden. Eine Million Engel, Geistführer, Ahnen und auch alle anderen, die dieses Buch jemals lesen werden, sehen Ihnen zu, feuern Sie zusammen wie Cheerleader mit Pompons an und sagen: „Lass diesen Menschen endlich frei sein."

TEIL EINS

HEILENDE TRANSFUSIONEN

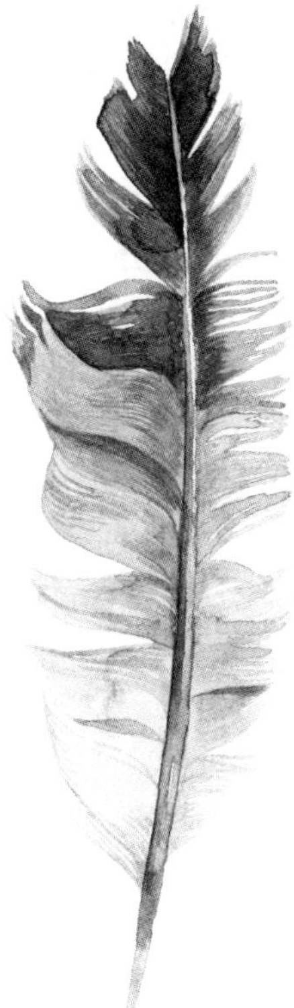

Wenn Sie einen Heilungsweg eingeschlagen haben, stehen Sie sicherlich einer Herausforderung gegenüber oder sind emotionalem oder körperlichem Schmerz ausgesetzt, oder aber Sie wissen nicht mehr weiter. Gesunde Lebenskraft resultiert daraus, dass Energie und Informationen fließen. Manche Heiler bezeichnen die Lebensenergie auch als *Qi* oder *Prana*. Wenn dieses Im-Fluss-Sein gegeben ist, fühlen Sie sich strahlend lebendig, Ihr Körper ist besser in der Lage, sich selbst zu heilen, und Synchronizitäten werden alltäglich. Sie sind in Verbindung mit Ihrer Bestimmung und Intuition und empfinden eine unmittelbare, innige Nähe zu allen Lebensformen. Ihre Emotionen sind im Fluss, der Verstand ist klar, Ihre Seele wach, und körperlich geht es Ihnen eher gut.

Ein Zustand des Fließens ergibt sich, wenn Energie und Information in Bewegung sind. Wenn die Lebenskraft dagegen im Körper stagniert und eingeengt ist, sind wir erschöpft, krank, deprimiert, ängstlich oder gefühllos, vergleichbar mit einem Gefäß, aus dem Lebenskraft austritt. Ist der Fluss blockiert oder gestaut, können wir uns noch so sehr mit guter Ernährung und Nahrungsergänzungsmitteln „vollstopfen", genug schlafen, uns um eine positive Einstellung und andere aufbauende Verhaltensweisen bemühen, die Lebenskraft scheint trotzdem aus uns herauszufließen, und das macht die einfachsten Aktivitäten zu einer Herkulesaufgabe. Vor allem, wenn Krankheit, Verlust, Trauma oder eine andere Krise plötzlich wie ein Schock daherkommt, kann uns das in die Knie zwingen und es schwermachen, uns wieder aufzurappeln.

Die Praktiken der Heiligen Medizin im ersten Teil zielen darauf ab, den Fluss der Lebenskraft wiederherzustellen, Sie aufzurichten. Einen solchen Auftrieb kann Ihnen zwar eine Heilerin, ein Heiler geben, aber er muss nicht unbedingt von einem anderen Menschen kommen. Er könnte auch von einem heiligen Ort oder von der Liebe einer Gruppe ausgehen, die strahlende, heilende Schwingungen ausstrahlt. Oder vielleicht vermittelt Ihnen die Erde durch eine tiefe Begegnung mit der

Natur wieder neuen Schwung. Er kann einer mystischen Erfahrung in kontemplativen Gebet oder der Meditation entspringen oder auch durch Rituale, Tanz, Gesang oder kreativen Ausdruck hervorgerufen werden.

Ich biete diese Medizin an, um Sie so weit zu stärken, zu trösten, zu inspirieren und zu revitalisieren, dass Sie wieder auf die Beine kommen. Für manche führen diese Praktiken schon zum Ziel, weil sie die Selbstheilung fördern und dauerhafte Heilung bewirken. Anderen dienen sie zur Stärkung, zur Linderung von Symptomen und um ihnen Energie zu verleihen, aber die Reise ist vielleicht noch nicht zu Ende.

— *Kapitel 1* —

GRUPPENHEILUNG ALS MEDIZIN

Im Jahr 1858 lebte in Frankreich, in der kleinen Stadt Lourdes am Fuße der Pyrenäen ein 14-jähriges Bauernmädchen, Bernadette Soubirous. Sie erklärte, die Jungfrau Maria sei ihr erschienen. In den nächsten fünf Monaten erschien die Jungfrau Maria Bernadette 18-mal in der Grotte von Massabielle, am Fluss Gave de Pau. Gekleidet in weiße Gewänder mit einer blauen Schärpe, gab die Erscheinung, die später den Namen „Unsere Liebe Frau von Lourdes" erhielt, Bernadette einen göttlichen Auftrag: „Errichte eine Kapelle am Ort der Erscheinungen; biete allen, die dorthin kommen, einen Ort des Gebets, der Buße und der Sühne vor Gott." Sie wies Bernadette an, eine wundertätige Quelle freizulegen, die die Menschen heilen würde, und lud sie ein, von dem heilenden Wasser zu trinken und darin zu baden.

Die skeptischen Bürger der Stadt sahen zu, wie Bernadette in der Grotte hockte und mit den Händen die Erde aufscharrte, bis Wasser zum Vorschein kam. Sie trank, bis ihr Gesicht mit Schlamm bedeckt war, und die Umstehenden glaubten schon, sie habe den Verstand verloren, als in der Grotte eine Quelle hervorsprudelte und das Loch füllte, das Bernadette mit den Händen gegraben hatte. Ehrfürchtig füllten die Beobachter Gefäße mit dem Wasser und nahmen es mit nach Hause. Bis heute gilt das Wasser dieser Quelle als heilig. Pilger aus aller Welt kommen nach Lourdes, um es zu trinken, darin zu baden und die Wände der Grotte zu berühren, wo die Jungfrau der jungen Bernadette erschienen ist.

Das erste Wunder soll sich vier Tage, nachdem Bernadette die Quelle ausgegraben hatte, ereignet haben. Eine 39-jährige Frau, Catherine Latapie, aus einer nahegelegenen Stadt hatte sich bei einem Sturz die Hand verletzt, sodass zwei Finger gelähmt und zur Handfläche hin verkrümmt waren. Sie war weder gläubig noch katholisch, deswegen hatte sie den begeisterten Geschichten über die Erscheinungen Bernadettes bisher keine Beachtung geschenkt. Und dennoch: Unerklärlicherweise sammelte sie, obwohl sie hochschwanger und ihr Bauch schwer war, mitten in der Nacht ihre Kinder zusammen und reiste nach Lourdes, wo Bernadette sie im Morgengrauen traf. Gemeinsam betraten sie die Grotte und knieten im Gebet nieder. Als Katharina ihre Hand in die Quelle tauchte, normalisierten sich ihre Finger spontan und waren wieder voll funktionsfähig. Noch am selben Tag brachte sie ihr drittes Kind zur Welt, das später Priester wurde.

In den folgenden Jahren wurden so viele Wunderheilungen gemeldet, dass die katholische Kirche und das medizinische Establishment 1883 ein Verfahren entwickelten, mit dem gewährleistet werden sollte, dass keine falschen Wunder verkündet wurden. Nur solche, die als übernatürlich gewertet und nicht auf „Hysterie" zurückgeführt werden konnten, wurden berücksichtigt, mit anderen Worten: Um den Beweis für ein göttliches Eingreifen zu erbringen, versuchte man, das auszuschließen, was später als *Placeboeffekt* bezeichnet werden sollte.

Lourdes ist nicht der einzige Ort, an den Menschen reisen, um durch Wasser geheilt zu werden. Wie in der *Washington Post* berichtet wurde, stehen täglich Tausende Kranke Schlange, um eine oder zwei Behälter mit dem inzwischen berühmten „Lichtwasser" aus dem Brunnen von Jesus Chahin in Tlacote, Mexiko, mitzunehmen, das angeblich alles geheilt hat, von AIDS bis hin zu einem hohen Cholesterinspiegel.[4] So viele Menschen berichteten von unerklärlichen Heilungen durch die Quelle im „Heilstollen Nordenau" in Deutschland, dass die wissenschaftliche Gemeinschaft darauf aufmerksam wurde. Sie erkannte die Heilwirkung des Wassers an und bezeichnete sie als „Nordenau-Phänomen".[5]

EINE SKEPTIKERIN AUF EINER MYSTISCHEN REISE

Mir war klar: Um Behandlungen zu erforschen, die Menschen reif für Wunder machen, musste ich mindestens eine heilige Stätte besuchen, die angeblich Wunder wirkt, denn auf der ganzen Welt pilgern Menschen oft zu besonderen Orten und beten um Wunder, nachdem die Schulmedizin bei ihnen versagt hat. Wallfahrten zu heiligen Stätten der Heilung gab es schon lange vor der Suche nach dem, was die moderne Gesellschaft als Medizin betrachtet. Seit Jahrtausenden unternehmen Menschen indigener Kulturen auf der Suche nach Heilung Pilgerreisen zu heiligen Stätten. Im antiken Griechenland waren Heiltempel Asklepios – auch Äskulap genannt – geweiht, dem ersten Arzt/Halbgott der griechischen Mythologie. Ihm wurde nachgesagt, er hätte die Macht, Tote auferstehen zu lassen. Pilger strömten auf der Suche nach körperlicher und geistiger Heilung zu diesen Tempeln. Anhänger der griechisch-orthodoxen Tradition pilgern zu Kirchen, die den heilkundigen Heiligen Kosmas und Damian geweiht sind, in der Hoffnung, göttlich inspirierte Träume und Heilmittel zu erhalten. Muslimische Pilger besuchen Mekka, den Geburtsort des Propheten Mohammed, und die Heiligenschreine. Protestantische Christen reisen nach Jerusalem und pilgern zu den heiligen Stätten, an denen Jesus Christus lebte und starb. Neben Lourdes besuchen Katholiken das Gnadenbild der Schwarzen Madonna in der Basilika „Unserer Lieben Frau" von Guadalupe, reiben sich im Santuario de Chimayo in New Mexico mit „heilender Erde" ein oder gehen den *Camino* („Weg"), den Jakobsweg nach Santiago de Compostela. Hindus reisen zu den Wassern des Ganges, zur heiligen Berghöhle von Amarnath in Kaschmir und zu den großen indischen Tempeln. Buddhisten besuchen Bodh Gaya, wo der Buddha unter dem Bodhi-Baum Erleuchtung erlangt haben soll. Anhänger paganer Kulte reisen nach Stonehenge oder Glastonbury. Moderne Indigene begeben sich immer noch auf Visionssuche und unternehmen Pilgerreisen zu heiligen Stätten wie die Ruinenstadt Machu Picchu in Peru, der Uluru in Australien und verschiedene Berggipfel, um eine Verbindung zur Geistwelt herzustellen. Einige Pilger berichten, sie seien von Träumen und Visionen geheilt worden oder an diesen Orten krank eingeschlafen und gesund wieder aufgewacht. Andere wurden angeblich auf der Stelle geheilt.

Viele, die meine Vorträge gehört, meine Kurse besucht oder *Warum Gedanken stärker sind als Medizin* gelesen haben, berichteten mir von ihren Wunderheilungen durch Pilgerreisen zu heiligen Stätten, Ashrams und Retreat-Zentren, die von Mystikern und Gurus geleitet wurden. Bei Will zum Beispiel wurde im Alter von neun Jahren ein golfballgroßes Astrozytom im zweiten Stadium diagnostiziert, ein inoperabler Hirntumor. Sein Vater war Kardiologe und glaubte an die Schulmedizin. Beide Eltern gaben sich jedoch mit der düsteren Prognose, die die Schulmediziner für ihren Sohn gestellt hatten, nicht zufrieden. Sie recherchierten unzählige alternative Methoden, was damit endete, dass Will zwei Jahre an einem berühmten Pilgerort in Brasilien verbrachte. 15 Jahre später machte Will – frei von seinem Tumor – seinen College-Abschluss.

Oder Allison: Sie pilgerte nach Sedona, überzeugt von Behauptungen der New-Age-Bewegung, die „Energiewirbel" der roten Felsformationen könnten ihren Lupus heilen. Nach einem Jahr unzähliger Heilbehandlungen erklärte ihr Arzt sie nun für gesund, was er nicht für möglich gehalten hatte. Oder Daksha, die zu der Zeit, als sie an Krebs erkrankte, ihrem indischen Guru schon seit 20 Jahren treu ergeben war, dann den Ashram seiner Linie in Indien besuchte und krebsfrei zurückkehrte. Und dann ist da noch der Mann, der zum „Burning-Man"-Festival pilgerte, um sein gebrochenes Herz zu heilen, nur um sich den Fuß zu brechen. Er ließ sich den Bruch durch eine Röntgenuntersuchung bestätigen, wurde aber schließlich durch die „Energie" des Festivals geheilt: Der Bruch schloss sich so vollständig, dass er weitertanzen konnte.

Anfangs war ich solchen Behauptungen gegenüber skeptisch. Überheblich wiegte ich mich in meiner wissenschaftlichen Gewissheit, zufrieden mit meiner Folgerung, dass solche Geschichten auf dieselbe physiologische Weise entmystifiziert werden könnten, wie ich den Placeboeffekt in *Warum Gedanken stärker sind als Medizin* erklärt hatte. Ich ging hypothetisch davon aus, dass das Nervensystem in den selbstheilenden parasympathischen Modus schaltet, wenn Menschen gemeinsam eine heilige Stätte besuchen und an Ritualen teilhaben, die oft zu solchen Pilgerreisen gehören. Die Menschen kleiden sich auf eine bestimmte Art und Weise, sitzen im Gebet oder in Meditation zusammen, nehmen reinigende Nahrung zu sich, hören entspannende Musik, trinken geweihtes Wasser, nehmen Kräuter ein und empfangen die nährende Fürsorge der Person, die sich an einer Pilgerstätte der Kranken annimmt – ein Priester, Guru oder Heiler in einer Autoritätsposition –, sodass die Person nach dem Empfinden der Betroffenen die Macht haben könnte, sie zu heilen.

Auf Pilgerreise gehen, den Alltagsstress hinter sich lassen, Zeit mit gleichgesinnten Pilgern verbringen und unter Gläubigen sein, die darauf vertrauen, dass die Kraft der heiligen Stätte sie kuriert: Das sind perfekte Voraussetzungen dafür, dass der Körper sich physiologisch selbst heilen kann, und zwar mit dem, was Forscher *Mega-Placebo* nennen. Da ist die Vorstellung, dass etwas Magisches, Übernatürliches oder Göttliches geschieht, gar nicht nötig. Doch bevor ich es als wissenschaftlich plausibel und leicht zu entmystifizieren abtat, wollte ich selbst eine dieser heiligen Stätten unter die Lupe nehmen.

MEIN LOURDES-AUFENTHALT

Obwohl ich schon vor langer Zeit aus der Kirche meiner Jugend ausgetreten bin – erbost wegen deren Homophobie, Rassismus und Frauenfeindlichkeit –, war ich doch christlich erzogen worden. So beschloss ich, mich zu den sechs Millionen Pilgern hinzuzugesellen, die jährlich nach Lourdes fahren. Die skeptische Wissenschaftlerin in mir mutmaßte, dass ich alles entlarven würde, was auf ein größeres Wunder hinauslief als darauf, dass der brillant konstruierte, sich selbst heilende menschliche Körper unter den richtigen Bedingungen sicherlich empfänglich für Wunder ist. Doch die Wissenschaftlerin in mir war abgekämpft, als ich nach Lourdes kam. Die Bisswunde an meinem Bein hatte sich zwar seit etwa acht Monaten geschlossen und war schmerzfrei, aber sie hatte für eine stressreiche, beängstigende Reise gesorgt, was Beten und Meditation erforderte, um mein Nervensystem ruhig zu halten. Meine Mutter war sechs Monate zuvor an Krebs gestorben und bis zuletzt nicht bereit gewesen, es mit einer meiner Lehren aus *Warum Gedanken stärker sind als Medizin* oder mit der Heiligen Medizin zu versuchen. Ich hatte mir zwar sehr gewünscht, dass sie es ausprobierte, war mir aber dessen bewusst, dass sie das Recht hatte, es abzulehnen. Ich empfand immer noch tiefe Trauer und machte die Erfahrung, dass sie mir häufig und mitunter auf verwirrende Weise erschien – sie hatte mir versprochen, mich zu besuchen, wenn es in ihrer Macht stünde, mich von der anderen Seite aus zu kontaktieren.

Obwohl ich oft eher ein analytisch ausgerichteter Verstandesmensch bin, der mentalen Intelligenz zuneige und das Gefühl habe, meiner Realität sicher zu sein und sie im Griff zu haben, war diese Zeit in meinem Leben doch zerbrechlich und rätselhaft. Nachdem ich jahrelang die starke Lissa gewesen war, die sich um Kranke und Leidende kümmert, war ich jetzt selbst die Verwundbare, die sich noch immer nicht von Verletzung, Trauma und Verlust erholt hatte. Meine analytischen Anteile hatten sich in dem Versuch, meine zunehmend unsichere, verwirrende Welt zu kontrollieren, erschöpft. Vielleicht war das der Grund, warum ich mein Streben nach Gewissheit losgelassen hatte und mich in einer Art Schwebezustand befand, offen und zugegebenermaßen nicht geerdet. Vielleicht geschah es deswegen, weil ich die Zügel meines Lebens lockerer ließ, dass Zeichen und Synchronizitäten auftauchten, um mich zu leiten. Statt die Ereignisse zu lenken, ließ ich mich tragen.

Mein skeptischer wissenschaftlicher Anteil machte zwar mit, aber die Suchende in mir dominierte und war offen für ehrfürchtiges Staunen. Wäre ein Engel vom Himmel gefallen und hätte mir angeboten, ein Selfie mit mir zu machen, ich hätte die Kamera gezückt. Als ich nach Lourdes reiste, war ich bereit, alles für möglich zu halten.

Als meine beste Freundin Diane und ich in unserem winzigen Mietwagen von Bordeaux aus losfuhren, sahen wir, wie sich über den Pyrenäen in der Richtung, in die wir fuhren, eine schwarze Wolke auftürmte. „Das sieht aus wie ein Tornadohimmel im Mittleren Westen", sagte ich. Kaum hatte ich es ausgesprochen, öffnete sich der Himmel, und Hagel prasselte auf uns nieder. Es klang, als würde das Autodach gleich einbrechen. Diane, die am Steuer saß, schlingerte durch tiefes Wasser auf ein Haus zu. Wir parkten unter einer Markise, damit unsere Windschutzscheibe nicht zersplitterte.

Nun etwas geschützt, brachen wir in Gelächter aus. Natürlich *musste* uns so etwas passieren! Wir hatten weder gefährliche Berge erklommen noch gefastet noch einen Drachen getötet, also stellten wir uns vor, dass es ohne ein paar Widrigkeiten einfach keine richtige, waschechte Pilgerreise wäre. Als der Hagel nachließ, riss die Wolkendecke auf und enthüllte einen jener leuchtenden Strahlen, die meine Mutter immer „Gottes Lichtstrahl" genannt hatte. Er war auf Lourdes gerichtet.

Es gibt zwar über 7.000 Berichte über Wunderheilungen von Pilgern, die auf der Suche nach einem Wunder nach Lourdes gereist sind, doch nur die von einem medizinischen Team dokumentierten und vom Bischof bestätigten Fälle gelten als übernatürliche Ereignisse. Im Jahr 2013 wurde das 69. Wunder für Danila Castelli aus Italien verkündet. Das jüngste Lourdes-Wunder zum Zeitpunkt, da ich dies schreibe, wurde 2018 vom Bischof von Beauvais, Jacques Benoit-Gonnin, anerkannt, der die Genesung von Schwester Bernadette Moriau, einer lange gelähmten Nonne, zum 70. Wunder erklärte. Nach vier Operationen an ihrer Wirbelsäule war ein Fuß dauerhaft verdreht geblieben. Die Schwester war auf Beinschienen und einen Rollstuhl angewiesen und erhielt Morphium. Nach ihrem Wunder hörte sie eine Stimme, die ihr sagte: „Nimm deine Beinschienen ab", und ein paar Tage später wanderte sie fünf Kilometer – ohne Morphium!

Als Diane und ich unser Hotel erreichten, hatte sich der Hagel zu einem Nieselregen abgeschwächt. In der feuchten, schweigenden Stille schlenderten wir über das Gelände. Nach Überqueren der Brücke über dem Fluss Gave de Pau suchte ich vor dem wiedereinsetzenden Regen Schutz unter einem der zahlreichen überdachten Pavillons, in denen Leute Kerzen für ihre Lieben anzündeten. Ich kaufte eine Kerze im Glas mit dem Bild der Jungfrau Maria, die in weiße Gewänder mit einer blauen Schärpe gekleidet war. Obwohl ich methodistisch erzogen worden war, wusste ich, dass es meiner Mutter gefallen hätte, dass ich in Lourdes eine Kerze für sie anzündete.

DIE HEILIGE GROTTE

An jenem Nachmittag schlossen Diane und ich uns einer Menschenansammlung an und hörten die Messe vor der Grotte von Massabielle, wo Bernadette den Berichten zufolge die 18 Erscheinungen hatte. Wir verstanden kaum etwas, denn sie wurde in lateinischer Sprache abgehalten. Begleitpersonen in blauen Regenmänteln hielten Schirme über die Reihe der größtenteils älteren Menschen in blauen Rollstühlen. Bei diesen Helfern handelte es sich um die „Engel von Lourdes", Freiwillige, die im Rahmen ihrer spirituellen Praxis aus der ganzen Welt anreisten, um die Tausende Pilger zu empfangen, die täglich am örtlichen Bahnhof ankamen. Die ehrenamtlichen Engel halfen den Pilgern, ins Hotel zu gelangen, schoben ihren Rollstuhl zur Grotte, halfen ihnen, im heiligen Wasser von Lourdes zu baden, und nahmen an der abendlichen Sonnenuntergangsprozession teil, bei der Tausende Pilger und freiwillige Helfer langsam über den Platz vor der Kathedrale gehen. Dort zelebriert ein Priester die Messe und segnet die Kranken, die hier Heilung suchen.

Nach der Messe dürfen die Rollstuhlfahrer als Erste in die heilige Grotte, eine dunkle Höhle mit feuchten Wänden, deren Steine von den Pilgern so glatt wie Obsidian geschliffen worden sind. Ein kleiner Wasserfall fließt in ein Becken hinter einem abgetrennten Bereich, der mit Blumensträußen, Fotos und handgeschriebenen Mitteilungen übersät ist, die die Menschen als Opfergaben für den heiligen Ort hinterlassen. Eine Opfergabe ist etwas anderes als ein Geschenk. Es ist ein Akt der Hingabe, etwas, das vom Gefühl her ein Opfer ist, das man demütig einer Gottheit, einem Aspekt der Natur oder einem anderen Objekt der Verehrung darbietet – als Gebet und Ausdruck der Dankbarkeit. Eine Opfergabe wird nicht unbedingt angenommen; sie wird gegeben, und wenn Sie Glück haben, wird Ihre Gabe von der Wesenheit empfangen, der Sie sie darbringen. Die Annahme der Opfergabe ist ein Segen, ein Akt der Gnade und eine Anerkennung Ihrer Hingabe.

Ich staunte, dass Opfergaben zu jeder Glaubenstradition gehören, und mir fiel auf, wie „abgespeckt" die Opfertradition der protestantischen Kirche meiner Kindheit war: Aus wunderschönen Blumen, handgeschriebenen Briefen, Statuen und Kristallen, wie in Lourdes, waren Fünf-Dollar-Scheine geworden, die von Messdienern auf Opfertellern aus falschem Gold gesammelt wurden. Das hatte mich nie berührt. Doch hier war es bewegend für mich zu sehen, wie Menschen weinend auf die Knie fielen und Rosensträuße zu Füßen der Statue der Jungfrau Maria ablegten, die im entrückten Kerzenlicht leuchtend über der Grotte thronte.

Trotzdem empfand ich meinen ersten Gang durch die Grotte als mechanisch. Ich stand schweigend mit Diane in der Schlange und berührte die Steinwände. Ich legte meine Opfergabe an der heiligen Quelle ab. Ich sprach meine Gebete. Aber alles in allem war ich nicht gerade überwältigt.

DIE LOURDES-PROZESSION

An jenem Abend fragte uns jedoch jemand, ob wir zur Prozession gingen. Wir hatten zwar gesehen, dass Hunderte Menschen in Regenmänteln und mit Regenschirmen durch die überfüllten Touristenläden eilten und kleine Kerzen an Plastikgriffen kauften, aber wir wussten nicht, warum. Als wir am Hauptplatz vor der Kathedrale ankamen, standen Tausende in einer Reihe entlang des dahinströmenden Flusses, dessen Rauschen die Kirchenglocken übertönte. Eine Statue Unserer Lieben Frau von Lourdes wurde von innen beleuchtet, mit Blumen geschmückt und von vier Männern in Regenkleidung auf den Schultern getragen. Hinter ihnen schoben Hunderte freiwillige Engel die kranken Pilger in Rollstühlen mit blauem Verdeck, die Kinder-Buggys ähnelten. Diejenigen, die zwar Heilung brauchten, aber in der Lage waren zu gehen, reihten sich hinter den Rollstühlen ein, und jene, die an der Gruppenheilung anderer teilnehmen wollten, folgten als Letzte.

Der Sonnenuntergang tauchte die Szene in einen geheimnisvollen Glanz und verstärkte das flackernde Licht Tausender Kerzen. Die Musik schwoll an, und die Prozession begann. Es dauerte etwa eine Stunde, bis sich die riesige Menschenmenge wie eine gigantische Schlange um den Platz gewunden hatte. Sie glitt dahin wie ein einzelnes Wesen, bis sie sich direkt vor der Kathedrale zusammenrollte, alle aufgereiht, die Rollstühle mit ihren Hauben ganz vorn vor dem Priester, der die Messe in lateinischer Sprache abhielt.

Um einen besseren Blick auf die sich schlängelnde Menge zu haben, standen Diane und ich auf einem Balkon der Kathedrale mit Blick auf den Platz. Von unserem Aussichtspunkt aus glich Lourdes einer unwirklichen Welt. Ich fühlte mich wie eine Außenseiterin. Ich nahm an der Prozession weder als jemand teil, der körperliche Heilung brauchte, noch als Katholikin noch als eine Person, die als heilende Präsenz gekommen war. Ich war mit der Neugier einer Anthropologin und der Distanz einer Wissenschaftlerin an diese Erfahrung herangegangen. Doch zu meiner Überraschung wurde ich auf einer emotionalen Ebene in sie hineingezogen und merkte, dass ich völlig darin versank. Der Himmel verdunkelte sich und ließ die Kerzen heller leuchten. Mein Blick fiel aus der Entfernung auf eine gebrechliche alte Frau in einem der Hauben-Rollstühle. Ihr Blick war sanft und hingebungsvoll, die Augen leuchteten vor Tränen, in denen sich die Flamme der Kerze in ihrer Hand spiegelte. Ich war völlig hingerissen und überwältigt. Es war, als ob der Gott in mir den Gott in ihr bewunderte und anschaute, und auch sie schaute mich an. Sie wirkte friedlich, ein Leuchten ging von ihr aus. War sie womöglich gar nicht mit der Bitte um ein Wunder nach Lourdes gekommen, sondern mit der Absicht, hier einen guten Tod zu finden? Es wäre ein wunderbarer Ort hinüberzugehen, einfach so, während einer Messe bei Sonnenuntergang. Man könnte dem Licht folgen und einen anmutigen Abgang machen.

Ich spürte den Widerhall der Orgelmusik, von Ehrfurcht durchströmt, und mein Herz öffnete sich für alle Menschen auf dem Platz – für ihren Schmerz und ihre Sehnsucht, für ihre Trauer und ihren Verlust, für ihre Liebe zu Gott und zueinander, für ihre Angst, ihren Glauben und ihre Zweifel. Während der gesamten Prozession hatte ich das Gefühl, „ich" sei eine einzelne Zelle in einem großen Körper. Mein Verstand verlangsamte sich, und das Geplapper hörte auf. An seine Stelle trat ein Pulsieren in meiner Brust, langsamer und stärker als mein Herzschlag. Später lernte ich, diese Empfindung als mein eigenes somatisches Signal zu deuten, dass sich das Gruppenfeld vereinigt hat und die Einzelnen sich zu Gehirn-, Herz- und energetischer

Kohärenz synchronisiert haben. Zu jener Zeit dachte ich nicht an Gehirnwellen oder Herzfrequenzvariabilität – die Skeptikerin war offline gegangen, und statt die Erfahrung zu analysieren, überflutete mich eine Welle der Dankbarkeit. Ich war dankbar, am Leben zu sein, mit Diane zusammen zu sein, Teil dieses Kollektivs zu sein, das durch die Straßen wogte, und fühlte mich existenziell so wenig allein wie schon lange nicht mehr. Ich spürte meine Mutter im Äther, und war voller Staunen, weil sie da war. Hätte ich sie im Rollstuhl hierhergebracht und in der Prozession geschoben, wäre sie dann vielleicht das 71. Wunder von Lourdes geworden – oder war das nur das Wunschdenken einer trauernden Tochter?

Nach dem Abendessen liefen Diane und ich zusammen durch den Wallfahrtsort. Ich fühlte mich zu der Grotte hingezogen, die mich bei meinem ersten Rundgang nicht berührt hatte. Sie war leer, bis auf einen Mann, der im Gebet kniete. Diesmal zog mich eine tiefe Stille hinein. Ohne die Ablenkungen des Regens, der Lautsprecher und der Menschenmassen konnte ich mir die junge Bernadette vorstellen, wie sie angesichts einer Erscheinung, die ihr solch unmögliche Anweisungen gab, staunte. Was verlieh ihr die Fähigkeit, eine so große Kathedrale bauen zu lassen? Mut, Aufrichtigkeit, Verzückung, unerschütterlicher Glaube oder vielleicht sogar das Geltungsbedürfnis eines verletzten Mädchens, Grandiosität und übersteigertes Selbstvertrauen? Was auch immer den Anstoß gegeben hatte, Lourdes war nach Paris das beliebteste Reiseziel in Frankreich.

Während ich still dasaß, stimmte ich mich auf die Gefühle der Pilger ein, die das Heiligtum in den letzten anderthalb Jahrhunderten besucht und ihre Bürde dort niedergelegt hatten. Ich spürte ihren Schmerz, ihre Angst, ihren Kummer, ihr Vertrauen, ihre Erleichterung, Dankbarkeit und Hingabe an Gott. Ich spürte die Enttäuschung derer, die krank anreisten und immer noch krank nach Hause fuhren. Ich spürte die Begeisterung der wenigen Menschen, denen ein Wunder zuteilwurde, und die

Hoffnung derer, die sich davor verneigten, dass es eine solche Möglichkeit für sie selbst oder ihre Lieben gab.

Als ich die Augen öffnete, waren Diane und ich allein. Wir knieten an der heiligen Quelle nieder, lauschten dem Plätschern des fließenden Wassers, und ich legte einen kleinen Rosenquarzkristall auf den Altar. Als ich zu Füßen Unserer Lieben Frau von Lourdes im flackernden Licht des Kerzenleuchters stand, merkte ich, dass Lourdes zumindest eines mit mir machte: Es bewirkte, dass ich *fühlte*. Später, als ich wieder in einer vernunftbetonteren Geistesverfassung war, überlegte ich, ob ein solches umfassendes emotionales Bewegtsein für sich genommen schon heilsam sein könnte. In einer Kultur, die allergisch auf Gefühle reagiert, erklärt dieses Tor zur emotionalen Intelligenz, das Menschen auf einem Heilungsweg als Zugang brauchen, vielleicht die unzähligen inoffiziellen Wunder, von denen die Pilger nach Lourdes berichten. *Oder vielleicht auch nicht.*

Ein Teil von mir hoffte, dass es mir nie gelänge, die Geheimnisse solcher Wunder zu entschlüsseln oder sie wissenschaftlich zu analysieren. Ich war auf jeden Fall davon abgekommen, sie als Mega-Placebo abzutun. Heute bin ich nicht in der Lage zu erklären, was in Lourdes geschieht oder nicht geschieht. Es erfüllt mich immer noch mit tiefer Demut und Dankbarkeit, dass es Orte wie Lourdes gibt, an denen wir unseren verständlichen Drang nach Kontrolle loslassen und unsere Bürde an etwas abgeben können, das mächtiger ist als unser kleiner Verstand, und unser Herz für die Möglichkeit öffnen können, dass etwas Größeres als unser begrenztes Selbst uns hilft zu heilen.

DAS WEIHWASSER

Am nächsten Tag standen Diane und ich früh auf, um uns den Pilgern anzuschließen, die in das heilige Quellwasser eintauchen wollten. Wir reihten uns auf harten Holzbänken vor den königsblau-weiß gestreiften Vorhängen im Eingang auf, während uns Frauen in weißen Hemden und blauen Kitteln mit bordeauxroten Halstüchern durch das Prozedere drängten. Einige Leute lagen auf Krankentragen, die mit blau-weißen Bettlaken bedeckt waren. Andere saßen in Hauben-Rollstühlen, die von ehrenamtlichen Engeln geschoben wurden.

Während ich darauf wartete, dass ich an die Reihe kam, ins heilige Wasser einzutauchen, betete ich für die anderen, die hierhergekommen waren, um Heilung zu finden, aber auch für mich selbst. Dass ich meine Mutter verloren hatte, rumorte immer noch in mir wie eine außer Kontrolle geratene Wespe, die ohne Vorwarnung zusticht. Meine Mutter und ich waren sehr eng verbunden gewesen, ohne klare Grenzen miteinander verschmolzen, sehr vertraut, aber nicht auf eine gesunde Art und Weise. Manchmal hätte ich nicht sagen können, wo ich selbst aufhörte und wo sie anfing. Deshalb habe ich nie zugelassen, dass ich mir ihren Tod vorstellte. Mein Leben lang hatte ich mir heimlich vorgestellt, dass ich am selben Tag sterben würde wie sie, weil mir der Gedanke unerträglich war, ohne sie zu leben. Ich war bereit, jung zu sterben, wenn ich dafür keinen einzigen Tag ohne sie weiterleben müsste.

Bald nach ihrem Tod begann ich eine Therapie, denn mir war klargeworden, dass ich meine ungesunde Bindung zu ihr auflösen und mich selbst finden musste, Jahrzehnte nachdem ich es normalerweise getan hätte, wäre ich richtig erzogen worden. Doch das fühlte sich wie ein Wunsch an, den auch ein Lourdes-Wunder nicht unbedingt heilen konnte. Für den Fall, dass meine Mutter mich hören konnte, betete ich: „Bitte, Mom, wenn du mich liebst, lass mich gehen." Ich spürte ein Ziehen am Nabel, als wollte sie mich nicht loslassen. Göttliches Eingreifen könnte die Nabelschnur vielleicht endlich durchtrennen, überlegte ich.

Als ich mit dem Baden an der Reihe war, wurde ich in einen Umkleideraum geführt, wo ich angewiesen wurde, mich zu entkleiden; es ging sehr dezent vor sich. Zwei warmherzig lächelnde Helferinnen hielten ein dickes blaues Tuch hoch, während ich mich auszog; dann wickelten sie meinen nackten Körper ohne hinzusehen wie einen Burrito ein. Angemessen bedeckt, wurde ich an eine ältere Frau weitergereicht, die in einer großen Wanne mit eiskaltem Wasser stand. Sie zog mich hinein und hielt meinen Hinterkopf an ihre Brust, während sie mich anwies, das Bildnis der Jungfrau Maria anzuschauen. „Bitten Sie die Mutter, in Ihr Herz zu kommen und Sie zu reinigen. Denken Sie an sie, während Sie die Luft anhalten." Sie tauchte mich vollständig ins eiskalte Wasser ein, wie bei einer Taufe. Als ich, nach Luft schnappend, wiederauftauchte, erwiderte sie meinen Blick und lächelte gütig, wie Mutter Maria selbst. Ich dachte mir, dass sie den coolsten Job der Welt hatte – hier zu sein, um viele bei diesem zärtlichen Ritual zu unterstützen.

Nach unserem jeweiligen Bad füllten Diane und ich Kanister mit heiligem Wasser an den Zapfhähnen, damit wir aus der heiligen Quelle trinken konnten. Ich wollte auch etwas für eine Freundin mitbringen, die mit einer chronischen Borreliose kämpfte, die sie außer Gefecht setzte. Meine kranke Freundin erholte sich schließlich, aber ob es an dem Lourdes-Wasser, den unzähligen anderen Arzneien oder dem Segen der Zeit lag, werden wir wohl nie erfahren.

Als Diane und ich über die Brücke und aus der Stadt hinausfuhren, war ich überwältigt. Es sollte Wochen dauern, bis ich mit dem Verstand an meine Lourdes-Erfahrung herangehen konnte. Manche numinosen Erfahrungen sollten vielleicht besser vom grellen Licht der Analyse unberührt bleiben, so wie die Zärtlichkeiten Liebender bei Kerzenlicht.

Ich erkannte: Orte wie Lourdes sind Paradebeispiele dafür, dass so manches Leiden zwar zu groß ist, um geheilt zu werden, aber dennoch getragen werden kann. Von einer Gemeinschaft auf den Flügeln der Liebe getragen zu werden, die in der Absicht zu heilen vereint ist – meinem Gefühl nach war das ausreichend. Vielleicht sind in Lourdes nur 70 Menschen kuriert worden, aber ich vermute, dass Millionen Menschen heil und ganz geworden sind.

WAS MACHT EINEN ORT HEILIG?

So sehr ich auch meine Lourdes-Erfahrung von meinem analytischen Verstand unbeeinträchtigt lassen wollte, kam doch irgendwann meine skeptische wissenschaftliche Seite wieder zum Vorschein, und ich hatte sehr viele Fragen. Warum werden manche Menschen geheilt und andere nicht? Werden die Menschen durch die Eigenschaften des Wassers selbst gesund? Ist es von Licht, Informationen oder Bewusstheit durchdrungen? Ist es der Glaube an das Wasser, der zu Wunderheilungen führt – ein Placeboeffekt? Ist es das Ritual? Oder die Gemeinschaft, die an Orten wie diesem zusammenkommt? Enthielt das Wasser ein Mineral, das etwas Rätselhaftes in Gang gebracht hat? War das Wasser ein Kanal für eine bestimmte Energie, die an heiligen Orten verstärkt wird, wie einige indigene Heiler vermuteten? Reagiert etwas in unserer DNA auf die Gebete um Heilung, die oft an solchen Quellen gesprochen werden? Ist Wasser die einzige Substanz, die Menschen auf diese Weise helfen kann? Was ist mit der heiligen Erde, die, wie es heißt, Heilungen im *Santuario de Chimayo* (Heiligtum von Chimayo) ermöglicht? Obwohl mein Lourdes-Aufenthalt eine Erfahrung des Heiligen war, hat er diese Fragen nicht beantwortet.

Das englische Wort *holy* (und das deutsche Wort *heilig*, Anm. d. Ü.) hat eine altgermanische Wurzel mit der Bedeutung „ganz, unversehrt“. Einige Heiler führen körperliche und geistige Krankheiten darauf zurück, dass wir von der Quelle, oder wie auch immer wir unseren inneren Leitstrahl nennen wollen, getrennt sind. Wenn es dazu gekommen ist, so sagen sie, kann Krankheit durch alles rückgängig gemacht werden, was die Person wieder mit der Quelle verbindet, denn das führt zu Ganzheit und damit zur Heilung. Ein heiliger Ort könnte alles sein, was dieses Sich-wieder-Verbinden begünstigt. Manche Orte sind vielleicht deswegen heilig, weil sie mit ihrer überwältigenden Schönheit und Erhabenheit mystisch wirken. Manche glauben, dass heilige Stätten auf Ley-Linien liegen, die heilige Orte auf der ganzen Welt miteinander verbinden und wie Akupunkturpunkte eine Matrix aus Erdenergien oder „Tellurströmen“ bilden, die sich unter der Erde oder durch die Meere bewegen.

Viele heilige Stätten gelten als Brücke zwischen Himmel und Erde, so zum Beispiel die hochgelegene Ruinenstadt Machu Picchu, eine erhabene Kathedrale wie Notre Dame, die Pyramiden in Ägypten, Stonehenge oder die heiligen Redwood-Mammutbäume in den Muir Woods bei San Francisco, in der Nähe meiner Heimat. Einigen zufolge ziehen solche heiligen Orte Blitzeinschläge an und laden dadurch den Boden auf, auf dem sie stehen. Vielleicht fungieren diese Stellen als metaphysische Tore zu veränderten Bewusstseinszuständen oder Dimensionen, in denen Heilung leichter zugänglich ist.

Vor meiner Reise nach Lourdes nahm ich an einem Workshop über Pilgerreisen in der Grace Cathedral in San Francisco teil, geleitet von Rupert Sheldrake, einem Cambridge-diplomierten Wissenschaftler und vom Bischof der Episkopalkirche von Kalifornien, Reverend Marc Handley Andrus. Um uns auf die Erfahrung vorzubereiten, durch das berühmte Labyrinth der Kathedrale zu gehen, hielt Sheldrake einen Vortrag über seine Theorie der *morphischen Resonanz* – ein Begriff, den er prägte, nachdem er Tierschwärme studiert hatte, die sich als Einheit bewegen, wie zum Beispiel Fisch- oder Starenschwärme. Er erklärte, warum heilige Stätten mächtig sein können, und postulierte, dass Räume, ebenso wie Spezies, ein kollektives Gedächtnis haben könnten. Wenn Hunderttausende Menschen eine heilige Stätte besucht haben und ein bestimmter Prozentsatz von ihnen dabei eine mystische Erfahrung gemacht hat, dann ist die Wahrscheinlichkeit vielleicht höher, dass andere, die denselben Ort besuchen, dieselbe Erfahrung machen. Entsprechend dieser Erklärung könnte ein Gebäude, das auf einem Grundstück ohne historische Bedeutung neu errichtet worden ist, auf Menschen, die sich darin aufhalten, anders wirken als ein Ort, den Millionen von Menschen über Jahrhunderte hinweg mit Ehrfurcht besucht haben. Vielleicht wird die Ehrfurcht mit der Zeit in irgendeiner Weise zu einem untrennbaren Bestandteil des Ortes.

Wenn viele Menschen an einem heiligen Ort gesund geworden sind, so Sheldrake, könnten Heilungen für andere als Gewohnheit der Natur möglich werden. In seinem Buch *Die Wiederentdeckung der Spiritualität* schreibt er:

> *„Menschen, die sich in einem bestimmten Zustand der Sinneserregung befinden, [treten] mit anderen Menschen in Resonanz, die sich zuvor in einem ähnlichen Zustand befunden haben. Wenn wir einen heiligen Ort betreten, wirken auf uns dieselben Impulse ein wie auf die Menschen, die sich vor uns dort aufgehalten haben, sodass wir mit ihnen in Resonanz kommen. Wenn vor uns andere Pilger an einem Wallfahrtsort Inspiration und Heilung erfahren haben, erhöht das die Wahrscheinlichkeit, dass auch wir dort eine ähnliche Erfahrung spiritueller Verbundenheit machen. Die Heiligkeit heiliger Orte kann durch das wachsen, was Menschen an ihnen erleben."*[6]

Nachdem wir darüber gesprochen hatten, warum Pilgerstätten möglicherweise das Bewusstsein der Menschen beeinflussen, umrundeten wir die wunderschöne, imposante Grace Cathedral dreimal zu Fuß. Wir näherten uns dem Labyrinth und hörten einen Klangheiler auf Klangschalen spielen, während die Menge auf den Eintritt wartete. Als ich an der Reihe war, sagte der Mann, der die Warteschlange beaufsichtigte: „Gute Reise."

Ich lief durch das Labyrinth und erweiterte dabei mein Gewahrsein, bis ich eingestimmt war auf die Kämpfe und Triumphe, aber auch auf die Resilienz und Heilung aller, die jemals nicht nur dieses spezielle Labyrinth durchquert haben, sondern den spirituellen Weg gegangen sind. Dadurch fühlte ich mich gestärkt. Als ich die Mitte erreichte, fiel ich auf die Knie und legte meinen Kopf auf den heiligen Boden, wie all die anderen Pilger, die jemals einen heiligen Weg beschritten haben.

MÜSSEN WIR AN EINEM BESONDEREN ORT SEIN, UM HEILUNG ZU FINDEN?

Vielleicht wird Heilung durch die morphische Resonanz der alten heiligen Stätten gefördert ... oder möglicherweise durch etwas anderes. Ich habe ähnlich tiefgreifende Erfahrungen an einem ganz und gar nicht heiligen Ort gemacht – im Konferenzraum eines Hotels. Ich war bei einer spirituellen New-Age-Konferenz in einem fensterlosen Raum voller Plastikstühle, als der Leiter der Veranstaltung sagte: „Alle teilen sich bitte in kleine Gruppen auf und setzen sich in einen Kreis." Mehrere Hundert Menschen strömten wie Fischschwärme zwischen den Tischen umher, bis wir uns in Gruppen von jeweils sechs bis zehn Personen aufgeteilt hatten. Wir wurden angewiesen, eine Person unter uns als „heilungsbedürftig" auszuwählen. Die anderen sollten die Heiler sein. Eine Frau in unserer Gruppe, Lydia, hatte chronische Knieschmerzen und war bereits mehrfach operiert worden, doch die Schmerzen waren nicht verschwunden. Sie meldete sich freiwillig.

„Sobald ihr die Person gefunden habt", fuhr der Leiter fort, „lasst sie sagen, was bei ihr der Heilung bedarf. Haltet euch im Kreis an den Händen, und nehmt sie in die Mitte. Legt eine Hand auf ihre Schulter, und haltet mit der anderen die Hand eures Nachbarn, sodass ihr einen energetischen Kreislauf bildet."

Das taten wir und verbanden auf diese Weise uns, Lydia und die Gruppe miteinander. Der Leiter führte uns durch eine Meditation, dann schlossen wir bei einsetzender Musik die Augen und richteten unsere Heilungsabsicht auf Lydias Knie. Dann passierte etwas Überraschendes.

Ich hatte das Gefühl, dass mein Kopf nach hinten geschleudert wurde, wie in einer Achterbahn, die innerhalb von zwei Sekunden auf volle Geschwindigkeit beschleunigt, so als hätte mich eine Welle von etwas Unsichtbarem vorn getroffen. Neben dieser körperlichen Empfindung traten mir Tränen in die Augen, und es war, als strömte ein Wasserfall der Liebe aus meiner Brust und würde sich über Lydia ergießen. Es erinnerte mich an die Öffnung des Herzens, die ich beim Anblick der Prozession in Lourdes und im Labyrinth der Grace Cathedral gespürt hatte. Doch ich nahm weder an einem uralten Ritual teil noch umrundete ich eine erhabene Kathedrale, und dennoch berührte mich diese Gruppenheilungsübung tief. Ich hatte nicht erwartet, dass mir bei einer zehnminütigen Übung in einem schäbigen, überfüllten, fensterlosen Konferenzraum mit mehreren Hundert Fremden eine tiefe Erfahrung zuteilwürde. Die Musik hörte auf, und Lydia dankte uns. Als andere Teilnehmer Taschentücher zückten, wurde mir klar, dass ich nicht die Einzige war, die bewegt war. Lydia sagte, ihr Knie täte zum ersten Mal seit Monaten nicht mehr weh. Ich weiß nicht, ob die Linderung von Dauer war, aber in jenem Moment war sie schmerzfrei und fühlte sich genährt und geliebt. Selbst diejenigen, denen die „Heiler"-Rolle zugewiesen worden war, berichteten von einer Linderung körperlicher Symptome. Vielleicht braucht man sich nicht an einen besonderen Ort zu begeben; vielleicht heilt die Liebe. Oder wie Peter, Paul und Mary im „Wedding Song" singen: „For whenever two or more of you are gathered in His name, there is Love." („Denn immer wenn zwei oder mehr von euch in Seinem Namen zusammenkommen, ist da Liebe.")

Dieser New Ager, der Gruppen in einem Konferenzraum leitet, ist bei Weitem nicht der Erste, der Menschen mit der Absicht, Leidende zu heilen, in einem Kreis zusammenkommen lässt. Gebetskreise und Glaubensheilungen sind religions- und traditionsübergreifend. Bei Letzteren sollen schon Menschen gesund geworden sein, die nicht sehen, hören oder gehen konnten, wie auch Menschen mit Krebs, HIV, Entwicklungsstörungen, Anämie, Arthritis, Hühneraugen, Multipler Sklerose, Hautausschlägen, Lähmungen und verschiedenen Verletzungen.[7]

Obwohl in den christlichen Evangelien viele Wunderheilungen beschrieben werden, die Jesus bewirkt hat – ein Gelähmter am Teich Bethesda konnte wieder gehen, einem blind geborenen Mann schenkte er das Augenlicht, und er erweckte Lazarus von Bethanien wieder von den Toten auf –, zeigte Jesus, dass alle Gläubigen so etwas tun können, und ermutigte seine Anhänger, andere zu heilen. Da Jesus auch durch Handauflegen heilte, wenden viele christliche Pastoren und Gemeinden Glaubensheilung mit Handauflegen an. Heilungserweckungen – Healing Revivals – wurden im frühen 20. Jahrhundert immer beliebter und sind in einigen Teilen der Welt immer noch geschätzt. Televangelismus umfasst oft auch Gruppenheilungen, und viele Teilnehmer haben berichtet, dass sie bei solchen Veranstaltungen Wunderheilungen erlebt und gesehen haben. Auch Muslime praktizieren verschiedene Formen der Glaubensheilung, zum Beispiel rezitieren sie den Koran über Wasser oder Olivenöl und trinken, baden oder salben sich damit. Sie legen auch ihre rechte Hand auf die schmerzende Stelle oder auf die Stirn und rezitieren dabei die Sure Al-Fatiha, die Eröffnungssure des Korans. Pfingstkirchen, evangelikale Kirchen und die Neugeistbewegung praktizieren gleichermaßen Gruppenheilungen, und christliche Wissenschaftler wie auch Mitglieder der Kirche Jesu Christi der Heiligen der Letzten Tage (Mormonen) beziehen die Glaubensheilung in ihr Glaubenssystem ein, was die Gemeindemitglieder manchmal in Konflikt mit den Empfehlungen der Schulmedizin bringt.

Die meisten Glaubensgemeinschaften befürworten das Befolgen ärztlicher Anordnungen als Ergänzung zur Glaubensheilung, denn sie glauben, dass Gott die Schulmedizin und Ärzte als Teil der göttlichen Großmut vorsieht. Andere dagegen, wie zum Beispiel die Religionsgemeinschaft *Christian Science* (Christliche Wissenschaft), raten selbst bei schwerkranken Kindern von der Schulmedizin ab, was zu enormen Kontroversen, Gerichtsverfahren und sogar vermeidbaren Todesfällen geführt hat. Eine im *Journal of the American Medical Association* (JAMA) veröffentlichte Studie ergab, dass College-Studierende, die der *Christian Science* angehörten, statistisch gesehen eine höhere Sterblichkeitsrate und eine kürzere Lebenserwartung hatten als ihre Mitstudierenden.[8] Eine in der Fachzeitschrift *Pediatrics* veröffentlichte Studie zu religiös motivierter medizinischer Vernachlässigung untersuchte 172 Todesfälle bei Kindern, die durch Glaubensheilung statt mit konventionellen Methoden behandelt worden waren.[9] Die Wissenschaftler schätzten, dass die Überlebensrate der meisten Kinder bei über 90 Prozent gelegen hätte, wäre Schulmedizin angewandt worden, und dass die übrigen Kinder ebenfalls gute Überlebenschancen gehabt hätten.

Noch einmal: Wir brauchen in dieser Hinsicht nicht in Entweder-oder-Denken zu verfallen. Wenn optimale Gesundheitsergebnisse unser Ziel sind, plädiere ich für Glaubensheilung *und* medizinische Behandlung für diejenigen, die solchen Ansätzen zuneigen – also weder für das eine noch das andere Lager, sondern für eine Brücke, die Raum für beide bietet.

Heilungsrituale sind oft mit einer Absicht oder einem Gebet verbunden. Eintauchen in Wasser, Zaubersprüche, religiös-zeremonielle Gewänder, Musik, Bewegung, Berührung, Metaphern und Symbole können veränderte Bewusstseinszustände hervorrufen, die eventuell mit Transformation und emotionaler

Heilung in Zusammenhang stehen. Obwohl Religionsvertreter und Menschen, denen eine solche Heilung zuteilwird, sie tendenziell dem Eingreifen Gottes zuschreiben, gehen Wissenschaftler davon aus, dass solche Rituale möglicherweise einen Placeboeffekt erzeugen. In seinem Artikel „Placebo Studies and Ritual Theory" (Placebostudien und Ritualtheorie) schreibt Ted Kaptchuk, Direktor des *Program in Placebo Studies and the Therapeutic Encounter* (PiPS) an der Harvard Medical School:

> *„Heilungsrituale machen einen Menschen empfänglich, zugänglich für die Einflüsse autoritativer, kulturell sanktionierter ‚Mächte'. Der Heiler gibt dem Kranken imaginativen, emotionalen, sensorischen, moralischen und ästhetischen Input, abgeleitet aus den konkreten Symbolen und dem Prozedere des rituellen Prozesses – und verschmilzt dabei die idiosynkratische Erzählung des Kranken mit einem universellen kulturellen Mythos. Heilungsrituale umfassen ein Drama des Evozierens, Inszenierens, der Verkörperung und Bewertung in einer aufgeladenen Atmosphäre der Hoffnung und Ungewissheit. Experimentelle Forschungen über Placeboeffekte zeigen, dass biomedizinische pharmakologische und prozedurale Interventionen bedeutende rituelle Dimensionen enthalten."*[10]

Meine Lourdes-Erfahrung könnte natürlich damit erklärt werden, dass ein solches erhabenes Ritual stattfand. Aber was ist mit der Gruppenheilung in dem stickigen Konferenzraum des Hotels? Niemand durchlief ein komplexes Ritual. Wir schlürften billigen Kaffee, und der gesamte Luxus bestand aus Plastikstühlen, Musikberieselung aus Lautsprechern, der Gemeinschaft fürsorglicher Menschen und der Absicht, zu heilen. Warum also ging es Lydia besser? Wenn es nicht mit irgendeinem ausgefeilten Ritual oder einem charismatischen Schamanen erklärt werden konnte, gab es dann eine ansteckende Ekstase oder ein

Gruppenenergiefeld? Erzeugte diese einfache Praxis eine Lourdes-ähnliche Wirkung ohne all die Reisen, Kosten und Rituale? Viele Menschen mit einer gemeinsamen Absicht zusammenzubringen – hat das zu einer ekstatischen Transzendenz geführt, wie ich sie in diesem Konferenzraum erlebt habe? Konnte es so einfach sein wie Liebe? War es möglich, dass sich der Einsatz solcher Heilungsinstrumente langfristig positiv auf die Gesundheit auswirkte? Wenn ja, war die Wirkung endgültig, oder ließ sie nach und erforderte Wiederholungen? Wie war das optimale Anwendungsschema, um ein langfristiges Ergebnis zu erzielen? Würde Lydia tägliche oder monatliche Sitzungen benötigen? Oder war ihr Knie kuriert?

Vielleicht funktioniert Gruppenheilung, weil sie im Wesentlichen eine Meditation ist. Dass Einzelmeditation fast alle gesundheitlichen Beschwerden der Meditierenden verbessert, ist wissenschaftlich unbestritten. Doch wie sieht es mit Gruppenmeditation und -gebeten aus? Gruppengebete und Heilkreise würden für jene, die sich berufen fühlen, ihre Heilungsabsichten einzubringen, viele Steine im Steinmännchen der ganzheitlichen Gesundheit ins Gleichgewicht bringen: Beziehungen, den inneren Leitstrahl, Spiritualität und Beruf/Berufung. Dasselbe gilt für alle Aspekte der heilenden Blase: Liebe, Dankbarkeit, Dienst an der Welt und Freude. Durch die subjektive Brille betrachtet, ergibt es Sinn, dass Heilkreise, Gruppenmeditation und Achtsamkeit den Gesundheitszustand beeinflussen könnten. Aber können wir das auch wissenschaftlich nachweisen? Um dieser Frage nachzugehen, müssen wir uns mit etwas befassen, das bereits eingehend untersucht wurde: mit der Kraft des Gebets.

Bei Wundern an Orten wie Lourdes würde die Katholische Kirche es als Ketzerei betrachten, wenn man sie etwas anderem als Gott und dem Gebet zuschreiben würde. Wenn aber Wunder die Antwort auf Gebete sind – als ein Akt göttlichen Eingreifens –, warum wurde dann in über 150 Jahren nur 70 Pilgern ein Wunder zuteil? Wenn man bedenkt, dass man 1858 begann, die Wunder von Lourdes genau aufzuzeichnen, und dass jedes Jahr sechs Millionen Menschen nach Lourdes kommen, dann sind das hundsmiserable Chancen. Wenn Gott aus Hunderten Millionen Menschen die 70 auswählt, die ein Wunder erhalten, was macht dann den einen würdig, während die andere weiterleidet oder stirbt?

Vor Jahren habe ich die Bücher von Larry Dossey gelesen, darunter auch *Heilende Worte: Die Kraft der Gebete als Schlüssel zur Heilung.* Aber ich hatte mich nie selbst mit den wissenschaftlichen Studien befasst. Wie effektiv hatten Wissenschaftler das Gebet als Medizin untersucht? Waren die Angaben zuverlässig? Und wenn ja, zu welchen Schlüssen war die Wissenschaft gelangt?

Ich war überwältigt von der Fülle der Daten zu Gebet und Gesundheitszustand. Eine kurze *PubMed*-Suche nach „Gebet" lieferte 66.599 Ergebnisse (75.654 im Mai 2022, Anm. d. Ü.). Als ich „Fürbittgebet" eingab, erhielt ich immerhin 106 Einträge (114 im Mai 2022, Anm. d. Ü.). Angesichts der Spaltung zwischen Wissenschaft und Spiritualität war ich schockiert, als ich sah, wie viele Wissenschaftler tatsächlich versucht hatten, das Gebet als medizinische Behandlung zu untersuchen.

Ich griff erneut zu den Büchern Dosseys. Auf Grundlage seiner Synthese der immensen Menge an schwer zu quantifizierenden Daten stellt er die These auf, es gebe beträchtliche Beweise dafür, dass Beten als Medizin funktioniert, auch wenn die Daten nicht abschließend beweiskräftig seien. Dossey bezieht jedoch nicht Stellung zu der Frage, ob Beten deswegen funktioniert, weil Gott die Gebete erhört und darauf antwortet, oder weil die Umstände, die mit andächtigem Verhalten einhergehen, wahrscheinlich die Heilung fördern.

Zu den gesunden Verhaltensweisen, die mit Beten einhergehen können, gehören laut Dossey Einschränkungen wie der Verzicht auf Alkohol, Zigaretten, Drogen oder auf eine fleischreiche Ernährung; die soziale Unterstützung durch die Gemeinschaft und weniger Einsamkeit; die psychische Wirkung von Riten, Ritualen und Glaubensvorstellungen, die unterdrückte Gefühle freisetzen, das Immunsystem stärken und Ängste verringern können; Placeboeffekte; die liebevolle Präsenz der Betenden, die ein Gefühl der Zugehörigkeit und des Geborgenseins fördern kann; die Stärkung des Hormon- und Immunsystems, wenn für einen gebetet wird und die heilsamen körperlichen Vorbereitungen auf das Gebet, wie Meditation, Fasten, Ernährungsumstellungen und Abstinenz. Unter Berufung auf zahlreiche wissenschaftliche Studien gelangt Dossey zu dem Schluss, dass die Wirksamkeit des Betens wissenschaftlich erwiesen ist, und er plädiert dafür, Gruppengebete in die schulmedizinische Behandlung zu integrieren, beispielsweise, indem jedes Mal, wenn ein Kranker in die Notaufnahme kommt, eine Kette von freiwilligen Betenden aktiviert wird.

Neugierig geworden, besuchte ich Dossey in seinem Haus in Santa Fe, New Mexico. Larry ist ein großer, gesetzter, jovialer Mann mit texanischem Akzent, warmherzig, geistreich, mit einer heilenden Präsenz und selbstironischem Humor, bei dem die Patienten sich bestimmt gut aufgehoben fühlten. Mit seiner jahrzehntelangen Erfahrung in der Erforschung der Energieheilung, Glaubensheilung und der Kraft des Gebets verfügt er über einen regelrechten Schatz an Wissen und kann in seinem oft witzigen Redefluss aus dem Effeff Studien zitieren. Auf meine Frage, wie die medizinische Gemeinschaft auf seine Bücher reagiert habe, antwortete er, er habe von beiden Seiten Gegenreaktionen erhalten – nicht nur von den Wissenschaftlern, die der Meinung waren, Wissenschaft und Spiritualität dürften nicht vermischt werden, sondern auch von religiösen Menschen. Nach Prüfung der Daten gelangte er nicht nur zu dem Schluss, dass Gebete einen gewissen Nutzen für die Gesundheit haben könnten, sondern auch, dass es keine Rolle spielt, zu welchem göttlichen Wesen man betet. Christen, Hindus, Buddhisten und sogar Anhänger des Paganismus waren offenbar in der Lage, die Aufmerksamkeit einer höheren Macht zu erlangen. Das macht ihn unbeliebt bei Fundamentalisten, die davon überzeugt sind, ihr Weg sei der einzige zum Gelobten Land.

Bevor ich ging, erzählte mir Dossey von seinem Lieblingsgebet. Ein Chirurg hatte es ihm beigebracht, der es vor jeder Operation sprach: „Lieber Gott, dies sind deine Hände. Blamier dich jetzt bloß nicht!"

Auf der Suche nach Antworten auf die Frage, wie sich Beten auf die Gesundheit auswirkt, fand ich heraus, dass wissenschaftliche Studien zum Thema Gebet und Heilung mit vielen Problemen befrachtet sind. Fragt man Skeptiker, werden sie sagen, dass eine Harvard-Studie die klinische Wirksamkeit des Gebets widerlegt und sein Schicksal besiegelt hat. Die Studie der Harvard Medical School über den therapeutischen Effekt von Fürbitten („Study of the Therapeutic Effects of Intercessory Prayer (STEP) in Cardiac Bypass Patients") wurde 2006 von Herbert Benson, dem Autor des Buches *The Relaxation Response* und einem Pionier der Mind-Body-Medizin, veröffentlicht.[11] Bei der STEP-Studie sollte ermittelt werden, ob Fürbittgebete den Gesundheitszustand von Patienten, die sich einer koronaren Bypass-Operation unterzogen hatten, beeinflussten. Benson fand Folgendes heraus: Patienten, die wussten, dass andere für sie beteten, schnitten nicht nur *nicht* besser ab, sondern ihre Ergebnisse waren sogar schlechter als die derjenigen, für die gebetet wurde, die aber nichts davon wussten; oder als die Ergebnisse derjenigen, für die niemand betete. Diese Studie führte zu einer

Medienbombe in *Newsweek*: „Spirituality: Don't Pray for Me! Please!"[12] („Spiritualität: Betet nicht für mich! Bitte!") In einem Artikel in *Explore* aus dem Jahr 2008 analysierte Dossey diese Studie zwar und erörterte, warum sie möglicherweise fehlerhaft und ihre Interpretation irrig war, aber für die meisten Wissenschaftler war die Frage schon beantwortet: Beten funktioniert nicht.[13]

Ich habe eine andere Interpretation, um die Variabilität einer Praxis, die so subjektiv ist wie das Beten, zu erklären. Bei *jeder* medizinischen Behandlung kann es Schwankungen geben. Ein Chirurg kann die gleiche Operation wie eine andere durchführen und regelmäßig bessere Ergebnisse erzielen. Eine Ärztin kann eine Tablette mit einer Umarmung, aufmunternden Worten und heilenden Berührungen verabreichen, während eine andere dieselbe Tablette mit finsterem Blick und pessimistischer Einstellung verabreicht und dabei ihre Hand durchgehend auf der Türklinke liegen lässt. Wie im renommierten *British Medical Journal* vorgeschlagen – in *Warum Gedanken stärker sind als Medizin* gehe ich ausführlich darauf ein –, könnten ihre Patienten nicht deswegen unterschiedliche Genesungsergebnisse erzielen, weil die Tablette anders war, sondern weil die Ärztinnen jeweils eine andere Einstellung und andere Erwartungen an ein positives Ergebnis hatten.[14]

Wendet man die Grundsätze der Wissenschaft auf das Beten an, dann ist die Variabilität wahrscheinlich noch unvorhersehbarer und nicht messbar. Dadurch wird es schwierig, Äpfel mit Äpfeln zu vergleichen, also Ergebnisse auf vergleichbarer Basis zu erhalten. In einer Analyse im *Indian Journal of Psychiatry* wurden Daten von Studien untersucht, die dem Goldstandard für das Ermitteln der Wirksamkeit medizinischer Behandlungen entsprechen – randomisierte kontrollierte Doppelblindstudien.[15] Dabei wurde festgestellt, dass die Daten unterschiedlich ausfielen und keiner klaren Linie folgten. Manchmal halfen Gebete. Manchmal geschah gar nichts. Manchmal schien Beten die

Dinge sogar zu verschlimmern. Wie gute Wissenschaftler es gern tun, mühten sie sich ab herauszufinden, wie solche widersprüchlichen Angaben zu erklären waren, und stellten eine Reihe von witzigen, vertrackten Fragen, die man in der Originalstudie nachlesen kann.[16]

Die Forscher wiesen darauf hin, dass die derzeitigen wissenschaftlichen Methoden offensichtlich an ihre Grenzen stoßen, wenn es darum geht, subjektive Eigenschaften zu messen – etwa, ob eine betende Person aufrichtiger, moralischer, fokussierter ist oder in Gottes Gunst steht. Wie sollte man diese potenziell wichtigen Variablen wissenschaftlich kontrollieren können? Wäre es nicht logisch, dass solche Variablen die Ergebnisse beeinflussen?

Immer wenn jemand sagt, „Bitte bete für mich", rufe ich meine Freundin Mary an. Wenn Mary sagt, sie wolle für jemanden beten, dann meint sie es auch so. Hätten Sie bei solchen Gebeten die Wahl zwischen Mary und mir, würden Sie sich für Mary entscheiden. Gebete für andere nimmt Mary nicht auf die leichte Schulter. Sie betet *viel* und fleht im wahrsten Sinne des Wortes Gott in Ihrem Namen an. Wenn eine Person es mit ihrer Hingabe, Einsatzfreude und Disziplin verdient hat, bei Gott Gehör zu finden, dann ist es Mary. Würde man uns jedoch beide in eine Studie stecken, hätte die Wissenschaft keine Möglichkeit, den Unterschied zwischen mir, die zugegebenermaßen betfaul ist, und Mary, einer Olympionikin des Betens, zu erkennen.

Das soll nicht heißen, dass wir uns von der Wissenschaft abwenden sollen. Vielmehr geht es darum, zu erkennen und sich einzugestehen, dass die Wissenschaft Grenzen hat und einige Aspekte der Medizin leichter messbar sind als andere. In Bezug auf Aspekte der Heiligen Medizin kann es sinnvoll sein, dass Sie sich auf all Ihre Intelligenzen der ganzheitlichen Gesundheit verlassen und nicht nur auf die Wissenschaft. Oder einfach auf das, was sich gut anfühlt und Ihre Symptome offenbar lindert, und sei es nur vorübergehend. Die empirische Wissenschaft basiert auf Statistik – Sie selbst aber nicht. Statistiker würden sagen, Sie sind ein „n von 1". Mit anderen Worten: Obwohl die Wissenschaft uns helfen kann, pauschale Empfehlungen zu geben, können wir nicht vorhersagen, was für die Einzelnen auf der Grundlage von Gruppenwahrscheinlichkeiten und -statistiken jeweils funktioniert. Wenn Beten Ihnen hilft, tun Sie es! Wenn nicht, lassen Sie es.

Als ich damals nach Lourdes fuhr, hatte ich mich schon seit fünf Jahren mit der Heiligen Medizin befasst, und mir war klar, dass es möglicherweise ein unerreichbares, vielleicht sogar lächerliches Bestreben war, die Rätsel des Heilens lösen zu wollen. Je mehr ich Wissenschaft auf das Heilige anwandte, desto höhnischer grinste mich das Rätsel an. Das brachte jedoch meinen wissbegierigen Geist nicht zum Schweigen und hielt mich nicht davon ab, den Sinn dieser Heilmethoden verstehen zu wollen.

Könnte eine gute Gesundheit überraschend daraus resultieren, dass man sich auf eine Heilungspilgerreise begibt, nahestehende Menschen um Gebete bittet oder sich in einen Kreis setzt mit der Absicht, jemanden zu heilen? *Vielleicht.* Sollte man beten, *anstatt* bewährte medizinische Behandlungen in Anspruch zu nehmen? Nein! Das wäre leichtsinnig. Diese Formen des Heilens wirken am besten in Kombination und nicht in einem binären Entweder-oder-Prinzip. Wir tun gut daran, sie zusammen anzuwenden und uns dabei auf die Weisheit unserer Intelligenzen der ganzheitlichen Gesundheit zu stützen. Bin ich in der Lage zu erklären, wie der Besuch heiliger Stätten, Gruppenheilungen, heilende Absichten und Gebete funktionieren? Ich kann nur spekulieren, aber weder wissenschaftlich beweisen noch widerlegen, wie sie funktionieren könnten. Kann es schaden, auf eine Pilgerreise zu gehen, in einer Gruppe zu sitzen und heilende Absichten weiterzugeben oder um ein Heilungsgebet zu bitten? Nicht, wenn Sie deswegen keine bewährten schulmedizinischen Behandlungen ablehnen.

Wenn Sie sich zu einem Pilgerort hingezogen fühlen, ziehen Sie eine solche Reise ruhig in Betracht und bereiten Sie sich von ganzem Herzen emotional, geistig, körperlich und finanziell darauf vor. Vorausgesetzt, es bringt keine finanzielle Bedrängnis oder unangemessene körperliche Risiken mit sich, kann es nicht schaden und sogar helfen. Wer weiß – vielleicht werden Sie ja das 71. anerkannte Wunder von Lourdes?

PILGERREISEN

Pilger fühlen sich zwar oft zu einem bestimmten Ort hingezogen, doch jeder Ort kann ein Wallfahrtsort sein. Vertrauen Sie darauf: Sie werden erkennen, ob eine Pilgerreise zu Ihrer Behandlung gehört, wenn Sie sich auf Ihre Intelligenzen der ganzheitlichen Gesundheit einstimmen. Falls Sie unsicher sind, recherchieren Sie die Möglichkeiten – oder versuchen Sie es mit einem Muskeltest (siehe Kapitel 8). Wenn eine Reise an einen Ort fern von zu Hause finanziell oder physisch nicht möglich ist, überlegen Sie, ob Sie die Prinzipien einer Pilgerreise irgendwo in der Nähe anwenden wollen. Alles kann als Heilige-Medizin-Pilgerreise behandelt werden, wenn Sie es mit dem Bewusstsein des Heilens angehen.

Gehen Sie, wenn möglich, zu Fuß zum Pilgerort, oder laufen Sie zumindest den letzten Kilometer, sofern Sie dazu körperlich in der Lage sind. Umrunden Sie den Ort bei der Ankunft dreimal im Uhrzeigersinn, um die Erfahrung zu verankern. Nehmen Sie sich dabei das Paradox der Heilung zu Herzen: Seien Sie klar in Ihrer Absicht zu heilen, *und* lassen Sie jegliche Erwartung in Bezug auf das Ergebnis los, im Vertrauen darauf, dass das geschehen wird, was im Einklang mit Ihrem höchsten Wohl ist. Vergessen Sie nicht: Heilung wird vielleicht eher dort stattfinden, wo sie am nötigsten ist, als dort, wo Sie sie sich am meisten wünschen.

Bringen Sie eine Opfergabe an die heilige Stätte dar: etwas, das für Sie eine Bedeutung hat, etwas, das Sie als Opfergabe empfinden, sei es, dass es zeitaufwendig war, es vorzubereiten, sei es, dass es finanzielle Entbehrungen erfordert oder wertvolle Erinnerungen oder Gefühle damit verbunden sind. Wenn es sich für Sie richtig anfühlt, können Sie beim Gehen ein Lied singen und im Voraus in Gebeten für alle Segnungen danken, die sich als Folge Ihrer Pilgerreise einstellen.

HEILUNGSRITUALE IN DER GRUPPE

Wenn Ihre Religion Glaubensheilung, Gebetskreise oder Heilung durch Handauflegen, durchgeführt von Pastoren oder Freiwilligen, anbietet, spüren Sie nach, ob Sie eine solche Heilbehandlung in Ihr Rezept der ganzheitlichen Gesundheit aufnehmen möchten. Wenn Sie spirituell ausgerichtet, aber nicht religiös sind, fühlen Sie sich vielleicht wohler, wenn Sie mit Freunden und Familie zu einer Gruppenheilung oder einer Begegnung mit gemeinsamer Intention zusammenkommen. Probieren Sie die folgende Praxis aus, die ich regelmäßig in meinen Workshops anleite.

1. **Kreieren Sie einen heiligen Raum.** Sie können den Raum mit Ihren Gebeten, Ihrer Intention und mit Musik sakralisieren. Oder Sie errichten einen einfachen Altar mit Kerzen, Blumen oder Gegenständen aus der Natur.

2. **Wählen Sie eine heilbedürftige Person aus.** Bitten Sie sie, Ihnen zu sagen, was der Heilung bedarf, und fragen Sie sie, ob es ihr recht ist, berührt zu werden, oder ob sie lieber nicht berührt werden möchte.

3. **Bilden Sie einen Kreis.** Setzen Sie sich auf den Boden oder auf Stühle, und bilden Sie einen Kreis um die heilbedürftige Person herum. Es ist nicht so wichtig, wie viele Personen es sind, obwohl meiner Erfahrung nach jede Anzahl zwischen sechs und 20 Personen eine große Wirkung entfalten kann.

4. **Schließen Sie gemeinsam die Augen, lassen Sie sich in Ihr Herz sinken, und verbinden Sie sich mit der *Quelle*, mit der heilbedürftigen Person und miteinander.** Greifen Sie auf Ihre bevorzugte Meditationspraxis zurück, um sich „einzuklinken" und sich mit dem zu verbinden, was für Sie göttliche Energie ist. Wenn Sie keine Meditationspraxis haben, versuchen Sie, sich in der Erde zu verankern, als wollten Sie ein Stromkabel in die Steckdose stecken, und lassen Sie die Erdenergie von Ihrem Sitzplatz aus in Ihr Herz aufsteigen. Stellen Sie sich dann vor, wie Sie sich vom Scheitel her für die himmlische Energie öffnen. Lassen Sie die irdische und die himmlische Energie in Ihrem Herzen zusammentreffen und wie einen Wasserfall aus Ihrer Brust strömen. Schicken Sie erst einen liebevollen Gedanken an sich selbst, zum Beispiel: „Möge ich gesund und frei von Leiden sein." Konzentrieren Sie sich dann auf Ihr Herz, und senden Sie diesen Segen der heilbedürftigen Person oder jemand anderem, der Heilung braucht.

5. **Handauflegen (optional).** Wenn die heilbedürftige Person Berührungen möchte, lassen Sie die heilende Energie aus Ihrem Herzen in die Hände fließen, und legen Sie sie ihr auf. Möchte sie lieber nicht berührt werden oder wenn Sie Fern-

heilung praktizieren, dann lassen Sie die Person vor Ihrem geistigen Auge erstehen, und wenden Sie die Praxis aus der Ferne an.

6. **Sobald Sie die Verbindung spüren, spielen Sie mindestens ein aufmunterndes (Instrumental-)Musikstück.** Mein Favorit für Gruppenheilungen ist „Colors of Love" von Thomas Bergersen. Sie können auch der heilbedürftigen Person die Wahl der Musik überlassen, die so ihr eigenes Resonanzfeld kreieren kann.

7. **Sprechen Sie Ihr Gebet.** Sie können für das beten, worum der oder die Heilbedürftige bittet. Oder Sie können es mit dem Gebet versuchen, das mir meine Lehrerin beigebracht hat: „Lasst uns für das beten, was das Richtige ist" – wobei wir anerkennen, dass „das Richtige" für unseren begrenzten menschlichen Verstand ein Mysterium ist.

8. **Beiseitetreten.** Sobald die Energie „fließt", gehen Sie aus dem Weg. Wenn Sie empfindsam sind, kann sich das wie Schwingungen, Kribbeln oder eine emotionale Aufwallung anfühlen.

— *Kapitel 2* —

DIE ENERGIEBEHANDLUNG

Ganz am Anfang meiner Erkundung der Heiligen Medizin drückte mir jemand, der von meinen Forschungen wusste, das Buch *Heilen aus dem Nichts* von William „Bill“ Bengston in die Hand. Darin wird erzählt, wie Bills Neugier auf die Energieheilung ihn ins Labor führte, um die Auswirkungen des Handauflegens an den Käfigen von Mäusen zu untersuchen, denen er zuvor Brustkrebszellen injiziert hatte. Bill hatte gesehen, wie der geheimnisvolle Heiler Ben Mayrick eine unerklärliche Heilung nach der anderen durchführte und schrieb: „Es mag biblisch klingen, aber ich wurde Zeuge von Szenen, in denen Blinde wieder sehen, Taube wieder hören und Lahme wieder gehen konnten, neben einer Reihe von Krebsheilungen, die die Ärzteschaft kurzerhand als Spontanremissionen abtat.“ Ben konnte jedoch keine Warzen oder Erkältungen heilen.[17] Seine besten Ergebnisse erzielte er bei jungen Menschen mit aggressiven Krebsarten, die noch nicht mit Chemotherapie oder Bestrahlung behandelt worden waren. Manche Menschen sprachen schnell auf Bens „Behandlung“ an. Andere langsam. Einige gar nicht.

Bill fragte Ben: „Bist du eine Art verrücktes Naturtalent, oder kann man so was von anderen lernen?“

Ben wusste es nicht, erlaubte Bill aber, ihn mit Hunderten Fragen zu löchern. Ben antwortete aus dem Bauch heraus, direkt und intuitiv. Bill sagt, dass Ben sich „auf etwas einstimmte“.

Bill, der wie ein Wissenschaftler dachte, war klar: Er konnte nicht beweisen, dass Bens Behandlung diese Heilungen hervorrief, da sehr viele Faktoren nicht wissenschaftlich kontrolliert wurden. Bill fiel auf, dass viele Menschen alle möglichen Veränderungen vornehmen, wenn sie krank werden – sie nehmen

Nahrungsergänzungsmittel ein, ändern ihre Ernährung und suchen nach Behandlungen, die sie, wie sie glauben, heilen können, einschließlich der Schulmedizin. Wie konnte er wissenschaftlich ermitteln, ob Bens Behandlung die Krankheiten zum Verschwinden brachte oder ob es an all den anderen Einflüssen lag? Wie konnte er sicher sein, dass es sich nicht um eine Art Placeboeffekt handelte?

Bill dachte sich, wenn er Ben in ein Labor bringen und mit leichter kontrollierbaren Versuchstieren arbeiten ließe, könnte er beweisen, dass die Heilungen auf Bens „Hokuspokus" zurückzuführen waren und nicht auf Ernährung, Umwelt, Yoga oder andere medizinische Behandlungen. Bill sprach mit David Krinsley, dem damaligen Leiter der geologischen Abteilung der City University of New York, über seine Pläne. Trotz seiner Skepsis bot David Bill an, ihm beim Aufbau seines ersten Laborexperiments zu helfen.

Zunächst stellte Bill das Untersuchungsdesign auf, und Ben erklärte sich bereit, als Heiler mitzuarbeiten. Zwölf Mäuse wurden mit einem Brustkrebs infiziert, der wissenschaftlich nachweisbar innerhalb von 14 bis 27 Tagen 100 Prozent der Mäuse tötet. Dem Plan zufolge sollte Ben die zwölf Mäuse durch Handauflegen heilen, indem er bei jeder Behandlung eine Stunde lang ihren Käfig hielt. Als Kontrollgruppe sollte eine weitere Gruppe von Mäusen eine Scheinbehandlung erhalten. Schon eine einzige Maus, die die maximale Lebensspanne von 27 Tagen überlebte, würde den wissenschaftlichen Rekord brechen.

Nach beträchtlichen Mühen, Kosten und Überredungskünsten sprang Ben jedoch ab und erklärte, seine „Führung" habe ihre Zustimmung zurückgezogen. Bill bezweifelte dies. Er spürte, dass Ben fürchtete, zu scheitern und seine angeblichen Superkräfte wissenschaftlich widerlegt zu sehen. Ben bot Bill jedoch an, ihm behilflich zu sein, um das, was er tat, reproduzieren zu können, sodass Bill es selbst studieren konnte. Es folgte ein sechsmonatiger Prozess, in dem Bill Ben über jeden einzelnen Schritt ausquetschte – etwas, worüber Bill in seinem Buch hinweggeht. Doch ich wollte ihn festnageln, flog an die Ostküste und fuhr mit der Fähre zu Bills Haus auf Long Island, wo ich versuchte, zum Kern dessen, was geschehen war, vorzudringen. Ich fragte Bill, auf welche Weise er herausfand, wie er nachmachen konnte, was Ben tat, und er antwortete: „Das ist, als würde man Leute fragen, wie sie gehen. Du weißt nicht, wie du gehst. Du gehst! Wie kann ich wie *du* gehen? Ich habe immer wieder Fragen gestellt."

Ben erklärte Bill: „Ich spüre, dass etwas durch mich hindurchgeht."

Bill fragte ihn: „Woher kommt es? Wie kannst du es wiederholen? Bist du etwas Besonderes, oder kann das jeder?"

Ben sagte: „Jeder kann das."

„Muss man dafür einen Glauben haben?"

„Nein."

„Ist es deine linke oder deine rechte Hand?"

„Ich bin Rechtshänder, aber meine linke Hand heilt."

„*Versuchst* du zu heilen?"

„Nein. Ich beobachte es nur. Heilung geschieht einfach."

„Ist es wichtig, ein positives Ergebnis zu visualisieren?"

„Ja ... aber nein. Visualisieren ist nicht genug. Positives Denken reicht nicht. Beim positiven Denken geht es um den Glauben. Hier geht es nicht um Glauben. Wenn du es auf Glauben abstellst, gibst du den Kranken die Schuld und nimmst an, dass sie nicht gut genug visualisieren können. Ob man daran glaubt, spielt keine Rolle. Skeptiker können geheilt werden. Ungläubige können geheilt werden. Manifestieren hilft nicht."

„Aber hilft es, eine andere Zukunft zu visualisieren?"

„Ja", sagte Ben. „Aber du darfst dich nicht länger auf etwas versteifen. Dir Dinge vorzustellen, die du dir für die Zukunft wünschst, kann dir bei der Heilung helfen, aber nicht, wenn du dich auf das Ergebnis konzentrierst. Du solltest dir verschiedene Dinge vorstellen, die nichts miteinander zu tun haben. Natürlich kannst du ein Bild von guter Gesundheit haben oder davon, jemandem beim Gesundwerden zu helfen, aber von diesem Bild musst du wieder wegkommen und dich dem nächsten zuwenden. Was willst du sonst noch, außer dein schmerzendes Knie heilen oder jemandem helfen, sein Knie zu heilen? Klar, sieh dich selbst oder die andere Person ruhig Tennis spielen, aber dann sieh etwas anderes, das du willst. Dass du, der Heiler, willst – nicht die Person, die du heilen willst. Sei egoistisch. Denk an dich selbst. Du kannst zwar jemanden deswegen heilen wollen, weil es Spaß macht, aber konzentriere dich auf etwas anderes, das du willst. Bleib nicht am Bild des Heilens hängen, sonst funktioniert es nicht.

„Sind es zwei Bilder im Wechsel, oder sind es viele?"

„Mindestens 20", sagte Ben. „Wenn es weniger als 20 sind, bleibst du zu lange bei den Bildern. Wenn du bei etwas verharrst, schaltest du das Bewusstsein ein. Du versuchst aber, das Bewusstsein zu *überwinden*. Erst dann passieren die coolen Sachen."

Bill erklärte mir:

> *„Wir fingen an, damit zu spielen, dachten uns Bilder von 20 – oder mehr – Dingen aus, die wir wollten, und ließen unsere Bilder immer schneller ablaufen. Wir forderten uns gegenseitig heraus. Ben beschleunigte, und dann beschleunigte ich wieder, und wir alberten herum und überlegten, was wir wohl tun könnten, während wir die Bilder immer schneller vorbeirasen ließen. Das nannten wir Cycling. Es war sehr spielerisch.*
> *Ich begann, zusammen mit Ben Leute zu behandeln. Wir spielten Cycling und legten ihnen dabei die Hände auf. Es war wie ein Spiel. Er ließ mich an kleineren Beschwerden und Wehwehchen üben. Wir waren Beobachter, nicht auf das Ergebnis fixiert, einfach nur Spinner, die ein bisschen herumalberten. Ben glaubte nicht daran, dass er jemanden heilte. Er war zwar dabei, als die Heilung*

geschah, aber er glaubte nicht, dass sie von ihm ausging. Er wollte in jedem anderen Teil seines Lebens verehrt werden, aber nicht, während seine Hände bei einer Heilung auf Menschen lagen. Es ist, als ob sich sein Ego verflüchtigte. Er war wie ein Musikvirtuose. Wenn du Klavier spielst, musst du zwar üben, aber an einem bestimmten Punkt musst du loslassen. Ben hat losgelassen. Auch ich begann loszulassen. Und dann funktioniert es."

Ich hatte so viele Fragen, und Bill, Gott segne ihn, versuchte, sie zu beantworten, gab aber zu bedenken, dass er nicht alle Antworten kannte. Eines sagte er jedoch ganz klar: „Es ist wichtig, zwischen *Absicht* und *Aufmerksamkeit* zu unterscheiden. Die Absicht hast du schon allein dadurch, dass du in Erwägung ziehst, einem Kranken die Hand aufzulegen. Aufmerksamkeit ist das, wobei man sich verzettelt. Jede Heilung sollte unbekümmert stattfinden. Das Heilen wird aus irgendeinem Grund als heiliger betrachtet als das Gehen. Aber Gehen ist ein Wunder."

KANN CYCLING KREBSKRANKE MÄUSE GESUND MACHEN?

Ich wollte mehr über die Experimente erfahren, und Bill erzählte mir bereitwillig etwas darüber. Wie er mir erklärte, ging er jeweils mit mehreren Mäusen, denen er eine Krebsinjektion verabreicht hatte, in sein Labor am Queens College und am St. Joseph's College. Er behandelte einen ganzen Käfig auf einmal, aber es war zeitaufwendig, von Käfig zu Käfig zu „cyceln", so wie Ben es ihn gelehrt hatte. Also dachte sich Bill, wenn Ben es *ihm* hatte beibringen können, warum dann nicht ein paar skeptische fortgeschrittene Studierende, die nichts von Heilung wussten, anheuern, damit Bill nicht stundenlang mehrere Mäusekäfige halten musste? Bill glaubte nicht daran, dass die Mäuse gesund würden, und die Studierenden dachten, sie wären getäuscht worden und in eine Studie über Leichtgläubigkeit hineingeraten, aber siehe da: Die Mäuse, die in der ersten Studie mit Handauflegen behandelt wurden, hatten vollständige Remissionen (100 Prozent). Problematisch ist, dass vier der sechs Mäuse der Kontrollgruppe, die nur zum Schein behandelt worden waren, ebenfalls gesund wurden (66,7 Prozent).[18]

Da Daten aus Jahrzehnten belegen, dass es 18 bis 80 Prozent der Studienteilnehmer besser ergeht, wenn sie Placebos in Form einer Zuckerpille, einer Spritze mit Kochsalzlösung, einer Scheinoperation oder einer Scheinbehandlung erhalten, sollen neue Behandlungen – so verlangt es die evidenzbasierte Wissenschaft – in Studien zur Wirksamkeit nachweisen, dass die Behandlung deutlich besser wirkt als ein Placebo. Bei einem hohen Placeboeffekt ist es schwierig, die Wirksamkeit einer Behandlung zu beweisen. Die Ergebnisse von Bills Studie waren jedoch verblüffend. Warum ging es den Mäusen in der Placebogruppe besser? Noch nie in der Geschichte der Wissenschaft hatte auch nur eine Maus, der diese spezielle Dosis tödlichen Krebses injiziert worden war, überlebt, und das machte sie zum idealen Modell für die Untersuchung potenzieller Krebsbehandlungen. Wie konnte also die Gruppe, die die Scheinheilungen erhielt, ebenfalls gesunden? Wenn die Heilbehandlung die krebskranken Kontrollmäuse nicht kurierte, was war es dann?

Obwohl Bill das Placeboproblem nie ganz lösen konnte, fand er heraus, dass die Mäuse, wenn sie von den Wissenschaftlern fortgebracht wurden, anscheinend innerhalb der Frist starben, während die Kontrollmäuse, die im Labor blieben, sich weiterhin erholten. Bei Bills viertem Versuch befanden sich elf Mäuse in der Versuchsgruppe. Zehn von elf wurden wieder gesund (90,9 Prozent). Sieben der acht Kontrollmäuse vor Ort waren wieder gesund (87,5 Prozent). Keine der vier Kontrollmäuse außerhalb des Versuchsgeländes wurde wieder gesund (0 Prozent).

Bill hoffte, dass man ihm dafür den Nobelpreis verleihen

würde, doch stattdessen schien das, was er bewiesen hatte, niemanden zu interessieren: dass man mit Heilung durch Handauflegen sogar mit skeptischen Studierenden erwiesenermaßen „unheilbaren“ Krebs bei Mäusen kurieren kann. Es gelang ihm kaum, die Studie zu veröffentlichen. Im Jahr 2000 wurde Bills Studie „The Effect of ‚Laying on of Hands‘ on Transplanted Breast Cancer in Mice“[19] in einer Zeitschrift veröffentlicht, die von einigen als Randpublikation betrachtet wird: dem *Journal of Scientific Exploration*. Da sie in einer Zeitschrift vergraben war, die nur von wenigen gelesen wurde, erregte sie keine große Aufmerksamkeit. Das hielt Bill jedoch nicht davon ab, weitere Mausstudien durchzuführen und insgesamt bei 97 Mäusen Krebs auszulösen. 44 von 48 Mäusen, die mit Heilung durch Handauflegen behandelt wurden, erholten sich (91,7 Prozent). 33 von 41 Kontrollmäusen, die sich vor Ort im selben Laboratorium befanden, wurden wieder gesund (80,5 Prozent). Null von acht Mäusen außerhalb des Labors wurden wieder gesund (0 Prozent).

Jahre später präsentierte Bill seine Forschungsergebnisse vor einem Saal voller Onkologen und Wissenschaftler. Sein Vortrag führte zu einer Einladung, bei seiner Stelle am St. Joseph's College in Brooklyn ein Sabbatjahr zu nehmen und seine Mausforschungen am Zentrum für Immuntherapie der University of Connecticut fortzusetzen. Bill erstellte 19 Versuchsanordnungen, doch am Ende scheiterte das Projekt. Die Universität schien Bill zwar willkommen zu heißen, bot ihm aber kein unterstützendes Umfeld. Nachdem alles, was schiefgehen konnte, schiefgegangen war, gelangte er zu dem Schluss, dass er bei den anderen Krebsforschern unerwünscht war – nicht nur, dass diese nicht an das glaubten, was er untersuchte, sie waren offenbar auch nicht neugierig darauf. Bill meint, dass seine Forschung das Weltbild bedrohte, das sie dogmatisch hochhielten.

Bill ist nicht der einzige Wissenschaftler, der Energieheilung und ihre Auswirkungen auf krebskranke Mäuse untersucht. Er ist auch nicht der Einzige, der wegen der Natur dessen, was er untersucht, auf institutionellen Widerstand stößt. Gloria Gronowicz, Professorin für Chirurgie und orthopädische Chirurgie an der University of Connecticut, hat, wie im Buch *Healing Ourselves* der Biofeldforscherin Shamini Jain nachzulesen ist, mehrere bahnbrechende placebokontrollierte Studien über *Therapeutic Touch* und dessen Beziehung zum Krebswachstum durchgeführt, und zwar sowohl in vitro als auch in vivo bei Mäusen. Therapeutic Touch ist eine Energieheiltechnik des Handauflegens, die Schmerzen lindert und Entspannung, Wundheilung und Genesung von Krankheiten fördert. Ihre Studie über die Auswirkungen von Therapeutic Touch auf Knochen, Sehnen und Bindegewebszellen wie auch auf Knochenkrebszellen ergab, dass Therapeutic Touch das Zellwachstum nicht nur weitaus stärker beeinflusste als Scheinbehandlungen, sondern auch intelligent war: Gesunde Zellen vermehrten sich, während Krebszellen schrumpften.[20] Anschließend untersuchte sie die Wirkung von Therapeutic Touch bei Mäusen, denen Brustkrebszellen injiziert worden waren, und setzte ebenfalls eine Scheinbehandlung als Placebokontrolle ein. Bei den Mäusen, die mit Therapeutic Touch behandelt wurden – nicht aber bei denen, die das Placebo erhielten –, gingen die Tumormetastasen zurück, obwohl die Tumore nicht verschwanden wie bei Bills Mäusen.[21]

KANN CYCLING MENSCHEN GESUND MACHEN?

Obwohl die Studien mit Mäusen vielversprechend sind, bleibt die Frage bestehen: Können wir beweisen, dass eine solche Krebsbehandlung auch bei Menschen funktioniert? Bislang haben wir nur faszinierende nichtwissenschaftliche Einzelbeobachtungen. Wie Bill mir sagte, hat die Cycling-Behandlung von Menschen zu zahlreichen Heilungen geführt, vor allem bei schwer zu behandelnden Krebsarten wie Bauchspeicheldrüsenkrebs und Retinoblastom. „Je aggressiver der Krebs ist, desto besser scheint diese Methode zu funktionieren. Ich weiß nicht, warum. Bei gutartigen Tumoren hilft sie allerdings nicht. Auch das kann ich nicht erklären. Man kann eine Zuckerpille auf eine Warze werfen, und sie bildet sich zurück, aber Cycling hilft nicht gegen Warzen. Dagegen Bauchspeicheldrüsenkrebs: Einen Fall habe ich letzten Monat ‚in Ordnung gebracht'."

Bill berichtet von der erfolgreichen Behandlung einer Ovarialtorsion (Eierstockstieldrehung), der Besserung von Arthritissymptomen und der sofortigen Heilung des Fingers seiner Tochter, der in einem Autotürrahmen eingequetscht worden war. Er brachte seiner Tochter Cycling bei, und sie behandelte erfolgreich sein verletztes Knie und seine Gallensteine, die einen akuten Anfall verursacht hatten – beides Erkrankungen, bei denen sein Arzt eine Operation für notwendig gehalten hatte. Seitdem ist Bill beschwerdefrei.

Bill hat auch damit experimentiert, „Heilung" in Wasser und Baumwolle zu speichern und dann das Wasser und die Baumwolle zur „stellvertretenden" Behandlung zu verwenden. Eine Frau, die etwas von Bills Watte hatte, führte eine unvorhergesehene Kontrollstudie durch. Nachdem sie von einer Katze angegriffen worden war, legte sie die „aufgeladene" Baumwollwatte auf Hals und Brust auf. Sie hatte jedoch nicht mehr genug Watte für die Wunde an ihrer Hand übrig. Die fußlangen Wunden an Hals und Brust wurden innerhalb weniger Stunden weiß, während sich an der Wunde auf der Hand roter Schorf bildete. Einige Tage darauf waren die Wunden an Hals und Brust spurlos verheilt, doch die Hand brauchte dazu mehrere Wochen, und noch einen Monat, nachdem sich die Wunde geschlossen hatte, war eine rosafarbene Narbe sichtbar.

Bill sagt, mit Cycling könne er sich zwar nicht selbst behandeln, doch bei Hornhauterosionen und einer Netzhautablösung habe er sich schon mit Baumwollwatte behandelt, die er zuvor aufgeladen hatte. Seitdem haben auch viele von Bills Schülern und Anwendern damit experimentiert, nicht nur andere Menschen, sondern auch sich selbst mit Baumwollwatte zu behandeln, die jemand anders vorher „gecycelt" hatte.

Obwohl Ben und Bill mit vielen Krankheitsbildern experimentiert haben, ist die Bengston-Energieheilungsmethode bei Krebs offenbar am wirksamsten. Vorhergehende Krebsoperationen scheinen den Erfolg seiner Behandlung nicht zu beeinträchtigen, eine Bestrahlung oder Chemotherapie dagegen schon. Ich gebe zu, dass bei mir die Alarmglocken schrillten, als Bill sagte, dass sich diese konventionellen Krebsbehandlungen möglicherweise nicht mit dem Cycling als ergänzende Therapieform vereinbaren lassen, und er kann diese Besorgnis nachvollziehen. Wenn die Zeit drängt, scheint Energieheilung als *Ergänzung* zur Krebsbehandlung zwar harmlos zu sein, aber wenn sie Menschen dazu verleitet, effiziente bewährte Methoden hinauszuzögern, könnte das lebensbedrohlich sein. Als ich ihn fragte, ob er erklären könne, warum das Cycling nach einer Chemotherapie oder Bestrahlung eventuell versagt, erklärte er, er glaube, dass es beim Cycling um Heilung gehe und bei Chemotherapie und Bestrahlung ums Töten. Wenn Heilen und Töten zusammen angewendet werden, heben sie sich vielleicht gegenseitig auf, vermutete er.

„Aber von Wissen kann keine Rede sein!", schloss er. Er ermutigt seine Schüler dazu, ihn eines Besseren zu belehren. Ihm zufolge haben einige von ihnen auch mit Cycling als Ergänzung zu onkologischen Behandlungen, die auch niedrig dosierte Chemotherapie oder Bestrahlung umfassten, Erfolge erzielt.

Außer Krebs, so Bill, haben auch andere Erkrankungen eine gute Prognose, wenn man die Bengston-Methode anwendet. Sie scheint bei jungen, ansonsten gesunden Menschen besser zu funktionieren als bei älteren Menschen mit vielen Begleiterkrankungen. Verletzungen sind am besten behandelbar, wenn sie noch frisch sind, „bevor sich die Vorstellung, verletzt oder behindert zu sein, im Geist verfestigt". Je länger es dauert, eine Krankheit zu entwickeln, umso länger dauert auch die Behandlung und umso weniger erfolgreich ist sie. Beispielsweise sprechen Erkrankungen wie Arthrose, die sich über Jahre der Degeneration hinweg entwickeln, nicht so gut an wie schnell wachsende oder plötzlich auftretende Krankheiten, wie bakterielle oder virale Infektionen, aggressive Krebsarten oder eine frische Verletzung.

Die Bengston-Methode scheint bei der Alzheimer-Krankheit hilfreich zu sein, weniger jedoch bei der Parkinson-Krankheit, was darauf hindeutet, dass sie besser funktioniert, wenn sie etwas entfernt, was nicht vorhanden sein sollte (Krebs, Beta-Amyloid-Plaques), als wenn sie etwas ersetzt, was fehlt (Dopamin produzierende Nervenzellen). Anwender haben Erfolge bei Asthma, Allergien, Autoimmunerkrankungen, chronischen Schmerzen und sogar bei Tierkrankheiten erzielt.

WAS IST, WENN JEMAND NICHT GEHEILT WERDEN WILL?

Ein Phänomen, das Bill und andere Anwender der Bengston-Methode verblüfft, ist die Tatsache, dass einige Menschen zornig reagieren, wenn sie von einer potenziell lebensbedrohlichen Krankheit geheilt werden. Bill sagt, er habe das schon oft erlebt. Eine verzweifelte Freundin überredet einen widerwilligen Krebspatienten, die Bengston-Methode auszuprobieren, nachdem alles andere versagt hat und die Ärzte aufgegeben haben. Bill und andere Anwender geben ihr Bestes und ziehen manchmal sogar in die Wohnung der Betroffenen ein, um sie ein- oder zweimal am Tag behandeln und mit Heilung „zudröhnen" zu können.

Bill sagt, es sei einfach eigenartig. Der Krebs verschwindet. Ärzte bestätigen, dass er verschwunden ist. Die Anwender der Bengston-Methode stellen sich darauf ein, die großartigen Ergebnisse ihrer harten Arbeit zu feiern. Und der Patient ist *stinksauer.*

Eine Behandlerin schrieb einen Brief an Bill über eine Patientin namens Sarah. Bei der ersten Sitzung spürte sie, dass Sarah deprimiert war, aber auch, dass sie ihren Krebs akzeptiert hatte und darauf vertraute, sicher in Gottes Hand zu sein. Sarah kam regelmäßig zu den häufigen Sitzungen. Es ging ihr immer schlechter. Da sie befürchtete, dass der Krebs auf ihr Gehirn übergegriffen hatte, ließ sie weitere Untersuchungen durchführen. Doch es war nicht nur so, dass der Krebs sich nicht ausbreitete – er war im Verschwinden begriffen. Als Sarah erfuhr, dass sich ihr Krebs zurückbildete, statt sich auszubreiten, brach sie ihre Behandlungen mit der Bengston-Methode ab. Traurigerweise nahm sie sich einige Monate später das Leben. In einer E-Mail, die mir weitergeleitet wurde, schrieb ihre Behandlerin: „Ich fand es interessant, dass sie sich erholte, obwohl sie es eigentlich gar nicht wollte und auch nicht glaubte, es zu schaffen. Sie gab vor, allen anderen zuliebe gesund werden zu wollen. Was meines Erachtens nicht viel anders ist als jemand, der in Zorn gerät, wenn er kuriert wird."

Ich vermute, dass manche Menschen zwar auf der bewussten Ebene geheilt werden oder für ihre Familien da sein wollen, aber vielleicht ist das Leben hart, die erlittenen Traumata sind schwer, und ein im Unterbewusstsein vergrabener Wunsch will einen gesellschaftlich akzeptierten Ausstiegsplan. Das brachte mich dazu, über einen der zentralen Grundsätze der medizinischen Ethik nachzudenken: die Einwilligung nach Aufklärung. Sofern ein Patient nicht minderjährig ist, gilt es als ärztlicher Kunstfehler und Grenzüberschreitung – von moralischem Unrecht gar nicht erst zu reden –, körperliche Behandlungen an Patienten vorzunehmen, ohne dass diese ausdrücklich zugestimmt haben. Mit anderen Worten: Ein Patient hat stets das Recht, krank zu bleiben oder zu sterben; niemand darf sich einmischen, und sei es auch in bester Absicht. Zum Erlernen der Bengston-Methode gehört eine strenge ethische Lektion, die besagt, dass „Cycling" nur an denjenigen praktiziert werden darf, die in die Behandlung einwilligen. Aber was ist, wenn die Patienten nur einwilligen, weil sie sich unter Druck gesetzt fühlen und es Familienmitgliedern recht machen wollen? Würden Patienten immer noch nach der Heilung wütend werden, wenn wir eine Möglichkeit hätten, jene tief vergrabenen Teile des Unterbewusstseins, die eine lebensbedrohliche Krankheit als gültigen Ausstiegsplan betrachten, um Zustimmung zu bitten?

Vielleicht liegt ein Teil des Heilens darin, einen verwundeten Lebenswillen zu behandeln. In seinem bemerkenswerten Buch *Der Wille zum Leben* erzählt der Arzt Arnold Hutschnekker Geschichten darüber, wie der Lebenswille die Gesundheit von Patienten stärkt und dass unsere Gesundheit leidet oder wir sogar sterben können, wenn er schwindet. Was auch immer Hutschnecker wusste, es muss für ihn funktioniert haben – er starb im Jahr 2000 im Alter von 102 Jahren und hat im Lauf seines Lebens einen Sexskandal mit einer Patientin und die Schande, Richard Nixons Psychiater gewesen zu sein, überstanden.

Ich fragte mich, inwieweit dieser Faktor des „Willens" diejenigen beeinflusst hat, die zwar sagten, sie wollten eine Behandlung nach der Bengston-Methode, aber verärgert schienen, als sie sich erholten. Wenn wir Menschen nicht helfen können, sich für ein längeres, schöneres Leben zu begeistern, das ihnen wahrscheinlich gefallen wird, dann sollten wir unsere Heilung vielleicht besser für uns behalten und sie in Würde sterben lassen.

WAS IST DIESES MENTALE „CYCLING"?

Als ich Bill bat, mir zu erklären, was seiner Meinung nach beim Cycling geschieht, lautete seine Antwort wie so oft: „Wenn ich das nur wüsste!" Aber er versuchte es:

> *„Alle nennen es ‚Energieheilung'. Aber Energie kann es nicht sein. Es funktioniert aus der Entfernung. Man kann*

zwar die Hände benutzen, aber erforderlich ist es nicht. Die Entfernung hat überhaupt keinen Einfluss. Es ist ein nichtlokales Phänomen. Was sagt uns das? Wenn Entfernung sich nicht auswirkt, dann vermutlich auch nicht die Zeit. Wenn ich mit einem Licht leuchte, wird es schwächer, je weiter man sich davon entfernt. Jede Energie wird mit der Entfernung schwächer. Heilung nicht – also kann es keine Energie sein."

„Was ist es dann?"

Bill zuckte mit den Schultern und sagte:

„Ich glaube, es ist Information. Ich habe Datenmaterial, das darauf hindeutet, dass Informationen in ein physisches System eingefügt werden. Wenn ich Zufallszahlengeneratoren in einem Raum laufen lasse, geben sie während des Heilens keine Zufallszahlen mehr aus. Das habe ich informell getestet, als wir Magnetometer-Studien durchführten.[22] Ich habe den Zufallszahlengenerator direkt behandelt, als wäre er ein ‚Klient'. Nichts. Wir ließen dann den Zufallszahlengenerator in einem Raum mit fünf Käfigen, in denen krebskranke Mäuse waren, laufen. Daraufhin ‚reagierte' der Zufallszahlengenerator, indem er (offenbar) Informationen einfügte, die Entropie verringerte, sensitiv auf die Behandlung reagierte. Das taten wir hin und wieder, und es blieb konstant, bis die Mäuse gesund waren. Dann reagierte der Zufallszahlengenerator nicht mehr. Meine vorläufige Schlussfolgerung ist, dass dieses Muster sich mit dem Gedanken deckt, dass Heilung eine Reaktion auf einen Bedarf ist. Vielleicht bewirkt die Verringerung der Entropie in einem System, dass es nicht mehr zufällig ist, weil ich beim Heilen Informationen einfüge. Sind Information und Energie austauschbar? Ist Energie auch Information? Wenn sie In-

formation ist, wie wird sie eingefügt? Ich habe eine Hypothese, kann sie aber nicht beweisen. Ich bin auf der Suche nach einem Physiker, der mir helfen kann, aber bisher hat sich noch niemand gefunden."

Bill fuhr fort:

> *„Die Heilung wird von der heilbedürftigen Person angetrieben. Sie ist die Reaktion auf ein biologisches Bedürfnis. Wenn die Mäuse mit Krebs das Bedürfnis haben, laufen sie zur linken – der heilenden – Hand des Heilers. Dreht man den Käfig um, bewegen sie sich immer noch zur linken Hand, aber nur, wenn sie krank sind. Sobald es ihnen besser geht, verlieren sie jegliches Interesse an der linken Hand. Kinder und Haustiere tun das. Ein Junge mit einem Retinoblastom ist direkt zu mir gekommen und hat seine Stirn auf meine linke Hand gelegt – und sein Tumor ist verschwunden. Erwachsene tun das nicht mehr. Sie denken, es sei verrückt. Mit Kindern und Tieren ist es viel unkomplizierter. Und noch einfacher ist es mit Mäusen. Zellkulturen sind am einfachsten. Wenn wir Baumwollwatte, die wir mit Cycling aufgeladen haben, neben normale Zellen legen, passiert gar nichts. Legen wir die Watte aber in die Nähe von verletzten Zellen, reagieren sie genomisch. Wenn sie beweglich sind, schwimmen sie auf die Watte zu. Das Problem ist nur, dass wir kein Gerät finden, mit dem wir feststellen können, was ‚es' ist."*

Bill ist irritiert, dass ich mein Buch *Heilige Medizin* betitelt habe. „Es ist nicht heilig, Lissa. Es ist natürlich. Heilung geschieht die ganze Zeit. Man braucht dazu keine spirituelle Einstellung und muss zu keinem Gott beten. Das schwöre ich bei meinem Logo." Er reichte mir seine Visitenkarte, auf der auf der einen Seite „Sei spielerisch" und auf der anderen „Meide Rituale" stand.

„Rituale machen alles zunichte, was du tun willst. Wenn du eine ritualisierte Form der Heilung praktizierst, denkst du: ‚Zuerst knie ich nieder, dann hebe ich meine Augen gen Himmel, dann drehe ich meinen Kristall dreimal. Als ich es letztes Mal so gemacht habe, ist der Krebs geheilt worden.' Jetzt hast du ein Ritual. Ein Ritual ist jede Handlung, die eine bestimmte Folge haben soll. Du tust es zur Sicherheit, um etwas sicher einzuschließen. Durch das Ritual gibst du deine Macht ab, anstatt sie so zu nutzen, wie es dir entspricht. Wenn du das tust, konzentrierst du dich mehr auf die Durchführung des Rituals als auf das Spielerische, mit dem es beim ersten Mal funktioniert hat. Es ist wie Anfängerglück. Wie bleibt man ein Anfänger? Man meidet Rituale. Mach es nicht zu etwas Heiligem. Denn dann hast du vergessen, wozu du es getan hast. Heile nicht einmal deswegen, um ein guter Mensch zu sein. Heile, weil es Spaß macht … Hör auf, dich so anzustrengen. Sei achtsam, und dann sei unbekümmert."

Auch wenn Bill behauptet, diese Medizin sei nicht heilig, und sie eher als eine Funktion der Natur als von Gott betrachtet, zieht er doch den Hut vor Spiritualität. „Vielleicht kann ich meinen Patienten das geben, was sie zur Heilung brauchen, indem ich mit der Quelle in Berührung komme, denn die Quelle bietet eine unendliche Zahl gleichzeitiger Existenzen jenseits von Zeit und Raum. Vielleicht gibt es einen Ort, an dem du dir den Finger eingequetscht hast, und einen Ort, an dem das nicht passiert ist; einen Ort, an dem der Finger heilt, und einen Ort, an dem er nicht heilt. Diese Orte liegen wahrscheinlich nah beieinander. Wenn wir also schnell handeln, bevor deine Gedanken die Gelegenheit haben, sich zu einer negativen Realität zu verfestigen, können wir uns vielleicht irgendwie in die Zeit vor dem gequetschten Finger zurückbewegen."

FORSCHUNGSRICHTUNGEN DER ZUKUNFT

Als Nächstes ist Bill an der Möglichkeit interessiert, das Heilen zu skalieren und klinische Versuche an Menschen durchzuführen – solche Versuche sind schwieriger zu kontrollieren als die mit Mäusen. Obwohl er seine Mäuse in Gruppen behandelt hat, arbeiten die meisten Behandler, die seine Methode anwenden, einzeln mit ihren Klienten, was ineffizient, aufwendig und schwer zu skalieren ist. Er findet die Möglichkeit aufregend, dass Heilung in Baumwolle oder Wasser gespeichert und weitergegeben oder in eine Tonfrequenz umgewandelt wird, die Krebs heilen könnte, ohne dass ein Heiler anwesend ist. Bill hat zwar Schwierigkeiten, ein Labor zu finden, in dem er entsprechende Tests durchführen kann, doch er ist fest entschlossen, die Antwort zu finden. Wenn es ihm gelingt, will er diese heilende MP3 kostenlos im Internet veröffentlichen und sehen, ob sie Menschen mit Krebs zu heilen vermag. Er träumt davon, der Pharmaindustrie mit ihren Krebsmedikamenten den Mittelfinger zu zeigen und Heilung für alle auf der Welt, die es möchten, kostenlos zugänglich zu machen.

Ich bin Bill sechs Jahre lang mit Interviews auf die Nerven gegangen, um seine Arbeit zu recherchieren. Er ertrug meine herausfordernden Fragen mit selbstironischem Humor und räumte schließlich (wenn auch widerstrebend) ein, dass Menschen keine Mäuse sind und dass es eine psychospirituelle Grundlage dafür geben könnte, warum Menschen krank werden, im Gegensatz zu gesunden Mäusen, deren einziges Trauma darin bestand, von Bill mit Krebs infiziert zu werden. Ich stellte Bill die Forschungsergebnisse von Kelly Turner vor, der Autorin von *9 Wege in ein krebsfreies Leben* – sie hatte sich mit den emotionalen, psychischen und spirituellen Voraussetzungen von Menschen befasst, die sich von „unheilbaren" Krebserkrankungen besser als erwartet erholten. Dabei stellte ich die Hypothese auf, dass eine Behandlung mit „Cycling" zwar ihre Lebenskraft stärken, sie jedoch nur vorübergehend heilen könne, wenn nicht auch ihre Traumata und die Stressfaktoren in ihrer Lebensführung, die sie für Krankheiten wie Krebs anfällig machten, behandelt würden. Meine Hypothese war: Wie bei jeder Bluttransfusion, die ein blutender Patient erhält, verschwinden zwar die Anzeichen der Krankheit, aber wenn sie trotzdem weiterhin Lebenskraft verlieren, taucht die Krankheit unter einer anderen Diagnose wieder auf. Bill räumte ein, dass dies möglich sein könnte, und angefeuert von mir, fügte er seinem Forschungsplan spezielle Marker hinzu, um das emotionale, psychische und spirituelle Wohlbefinden der Menschen, die er untersuchen will, einschätzen zu können.

Zum Abschluss unseres x-ten Gesprächs fragte ich Bill, ob er seine Vorstellung darüber, wie wirksam die Bengston-Methode bei Menschen ist, zusammenfassen könne. Bill sagte:

> *„Die klinischen Probleme, die das Behandeln von Krankheiten als ‚ergänzende' und nicht als ‚alternative' Therapie mit sich bringt, haben mich vor 30 Jahren von der Behandlung von Menschen mit Ben weggeführt und ins Labor zu meinen Nagern getrieben. Wie du weißt, sind die meisten klinischen Fälle bei ‚Zweibeinern' sehr kompliziert. Es gibt praktisch keine Möglichkeit, die Wirkungen von Handauflegen im Vergleich zu Vitamin C durch Analyse herauszufiltern. Beispielsweise haben meine Partnerin Margaret und ich vor Kurzem die Frau eines befreundeten Arztes behandelt, bei der Bauchspeicheldrüsenkrebs im vierten Stadium diagnostiziert worden war. Da sie die Prognose kannten, wollten sie nicht den traditionellen Weg gehen. Also besuchten sie uns und waren sofort sehr interessiert. Wir haben die Frau selbst behandelt, aber auch aufgeladene Baumwolle und behandeltes Wasser verwendet … das volle Programm. Aber in der realen Welt gehörte zum ‚vollen Programm' eben auch,*

dass von diesem oder jenem Vitamin mehr eingenommen oder dass diese oder jene Ernährung umgestellt wurde usw. Haben wir sie also geheilt? Ich kann nur sagen, dass ihr Krebs verschwunden ist und die Schulmedizin das nicht geschafft hat. Gut für sie, aber nicht ausreichend für die Wissenschaft.“

So frustriert ich auch war, so sehr bewunderte ich seine Weigerung, sich auf Gewissheiten zu verlassen oder Behauptungen aufzustellen, die er nicht beweisen konnte. Auf dem Gebiet der Heiligen Medizin entdeckte ich, dass „Ich weiß es nicht“ eine vertrauenswürdige, zulässige Antwort ist. Es ist auch ein verlässliches Zeichen dafür, dass jemand ein ethischer Heiler und guter Wissenschaftler ist, bescheiden angesichts von Rätselhaftem und nicht voller Prahlerei und falscher Gewissheit.

BILL UND BEN: EINE UNKONVENTIONELLE LIEBESGESCHICHTE

An einem Sommerabend, als gerade die Sonne unterging, fragte ich Bill bei Wein und Abendessen auf seiner Veranda in Long Island, was aus Ben geworden sei. Bill erklärte, er und Ben hätten sich zerstritten, als Bill begann, Krebs selbst zu heilen. Ben beschuldigte Bill, ihn aus der Forschung mit Mäusen ausgeschlossen zu haben, doch Bill beharrte darauf, dass Ben selbst einen Rückzieher gemacht habe. Viele Jahrzehnte waren vergangen, seit Bill das letzte Mal etwas von Ben gehört hatte, bis er eines Tages von einem Londonaufenthalt zurückkehrte und nach einem langen Flug über den Atlantik erschöpft ins Bett fiel.

„Ich wollte eigentlich nur ein Schläfchen machen und stellte den Wecker auf sieben Uhr. Aber in meiner Jetlag-Benommenheit hatte ich ihn versehentlich auf morgens und

nicht auf abends gestellt und so schlief ich durch. Um elf Uhr abends fuhr ich aus dem Bett hoch und erschrak, als ich in der Mitte des Zimmers einen Lichtschein sah. Die Jalousien waren heruntergelassen, sodass es dunkel war, aber ein Schein, vergleichbar mit einer schwebenden Lichtkugel, war so hell, dass er den ganzen Raum erhellte. Ich wusste, dass es Ben war. Ich weiß nicht, woher ich das wusste, aber ich wusste es noch mit der kleinsten Unze Gewissheit in jeder Zelle meines Körpers. Ich streckte die Hand aus und sagte: ‚Ben.'

Es war reine Liebe. Bens Mistkerl-Tendenzen schmolzen irgendwie dahin, und nur Liebe blieb von ihm zurück. Später fand ich heraus, dass er genau in diesem Moment gestorben war."

Bill wurde still, und ich dachte schon, er würde weinen, als er sich gerade aufrichtete, sich räusperte, leise lachend in die untergehende Sonne blickte und sagte: „Das ist also alles, was ich habe. Das und viele unbeantwortete Fragen."

„Warte! Eins noch."

Bill sah mich misstrauisch an und gestikulierte, als wolle er sagen: „Was ist denn jetzt noch?"

„Was ist mit Liebe? Geht es beim Heilen nicht um Liebe?"

Bill schüttelte den Kopf und sagte: „Das ist mir jetzt zu hoch ... Verdammt, ich habe keine Ahnung."

Auch ich habe keine Ahnung, aber vielleicht versetzt uns das Cycling in einen angenehmen Zustand der Wunscherfüllung, hebt uns heraus aus dem energetischen Schlamm der Angst, des Mangels, der Zweifel, der unerfüllten Sehnsucht und der Bemühungen des Verstandes, Probleme zu lösen, die er nicht zu lösen braucht. Die Vorstellung, unsere Wünsche würden erfüllt, kurbelt vielleicht die Freude aus der heilenden Blase des Steinmännchens ganzheitlicher Gesundheit an und nimmt gleichzeitig etwas von unserer emotionalen Bürde weg. Wenn es der Person, die das Cycling ausführt, ein Anliegen ist, einem leidenden Menschen zu helfen, leuchtet vielleicht der Aspekt des Dienstes an der Welt der heilenden Blase auf. Vielleicht haben die Studierenden diese Mäuse geliebt, was ein „Knurrhahn" wie Bill nur ungern zugeben würde.

Wer weiß? Das übersteigt auch mein Fassungsvermögen. Aber ich habe auf einem von Bills Workshops gelernt, wie man cycelt, falls es einmal nützlich sein sollte. Einige Monate später stürzte ein Gärtner aus der Nachbarschaft, den ich Hugo nenne, von einer hohen Leiter auf einen scharfen Felsen. Er schrie vor Schmerzen, während ich ihn mit den Händen und meinem Stethoskop untersuchte. Ich war mir sicher, dass er sich eine Rippe gebrochen hatte, und vermutete, dass die Lunge durchbohrt war, was unter Umständen einen Spannungspneumothorax verursacht, der schnell zum Tod führen kann. Ich rief den Notruf an. Da wir weit von einer Unfallklinik entfernt waren, schickte der medizinische Notdienst einen Hubschrauber, als sie hörten, dass er auf einer Seite keine Atemgeräusche hatte.

Wenn ein Lungenflügel durchbohrt wird und Luft in den Pleuraraum entweicht, kann das Herz zusammengedrückt werden, sodass es nicht mehr in der Lage ist, Blut zu pumpen. Das kann sehr schnell zum Tod führen. Obwohl ich Jahrzehnte zuvor geübt hatte, bei einem Notfall mit einem Küchenmesser zwischen die Rippen einer Person zu stechen, um die Luft herauszulassen, fürchtete ich mich zu sehr, das zu Hause zu versuchen. Ich hatte zwar schon Thoraxdrainagen gelegt, aber nie den Trick mit dem Küchenmesser ausprobiert. Was, wenn meine Diagnose falsch war und ich ihn tötete?

Ich hatte Angst, dass Hugo in meinen Armen starb, bevor der Hubschrauber eintraf. Ohne Thoraxdrainage und Medikamente zur Hand, während mein Nervensystem in eine Kampf-oder-Flucht-Stressreaktion geriet, fiel mir von all dem, was ich über Heilige Medizin gelernt hatte, nur noch ein, wie man cycelt. Ich schloss die Augen, legte die Hände auf Hugos Brust, rief mir meine Liste mit etwa 20 Wünschen in Erinnerung und begann zu cyceln, aber erst, nachdem ich innerlich gefleht hatte: „Gott, hilf mir, das zu tun!“

Hugo schrie, aber seine Schreie wurden im Verlauf des Cycling leiser. Als ich ihn in die Arme nahm und sanft murmelte, ließ ich meine egoistischsten Wünsche Revue passieren und versuchte, nicht an meinen Wunsch zu denken, Hugo in ein paar Wochen wieder durch die Straßen hüpfen zu sehen, völlig gesund und ohne Behinderung. Als der Sanitäter ihn mir aus den Armen nahm und seine Brust abhörte, sagte er: „Gute Entscheidung, Doc. Klingt zumindest nach einem partiellen Pneumothorax“, und brachte ihn schnell in den Hubschrauber.

Als ich anrief, um mich nach Hugo zu erkundigen, sagte der Arzt: „Ich kann es mir nicht erklären. Unsere Leute standen alle mit ihren Instrumenten parat, der Operationssaal war für eine Thorakotomie vorbereitet, falls sie nötig sein sollte. Aber als er hier ankam, hatte er Atemgeräusche und lachte. Wir haben seinen Brustkorb geröntgt. Er hat eine gebrochene Rippe, aber keinen Pneumothorax. Ich schätze, die Sanitäter lagen mit ihrer Diagnose daneben. Oder vielleicht hat der Mann einen Schutzengel.“

Einige Wochen darauf ging mir das Bild durch den Kopf, wie Hugo durch die Straßen hüpfte, das ich von ihm gecycelt hatte, als ich ihn sah, völlig genesen auf einen Baum kletternd. Ich erzählte es Bill, und er sagte: „Ich hoffe, du hast dich an die goldene Regel erinnert: Sei spielerisch. Meide Rituale.“

Die Mechanismen, wie diese Cycling-Praxis zu körperlicher Heilung führen kann, sind zwar noch nicht geklärt, aber wenn Sie mit einer Krankheit zu tun haben, die Ärzte nicht heilen können, dann gehört diese Technik womöglich in Ihren Notfallkoffer der Heiligen Medizin. Wenn Menschen krank sind, gehen ihnen oft toxische, angstvolle Bilder und Untergangsszenarien, die das System mit Stresshormonen wie Cortisol und Adrenalin überfluten und die natürlichen Selbstheilungsmechanismen des Körpers ausschalten, im Kopf herum. Bilder erfüllter Wünsche hingegen erzeugen wahrscheinlich eine biochemische Suppe aus Dopamin, Endorphinen, Oxytocin und anderen heilenden Hormonen. Warum es nicht ausprobieren? Es kostet nichts. Es ist harmlos. Schlimmstenfalls bewirkt diese Technik, dass Sie sich wohler fühlen. Bestenfalls kommt es bei Ihnen vielleicht zu einer unerwarteten Heilung. Und wenn einige dieser Wünsche dann auch noch in Erfüllung gingen, wäre das doch die Krönung des Ganzen, oder?

DIE BENGSTON-METHODE™

Die von Ben und Bill gemeinsam entwickelte Methode, mit der Mäuse von Krebs und Einzelberichten zufolge etliche Krankheiten bei Menschen geheilt wurden, basiert auf dem mentalen Cycling von Bildern. Wenn Bill und die von ihm ausgebildeten Anwender der Bengston-Methode Cycling als eine Form der Heilung für Menschen ausüben, empfehlen sie, dass auch die Heilbedürftigen cyceln, um „auch mitzumischen". Probieren Sie es selbst aus, wenn Sie sich inspiriert fühlen!

1. **Erstellen Sie eine Liste mit mindestens 20 der größten Wünsche Ihres Egos.** Seien Sie selbstsüchtig! Das Gewünschte muss jeweils messbar sein, etwas, das Sie auf Ihrer Liste abhaken können, wenn Sie es sich erfüllt haben.

2. **Übersetzen Sie jeden Punkt auf Ihrer Liste in ein Bild.** Wenn ich mir ein rotes Fahrrad wünsche, stelle ich mir vielleicht vor, wie ich darauf sitze und einen Hügel hinuntersause.

3. **Reduzieren Sie jedes Bild auf ein Wort oder einen Satz.** Mein einzelnes Wort könnte *Fahrrad* sein.

4. **Erstellen Sie eine Liste Ihrer Ein-Wort-Bilder.**

5. **„Kosten" Sie jedes Bild eine Weile aus.** Nehmen Sie sich für jedes Bild mindestens zehn bis 15 Minuten Zeit, und spüren in Ihrer Vorstellung all die Gefühle und Empfindungen, die Sie hätten, wenn sich dieser Wunsch erfüllen würde – tun Sie vor Ihrem geistigen Auge so, als ob.

6. **Cyceln Sie die Bilder.** Das ist der schwierige Teil. Lassen Sie jedes Bild wie in einer Diashow vor Ihrem geistigen Auge ablaufen. Beginnen Sie mit einem Bild pro Sekunde. Es ist schwer zu erklären, wie man die Bilder cycelt, ohne Bill zuzuhören, wie er es im Detail erklärt. Es ist keine Gedächtnisübung – lassen Sie die Bilder in zufälliger Reihenfolge Ihr Bewusstsein durchlaufen, als würden Sie Karten mischen.

7. **Erhöhen Sie das Cycling-Tempo.** Wenn er diese Technik lehrt, schlägt Bill erst langsam eine Trommel: *Bumm ... bumm ...*; dann beschleunigt er, und schließlich setzt er ein Metronom ein, das bis zu 100.000-mal pro Sekunde schlägt. Bei dieser Geschwindigkeit können Sie die Bilder nicht mehr „sehen".

8. **Heilen Sie beim Cyceln.** Während der Geist mit dem Cycling von Bildern beschäftigt ist, können die Hände zum Heilen eingesetzt werden. Das kann offenbar auch aus der Ferne geschehen, ohne die Hände zu benutzen.

Wenn Sie Bills Cycling-Methode im Detail kennenlernen möchten, hören Sie sich sein Sounds-True-Audioprogramm Hands-On Healing an, oder besuchen Sie einen seiner Workshops. (Mehr über die Methode lesen Sie auf *https://selfhealing.academy/bengston-heilmethode*; Anm. d. Lekt.)

— Kapitel 3 —

LEBENSENERGIEN

So „abgehoben“ die Bengston-Methode auch sein mag, bei Bill Bengston zu lernen, stellte die skeptische Wissenschaftlerin in mir zufrieden. Seine Genauigkeit und Strenge, seine Weigerung, voreilige Schlüsse zu ziehen, und seine Auffassungen darüber, was wissenschaftlich ist und was nicht, beruhigten die Anteile von mir, die Gewissheit schätzen. Doch es gibt nicht viele Bill Bengstons in der Welt der Heiligen Medizin. Energieheiler denken oft nicht wie Wissenschaftler, sind nicht offen dafür, ihre Arbeit unter wissenschaftlichen Gesichtspunkten untersuchen zu lassen. Wenn ich mehr wissenschaftliche Strenge forderte, redeten sich viele routinemäßig mit Antworten heraus wie: „Menschen zu heilen, liegt mir eben am Herzen.“

Ich verstehe zwar dieses Gefühl, bin aber gleichzeitig bestrebt, solche Antworten mit der Wissenschaft zusammenzubringen. Dennoch habe ich gelernt, die subjektiven Aspekte des Heilens zu respektieren und zu schätzen, die von der wissenschaftlichen Methodik (*noch*) nicht miteingeschlossen werden. Ich stimme mit der Energieheilerin Ellen Meredith in *The Language Your Body Speaks* überein:

> *„Wissenschaftliches Denken fordert Objektivität und lässt Subjektivität nicht zu. Das bedeutet, dass alle Informationen, die Ihrem Inneren entspringen – Ihr inneres Wissen, Ihre auf Erfahrung beruhenden Einsichten, Ihre individuellen Erfahrungen, die persönliche Geschichte, in der sich das gesundheitliche Problem entwickelt hat – weitgehend als irrelevant betrachtet werden. Dadurch, dass Ärzte gehalten sind, ihre Intuition auszuschalten und sich auf Befunde zu verlassen, behindert der Medi-*

zinberuf meines Erachtens die Arbeitsweise, die im Geist eigentlich angelegt ist: Die Intuition der rechten Gehirnhälfte gibt die Richtung unserer Reise vor, und die Logik der linken Gehirnhälfte arbeitet die Details der Reiseroute aus. Was geschähe mit der medizinischen Versorgung, wenn Ärzte dazu ermutigt würden, sich bei ihren Entscheidungen von Fakten und von ihrer Intuition leiten zu lassen, und wenn sie bei Bedarf sowohl medizinische als auch alternative Heilmittel einsetzen könnten?"[23]

Ellens Buch ist gänzlich unwissenschaftlich, und sie steht dazu. Dennoch halte ich ihre Vorschläge für potenziell hilfreich, wenn Menschen mit einer Krankheit zu kämpfen haben, die nicht auf Behandlung anspricht. Sie rechtfertigt ihren Ansatz:

„Dies ist eine nicht wissenschaftliche Form des Diskurses. Vielleicht sind Sie nicht sicher, ob es Sie stört, dass die Wissenschaft nicht immer wieder als Autorität zitiert wird. Kann das, was ich sage, stimmen, wenn ich keine Studie heranziehe, die es beweist? Ich behaupte weder, dass die Wissenschaft immer falsch liegt, noch lehne ich die Wissenschaft ab. Vielmehr denke ich, dass eine ausschließliche Konzentration auf die Wissenschaft uns davon abhält, die Botschaften von Körper und Geist zu verstehen. Das untergräbt das Vertrauen in unsere Fähigkeit, an unserer eigenen Heilung mitzuwirken, und beschneidet Wege, etwas zu erkennen."[24]

Ich stimme mit Ellen überein, dass die Wissenschaft nur unsere mentale Intelligenz in den Dienst nimmt. Wenn wir uns aber ausschließlich auf die Wissenschaft verlassen, laufen wir Ellen zufolge Gefahr, nicht nur unserer intuitiven Intelligenz beraubt zu werden, sondern auch unserer nützlichen emotionalen und somatischen Intelligenz. Ich stand an einem Punkt meines Weges, an dem es an der Zeit war, die subjektiveren Aspekte des Heilens zu erkunden, die die Wissenschaft noch nicht wirklich in der Lage ist zu erforschen.

Geschichten und Berichte aus erster Hand fallen oft in diese Kategorie der Subjektivität. Sie sind nicht wissenschaftlich, und selbst Tausende vergleichbare Berichte summieren sich nicht zu einem Beweis. Dennoch hinkt die Wissenschaft oft hinter den Geschichten hinterher, denn diese stehen an der Spitze dessen, was möglich ist. Geschichten können die Wissenschaft leiten. Wenn eine ausreichende Anzahl von ihnen die Aufmerksamkeit aufgeschlossener, neugieriger Wissenschaftler wie Bill erregen, haben wir dadurch vielleicht das Glück, an Informationen zu gelangen. Geschichten kategorisch als unwissenschaftlich abzutun, wäre vermessen, wenn wir die Geheimnisse der Heilung entschlüsseln wollen.

Mit dieser Erklärung vorweg möchte ich Ihnen nun eine bemerkenswerte Geschichte erzählen. Melanie hatte Eierstockkrebs im fortgeschrittenen Stadium, als sie eine Energieheilerin aufsuchte, um sich in einer Sitzung bei ihr energetisch auf die fünf Tage später angesetzte Operation vorzubereiten. Man hatte ihr empfohlen, „ihre Angelegenheiten zu regeln“, weil die Ärzteschaft in Anbetracht ihres geschwächten Immunsystems fürchtete, dass sie die OP nicht überleben könnte. Die Heilerin beurteilte Melanie energetisch und hatte den starken intuitiven Eindruck, dass der Krebs keine Metastasen gebildet hatte. Obwohl Melanies Energie schwach und ihre Aura nah am Körper zusammengefallen war, befand sich die einzige Stelle, die für die Heilerin nach Krebs aussah, an Melanies linkem Eierstock. Die Beschaffenheit, die Schwingung und das Aussehen der Energie, die ihren Eierstock durchströmte, schienen auf die Methoden der Heilerin zu reagieren. Sie konnte sehen und fühlen, wie die Energie sich veränderte, während sie an Melanie arbeitete. Am Ende der Sitzung waren die Schmerzen, die Melanie wochenlang geplagt hatten, verschwunden.

Die Heilerin sprach mit Melanie über diesen Eindruck und warf die Frage auf, ob eine so eilige Operation wirklich notwendig war. Denn sie stimmte mit den Ärzten darin überein, dass Melanies Immunsystem tatsächlich zu schwach sein könnte, um zu überleben. Außerdem war die Heilerin zuversichtlich, dass das Wachstum des Tumors ohne Operation rückgängig gemacht werden könnte, da Melanies Körper auf die minimalen Behandlungsmaßnahmen, die sie ausprobiert hatte, gut angesprochen hatte.

Die Heilerin hatte jahrzehntelange Erfahrung, und ihr war klar, wie riskant es war, jemanden mit einer möglichen Krebsdiagnose darauf hinzuweisen, dass ein Aufschub der Operation von Vorteil sein könnte. Daher wusste sie, dass sie sich auf unsicherem Boden bewegte. Sie achtete darauf, bei ihrem Vorschlag, Melanies Operation zu verschieben, deutliche Warnhinweise anzubringen, denn sie wusste, dass sie Melanies Gesundheit gefährden oder wegen ärztlicher Tätigkeit ohne Approbation verhaftet werden könnte. Die Aussicht, die Operation abzusagen, entsetzte Melanie, doch die Heilerin war zuversichtlich, denn sie hatte gesehen, wie Melanies Körper auf die minimale Behandlung reagiert hatte. Könnte Melanie die Operation um nur zwei Wochen hinauszögern, überlegte die Heilerin? Melanie vereinbarte eine weitere Sitzung für den nächsten Tag und sagte, sie werde mit ihrem Mann darüber sprechen.

An jenem Abend hielt Melanies empörter Ehemann der Heilerin eine Standpauke. Er nannte sie eine Quacksalberin und drohte ihr, sie werde nie wieder die Chance erhalten, seiner Frau falsche Hoffnungen zu machen. Bevor die Heilerin auch nur irgendetwas erklären konnte, hatte er schon aufgelegt.

Die Heilerin rief erneut an, und Melanie nahm ab. Sie sagte: „Melanie, verschieben Sie die Operation nicht, aber bitte halten Sie Ihren Termin bei mir morgen ein. Sie brauchen nicht zu bezahlen. Sie haben nichts zu verlieren. Ich glaube an das, was ich sage. Und bitte bringen Sie *unbedingt* Ihren Mann mit. Finden

Sie einen Weg!“ Sie rechnete zwar nicht damit, Melanie wiederzusehen, doch am nächsten Tag kam Melanie tatsächlich mit ihrem finster dreinblickenden Ehemann. Seit er erfahren hatte, dass die Heilerin angeboten hatte, die Sitzung kostenlos durchzuführen, verdächtigte er sie nicht mehr, eine Betrügerin zu sein, die seine Frau nur ausnutzen wollte.

Die Heilerin bat Melanie, sich auf den Massagetisch zu legen, und scannte dann ihr Energiefeld. Diesmal sah sie eine dunkle, dichte Energie über Melanies linkem Eierstock, und als sie ihre Hände darauflegte, hatte die Heilerin das Gefühl, ihre Hände bewegten sich durch Schlamm. In der Hoffnung, die Skepsis von Melanies Ehemann zu zerstreuen, bat sie ihn, seine Hände einige Zentimeter über Melanies Körper zu halten, dort, wo sich ihr Eierstock befand. Sie wies ihn an, mit den Händen zu kreisen, und zeigte ihm eine Bewegung, die Energie aus dem Körper ziehen sollte. Erschrocken spürte er etwas, das er nicht sehen konnte. Innerhalb von zwei Minuten pulsierte seine Hand vor Schmerz. Während der Schmerz zunahm, berichtete seine Frau, dass ihrer nachließ.

Am Ende der Sitzung war Melanie schmerzfrei und fühlte sich deutlich gestärkt. Die Heilerin hatte Melanies Mann eine Heilungspraxis gelehrt, die er zu Hause bei ihr anwenden konnte. Melanie und ihr Mann waren so überrascht, dass sie die Operation einstweilen verschoben. Sie bestanden darauf, dass Melanies Ärzte die bildgebenden Tests wiederholten, bevor sie den Eingriff vornahmen. Nach zehn Tagen täglicher Behandlungen durch Melanies Mann und drei weiteren Sitzungen mit der Heilerin wiederholten die Ärzte die Tests. Der Tumor war *verschwunden*.

ENERGIEHEILUNG IM KRANKENHAUS

Ich lernte Melanies Heilerin – Donna Eden – im Krankenhaus der University of California, San Francisco (UCSF) kennen, lange bevor ich Melanies Geschichte hörte. Als ich einer befreundeten Ärztin erzählte, ich sei unterwegs zum Krankenhaus, um Donna bei der Behandlung eines kranken Freundes zuzusehen, wusste diese Ärztin, wer sie war, obwohl ich noch nie von ihr gehört hatte. Es stellte sich heraus, dass Donna eine der berühmtesten Heilerinnen in den Vereinigten Staaten ist, eines der ältesten und angesehensten Schulungsprogramme für Energiemedizin in der modernen Welt leitet und das Vorzeigebuch zum Thema Selbstheilung geschrieben hat: *Energy Medicine.* Da ich mich eben zu jener Zeit auf die subjektiven Aspekte der Heilung konzentrierte, erschien mir ihr gleichzeitiges Auftauchen in meinem Leben wie ein göttliches Timing. Donna kam ins UCSF-Krankenhaus, um einen gemeinsamen Freund während eines lebensbedrohlichen medizinischen Notfalls zu behandeln. Mit ihrer lockigen, rotblonden Mähne und ihrem breiten Lächeln sah Donna aus wie ein kleiner Engel, der zu einer erwachsenen Frau herangewachsen war. Im Sonnenlicht, das durch das Fenster hereinfiel, konnte ich fast ihren Heiligenschein sehen. Sie wirkte so strahlend und jugendlich, dass ich es kaum fassen konnte, als sie mir ihr Alter verriet. Sie verkörperte das, was New Ager sicherlich mit „Sie hat so eine gute Energie!“ meinen.

Donna näherte sich meinem Freund, nennen wir ihn Eric, ganz sachlich und platzierte ihn auf eine Massageliege, die sie ins Krankenhaus mitgebracht hatte. Ich beobachtete, wie sie auf eine Art und Weise an seinem Körper herumarbeitete, die ich nicht verstand. Sie verwendete einen seltsamen Jargon, Ausdrücke für den menschlichen Körper, die man in der medizinischen Ausbildung nicht lernt und die aus der Traditionellen Chinesischen Medizin (TCM) stammen, zum Beispiel Dreifach-Erwärmer, gestörter Fluss, Meridiane und Lenkergefäß, wie auch eine Fachsprache, die ich schon anderswo gehört hatte, beispielsweise den Begriff „Chakren". Zwar konnte ich das, was sie mit Eric tat, nicht einordnen, aber ich beobachtete sie aufmerksam und neugierig.

Ich weiß nicht, wie Erics zerbrechlicher Körper für Donna aussah, als sie ihn energetisch scannte, aber Donna machte sich an die Arbeit, indem sie ein Knie über ein Bein schob und seine Arme in entgegengesetzte Richtungen bewegte, als ob sie eine seltsame Massage durchführte. Sie klopfte auf seine Brust, drückte auf „Schmerzpunkte" und verbrachte Zeit damit, etwas zu tun, das ich weder nachvollziehen konnte noch verstand.

Erics Ärzte hatten uns gewarnt, dass er schon bald an der akut lebensbedrohlichen Komplikation seiner Krebserkrankung sterben könnte, und uns darauf vorbereitet, ihn möglicherweise innerhalb der nächsten 48 Stunden zu verlieren. Ich kann nicht beweisen, dass Donnas Behandlung Eric geholfen hat, aber er hat tatsächlich den unmittelbaren medizinischen Notfall wie auch die schulmedizinischen Behandlungen überlebt. Möglicherweise hat sie ihm kurzfristig das Leben gerettet, doch weder Energiemedizin noch Schulmedizin schafften es letztendlich, seinen Krebs im Endstadium zu heilen. Trotz aller Versuche, sein Leben zu verlängern, starb Eric innerhalb eines Jahres und ließ uns trauernd zurück.

ENERGIEHEILUNG ALS ERSTE HILFE

Eine von Donnas Heilungsgeschichten hat mich sehr beeindruckt. Bei einer Mexikoreise wurde Donna mit einer grausamen Szene konfrontiert: Eine junge Frau war von einem Bus angefahren worden. Die Hinterreifen des Fahrzeugs waren direkt auf ihrem Becken, ihrer Hüfte und ihren Oberschenkeln zum Stehen gekommen. Donna war die Erste am Unfallort und eilte mit dem Notfallkoffer, in dem sich ihre energiemedizinischen Instrumente befanden, an die Seite des Mädchens, während andere einen Krankenwagen riefen.

Donna fand eine bewusstlose junge Frau vor, deren Lebenskraft sie verließ. Ihre Aura war völlig kollabiert, und Donna konnte sehen, wie die Energien aus ihren Füßen heraussickerten. In dieser furchtbaren Situation konzentrierte sie sich auf das, was sie tun konnte, um sie bis zum Eintreffen der Sanitäter am Leben zu erhalten. Zu ihrer Rechten sitzend, machte sich Donna daran, Punkte des Dreifach-Erwärmers zu halten. Diese sollten die Energien des Mädchens stabilisieren und den unmittelbaren Schock lindern. Sie winkte einen Jungen aus der Gegend heran, der am Unfallort eingetroffen war, und zeigte ihm, wie er die gleichen Punkte auf der linken Körperseite der jungen Frau halten sollte. Die beiden hielten ihre zerbrochene Lebenskraft buchstäblich in den Händen, bis sich der akute Schock zu lösen begann.

Schließlich spürte Donna eine Kraft unter ihren Händen aufsteigen, als käme die Lebenskraft der jungen Frau wieder in Gang. Das veranlasste Donna, ihre neurovaskulären Punkte zu halten, und sie zeigte dem Jungen, wie er die Endpunkte des Herzmeridians halten sollte, um das Herz-Kreislauf-System des Mädchens so gut wie möglich zu unterstützen. Als die Sanitäter eintrafen und der Busfahrer wieder so weit zur Vernunft gekommen war, um zu erkennen, dass er den Bus entweder vorwärts- oder rückwärts fahren musste, um den Körper des Mädchens zu entlasten, hatte Donna schon mehrere weitere Notfallmaßnahmen durchgeführt.

Donnas Intuition sagte ihr, dass der Bus zurückfahren musste, nicht vorwärts, dass der Fahrer aber damit warten sollte, bis sie eine weitere Behandlung durchgeführt hatte, damit das junge Mädchen es überlebte, noch einmal von dem 32-Personen-Bus überrollt zu werden. Als Donna sich auf sie einstimmte, öffnete sie kurz die Augen und schloss sie dann wieder. Donna wertete dies als Zeichen, dass das Mädchen es jetzt schaffen würde. Sie forderte den Busfahrer auf, langsam zurückzufahren, was er auch tat, während Donna Punkte auf der Stirn des Mädchens hielt. Dann eilten die Sanitäter mit einer Bahre herbei und brachten sie ins Krankenhaus. Nachdem der Busfahrer Donna umarmt hatte, stieg sie wieder in ihr Auto und weinte, hielt ihre eigenen neurovaskulären Punkte und atmete tief, bis sie das Gefühl hatte, wieder fahren zu können.

Am nächsten Morgen begab sich Donna ins Krankenhaus, um nach der jungen Frau zu sehen. Der Arzt, der von der seltsamen blonden *Gringa* am Unfallort gehört hatte, sagte auf Englisch: „Sie sind diejenige, die Maria bei dem Unfall geholfen hat. Dort ist etwas Wunderbares passiert. Irgendwie ist ihr Blut geronnen und hat ihre inneren Blutungen gestoppt. Hatte das etwas mit dem zu tun, was Sie getan haben? Es hat ihr wahrscheinlich das Leben gerettet. Was haben Sie getan?"

Donna antwortete, „Ich habe *das* getan", und legte ihre Finger auf die Stirn des Arztes. Sie sagte, sie habe noch nie erlebt, dass dankbare Wertschätzung so schnell in Verblüffung umschlägt.

Da sie Tausende Heilpraktiker ausgebildet hat, hat Donna auch unzählige Geschichten von denjenigen gehört, die ihre Methode studiert haben, so zum Beispiel die Erfahrung von Tim Garton, einem 49 Jahre alten Schwimmweltmeister, der zuerst an einem Non-Hodgkin-Lymphom und dann an Prostatakrebs erkrankt war. Beide Krebsarten wurden mit konventionellen Medikamenten behandelt, aber sein Lymphom hatte schon gestreut und kehrte immer wieder zurück. Die Ärzte versuchten es mit einer Knochenmark- und Stammzellentransplantation, was jedoch keinen Erfolg brachte. Die einzige verbleibende Behandlungsmöglichkeit war eine experimentelle Injektion mit Retuxan, die Tim zwar erhielt, in die seine Ärzte aber nicht viel Hoffnung setzten.

Dann wollte Tim es mit Energiemedizin versuchen und wandte sich an eine von Donnas Schülerinnen, Kim Wedman. Tims Sitzungen beinhalteten ein grundlegendes Verfahren, um die Energie in die Balance zu bringen: Nachverfolgung des Meridianverlaufs mit den Händen, eine Chakrenreinigung, Arbeit mit elektrischen, neurolymphatischen und neurovaskulären Punkten, eine Korrektur der Energien, die eigentlich von einer Seite des Körpers auf die andere fließen sollten, das aber nicht tun, eine tägliche Beurteilung anderer grundlegender Energiesysteme und schließlich das Korrigieren all dessen, was aus dem Gleichgewicht geraten war. Kim unterstützte Tim auch darin, sich selbst zweimal täglich 20 Minuten mit einem energiemedizinischen Verfahren zu behandeln.

Als Tim zu seinem Onkologen zurückkehrte, wurde ihm gesagt, die Schulmedizin könne ihm nichts mehr bieten. Um jedoch festzustellen, wie schnell sich der Krebs ausbreitete, wurden weitere Tests durchgeführt. Zur Überraschung aller war Tim krebsfrei! War seine Remission das Ergebnis von Kims Energiebehandlungen, der einmaligen Retuxan-Spritze, den grünen Säften und Kräutertees, die er auf Kims Anregung hin getrunken hatte, oder von allem zusammen? Niemand vermochte es zu sagen, und so behandelten die Ärzte Tim weiterhin alle zwei Monate mit Retuxan-Injektionen, Kim gab ihm bei Bedarf Energie-Auffrischungsbehandlungen, und er trank weiterhin seine Säfte. Schließlich verstarb er 16 Jahre später im Alter von 70 Jahren, 25 Jahre nach seiner ersten Krebsdiagnose.

WENN HEILER ENERGIE „SEHEN“

Erst Jahre später setzte ich mich – im Rahmen meines Buches – intensiver mit Donnas Arbeit auseinander. Als ich mich an unsere damalige Begegnung im Krankenhaus erinnerte, fragte ich mich, wie die Patienten für sie durch ihre ungewöhnliche Art des Sehens aussahen. Sie schrieb:

„Solange ich zurückdenken kann, habe ich die Fähigkeit gehabt, die Energien des Körpers lebendiger und deutlicher wahrzunehmen als die meisten Menschen. Dazu gehört auch, dass ich seine Energien als bunte Felder, Ströme und Wirbel sehen kann. Viel später habe ich erfahren, dass das, was ich sehe, mit Karten und Beschreibungen aus alten Heiltraditionen übereinstimmt. Ich bin also nicht die Einzige, die diese Fähigkeit hat. Ich bin sicher, dass die Menschen, die Karten dieser Energien erstellt haben, eine ähnliche Wahrnehmung hatten. Tatsächlich wurde die Fähigkeit, auf die Richtung und Polarität von Magnetfeldern extrem niedriger Intensität zu reagieren, die bereits bei Brieftauben und einer Reihe anderer Tiere gut belegt ist, nun auch beim Menschen in Laboren des California Insitute of Technology und der Universität Tokio nachgewiesen.“[25]

Was würde ich dafür geben, einen Tag lang die Welt mit den Augen von Heilerinnen wie Donna zu sehen! Eine Heilerin, der ich begegnete, erklärte mir, dass sich solche erhöhten Wahrnehmungsfähigkeiten als ein Mittel des Überlebens in der Kindheit, oft als Folge eines Traumas, entwickeln können. Das Kind lernt, extremes Einfühlungsvermögen und außersinnliche Fähigkeiten zu entwickeln: Dinge zu sehen, zu hören und sogar zu riechen, die andere nicht wahrnehmen können, oder Energie zu „lesen“, um zum Beispiel einem Menschen, der es missbraucht oder schlecht behandelt, aus dem Weg zu gehen. Diese gesteigerte Wahrnehmung wird zu einem Überlebensinstrument. Wenn das Trauma vorbei ist, bleibt die Gabe erhalten. Als ich das hörte, war ich traurig und bewegt. Es veranlasste mich auch, viele der von mir interviewten Heiler zu fragen, ob sie bereit wären, mir ihre Trauma-Geschichte zu erzählen. Die meisten von ihnen gaben schreckliche traumatische Erlebnisse preis, die mir das Herz brachen und eine Welle des Mitgefühls in mir aufkommen ließen. Sie sagten, sie seien dankbar für die Gabe, obwohl die Qualen die Hölle waren.

Ich fragte Donna, ob diese Theorie mit ihrem eigenen Verständnis darüber übereinstimme, wie und warum manche Menschen Energie „sehen". Sie stimmte zu, dass dies ein Teil davon sein könnte, aber vielleicht ist es eine natürliche Gabe, die wir verlieren, wenn sie in der Kindheit nicht anerkannt und weiterentwickelt wird. In einer E-Mail an mich schrieb sie:

> *„Ich glaube, dass Säuglinge von Anfang an Auren und andere feinstoffliche Energien klar sehen oder spüren. Wenn diese Fähigkeit nicht durch die Kultur oder die Eltern gestärkt wird, verschwindet sie jedoch im ‚Hintergrundlärm' des Aufwachsens, des Spracherwerbs, des Erlernens von Denk- und Handlungsweisen, die die Kultur von ihren Mitgliedern verlangt, der Identitätsfindung usw. In weniger komplexen Kulturen, die näher an der Natur sind, wird dieser Umgang mit den Energien in der Umgebung zu einem Teil der Weltsicht, der Intuition, keine gesonderte Fähigkeit oder Begabung. … Ich weiß, dass einige Heiler, die Energie sehen, glauben, sie hätten diese Fähigkeit als Überlebensmechanismus entwickelt, weil sie früh im Leben traumatisiert wurden. Das ist ein Hinweis darauf, wie sich Dissoziation entwickelt. Manche Kinder, die missbraucht werden, entfliehen dem Trauma, indem sie sich eine separate Welt erschaffen, manchmal sogar eine separate Persönlichkeit. Meine Fähigkeit, Energie zu sehen, hat sich aber nicht auf einem Trauma-Weg entwickelt. Zwar haben viele Heiler Trauma im Übermaß erlebt – ihnen ist der Weg des verwundeten Heilers gemeinsam –, aber ich habe in meiner Kindheit keine größeren Traumata erlitten. Ich wuchs mit einer wunderbaren, erstaunlichen Mutter auf. Mama konnte Energie immer sehen. Sie nahm an, dass alle das könnten. Sie hielt es für*

normal. Sie sprach so beiläufig über die Energien, die sie sah, als würde sie die Blätter eines Baumes beschreiben. Infolgedessen wuchsen meine Schwester, mein Bruder und ich damit auf, dass wir Energie sahen. Es wurde bei uns verstärkt und schien etwas ganz Natürliches zu sein."

HEILER, HEILE DICH SELBST!

Während ich dieses Buch schrieb, habe ich fast 100 Heiler und Heilerinnen aus allen Teilen der Welt interviewt, von ihnen gelernt und ihnen zugeschaut – in Städten und Vororten der Vereinigten Staaten, in Städten und Metropolen Europas, in indigenen Dörfern in Nordamerika, Peru, Afrika, Bali, Australien, Kolumbien und Thailand – und viele von ihnen habe ich auf ihrem heimischen Boden besucht. Während indigene Heiler oft strenge Auswahlverfahren ihres jeweiligen Stammes durchlaufen, gefährlichen, traumatischen Initiationen unterzogen werden und ihre Lehrzeit lang ist, haben viele Heiler, denen ich im Westen begegnet bin, ihre Techniken aus der schieren Notwendigkeit heraus entwickelt, *sich selbst* zu behandeln, als die Schulmedizin für ihre Krankheit keine adäquate Behandlung anzubieten hatte. Donna war keine Ausnahme. 1959, im Alter von 16 Jahren, wurde bei ihr Multiple Sklerose (MS) diagnostiziert. Zeitweise konnte sie nicht mehr laufen, hatte chronische Schmerzen und schreckliche „Anfälle", bei denen sie bis zu zwölf Stunden gelähmt war. Mit 27 hatte sie einen Herzinfarkt, und ihre Ärzte sagten, die Schäden, die ihr Körper durch die MS erlitten hatte, seien irreversibel. Sie erklärten ihr, dass ihre Organe zunehmend versagten und sie wahrscheinlich nur noch wenige Jahre zu leben hätte.

Obwohl Donna Energie sehen konnte, solange sie denken konnte, war ihr nie in den Sinn gekommen, diese Fähigkeit zum Heilen einzusetzen. Doch angesichts der düsteren Diagnose –

und zweier kleiner Töchter, für die sie am Leben bleiben und die sie großziehen wollte – konzentrierte Donna ihr intuitives Verständnis der Energien des Körpers auf ihre Krankheit. Wie sie merkte, konnte sie den Energiefluss in ihren nahezu gelähmten Beinen dadurch verändern, dass sie zur Linderung ihrer chronischen Schmerzen die Hände benutzte. In ihrer Verzweiflung begann sie zu experimentieren. Sie strich über die Haut, um die Energien zu bewegen, kreiste mit den Händen über bestimmte Stellen, berührte einzelne Punkte und brachte ihren Körper in spezifische Haltungen. Dadurch nahm sie die Energien auf andere Weise wahr, was ihr eine Art Biofeedback gab, das mit der Linderung ihrer Symptome einherging.

Obwohl sofort eine gewisse Erleichterung eintrat, erforderte es sechs Monate intensiver Arbeit, bis sie wiederholbare Wege fand, ihre Energien systematisch zu bewegen und sie in Fluss und ins Gleichgewicht zu bringen. Schließlich konnte sie stetig gehen, obwohl es noch mehrere Jahre dauern sollte, bis die periodischen Lähmungsanfälle aufhörten. Mit Mitte 30 war sie symptomfrei und ist es seit 40 Jahren geblieben. Sie hat ihre Ärzte eindeutig eines Besseren belehrt, denn sie ist nicht an den Komplikationen der MS gestorben.

Nachdem sie erst zu ihrem eigenen Versuchskaninchen geworden war, erkannte Donna, dass sie anderen Menschen mit schweren Krankheiten, die auf schulmedizinische Behandlungen nicht ansprachen, ebenfalls helfen konnte. Und sie stellte fest: Wenn sie ihnen auf dieselbe Weise half wie sich selbst, erzielten manche von ihnen bemerkenswerte Ergebnisse. Sie behandelte Tausende Klienten und lehrte es auch andere. Diese berichteten ebenfalls von vielversprechenden Ergebnissen, was darauf hinweist, dass die Methode den Menschen half, gesund zu werden, es also nicht nur an Donna lag. Daraufhin rief Donna 2005 die Eden Energy Medicine (EEM) ins Leben. Inzwischen sind über 1.600 zertifizierte Therapeuen in Energiemedizin ausgebildet worden, die mit Klienten auf der ganzen Welt arbeiten.

WAS IST ENERGIEMEDIZIN?

Stelle ich Energiemedizinern diese Frage, antworten sie fast ausnahmslos: „Es ist *alles* Energie." Wenn ich sie bitte, dies näher zu erklären, variiert zwar ihre Ausdrucksweise, aber generell unterscheiden sie zwischen „subtiler" Energie und anderen Energie-Arten, wie zum Beispiel elektrische, magnetische, Licht- oder mechanische Energie, die von der Mainstream-Wissenschaft gemessen werden können und bereitwillig akzeptiert werden. In „Exploring Multiple Meanings of Subtle Energy" definiert der ehemalige Präsident der Holos University Bernard O. Williams feinstoffliche Energie als „verschiedene Energieformen, die zu subtil sind, als dass konventionelle physikalische Instrumente sie erfassen könnten. In diesem Sinne kommt das Konzept aus Traditionen, die akzeptieren, dass Menschen in der Lage sind, Kräfte zu sehen oder zu fühlen, die physikalisch nicht messbar sind."[26]

Obwohl die meisten etablierten Wissenschaften die Existenz subtiler Energien – zumindest in Bezug auf Heilung oder Medizin – leugnen, umfasst Energie nach dem Verständnis der Energiemediziner die ganze Bandbreite: von unsichtbaren Wellen und Teilchen bis hin zu verdichteter Energie in Form von Materie – einschließlich des menschlichen Körpers –, ebenso wie die Energie von Gedanken, Überzeugungen, Schäden durch Traumata und sogar Gefühlen. Diese Heiler gehen von folgender Prämisse aus: Wenn man darauf wartet, mit dem kranken Körper auf seiner körperlich verdichteten Ebene arbeiten zu können, so wie ein Chirurg, dann verpasst man dadurch die Chance auf eine präventive Behandlung, schon bevor sich Störungen im „Energiefeld" des Körpers zu einer physisch manifestierten Krankheit verdichten. Die meisten ethischen Energieheiler stimmen zwar zu, dass die Schulmedizin notwendig ist, um unmittelbar lebensbedrohliche physische Krankheitssymptome zu behandeln, argumentieren jedoch in der Regel, dass der Krankheit zum Zeitpunkt ihres Auftretens schon Störungen im Energiekörper vorausgegangen sind. Diese hätten vermieden werden können, wenn früher mit diesen Energien gearbeitet worden wäre. Vertreter der Energiemedizin, darunter auch TCM-Ärzte, betrachten körperliche Krankheiten als Ergebnis eines seit langem bestehenden energetischen Zustands, der bereits in der Kindheit oder vielleicht sogar in einem früheren Leben begonnen hat, oder als einen durch Energiefelder über Generationen hinweg weitergegebenen Zustand.

Nach Auffassung dieser Heiler beginnt Krankheit als Blokkade des natürlichen Flusses im „Energiekörper", in den unsichtbaren Schichten und Bahnen, die den physischen Körper umgeben und durchdringen. Sie glauben, wenn diese Blockaden auf der energetischen Ebene erkannt und behandelt werden, können Krankheiten verhindert werden, bevor sie physisch zutage treten. Ebenso sind sie überzeugt, dass die Behandlung des Energiekörpers bei physischen Krankheiten eine Gesundung erleichtern und beschleunigen kann, wenn der natürliche Fluss der Lebenskraft wiederhergestellt wird, wie Donna es bei Melanies Tumor getan hat.

Systeme der energetischen Anatomie unterscheiden sich zwar von einer Heilpraxisform zur nächsten, doch die meisten stimmen darin überein, dass einzelne Energiezentren und Energiebahnen, die im und um den Körper herum verlaufen, bestimmte Eigenschaften haben, so zum Beispiel eine durch Traumata verursachte blockierte Energie, die den Körper anfällig für Krankheiten machen kann. Wenn der Fluss wiederhergestellt ist, können sich Krankheiten, die mit diesen Blockaden zusammenhängen, zurückbilden.

Die Energiemedizin in den Vereinigten Staaten umfasst ein breites Spektrum. Krankenschwestern wenden Therapeutic Touch im Aufwachraum bei postoperativen Patienten an. Heiler, die ihre Hände einsetzen, arbeiten oft verdeckt als Massagetherapeuten. Es gibt Reiki-Therapeuten in Kliniken für integrative Medizin, zusammen mit Vertretern aller nur erdenklichen Richtungen: Klangheiler, Farbtherapeuten, Kristall-Heiler, Chakren-Heiler, Aura-Heiler, Magnetfeldtherapeuten, intuitive Heiler, Glaubensheiler, mediale Heiler, Fernheiler, Heiler der heiligen Geometrie, spirituelle Heiler und Neo-Schamanen. Und darin sind noch nicht einmal die Akupunkteure, Ayurveda-Heiler, Ärzte für Tibetische Medizin, Yogis, Craniosacral-Therapeuten, Chiropraktiker und andere enthalten, die von sich sagen, dass sie mit Qi, Prana, Energie oder einer anderen Form der fließenden Lebenskraft arbeiten. Diese, so wird angenommen, wird von Heilern manipuliert, um Energie zu „bewegen“.

Ob man jemandem Energieheilung beibringen kann oder ob es sich um eine natürliche Gabe handelt, ist umstritten.[27] Das hält Heiler jedoch nicht davon ab, Heilmethoden nachträglich noch einmal nachzuvollziehen und zu etwas „Lehrbarem“ machen zu wollen. Viele erfahrene Energieheiler, die heute in den Vereinigten Staaten praktizieren, sind in strengen Pionierprogrammen wie Eden Energy Medicine (EEM), Barbara Brennans Schule der Lichtarbeit (Hands of Light), Janet Mentgens Healing Touch, Dolores Krieger und Dora Kunz’ Therapeutic-Touch-Programm und in Mikao Usuis modernem Reiki ausgebildet. Doch viele dieser zeitgenössischen Schulen der Energiemedizin sind synkretistisch, weil sie sich Elemente aus traditionsreichen Heiltraditionen wie Ayurveda, TCM und Tibetischer Medizin als Rosinen herauspicken (und manche würden sagen: kulturell aneignen).

Manche Heiler bilden sich jahrelang aus, bevor sie ihre Kunst beherrschen, wie zum Beispiel diejenigen, die Akupunktur und TCM studieren und am Ende ein Zertifikat erhalten. Andere, wie Donna, haben gelernt, ihre eigene Krankheit zu heilen, dann eine Methode entwickelt und ihr Praxisschild aufgehängt. Einige haben das Heilen am Knie ihrer Großmutter gelernt oder sind bei Experten in die Lehre gegangen, ohne eine offizielle Ausbildung zu durchlaufen. Andere wiederum haben einfach einen Wochenend-Workshop besucht oder einen eintägigen Onlinekurs absolviert. Solch unterschiedliche Erfahrungsabstufungen unter einem einzigen Begriff – Energiemedizin – zusammenzufassen, ist, als ob man sagt, Fachärzte und Kinder, die Doktor spielen, würden beide Medizin praktizieren.

Das ist mit ein Grund, warum es so schwierig ist, die Wirksamkeit von Energieheilverfahren objektiv zu messen. Werden Donnas Schüler die gleichen Ergebnisse erzielen wie Donna selbst, nur weil sie alle „ihre“ Technik anwenden? Was, wenn Donna das für die Energiemedizin ist, was Maria für das Beten ist? Wenn ich Donnas Methode, EEM, lerne, habe ich dann überhaupt eine Chance, jemals eine solche Meisterin darin zu werden wie sie, oder sind meine energiemedizinischen Fähigkeiten dann ebenso lasch wie meine Fähigkeiten zu beten, sodass sie potenziell unwirksam sind?

Und wenn wir Fähigkeiten und Können einmal beiseitelassen, wie sieht es mit den subjektiven Aspekten der Heilenden aus – Präsenz, Bewusstheit, Empathie, Kommunikation, Verbundenheit mit der Quelle und ein offenes Herz? Die Wissenschaft hat keine Möglichkeit, solche Dinge zu messen und zu kontrollieren, und doch könnten solche Aspekte der Heilung der Grund dafür sein, dass die alternative Medizin eine Multimilliarden-Dollar-Industrie ist. Menschen sind bereit, für das zu zahlen, was sie von ihren schulmedizinisch ausgebildeten, ausgebrannten, gehetzten, traumatisierten Ärzten nicht erhalten: Zeit, Präsenz, heilende Berührung, sogar Liebe. Doch die fehlende Möglichkeit, die Fähigkeiten von Heilern und Heilerinnen subjektiv zu messen, kann die Energiemedizin zu einem gefährlichen, allen zugänglichen Tummelplatz machen.

Darüber hinaus wird die Energieanatomie in den jeweiligen Heilsystemen teilweise unterschiedlich beschrieben und gelehrt; es gibt aber auch Gemeinsamkeiten. Die Terminologie, die Sie wahrscheinlich hören werden, wenn Sie sich an Energiemediziner wenden, entspricht nicht der, die ich im Medizinstudium gelernt habe, und Sie werden sie wahrscheinlich auch nicht in Ihrer Hausarztpraxis hören. Mit solchen Aspekten der Energieanatomie haben wir uns im anatomischen Präparierkurs des Medizinstudiums nicht befasst, denn dabei gibt es weder etwas zu sezieren noch eine Möglichkeit, überhaupt zu beweisen, dass sie existieren. Dennoch verlassen sich Energiemediziner auf diese Systeme, und ebenso wie Donna – als Heilerin mit ungewöhnlichem Sehvermögen – sagen einige, dass sie diese Energieanatomie so deutlich sehen wie ein Chirurg ein Blutgefäß.

Donna legt besonderen Wert auf neun Arten der Energie, die Teil der menschlichen Energieanatomie sind und mit traditionellen Heilpraktiken Chinas, Indiens, Irlands, Skandinaviens, Tibets, der Fidschi-Inseln und der amerikanischen Ureinwohner übereinstimmen. Um die Terminologie festzulegen und die Energieanatomie besprechen zu können, habe ich sie hier zusammengefasst.

1. Meridiane

Diese 14 Leitbahnen, wie sie in der TCM dargestellt werden, leiten die Lebensenergie durch den Körper und verbinden unsichtbare Wärmereservoires, elektromagnetische und andere subtile, schwer messbare Energien miteinander. Die Meridiane liegen entlang der Hautoberfläche und verlaufen wie ein energetisches Kreislaufsystem tiefer in den Körper hinein und um die Organe herum. Die Schulmedizin erkennt die Existenz von Meridianen zwar nicht an, aber diejenigen, die über die Wissenschaft der TCM geschrieben haben, sagen, dass Meridiane, obwohl sie nicht wie Arterien oder Nerven seziert werden können, dennoch erklärbare biologische Phänomene sind und lokalisiert werden können. Sie befinden sich im größten unerkannten Organ des Körpers, dem Bindegewebe, genannt *Interstitium*, der den ganzen Körper durchziehenden Matrix aus Kollagen, flüssigkeitsgefüllten Kammern und Faszien unter der Haut, die alle unsere Organe umgibt und als Weg dienen könnte, auf dem sich eine elektrische Ladung durch das Kollagennetz ausbreiten kann.[28] Wissenschaftler postulieren, dass Akupunktur durch die Interaktion mit den Meridianen und das Manipulieren der „piezoelektrischen Ladung“ wirken könnte. Diese bewegt sich durch das Kollagen in einem der am weitesten verbreiteten und oft unterschätzten Gewebe des Körpers – den Faszien, die sich durch dieses neu erkannte und allgegenwärtige Interstitium ziehen.

Die TCM geht davon aus, dass der Energiefluss entlang der Meridiane, der an Akupunktur- oder Akupressurpunkten stimuliert werden kann, nicht nur real, sondern auch essenziell für eine optimale Gesundheit ist. Praktiken wie Qigong sollen präventiv wirken und das *Qi* im Fluss halten. Obwohl die meisten Akupunkteure immer noch Nadeln verwenden, glauben einige Heiler, dass Nadeln nicht notwendig sind, um die Meridiane gesund zu erhalten. Energieheiler sagen oft: „Die Energie fließt dorthin, wo die Aufmerksamkeit hingeht“, und schlagen vor, dass

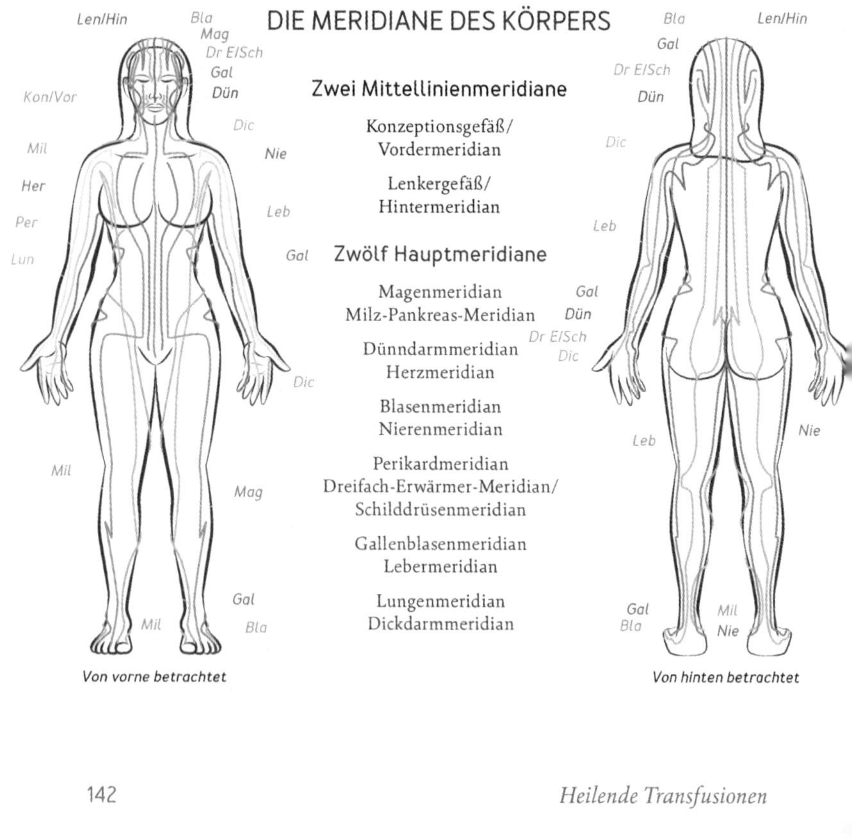

es Teil einer täglichen präventiven Medizinpraxis sein könnte, zu lernen, Meridiane – manuell oder visuell – zu lokalisieren und ihrem Verlauf zu folgen. Zudem können Sie das Nachverfolgen der Meridiane auch dann praktizieren, wenn Sie spüren, dass etwas nicht in Ordnung ist, zum Beispiel, wenn in Organsystemen, die von diesem Meridian gesteuert werden, Symptome auftreten. Richten Sie die Energien Ihrer Hand so auf die Energien des Meridians aus, „wie der Mond die Gezeiten anzieht", dann können Sie, wie Donna sagt, Ihr eigener Heiler ohne Nadeln werden.

2. Chakren

Wenn Meridiane die Autobahnen sind, dann sind Chakren, die in vielen yogischen Traditionen beschrieben werden, die Energie-Tankstellen des Körpers. Laut Cyndi Dales *Der Energiekörper des Menschen* ist der Begriff *Chakra* ein Sanskrit-Wort, das „Rad" bedeutet, und Chakra-Lehren werden schon in den alten vedischen Texten Indiens erwähnt.

Die Chakren werden gewöhnlich als mindestens sieben Energiewirbel beschrieben, die entlang der Mittelachse des Körpers angeordnet sind, beginnend am Damm bis hin zum Scheitel. Ungewöhnlich sensible Heiler könnten Hitze, Schmerz oder so etwas wie Klebrigkeit über einem dieser Chakren fühlen oder etwas sehen, was auf emotionalen Schmerz aufgrund eines vergangenen Traumas hinweist – oder auch auf körperlichen Schmerz wegen eines kranken Organs, das mit diesem Chakra in Verbindung steht. Man glaubt, dass jedes Chakra die Organe in seiner Umgebung regiert, und sie ins Gleichgewicht zu bringen und zu reinigen, hat, wie es heißt, physische und psychische Auswirkungen.

ÜBUNG:
DIE CHAKREN HEGEN UND VERBINDEN

Adaptiert von Donna Eden, *Energy Medicine*[29]

Obwohl für das vollständige Ins-Gleichgewicht-Bringen der Chakren ein Heiler als Unterstützung erforderlich ist oder zumindest die detaillierteren Anleitungen in Donnas Buch genutzt werden sollten, können die folgenden beiden Do-it-yourself-Übungen Ihnen helfen, zu Hause etwas für die Gesunderhaltung Ihrer Chakren zu tun.

- Versuchen Sie, ein Chakra zu wiegen, ihm liebevolle Dankbarkeit zu senden und es im Arm zu halten, als wollten Sie ein Baby beruhigen.

- Wenn Sie die rechte und linke Hand jeweils auf ein anderes Chakra legen, können Sie in einen Zustand des Gebets eintreten. Verbringen Sie mindestens drei Minuten damit, diese Energien miteinander verschmelzen zu lassen, so als wären Ihre Hände ein Überbrückungskabel. Beispielsweise gehört von Mitgefühl und Liebe abgekoppelte Macht mit zu dem, was die Welt zerstört. Wenn Sie das Herzchakra und das mit Macht in Verbindung stehende Solarplexus-Chakra miteinander verbinden, können Sie Ihre Macht mit der Freundlichkeit und dem Mitgefühl eines offenen Herzens verstärken.

3. Auren

Stellen Sie sich vor, Sie wären von einem energetischen Ei aus Informationen umgeben, das mit der Welt interagiert, Sie aber auch schützt und als Filter und Antenne zugleich dient. Dieses

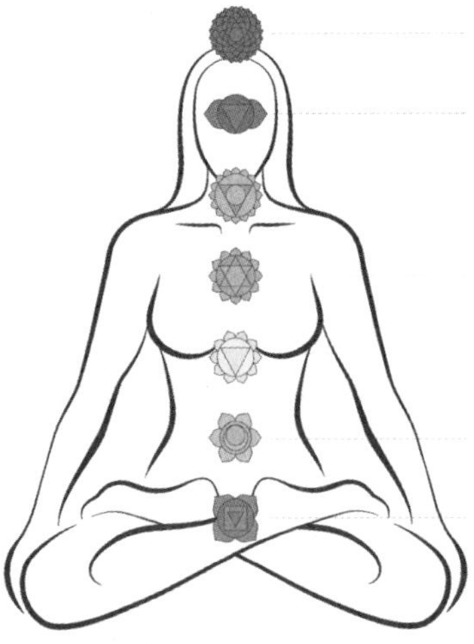

Ei hat in der Regel in alle Richtungen die Reichweite Ihrer ausgestreckten Arme. Ist es zu nah an der Haut, sind Ihre Grenzen nicht geschützt, Sie sind überempfindlich und gefährdet (denken „empathisch"). Ist es zu weit ausgedehnt, besteht die Gefahr, dass Sie die Grenzen anderer Menschen verletzen, alle um sich herum „verschlingen" und mehr als Ihren Anteil am Raum einnehmen (denken Sie daran, welch eine „Naturgewalt" manche narzisstischen Typen sein können). Wie im Märchen Goldlöckchen wollen Sie, dass dieses Ei – Ihre Aura – *genau richtig* ist. Man geht davon aus, dass sie etwa 45 bis 90 Zentimeter über Ihrer Haut liegt.

Je nachdem, wen Sie fragen, hat die Aura zwischen sieben und mehreren Dutzend Schichten. Die Bezeichnungen für die sieben Schichten der Aura in den Farben des Regenbogens sind in den verschiedenen Systemen nicht einheitlich. Dazu gehört aber stets der Ätherkörper (der Haut des physischen Körpers am nächsten liegend), der sich in Ringen, vergleichbar mit den Jahresringen eines Baumes, nach außen bewegt: durch den Mental-, Emotional-, Astral-, ätherischen Negativkörper, den himmlischen, kausalen und ketherischen Körper hindurch. Da Störungen in den Schichten der Aura schon auftreten können, bevor sich eine Krankheit im physischen Körper manifestiert, glauben viele, dass das Arbeiten mit diesen energetischen Schichten ein beträchtliches Potenzial für klinische Anwendungen in Diagnostik und Prävention und für die Behandlung von Krankheiten innewohnt.

Die Aura-Leserin und ehemalige Empathieforscherin Karla McLaren beschreibt die Aura für diejenigen, die mit dieser Sprache besser zurechtkommen, in wissenschaftlichen Begriffen. In einer E-Mail erklärt Karla die Aura:

> *„Es geht um das propriozeptive System, das die Position unseres Körpers im Raum darstellt und unseren äußeren ‚peripersönlichen' Raum schafft. Ihr propriozeptives System ist mit Ihrem interozeptiven System verbunden; die Propriozeption hilft Ihnen, Ihren peripersönlichen Raum darzustellen und ihn wahrzunehmen, während die Interozeption Sie darin unterstützt, Ihren inneren Raum darzustellen und ihn wahrzunehmen."*

Was ist, wenn Ihre Aura in einem schlechten Zustand ist? Ihre Aufmerksamkeit darauf zu richten, ist ein guter Anfang. Stellen Sie sich vor, dass es Ihr Geburtsrecht ist, diesen Raum in Form eines klaren Eis um Ihren physischen Körper herum zu haben, dann fühlen Sie sich vielleicht expansiver und geschützter. Sie sind vielleicht eher in der Lage, Ihren heiligen energetischen Raum davor zu schützen, das jemand darin eindringt, und gleichzeitig sich selbst und andere davor zu bewahren, versehentlich in den heiligen Raum eines anderen einzudringen. Ihre Aura geht nur Sie etwas an. Die Aura anderer Menschen geht nur diese etwas an. Solange Sie nicht um eine Aura-Lesung bitten, hat niemand das Recht, ohne Ihre Zustimmung in Ihre Aura einzudringen – Sie haben das Recht, sie zu schützen.

Zur Verstärkung Ihrer Aura ist möglicherweise eine Psychotherapie erforderlich, wenn Ihre Grenzen in der Kindheit verletzt worden sind. Aber Sie können damit beginnen, Ihre Aura als eine Blase zu visualisieren und sie mit der Farbe zu füllen, zu der Sie sich hingezogen fühlen. Sie können Ihre Aura auch mit einem Lied, einem beruhigenden Bild oder einem schönen Duft oder Geschmack füllen.

4. Elektrizität

Elektrizität, die mit der Bewegung von Elektronen und Protonen zusammenhängt, ist die dichteste der subtilen Energien (wie die Aura, Chakren und Meridiane) und die subtilste der dichten Energien (wie Magnetfelder), die wir messen können. Die Elektrizität bildet eine Brücke zwischen den verschiedenen Energiesystemen des Körpers.

In anderen Systemen, über die ich recherchiert habe, hatte ich noch nie etwas von der Elektrizität gehört, also fragte ich Donna danach. Sie sagte: „Ich bin noch nie jemandem begegnet, der Elektrizität nicht fühlen konnte. Sie ist die am wenigsten subtile Energie, mit der wir arbeiten. Ich habe noch nie jemand anderes davon sprechen hören, aber da es sich um eine deutlich spürbare Energie handelt, kann ich mir nicht vorstellen, dass andere sie nicht entdeckt haben. Es kann sein, dass manche Leute Begriffe wie ‚elektrische Energie' verwenden, wenn sie auf sie eingestimmt sind."

5. Celtic Weave – das keltische Netz

In vielen Traditionen gibt es die Vorstellung, dass zwei Energiekanäle jeweils bei den Chakren – also insgesamt siebenmal – einen zentralen Kanal kreuzen. Im Westen wird dies als *Caduceus* dargestellt, der mythische geflügelte Stab des Hermes mit den verschlungenen Schlangen, die sich siebenmal kreuzen. Diese verwobenen Energien sind wie Unendlichkeitssymbole, spiralförmig gewundene Achterfiguren in fraktalen Mustern in der Natur und in unserem Körper. Dieses Muster erscheint auf der mikroskopischen Ebene als DNA und auf der makroskopischen Ebene als die Gehirnhälften, die jeweils über Kreuz die gegenüberliegende Seite des Körpers kontrollieren. Wie Donna sagt, „webt“ dieses Muster „das Netz unserer Kraftfelder“.

Manche Heiler sagen, sie hören dieses Netz als musikalischen Klang oder Resonanz. Eine einfache Übung ist es, die Arme vor sich auszustrecken und Achten in die Luft zu malen, während man die Knie beugt – ein rudimentärer Tanz des keltischen Netzes.

6. Basic Grid – das Basisnetz

Ebenso wie das Wurzelchakra sich im Stehen am unteren Ende der vertikalen Achse des Körpers befindet, ist, wenn wir liegen, das Basisnetz am Rücken. Während sich die Chakren vom Körperinneren her in die Aura und die Umgebung jenseits des Körpers in Wirbeln ausbreiten können, bleibt das Basisnetz innerhalb der Begrenzung der Haut. Wenn ein intensives Trauma den Körper, die Psyche oder die Seele erschüttert, wirkt das Basisnetz wie ein Stoßdämpfer, der verhindert, dass das Trauma die Festplatte demoliert und das gesamte Energiesystem zerstört. Diese gitterartige Struktur wird von Heilern und Heilerinnen unterschiedlich beschrieben. Es besteht zwar ein relativer Konsens über Meridiane und Chakren, die Auffassungen über diesen Teil der Energieanatomie variieren jedoch stark. Donna zufolge ist dieses System so grundlegend, dass es am besten mit fachkundiger Hilfe unterstützt werden sollte. Andere dagegen erkennen noch nicht einmal an, dass es existiert.

7. Fünf Elemente

Viele Heilsysteme, zum Beispiel die TCM, enthalten eine Version der fünf Elemente – in der Regel Wasser, Holz, Feuer, Erde und Metall –, die manchmal auch mit fünf Jahreszeiten in Verbindung gebracht werden. Das Wasserelement wird mit dem Winter, das Holz mit dem Frühling, das Feuer mit dem Sommer und das Metall mit dem Herbst in Verbindung gebracht. Das Erdelement wird als fünfte Jahreszeit betrachtet, ist aber eigentlich ein Oberbegriff für Übergangszeiten zwischen den Jahreszeiten und wird insbesondere dem Spätsommer zugeordnet. Wir wissen, dass viele Faktoren zur Entstehung von Krankheiten beitragen und dass jeder Mensch einzigartig ist. Wenn wir in einem Element stark und in anderen schwach sind, können wir anfällig für Krankheiten sein, ebenso gehen bestimmte psychische Muster mit bestimmten Krankheiten einher. Ihr dominantes Element beeinflusst auch Ihre Persönlichkeit, Ihre Beziehungen und fast jeden anderen Aspekt Ihres Lebens.

8. Strahlende Ströme

Die strahlenden Ströme der Energiemedizin EEM (in der TCM auch als „außerordentliche Gefäße" oder „Wundermeridiane" bezeichnet) betreffen die Energien der Freude. Sie können durch Gedanken und Intention stark beeinflusst werden und fließen tendenziell zu dem Teil des Körpers, an den Sie gerade denken. Obwohl sie in gewisser Weise wie Meridiane funktionieren, sind sie nicht auf bestimmte Bahnen beschränkt, sondern können an verschiedene Stellen des Körpers „springen". Selbsthypnose, geführte Visualisierung, Affirmationen, Dankbarkeitsübungen, Eintauchen in die Natur, gute Neuigkeiten und Lachen – all das kann die strahlenden Ströme aktivieren.

Weil Lachen die strahlenden Ströme aktiviert und den „Dreifach-Erwärmern" signalisiert, dass alles in Ordnung ist, könnten die strahlenden Ströme erklären, warum Lachen Norman Cousins geholfen hat. Er setzte Lachen als Medizin gegen eine schwächende Krankheit ein, wie er in seinem Buch *Der Arzt in uns selbst* beschreibt. Strahlende Ströme können unsere Energie im Handumdrehen umkehren – wir alle haben es schon durch etwas so Einfaches wie eine veränderte Wahrnehmung oder bei einem herrlichen Sonnenuntergang erlebt. Eine von Donnas Übungen namens *Himmel und Erde verbinden*, die einem Yoga-

Asana und auch Übungen ähnelt, die in Ägypten, China und Indien gelehrt werden, aktiviert angeblich schnell die strahlenden Ströme.

9. Dreifach-Erwärmer

Die Bezeichnung ist der TCM entlehnt. *Dreifach-Erwärmer* weisen sowohl die Eigenschaften eines Meridians als auch die eines strahlenden Stroms auf. Statt wie ein Meridian einen festen Verlauf zu haben, „springen" die Dreifach-Erwärmer, ebenso wie strahlende Ströme, durch die Meridiane, koppeln sich an andere Meridiane und Organe an, die in Verbindung mit dem Hypothalamus (dem Thermostat des Nervensystems) stehen. Der Hypothalamus reguliert, ob sich das System im Entspannungs- oder im Kampf- oder Fluchtmodus befindet. Ist alles in Ordnung, verteilen die Dreifach-Erwärmer strategisch Wärme und Energie im Körper. Ist Kampf oder Flucht aktiviert, bereiten die Dreifach-Erwärmer den Körper auf eine Bedrohung vor, was sich auf das Immunsystem auswirkt. Das kann sowohl schützend als auch zerstörerisch sein. Irritierenderweise können die Mechanismen der Dreifach-Erwärmer einen Angriff durch eine Autoimmunerkrankung herbeiführen oder sich als Allergie zeigen. Dreifach-Erwärmer dezimieren oft alles um sie herum und haben Schwierigkeiten, Freund und Feind zu unterscheiden. Obwohl Dreifach-Erwärmer körperliche Krankheiten tendenziell eher dann verursachen, wenn sie überaktiv sind, kommt es seltener auch vor, dass sie geboostert werden müssen, wie zum Beispiel bei einem anaphylaktischen Schock.

Donna sagt: „[Ein] Dreifach-Erwärmer hat kein Interesse daran, dass du glücklich bist oder dich spirituell entwickelst – er will dich nur am Leben erhalten. Leider hat seine Informationsdatenbank seit mehreren Millionen Jahren keine größere Einlage in Form von Informationen darüber erhalten, was zum Überleben notwendig ist." [30]

Donnas Buch enthält Methoden, wie man Dreifach-Erwärmer gesund erhält. Probieren Sie diese aus: Legen Sie die rechte Hand oberhalb der Hüfte um die linke Seite. Legen Sie die linke Hand über den rechten Ellbogen, der sich nahe an der Stelle befindet, wo der Meridian des Dreifach-Erwärmers verläuft. Bleiben Sie mindestens drei tiefe Atemzüge lang in dieser Position, und wiederholen Sie die Übung auf der anderen Seite.

DAS FELD DER GEWOHNHEIT

Donna beschreibt das Feld der Gewohnheit als eine Naturkraft, so real wie die Schwerkraft, die Informationen und Organisation wie einen Bauplan der biologischen und spirituellen Entwicklung des Organismus in sich birgt. Dieses Feld bewegt sich wenig, ist nicht sehr farbintensiv und hat einen bemerkenswert gleichmäßigen Rhythmus. Donna war sich nicht sicher, wie sie dieses Feld interpretieren sollte, bis sie hörte, wie Rupert Sheldrake morphische Resonanz und Felder beschrieb. In einem Interview im *Scientific American* definiert Sheldrake morphische Resonanz und morphische Felder folgendermaßen:

> *„Morphische Resonanz ist der Einfluss früherer Aktivitätsstrukturen auf nachfolgende ähnliche Aktivitätsstrukturen, organisiert durch morphische Felder. Sie ermöglicht Erinnerungen, sich aus der Vergangenheit durch Raum und Zeit hindurch fortzupflanzen. Je größer die Ähnlichkeit, desto größer ist der Einfluss der morphischen Resonanz. Das bedeutet, alle selbst organisierenden Systeme wie Moleküle, Kristalle, Zellen, Pflanzen, Tiere und Tiergesellschaften haben ein kollektives Gedächtnis, auf das jedes Individuum zurückgreift und zu dem es beiträgt.“*[31]

Das Feld der Gewohnheit trägt den Bauplan einer Eiche in einer Eichel weiter. Es hilft einem Salamander, verlorene Beine nachwachsen zu lassen. Das Feld der Gewohnheit ist ein Bauplan für den gesamten Organismus. Es soll Veränderungen widerstehen und Muster bewahren, um das zu erhalten, was die Evolution geschaffen hat. Doch weil unsere Welt sich so schnell ändert, könnte es Donna zufolge erforderlich sein, dass wir die durch Gewohnheit aufrechterhaltenen Programme des Körpers außer Kraft setzen, wenn wir all den Verletzungen standhalten wollen, denen Körper, Psyche und Seele in der modernen Gesellschaft ausgesetzt sind. Unser Feld der Gewohnheit kann bewirken, dass wir feststecken – nicht nur bezogen auf Krankheit oder Verletzung, sondern auch auf der Ebene des Lebensziels, der Beziehung zur Fülle, der vertrauten Beziehungen und kollektiver Dysfunktionalität, wie zum Beispiel die Auswirkungen von systemischem Rassismus und Kolonialisierung.

Das ist tatsächlich das Feld, das die Transformation bewirkt – einen Paradigmenwechsel, der alles verändert. Sie sind Ihrem Bauplan ausgeliefert und haben bis zu einem gewissen Grad ein festgefügtes Schicksal, es sei denn, Ihr Feld der Gewohnheit ändert sich – dann ist alles möglich.

DIE KLINISCHE ANWENDUNG DER EDEN-ENERGIE-MEDIZIN

Ich bat Donna und ihren Mann und Co-Autor, den Energiepsychologen David Feinstein, mir zu helfen, die besten klinischen Anwendungen der EEM zu verstehen. Sie erklärten mir, dass sich dieser Ansatz nicht auf Krankheiten oder deren Symptome konzentriert, sondern auf blockierte, durcheinandergeratene oder disharmonische Energien. Um den Zustand der Körperenergien zu beurteilen, lassen sich Energiemediziner von den Symptomen leiten (Schmerzen oder ein versagendes Organ sind besonders aufschlussreich). Die medizinische Diagnose ist jedoch für die Ausrichtung der Behandlung zweitrangig. Ziel ist eine systemische Veränderung, die durch das Ausbalancieren und Harmonisieren der Energien herbeigeführt wird. Dieser Ansatz kann eine Krankheit zwar lindern oder ganz zum Verschwinden bringen, aber die Behandlungen konzentrieren sich nicht auf die Symptome und die Krankheit. Es ist schwierig, die ganzheitliche energiebasierte Denkweise mit der reduktionistischen, symptombasierten Schulmedizin zu vergleichen, deren Fokus darauf liegt, welche symptomlindernden Behandlungen bei welchen Erkrankungen wirken.

Ich habe auch gefragt, wie man EEM – Eden Energy Medicine – am besten in eine persönliche Gesundheitsrezeptur aufnehmen kann und bei welchen Krankheiten sie am besten wirkt. In einer E-Mail an mich schreibt David:

> *„Praktisch jede Erkrankung kann zwar von der Harmonisierung der Körperenergien profitieren, aber EEM hat sich bei bestimmten Erkrankungen bewährt, für die die Schulmedizin keine wirksamen Behandlungen hat, wie zum Beispiel bei Autoimmunerkrankungen, gewissen Immundefekten und anderen systemischen Erkrankungen. EEM kann eine erste Behandlungslinie für Erkrankungen und Beschwerden wie Fibromyalgie, chronische Borreliose, Multiple Sklerose, chronische Schmerzen, das Reizdarmsyndrom, Migräne, Nahrungsmittelallergie und Chemikaliensensitiviät, Mischkollagenose, elektromagnetische Hypersensitivität und chronische Depressionen sein. Invasivere Behandlungen können dann bei den Symptomen eingesetzt werden, die weiterhin fortbestehen. EEM kann eine sekundäre Behandlung sein, wenn schulmedizinische Behandlungen zwar ausgesprochen erfolgreich sind, wie viele Medikamente und Operationen aber unerwünschte Nebenwirkungen haben. Wenn man sich ein*

Bein bricht, will man es in der Notaufnahme richten lassen. Aber wenn man die Schmerzen auf eine natürlichere Weise bewältigen oder die Knochen schneller heilen lassen will, kann die Energiemedizin einen großen Unterschied machen. Wir empfehlen sie oft als ergänzende Behandlung bei Erkrankungen, die drastische medizinische Interventionen erfordern – Organtransplantationen, das Einsetzen künstlicher Gelenke, eine Herzschrittmacher-OP, Chemotherapie, Bestrahlung und natürlich chirurgische Eingriffe und medikamentöse Behandlungen. Sie ist auch ein wirkungsvolles Instrument im Rahmen eines integrativen medizinischen Ansatzes bei der Behandlung von jeglichen schweren körperlichen Krankheiten wie Krebs oder Parkinson.“

Donnas E-Mail-Antwort an mich war noch entschiedener. Obwohl sie den spezifischen Punkten in Davids Antwort nicht widersprach, umfasste ihre Antwort auf die Frage „Wofür ist die Eden-Energie-Medizin am besten geeignet?“ jede diagnostische Kategorie der Internationalen Klassifikation der Krankheiten. In den 24 Jahren ihres aktiven Praktizierens hat sie mehr als 10.000 Klienten in 90-minütigen oder noch längeren Sitzungen behandelt und gesehen, dass EEM – auch ergänzend, nicht nur als Hauptbehandlung – bei nahezu jedem denkbaren körperlichen oder geistigen gesundheitlichen Problem hilft, auch wenn es nicht unbedingt immer eine Gesundung bewirkt. Wenn Sie mehr über Donna erfahren und sich kostenlose Videos zu ihren Techniken der energetischen Behandlung ansehen möchten, besuchen Sie edenenergymedicine.com (zu Informationen auf Deutsch siehe auch *https://www.mindvalley.com/de/energy-medicine*; Anm. d. Ü).

DIE WISSENSCHAFT DER HEILIGEN MEDIZIN

Zu Beginn dieses Kapitels habe ich darauf hingewiesen, dass die Wissenschaft bisher die Existenz feinstofflicher Energien kaum zweifelsfrei nachweisen, geschweige denn beweisen konnte, dass die Beeinflussung dieser Energien mit heilenden Händen Krankheiten zuverlässig heilen kann. Aber gibt es überhaupt wissenschaftliche Erkenntnisse dazu?

Ich habe diesem Buch den Titel *Heilige Medizin* gegeben und verwende diesen Begriff, wenn ich mich auf Energieheilung beziehe, weil die meisten Heiler im Gespräch über das, was sie tun, eine spirituelle Sprache verwenden und keinen wissenschaftlichen Fachjargon. Die meisten Heiler erklären ihre Arbeit als eine Art meditative Praxis oder Gebet und beziehen sich auf eine Version, sich mit der Quelle zu verbinden und Heilung wie durch eine Leitung durch sich hindurchfließen zu lassen. Viele erklären, dass sie „aus dem Weg gehen", mit ihrem Ego beiseitetreten, damit sie ein klarer Kanal für die göttliche Liebe oder das Buddha-Feld oder etwas Heiliges sein können, das sie benutzt, um Heilung bei anderen zu fördern. Die wissenschaftliche Gemeinschaft verwendet jedoch nicht den Begriff *Heilige Medizin*, sondern nennt es *Biofeldwissenschaft* (engl. *Biofield Science*) oder Biofeldtherapie. Die Bezeichnung „Biofield Science" wurde 1992 von einem Ad-hoc-Ausschuss aus Therapeuten und Forschern der Complementary and Alternative Medicine (CAM) vorgeschlagen, einberufen vom Office of Alternative Medicine (OAM) des National Institutes of Health (NIH).[32] Der Ausschuss definierte das Biofeld als „ein masseloses, nicht unbedingt elektromagnetisches Feld, das lebende Körper umgibt und durchdringt und den Körper beeinflusst".[33]

Ich habe bereits über die Forschungen von Bill Bengston gesprochen, aber lassen Sie uns noch etwas in der Geschichte zurückgehen. Bevor der wissenschaftliche Materialismus so rigide wurde, dass er zu einem lähmenden Mangel an Neugier auf die

Wissenschaft des Heilens führte, kamen einige seriöse Daten aus dem Labor von Bernard Grad, einem forschenden Onkologen an der Fakultät der McGill University in Montreal und Bills Held, der ihm den Spitznamen „The Great Grad" gab. In den 1960er- und 1970er-Jahren untersuchte Grad gründlich die Fähigkeiten des Handauflegens von Oskar Estebany, einem Heiler aus Ungarn, der seinen eigenen Heilkräften skeptisch gegenüberstand und bescheiden genug war, sich freiwillig für eine wissenschaftliche Studie zur Verfügung zu stellen. Grad führte Experimente an Mäusen durch, bei denen er das Wachstum eines Kropfes (einer vergrößerten Schilddrüse) anregte. Die von Estebany behandelten Mäuse bekamen zwar immer noch einen Kropf, doch Estebanys Behandlung verlangsamte das Wachstum erheblich. Grad ließ Estebany Baumwoll- und Wollfetzen „behandeln" und verwendete diese dann zur Behandlung der Mäuse, ohne dass Estebany direkt mit ihnen in Kontakt war. Auch bei diesen Mäusen wuchs der Kropf deutlich langsamer.

Auch andere Wissenschaftler untersuchten Estebanys Fähigkeiten, darunter Justa Smith am Rosary Hill College in Buffalo, New York. Smith gab Estebany Reagenzgläser mit dem Enzym Trypsin zur Behandlung. Je länger Estebany die Reagenzgläser behandelte, desto schneller katalysierte das Enzym Trypsin die Aktivität der Proteine. Merkwürdigerweise bewirkte Estebanys Einfluss bei anderen Enzymen jedoch eine Verlangsamung der Enzymaktivität. Smith gelangte dann zu einer überraschenden Schlussfolgerung, die beides vereinte: *Die Wirkung von Estebany auf die Enzymaktivität beschleunigte oder verlangsamte sich immer in der Richtung, die zu mehr Gesundheit im Organismus führte.*

An der New York University ließ Dolores Krieger Estebany das Blut kranker Menschen behandeln. Daraufhin stieg der Hämoglobinwert der von ihm behandelten Kranken im Vergleich zu dem der Kontrollgruppe höher an, was auf eine Immunreaktion schließen ließ.[34]

Seitdem haben Wissenschaftler versucht, die Legitimität der

Energieheilung durch evidenzbasierte Wissenschaft zu belegen. Shamini Jain, Gründerin und Leiterin der Consciousness and Healing Initiative (CHI) und Assistenzprofessorin an der Fakultät für Psychiatrie der Universität von Kalifornien-San Diego, untersuchte, wie sich die Biofeld-Heilmethoden der bekannten Energieheilerin Rosalyn Bruyere auf die lähmende Müdigkeit auswirkten, unter der Brustkrebsüberlebende litten und die nach der Behandlung nicht nachließ. Die Wirkung des Bruyere-Heilverfahrens wurde mit dem verglichen, was ungelernte Scheintherapeuten bewirkten, die den Patientinnen auf ähnliche Weise die Hände auflegten, jedoch ohne Heilungsabsicht oder Beeinflussung des Biofelds. Innerhalb von nur acht einstündigen Heilsitzungen sank der Grad der Fatigue bei den Überlebenden in Bruyeres Behandlungsgruppe auf ein normales Maß, während die Patientinnen in der Placebogruppe nicht wesentlich mehr Energie hatten als vorher.[35]

Susan Lutgendorf, Professorin an der Universität von Iowa, beobachtete die Aktivität der natürlichen Killerzellen und verglich die Wirkung der Healing-Touch-Methode von Janet Mentgen bei Gebärmutterhalskrebs-Patientinnen, die sich einer Chemotherapie und Bestrahlung unterzogen, mit der von Entspannung allein. Nur bei den mit Healing Touch behandelten Patientinnen blieb die Funktion der natürlichen Killerzellen erhalten, ein wichtiger Teil des Immunsystems, der notwendig ist, um während der Chemotherapie und Bestrahlung den Krebs zu bekämpfen.[36]

In einer systematischen Übersicht „Biofield Therapies: Helpful or Full of Hype?“ hat Shamini 66 klinische Studien zu Biofeldtherapien (Healing Touch, Johrei, Handauflegen, Reiki, spirituelles Heilen, Therapeutic Touch und andere), die ihre strengen Kriterien erfüllten, zusammengestellt und analysiert.[37] Sie gelangte zu folgenden Schlüssen:

- Es gibt bei Biofeldtherapien eine starke Evidenz für eine über den Placeboeffekt hinausgehende Schmerzlinderung (13 klinische Studien, in deren Rahmen Patienten mit Arthritis, Karpaltunnelsyndrom, chronischen Schmerzen, Fibromyalgie, neuropathischen Schmerzen und Osteoarthritis untersucht wurden, ergaben alle, dass ein konsistenter, signifikanter Nutzen besteht).

- Eine mäßige Evidenz wurde bei der Behandlung akuter Schmerzen bei Krebspatienten und Krankenhauspatienten festgestellt, wobei weitere Studien erforderlich sind.

- Biofeldtherapien sind vielversprechend im Hinblick auf die Verbesserung der psychischen Gesundheit, aber die Datenlage ist unzureichend.

- Sie beeinflussen unsere Biologie, einschließlich Blutdruck, Gehirnaktivierung, Cortisol-Rhythmus, Herzfrequenz, Herzfrequenzvariabilität und Immoglobulin-A-Spiegel im Speichel.

Obwohl diese Schlussfolgerungen weder jemanden vom Hocker reißen noch nobelpreisverdächtig sind, ist es doch erwähnenswert, dass immerhin drei verschiedene Universitäten und ein renommiertes medizinisches Zentrum in den Vereinigten Staaten (Harvard University, Indiana University, University of Connecticut und MD Anderson Cancer Center) Biofeldtherapien untersuchen und ihre Wirkung mit der von Scheinbehandlungen bei Kontrollgruppen vergleichen – mit vielversprechenden Ergebnissen. Es gibt neue Erkenntnisse, die zeigen, wie Energieheilung das Wachstum, den Tod und die Migration von Tumorzellen ebenso wie die damit zusammenhängende zelluläre Immunfunktion beeinflussen kann, und zwar bei verschiedenen Krebsarten und sowohl in Tier- als auch in Zellkulturstudien.[38]

Biofeldtherapien zeigen nicht nur Auswirkungen auf zellulärer Ebene, sondern mehrere Studien deuten darauf hin, dass diese Art der Heilung eine Intelligenz besitzt, die Krebszellen und normale Zellen unterschiedlich beeinflusst.[39] Allein diese Wissenschaft wirft unser gängiges Bild der modernen Medizin über den Haufen. Bislang kannten wir nur eine Art, wie man solche Zellen, insbesondere Krebszellen, beeinflussen kann, nämlich mit Medikamenten und technologischen Behandlungen. Doch die Heiler tun nichts weiter als das: Sie haben die Absicht zu heilen und übermitteln dann Heilung direkt an die Zellen. *Nehmen Sie sich einen Moment Zeit, um das sacken zu lassen.*

WIE KÖNNEN WIR EINEN MECHANISMUS DES HEILENS ERKLÄREN?

Können die Wissenschaftler einen Mechanismus als Erklärung anführen, wie Biofeldheilung funktioniert? Es gibt unzählige Theorien, die aber alle noch im Bereich der Spekulation angesiedelt sind. Einige Forscher glauben, es handle sich um einen reinen Placeboeffekt. Andere postulieren einen Mechanismus, bei dem schwache elektromagnetische Felder (EMF) biologische Rezeptorsysteme beeinflussen, die sich möglicherweise im Interstitium befinden. Die Vorstellung, dass sich Heilung durch eine lebende Matrix verbreitet, gibt es schon seit Jahrzehnten. Insofern könnte die jüngste Entdeckung des Interstitiums als körpereigenes Organ dazu beitragen, die Physiologie der Akupunktur und von Bewegungspraktiken wie Yoga, Qigong und Taijiquan (Tai Chi) zu erklären, die die Faszien bewegen und das Interstitium beeinflussen.

Andere, darunter Bill, stellen die Theorie auf, dass Biofeldeffekte nicht lokal, nicht linear und eher „Information" als „Energie" sein könnten. Gemäß der Definition der klassischen Mechanik ist *Energie* „die Fähigkeit, Arbeit zu leisten", und sie sollte mit zunehmender Entfernung an Intensität abnehmen. Diejenigen, die Fernheilung praktizieren, sagen jedoch, dass Entfernung keine Rolle spielt. Hier begeben sich Wissenschaftler, die solchen Fragen nachgehen, auf das heikle Gebiet der „Quanten“, ein Begriff, der von Heilern oft in einer Weise missbraucht wird, die seriöse Wissenschaftler die Augen verdrehen lässt. Dennoch könnte die Quantenverschränkung, also die Fähigkeit getrennter Objekte, einen Zustand gemeinsam zu haben, die Albert Einstein als „spukhafte Fernwirkung“ bezeichnete, möglicherweise erklären, wie Fernheilung funktionieren könnte. Bis zu einer endgültigen Erklärung ist es noch ein weiter Weg, aber ich empfehle die Lektüre von Shamini Jains gründlicher Beurteilung der bereits vorhandenen wissenschaftlichen Erkenntnisse in ihrem Buch *Healing Ourselves: Biofield Science and the Future of Health.*[40] Ich empfehle auch, einen Blick auf die Website der Consciousness And Healing Initiative (CHI) zu werfen, wenn Sie sich, so wie ich, gern in Daten und Informationen vergraben. Lesen Sie den kostenlosen Bericht „Subtle Energy and Biofield Healing: Evidence, Practice, and Future Directions“, der von vielen CHI-Wissenschaftlern und -Heilern mitverfasst worden ist und gewissermaßen eine Bestandsaufnahme unserer Auffassung darüber darstellt, was wir beweisen können und was noch zu enträtseln ist.[41]

Shamini schlägt vor, die Wissenschaft der Biofeldheilung eher von einem systemischen Ansatz aus zu betrachten und uns für ein Sowohl-als-auch zu öffnen, statt auf einem Entweder-oder zu beharren, das von uns verlangt, eine Theorie auf Kosten einer anderen für gültig zu erklären. Sie erinnert mich daran, dass die Paradoxe der Heilung mehrere Wahrheiten gleichzeitig enthalten können, und schreibt:

> *„Wir wissen, dass Placeboeffekte real sind, wir wissen, dass EMF (elektromagnetische Felder, Anm. d. Übers.) offenbar eine Rolle bei der körperlichen Heilung spielen,*

wir wissen, dass Fernheilung und Intention sich real auf die Biologie auswirken, und wir wissen, dass quantenmechanische Experimente das Konzept der nicht lokalen Informationsübertragung stützen. Was, wenn all diese Dinge gleichzeitig wahr sind?"[42]

WARUM ES DER WISSENSCHAFT SCHWERFALLEN KÖNNTE, HEILIGE MEDIZIN ANZUERKENNEN

Es fehlen uns eindeutige wissenschaftliche Beweise für die Behauptungen von Heilern und Patienten, die Heilige Medizin könne von Krebs über Lähmungen bis hin zu Alzheimer alles kurieren. Für diesen Mangel an zuverlässigen Informationen könnte es einen triftigen Grund geben. Vielen Heilern zufolge liegt das daran, dass eine medizinisch-pharmazeutische Verschwörung die Beweise für das Funktionieren der Heiligen Medizin aus finanziellen Motiven unterdrückt und es korrupte, gierige Kapitalisten gebe, denen das Wohl der Patienten egal sei. Skeptiker führen das Fehlen überzeugender und eindeutiger klinischer Ergebnisse darauf zurück, dass Energieheilung Quatsch sei. Anstatt zu polarisieren und mich dem einen oder anderen Lager anzuschließen, möchte ich einmal spekulativ hiervon ausgehen: Die Chancen nachzuweisen, dass die Heilige Medizin eine wirksame, evidenzbasierte medizinische Behandlung ist, stehen nicht wegen einer böswilligen Verschwörung so schlecht, sondern einfach deswegen, weil das derzeitige wissenschaftliche Paradigma begrenzt ist.

1. Pharmaunternehmen profitieren nicht von dem Beweis, dass Energieheilung funktionieren könnte, also gibt es außer reiner wissenschaftlicher Neugier kaum ein Motiv, sie zu untersuchen.

2. Wissenschaftler schrecken verständlicherweise davor zurück, ihren Ruf, ihren Lebensunterhalt und ihre langfristige Sicherheit zu riskieren, um sich mit Themen zu befassen, die in der akademischen Welt mit Geringschätzung betrachtet werden.

3. Teilweise ist Wissenschaft zu einem Dogma geworden, dem Gegenteil von Wissenschaft. Dogmen machen Wissenschaft zu einer Art fundamentalistischer Religion, doch Wissenschaft sollte keine Religion sein. Der Gruppenzwang, nur die Wissenschaften zu studieren, die wir als „real" (das heißt rein materialistisch) akzeptieren, presst diejenigen, die wirklich mehr lernen wollen, in die Rolle von Häretikern. Die medizinische Wissenschaft basiert immer noch auf dem Materialismus und lässt wenig Raum für die metaphysischen, spirituellen oder energetischen Aspekte der Heilung. Für ein besseres Verständnis lesen Sie das „Manifesto for a Post-Materialist Science".[43]

4. Wissenschaftler, die den Mut haben, sich mit der Erforschung der Heiligen Medizin zu befassen, mangelt es an finanzieller Förderung.

5. Als Hüter des Dogmas widerstrebt es seriösen Fachzeitschriften oft, selbst einwandfreie wissenschaftliche Publikationen aus Bereichen, die sie als „paranormal" ansehen, zu veröffentlichen. So bringen sie fundierte Wissenschaft, die tatsächlich finanzielle Förderung erhält, zum Schweigen oder verbannen sie in nicht maßgebende Zeitschriften.

6. Energieheiler sind im Umgang mit Wissenschaftlern tendenziell auf der Hut und oft traumatisiert durch Skeptiker, die ihre Gaben abtun und über ihr Lebenswerk spotten. Viele geben an, dass sie in der klinischen Sterilität eines Labors

unter der strengen Beobachtung von Skeptikern das Gefühl haben, „neben der Spur“ zu sein.

7. Möglicherweise ist das Umfeld eines Labors reproduzierbaren Ergebnissen nicht zuträglich.

Dabei ist noch nicht einmal berücksichtigt, dass die Quantenphysik einiges über den Haufen wirft und unklar ist, wie sich diese Entdeckung auf das Modell der evidenzbasierten Medizin in der Wissenschaft auswirken könnte.

1. Was, wenn die Annahme, wir könnten die Behandlung objektiv von den Menschen trennen, die sie durchführen, von Grund auf falsch ist?

2. Was, wenn es nicht möglich ist, die Gruppe der Behandelten von der Placebo-Kontrollgruppe zu trennen, sobald die Teilnehmer des Versuchs in irgendeiner Weise durch das, was Bill als „Resonanzverbindung“ bezeichnet, miteinander verbunden sind?[44] Was, wenn jedes Gruppenmitglied, das so mit anderen Gruppenmitgliedern verbunden ist, die Ergebnisse der anderen beeinflussen könnte? Was, wenn der Placeboeffekt, der wissenschaftlich immer noch nicht erklärt ist, ein Ergebnis dieser Resonanzverbindung ist? Wenn wir die behandelte Gruppe nicht vollständig von der Placebogruppe trennen können und beide so miteinander verwoben sind, dass es die Daten verfälscht, wie können wir dann zuverlässig das Schlangenöl von der Medizin unterscheiden?

3. Die Wissenschaft hat noch nicht herausgefunden, wie man das Subjektive objektivieren, quantifizieren und messen kann. Doch subjektives Erleben ist ein reales menschliches Phänomen. Wir versuchen, die Wirksamkeit subjektiver

> Behandlungen wie Psychotherapie und Gebet zu messen. Aber wie können wir Dinge objektiv messen, die vom Bewusstsein, der Präsenz und den Fähigkeiten der Behandler abhängen? Erwarten wir wirklich, dass solche Faktoren die Ergebnisse nicht beeinflussen?

Wenn Sie nun diesen Hindernissen noch den berechtigten Widerstand börsennotierter Unternehmen und Institutionen hinzufügen, die zwar Lippenbekenntnisse über das Wohl der Patienten ablegen, aber gesetzlich verpflichtet sind, dem finanziellen Gewinn absolute Priorität einzuräumen und die Taschen der Aktionäre zu füllen, anstatt Ihnen, den Patienten, zu helfen, empfänglich für Wunder zu werden, und schon heißt es: „Houston, wir haben ein Problem." Es sei an dieser Stelle nur so viel gesagt: Wir wissen nicht wirklich, wie gut die Heilige Medizin funktioniert, weil der Gegenwind in diesen Bereichen momentan nur schleppende wissenschaftliche Fortschritte zulässt. Wir können jedoch sagen, dass das Gebiet weitere Studien verdient und dass verzweifelte Patienten, denen die Schulmedizin nicht zu helfen vermag, die Heilige Medizin anwenden – mit oder ohne Beweis, dass sie funktioniert.

Gehören Sie zu den Menschen, die sagen, eine wie auch immer geartete Energietransfusion habe ihnen geholfen? Ist es möglich, dass einige dieser Ansätze Ihr Leiden zumindest teilweise lindern könnten? Erst wenn Sie es ausprobieren, werden Sie es wissen.

— Kapitel 4 —

FREUDE-PRAKTIKEN ALS MEDIZIN FÜR DEN KÖRPER

Eine Betrachtung der Formen Heiliger Medizin, die Energietransfusionen fördern, wäre nicht vollständig, ohne auf das einzugehen, was ich „Freude-Praktiken" nenne. Wenn Ihre Lebenskraft erschöpft ist, kann Freude Ihnen eine so starke Energietransfusion verabreichen wie ein Biofeldheiler, darum ist sie in der heilenden Blase des Steinmännchens der ganzheitlichen Gesundheit enthalten. Das Beste daran ist: Viele „Energietransfusionen", wie Tanzen, Singen, künstlerische Aktivitäten, die Durchführung eines Rituals, Yoga oder Meditation, Humor und Sex, sind frei zugängliche, leicht verfügbare und selbst durchführbare Praktiken der Heiligen Medizin, Praktiken, die von indigenen Kulturen seit Jahrtausenden zur Selbstheilung und Heilung von Gemeinschaften eingesetzt werden. Wenn Sie auf einer Heilungsreise sind, kann ich nicht genug empfehlen, solche Praktiken in Ihr Heilungsrezept aufzunehmen, um sich selbst eine Lebenskrafttransfusion zu verabreichen. Ich betrachte Freude-Praktiken wirklich als eine Form der Energiemedizin, weil sie die Lebenskraft stärken und den Lebenswillen beeinflussen, möglicherweise dadurch, dass sie die strahlenden Ströme aktivieren, auf die sich manche Heiler beziehen.

Es gibt unzählige Bücher und wissenschaftliche Studien über die gesundheitlichen Vorteile von Yoga, Meditation, Klangheilung, Lachen und sogar Sex als Medizin für den Körper, daher möchte ich auf diese Informationen nicht noch einmal eingehen, obwohl ich während meiner Recherchen im Bereich der Heiligen Medizin viele Freude-Praktiken als Instrumente für die Medizinbeutel studiert habe. Ich habe mich sogar als „Lachyoga"-Lehrerin zertifizieren lassen und mit Krebspatienten am Osher

Center for Integrative Medicine der University of California-San Francisco (UCSF) herumgegackert. So wie Norman Cousins in *Der Arzt in uns selbst* seinen Weg von einer „unheilbaren" Krankheit zu guter Gesundheit lachte, schworen einige dieser Krebspatienten, in der Gruppe zu lachen mache sie wieder gesund.

Als ich mich auf meinem eigenen Heilungsweg vollständig von sieben Medikamenten entwöhnt habe und später noch einmal während meiner Genesung nach dem Hundebiss waren Freude-Praktiken ein wichtiger Bestandteil meines Gesundheitsrezepts. Ich wandte mich wieder dem Singen zu. Als junge Frau hatte ich regelmäßig gesungen, es aber während meiner Jahre als Ärztin weitgehend aufgegeben. Ich begann, Klangschalen zu spielen und chantete dazu, und ich schloss mich Trommelkreisen und Gesangsgruppen an, die gemeinsam alte Volkslieder sangen. Ich habe sogar eine CD aufgenommen. (Sie können eines der zeremoniellen Lieder, die ich für Erdrituale verwende, von thesacredmedicinebook.com herunterladen.)

Ich widmete mich zudem ausgiebig jeder Tanzform, die ich fand – Journey Dance, Soul Motion, S Factor, Ecstatic Dance, Nia – alles, bei dem ich nicht in einen stinkenden Club gehen oder mich von Betrunkenen anrempeln lassen musste. Jemand empfahl mir eine Tanz-Community in Sausalito, die auf Gabrielle Roths Fünf Rhythmen basierte und später von Kathy Altman und Lori Saltzman in Open Floor umbenannt wurde. Diese Gemeinschaft war ein wertvoller Teil der Heilungsreise all ihrer Mitglieder.

Ich wusste zwar, dass es für eine gute Gesundheit unerlässlich war und viele Möglichkeiten für Energietransfusionen bot, wieder mit der somatischen Intelligenz und Bewegungspraktiken in Kontakt zu kommen, aber noch nie zuvor war mir das Potenzial des Tanzes als Energiemedizin so bewusst wie zu der Zeit, als mein Freund Jarman Massie, einer meiner liebsten Open-Floor-Partner, an Mandelkrebs erkrankte. Als Teil seiner regelmäßigen Praxis hatte Jarman jahrelang neben mir und Hunderten anderen in einem verschwitzten Fitnessraum getanzt. Normalerweise war Jarman in der Mitte der Tanzfläche, zeigte seine altbewährten Moves und erhellte den Raum mit seinem Grinsen und seiner hemmungslosen Begeisterung. Doch an jenem Abend sah Jarman mitgenommen und blass aus und konnte kaum lächeln, weil seine Lippen rissig und verschorft waren. Dennoch streckte er die Arme in einer Geste aus, als wolle er uns alle umarmen.

Als professioneller Tänzer war Jarman in Höchstform gewesen, hatte aber seitdem, weil er wegen seiner krebsbefallenen Mandeln und der zermürbenden Strahlen- und Chemotherapie nicht essen konnte, abgenommen und wog nur noch 65 Kilo. Als Jarman seine Diagnose erhielt, sagte er zu seinem besten Freund, er wünschte, er könnte bei seiner eigenen Beerdigung dabei sein. Sein Freund nickte: „Das lässt sich arrangieren."

Er ließ uns in einer Kirche zusammenkommen, um Jarmans Heilung zu zelebrieren und zu energetisieren, unsere Musik für ihn aufzuführen, uns an ihn zu erinnern, Geld für Behandlungen zu sammeln, die er sich nicht leisten konnte, und natürlich, um zu tanzen. Hunderte von uns weinten, als die persönlichen Erinnerungen vorgetragen wurden, und bei den Liveauftritten von Weltklasse-Musik. Wir wollten nicht, dass Jarman stirbt, und er wollte nicht gehen, aber es war ein starkes Vermächtnis für einen vielgeliebten Mann, all das zu hören, was wir oft nur in Lobreden über jemanden sagen, nachdem er seinen Körper verlassen hat. Jarman war sichtlich gerührt und wir auch.

Das war die Einstimmung auf das, was nun kam: eine Überraschung für Jarman. Er wurde in den Mittelgang der Kirche gebeten. Stühle und Bänke waren entfernt und die Kirche in eine Tanzfläche verwandelt worden. Die Männer standen rundherum an der äußeren Umfassung, während die Frauen, geschmückt mit bunten Seidenschals, Jarman umringten. Er wirkte befangen, bis er merkte, dass die Frauen mit ihm flirteten und einen sexy Schal-Striptease hinlegten – da kehrte sein Grinsen zurück. Wir umringten ihn mit unseren Tüchern, ließen die

Hüften kreisen, klimperten mit den Wimpern und schenkten ihm mit Herz und Körper Lebenskraft. Dabei fühlten wir uns von den Männern unterstützt, die in einem äußeren Kreis um uns herumstanden und uns Raum gaben. Die langsame, sinnliche Musik wurde schneller, und eine wilde Energie erfüllte uns, Beine traten, Arme wirbelten und Hintern kreisten in frenetischem Schwung, der in einer Art „Energie-asmus" der Gruppe gipfelte. An einem bestimmten Punkt wölbte sich Jarman über den Stuhl, der ihn stützte, ein Zeh zeigte auf den Boden, der andere Fuß streckte sich in einem vollen Spagat hoch in die Luft, die Arme waren in ekstatischer Hingabe zurückgeworfen, die Brust offen, um zu empfangen.

Die Musik verklang zu einem Flüstern, und wir Frauen küssten Jarman mit einer flüchtigen Berührung unserer Tücher, bevor wir uns in den äußeren Kreis zurückzogen und die Männer die Mitte einnehmen ließen. Die Trommeln schlugen, und die Männer stampften im Gleichtakt mit den Füßen und klopften sich auf die Brust, während sie sich ihm wie Krieger näherten. Gemeinsam hoben sie ihn vom Stuhl und hielten ihn über ihre Köpfe, wo er wie in einem Sarg lag, die Arme verschränkt. Eine düstere Musik erklang, und mir kamen die Tränen, als ich betete, dass wir das nicht wirklich würden tun müssen.

Die Musik wurde lebhafter, die Energie verschob sich. Jarman trat mit einem Bein in die Luft und sagte: „Wenn ich das tun muss, dann tanze ich nach Hause!"

Die Männer stellten ihn in die Mitte und traten zurück. Jarman tanzte, als hinge sein Leben davon ab. Dieser Mann, der auf dem Weg in die Kirche kaum gehen konnte, bewegte sich nun wellenartig, kickte und zuckte mit den Hüften wie Elvis. Er tanzte fast drei Stunden lang weiter, und wir wechselten uns ab, um seine Ausgelassenheit anzuheizen und im Gegenzug selbst davon genährt zu werden. Am Ende des Abends sagte Jarman, verschwitzt und rot im Gesicht: „*Himmel.* Das hier ist jetzt der Himmel. Ich danke euch allen für diese Liebestanz-Heilung."

Der Gedanke, dass manches Leiden vielleicht nicht kurierbar ist, aber dennoch getragen werden kann, kommt mir in den Sinn, wenn ich mich an diesen emotional bewegenden, herzöffnenden Moment tiefer gemeinschaftlicher Verbundenheit erinnere. Paradoxerweise werden manche Menschen auf geheimnisvolle Weise schließlich doch gesund, wenn wir unser Leid gemeinschaftlich und vereint tragen – selbst diejenigen, die sich nicht „heiler" fühlen. Wir wussten nicht, wie diese Geschichte für Jarman enden würde, aber dass ich in jenem Moment dabei war, ist eine der schönsten Erinnerungen meines Lebens. Wir waren Teil von etwas, das größer war als wir. Jarman gab uns allen die Erlaubnis, unser eigenes Leiden einzubringen, und gemeinsam erhielten wir die Gelegenheit, die Einsamkeit, in der wir unser Leiden ertragen, zu heilen.

Als ich an diesem Abend nach Hause ging, verschwitzt und ekstatisch mit meinen Sinnen verbunden, dachte ich: „*Das* ist Heilige Medizin." Könnten doch nur alle Krebspatienten *das* erhalten. Ich wusste, so wie man eben Dinge einfach weiß, dass Jarman überleben würde. Fünf Jahre später tanzt er immer noch und ist krebsfrei.

Einige Jahre später brachte ich die Ärzte, die an der Schulung des Whole Health Medicine Institute teilnahmen, zum Open Floor, um mit mir zu tanzen. Wir waren so glücklich, vertraut und umarmten uns nach einem Jahr Arbeit zusammen, groovten und tanzten in unserer kleinen Liebesblase, als die Gründerinnen Kathy und Lori mit bewundernden Gesichtern auf uns zukamen und fragten: „Wer *seid* ihr?"

Eine unserer neuen Absolventinnen sagte: „Wir sind Ärzte!"

Ich erklärte, dass sie sich über die Möglichkeiten der Heiligen Medizin informierten, um Menschen zu helfen, die die konventionelle Medizin nicht zu heilen vermag. Die Gesichter der Gründerinnen leuchteten auf. Sie wissen zwar, dass Open Floor Medizin ist, aber nur wenige Ärzte erkennen sie als solche an. Doch diese Ärzte strahlten – die Medizin hat auch sie geheilt.

TANZEN ALS FORM DES GEBETS

Bevor meine Tanz-Community Open Floor hieß, nannten wir sie Sweat Your Prayers („Schwitz deine Gebete"). Meine dogmatisch christliche Mutter verstand nicht, wie so viel inbrünstiges, tränenreiches, wütendes und manchmal sogar erotisches Tanzen ein Gebet sein konnte. Ich erklärte ihr, was mir meine Lehrerinnen gesagt hatten: Mit dem Tanzen sprechen wir zu Gott, und in der Ruhe danach, wenn die Bewegung aufgehört hat, hören wir ihm zu. Wie von indigenen Gemeinschaften seit Anbeginn der Zeit praktiziert, können Tanzen und Beten ein und dasselbe sein, weil der Körper unsere Segenswünsche und Bitten um Hilfe aussendet und die Ruhe uns für Empfänglichkeit und Dankbarkeit öffnet. Bewegung und Ruhe sind heilige Gebete, wie Ausatmung und Einatmung. Mit dem Körper zu lobpreisen, mitunter schmerzliche Gefühle durch ihn hindurchzubewegen und vor dem Göttlichen in uns wie auch im Miteinander mit anderen verletzlich zu sein, sind alles Formen des Gebets. In der Ruhe, die unsere Meditationen am Ende des Tanzes einleitet, hören wir zu, empfangen Führung, öffnen uns für verkörperte Wege des Wissens und hören, wie Gott mit uns spricht.

Auf diese Art – so wie im Gebet – kommunizieren wir auch miteinander. Heilung kann nicht in der Isolation geschehen; Heilung ist fast definitionsgemäß eine Beziehungsaktivität. Dennoch ist es für viele von uns eine Herausforderung, in Beziehungen zu heilen, weil so viele unserer Wunden dort entstehen und zu Bindungsverletzungen und verworrener Abgrenzung führen. In Verbundenheit mit einem anderen Menschen zu arbeiten, ohne unser Selbst-Gefühl zu verlieren, muss Teil jeder verkörperten spirituellen Praxis sein. Wenn ich mich verlassen muss, um bei dir zu sein, kann ich nicht heilen. Wenn ich dich verlassen muss, um bei mir zu sein, wird das auch nicht funktionieren. Wie finden wir das Gleichgewicht zwischen Vertrautheit allein, mit anderen *und* mit dem Göttlichen? Gemeinsames Tanzen kann uns helfen, dies nicht nur kognitiv, sondern auch körperlich zu erfahren. Das gehört zum verkörperten Menschsein.

Tanz als Medizin ist kein New-Age-Phänomen. Unsere Vorfahren auf der ganzen Welt haben Tanz schon immer in Zeremonien eingesetzt – zur Heilung, um böse Geister zu vertreiben, um Segen zu erflehen, den Wechsel der Jahreszeiten zu feiern und um den Regen herbeizurufen. Kathy und Lori erklären, dass Tanzen die Heilung auf den Kopf stellt, denn der Tanz ist Lehrer, Medizin und Heiler. Die Heilung liegt in unserer Bereitschaft und Fähigkeit, bei allen Teilen unserer selbst *und* bei allen auf der Tanzfläche zu sein – gemeinsam, egal ob wir in der Lage sind, das, was aufkommt, zu akzeptieren oder nicht.

Das Gerüst der Open-Floor-Praxis besteht aus vier Elementen: physisches Verkörpern, emotionale Toleranz, mentale Konstrukte und Seelenrückholung. Die physische Dimension konzentriert sich auf Bewegungsumfang und Sinneswahrnehmung. Wo befinden Sie sich in Ihrem Körper, und wie können Sie den Bewegungsumfang erweitern? Sie arbeiten auch mit aufkommenden Emotionen, die durch Musik, andere Menschen und Situationen in Ihrem Leben hervorgerufen werden. Sie lassen *alle* Gefühle zu – es gibt keine schlechten oder falschen. Es geht darum zuzulassen, dass die Gefühle sich in Ihnen und durch Sie hindurchbewegen, um Toleranz für die Gefühle, die Sie nicht mögen, aufzubauen. Sie können sich von fest und erstarrt zu fließend verändern ... oder auch nicht. Die mentalen Konstrukte helfen uns, den Verstand nicht dazu zu benutzen, Gedanken zu entfliehen, sondern um Fantasie und Kreativität auf der Tanzfläche aufblühen zu lassen. Warum sollten wir unseren Scharfsinn vom Tanzen ausschließen? Der Schatten des Verstandes wird offenbar, wenn wir im System unserer Überzeugungen verkalkt sind, doch Tanzen kann dazu beitragen, Überzeugungen über uns selbst und andere zu verändern. In der Open-Floor-Praxis fragen wir: „Wo ist der Punkt, an dem wir wählen können?“ Viele von uns haben das Gefühl: Wie man sich auf der Tanzfläche bewegt, so bewegt man sich in der Welt, und so üben wir, an beiden Orten mehr im Fluss zu sein und eine größere Auswahl zu haben. Inbrunst ist unsere einzige Absicht und unser Beitrag, während wir tanzen.

Ich bin nicht die Einzige, der Verkörperung und somatische Intelligenz durch Traumata ausgetrieben wurden. Wir leben in einer körperlosen Kultur, weil Traumata uns dazu bringen, den Körper zu *verlassen*. Das ist ein Abwehrmechanismus und in manchen Fällen eine Überlebensstrategie, die uns retten kann. Aber man kann den Körper nicht heilen, ohne in ihm zu sein. In spirituellen Kreisen und bei bestimmten Meditationspraktiken versuchen wir oft, unseren Körper zu transzendieren, weil wir glauben, nur die spirituellen Aspekte des Bewusstseins hätten einen Wert. Open Floor ist hilfreich, um sich physisch, emotional, geistig und seelisch zu verkörpern, und ermöglicht, die Beziehungen außerhalb von uns zu untersuchen. Wir haben das Bedürfnis nach Beziehung und Zugehörigkeit.

Open Floor ist nicht die einzige Praxis, die Tanz als Medizin einsetzt. Die Tänzerin Anna Halprin aus der San Francisco Bay Area ist 100 Jahre alt, während ich dies schreibe, und tanzt immer noch. Sie nutzte Tanzen als Heilmittel während der AIDS-Epidemie in den 1980er- und 1990er-Jahren und unterrichtet weiterhin Tanz als eine Form der Medizin. Debbie Rosas betrachtet ihren Nia-Tanz ebenfalls als eine Form des Heilens. Sheila Kelley, die Gründerin von S Factor, lehrt Pole Dance als heilende Übungspraxis und als eine Möglichkeit, verbannte Aspekte unserer oft traumatisierten Sexualität zurückzugewinnen. Ich lade Sie ein, sich auf Ihre Intelligenzen der ganzheitlichen Gesundheit einzustimmen und diese Medizin auszuprobieren.

TANZEN ALS MEDIZIN

Wenn diese verkörperte Medizin Sie anspricht, finden Sie heraus, ob es in Ihrer Nähe eine Tanzgruppe gibt, wie Open Floor, Five Rhythms, Nia, S Factor oder andere Communitys für bewusstes Tanzen.[45] Einige bieten Onlinekurse an, also werden Sie kreativ! Wenn Sie keinen Zugang zu einer Tanzgemeinschaft haben, gründen Sie eine! Laden Sie Freunde ein, mit Ihnen zu tanzen. Seien Sie Ihr eigener DJ, oder bitten Sie jemanden darum. Eine Heilungs-Playlist zu erstellen und Ihrem Körper zu erlauben, auf die Musik zu reagieren, kann Spaß machen, nährend und voller Medizin in Form von Klangheilung sein. Welche Songs stärken Ihre Lebenskraft, helfen Ihnen, Gefühle zu empfinden, die Sie in Bewegung bringen, geben Ihnen Auftrieb, beruhigen Sie und ermöglichen es Ihnen, sich wieder mit der Quelle zu verbinden? Welche Musik auch immer, lassen Sie zu, dass Ihr Körper sich natürlich und unbefangen dazu bewegt.[46]

HEILEN MIT ABSICHTSVOLLER KREATIVITÄT

Obwohl Singen und Tanzen während meiner medizinischen Ausbildung auf der Strecke geblieben sind, gehörten Kunst und Kreativität immer zu meiner Medizin – und ich nutze sie immer noch für medizinische Zwecke. Während meines vorbereitenden Medizinstudiums am College habe ich auch kreatives Schreiben als Hauptfach belegt. Zu Beginn meines Medizinstudiums kaufte ich mir im Drugstore ein Set Aquarellfarben und brachte mir selbst das Malen bei. Als Vollzeit-Gynäkologin war ich den ganzen Tag über tätig und malte den ganzen Abend über mit Bienenwachs (Enkaustik). „Die Medizin ist meine Blutung und die Kunst meine Transfusion“, sagte ich immer. Es war eine Obsession, bis ich meine Arbeit im Krankenhaus aufgab und mein manisches Bedürfnis nach einer Kunsttransfusion sich legte. Mein Leben ist zwar immer noch kreativ, aber nachdem ich kein Blut mehr verlor, verlagerte sich mein Drang zum Malen auf andere kreative Tätigkeiten wie Schreiben und Kochen. Ich male immer noch gern, aber als spielerisches Hobby, nicht mehr professionell.

Eine der aufbauendsten Phasen meiner Heilungsreise begann, bevor ich meine Arbeit im Krankenhaus kündigte, und endete mit einer Kunstausstellung namens *The Woman Inside* im Commonweal, einem Retreat-Zentrum mit Galerieraum, in dem Rachel Naomi Remen das Krebshilfeprogramm unterrichtete. Jahrelang fertigte ich Gipsskulpturen von Frauen vor und nach ihren Brustkrebsbehandlungen an. Die Frauen kamen zu mir nach Hause, legten ihre Kleidung ab, und ich erstellte eine Form ihres Oberkörpers, indem ich die Hände auf ihren Körper auflegte und diesen mit medizinischer, lavendelölparfümierter Gipsgaze modellierte. Dabei sang ich ihnen etwas vor oder hörte ihnen zu, wenn sie darüber sprachen, wie sie sich mit ihrem Körper fühlten. Wenn wir fertig waren, bot ich ihnen an, ein Bad zu nehmen; dann zogen sie sich wieder an. Ich befragte sie über die „innere Frau", hörte ihnen zu, schrieb Geschichten zu der Schönheit, die ich in jeder Frau sah, auf Reispapierrollen und tauchte diese in Bienenwachs. Die Geschichten hingen neben den Skulpturen.[47]

Eine meiner engsten Freundinnen und künstlerischen Weggefährtinnen, Shiloh Sophia McCloud, versteht so gut wie sonst niemand aus meinem Bekanntenkreis Kunst als Freude-Praxis und heilende Medizin. Seit über 20 Jahren unterstützt sie Frauen, von denen viele ein Trauma überlebt haben, am *MUSEA: Center for Intentional Creativity* darin, Heilung durch Kunst zu finden. Sie tauschte die Geschäftswelt San Franciscos und die Kunsthochschule ein gegen „Holz hacken, Wasser tragen" bei ihrer Mentorin, der Künstlerin Sue Hoya Sellars. Sue lebte seit den 1970er-Jahren als Vertreterin der „Back-to-the-Land"-Bewegung auf dem Land. Mit Anfang 20 wechselte Shiloh von High

Heels und Hightech zu Wanderstiefeln, lebte in einem Wohnwagen in Mendocino County, lief nackt durch die Wälder, um rote Erde zum Tonherstellen aus den Hügeln auszugraben, malte und schrieb Geschichten.

Sue, die für Shiloh auch eine Mutterfigur war, wollte ihr beibringen, dass Fleiß etwas Gutes war. Eines Tages beschwerte sich Shiloh scherzhaft, sie verstünde nicht, wozu sie Erde aus den Hügeln ausgraben musste, um Ton herzustellen. Warum kauften sie ihn nicht wie normale Menschen im Laden?

Als Shiloh den Lehm verkeilte, um Luftblasen zu entfernen und ihn geschmeidiger zu machen, fragte Sue:

> *„Was würdest du gern auf der Welt ändern, was liegt dir am Herzen? Willst du das Problem des weltweiten Hungers lösen? Die Armut? Gewalt gegen Frauen und Kinder beenden? Sexhandel und Geschlechterungleichheit? Finde heraus, was dir am Herzen liegt, und leg diese Liebe in den Ton, wenn du ihn verkeilst. Stell dir vor, dass deine Liebe genau jetzt zu denen fließt, die sie am meisten brauchen. Deine Liebe geht in den Ton über, während du ihn verkeilst. Materiepartikel werden von deiner Absicht beeinflusst. So wie du es beabsichtigst, geschieht es allmählich – es beginnt genau dann. Glaub daran. So funktioniert das Universum.“*

In dem Moment, als sie dem Ton Heilenergie einflößte, *begriff* Shiloh es. Sie ließ Leidenschaft in den Ton einfließen, sandte Liebe aus und den Wunsch, Gewalt gegen Frauen und Kinder zu beenden. Der Ton selbst und Shilohs Herz wurden in diesem Augenblick erweckt. Shiloh *wusste körperlich*, dass die Tonmoleküle auf ihre Energie reagierten und dass alles, was sie aus diesem Ton herstellte, diese Absicht in sich tragen würde. Egal, ob sie Neutralität, Feindseligkeit oder heilende Liebe in ihn einfließen ließ, er würde transformiert werden. Warum also nicht ganz bewusst Heilung einfließen lassen?

Shiloh hat eine viel längere Geschichte verfasst, um Sue zu ehren und Sues Lehre der absichtsvollen Kreativität an Sie, liebe Leserinnen und Leser, weiterzugeben:

DIE FESTTAFEL DER LIEBE

Shiloh Sophia McCloud

Eine junge Künstlerin besucht ihre Lehrerin, eine Meisterkünstlerin, die in den tiefen Wäldern oben auf einem Berg lebt. Die Lehrerin begrüßt sie herzlich und zeigt ihr ihr neuestes Werk: einen leuchtenden Tisch, der in der Mitte der Werkstatt im Sonnenlicht glänzt. Die Lehrerin streicht mit ihren wettergegerbten Händen über das glatte Holz und sagt: „Dieser Tisch ist etwas ganz Besonderes für mich. Für uns."

Die Schülerin fragt: „Was ist an diesem Tisch besonders, sagst du mir das?"

„Jedes Kunstwerk hat seine eigene Geschichte. Aber zuerst etwas Tee." Das Ritual der Teezubereitung verläuft schweigend, bis auf das knisternde Holz, den pfeifenden Kessel, den Löffel, der den Wildblumenhonig und die frische Ziegenmilch in die Tontassen rührt. Schülerin und Lehrerin sitzen gemeinsam am neuen Tisch und schlürfen den Tee wie bei einer Zeremonie.

Die Lehrerin beginnt:

> *„Für ein Kunstwerk gibt es immer einen Auslöser. Manchmal kommt die Inspiration aus der Natur. Oder sie entspringt dem Wunsch, Leiden zu transformieren. Ein kreativer Funke wird entzündet und ausgewählt. Dann zeigt mir meine Vorstellungskraft Wahlmöglichkeiten.*

Was beabsichtige ich mit diesem Kunstwerk? Was trage ich im Herzen? Welche Vorstellungen bringe ich in mir in Einklang? Wo kann ich Schmerz lindern? Und dann sind da noch die eher logistischen Fragen: Zu welchem Medium und welchen Werkzeugen fühle ich mich hingezogen? Wie sieht die Form dieser Kreation aus?
Die Absicht für diesen Tisch ist aufgekommen, als ich in mein Herz geblickt habe, um zu sehen, welches Leiden in mir selbst, in der Gemeinschaft und kollektiv der Linderung bedurfte. Ich öffnete mich für diese Einsicht, und meine Herzensvision ging ganz klar zu denen, die nicht genug zu essen haben. Ich vertraue dem Impuls der Vision, vielleicht, weil ich im Moment genug habe. Es gab Zeiten, in denen ich selbst nicht genug zu essen hatte, daher ist dieser Schmerz für mich sehr real. Beim Anfertigen des Tisches habe ich Nahrung für sie und für mich miteinbezogen. Kunst machen kann ein Gebet sein.“

Tränen steigen ihr in die Augen beim Gedanken an die Vergangenheit, an den Kampf um den Lebensunterhalt als Künstlerin, an ihre Dankbarkeit für das, was sie heute hat, und daran, dass die Kunst ihre Medizin war.

Plötzlich scheint der honigfarbene Tisch voller Leben zu sein – es summt in ihrem Körper, die Schülerin spürt es. Die Lehrerin sagt: „Eine Künstlerin heilt sich selbst, indem sie ganz bewusst Kunst macht, die anderen hilft zu heilen. Mitgefühl verändert sie umfassend. Ich stelle mir vor, dass von solchen Schöpfungen eine Energie ausgeht, die sich um das Leiden anderer bekümmert. Jeder Gedanke ist Energie. Alle Energie hat Macht. Wo werden wir diese Macht einsetzen?“

Die Lehrerin fragt: „Welche Art der Heilung willst du in deine Arbeit einfließen lassen?“

Die Schülerin spürt es im ganzen Körper und sagt: „Ich wünsche mir sehnlichst, Schmerz und Gewalt für Frauen und Kinder zu lindern.“

Die Lehrerin nickt zustimmend. Das war ihr ebenfalls wichtig. „Sobald die Absicht feststeht, prägt sie die Form. Auf diese Weise mit absichtsvoller Kreativität Kunst zu erschaffen, entspricht meinem Wunsch, sowohl etwas zu kreieren als auch eine Vorstellung in den Mittelpunkt zu rücken, die mir wichtig ist. In meinem Notizbuch arbeite ich meine Absicht und den Entwurf weiter aus, fest verwoben mit meinem Wunsch, Leid zu lindern. Ich spüre allmählich, wie die Inspiration immer mehr fließt und dass die Energie im Körper stärker wird. Die Kunstwerke werden zu Resonanzkörpern und tragen eine Ladung.“

Die Schülerin fühlt sich weit. Ihre Haut ist mit einer Gänsehaut überzogen wie mit Sternen. Sie überlegt, wie sie diese Vorstellungen anderen vermitteln kann, und spürt sich augenblicklich beflügelt.

Die Lehrerin fährt fort. „Während ich an dem Tisch arbeite, denke ich noch einmal an seinen Zweck. Plötzlich habe ich eine Vision – nicht nur von den Menschen, die ich in meiner Vorstellung an diesem Tisch essen gesehen habe, sondern auch von Menschen, die ich noch nicht kenne. Deren Energie schließe ich mit ein. Meine Entscheidung aktiviert den Energiefluss, der zur Heilung des Ganzen beiträgt. Wir sind alle miteinander verbunden, aber das ist nicht nur ein abstraktes Konzept; wer auch immer von uns seine Arbeit tut, trägt zum Bewusstsein des Ganzen bei. Ich fertige diesen Tisch für die Liebe an, aus Liebe. Im Tisch ist Liebe – im wörtlichen Sinne und energetisch. Künstler haben ihre Visionen immer auf diese Weise ausgeweitet und das Unmögliche möglich gemacht, indem sie sich die Möglichkeit vorgestellt haben, die wir vorher nicht sehen konnten. Ich werde immer ein Teil dieses Tisches sein. Ob andere, die an diesem Tisch sitzen, es wissen oder nicht, *von* diesem Tisch geht eine Schwingung der Liebe aus.“

Die Lehrerin fährt erneut mit den Händen über den Tisch. „Absichtsvolle Kreativität ruft uns zu heiliger Verantwortung auf, um das, was zerbrochen ist, wieder zusammenzufügen. Etwas Machtvolles geschieht mit uns, durch uns. Wir werden verwandelt und lernen, uns um mehr zu kümmern als nur um unsere unmittelbaren Bedürfnisse. Etwas absichtsvoll erschaffen, das gibt es seit jeher, es ist eine Tradition, die alle Menschen miteinschließt. Bei diesem Tisch geht es nicht nur darum, wer hier essen oder Kunst machen kann. Es bietet sich die unglaubliche Möglichkeit, dein Leben so zu führen, dass es andere nährt. Nicht als eine Art Verpflichtung und nicht deswegen, weil Menschen deine Hilfe brauchen – obwohl sie sie tatsächlich brauchen –, sondern weil andere zu nähren auch dich selbst nährt. Bei Künstlern geschieht das oft dadurch, dass sie Kreativität, Schönheit, neue Quellen, Ideen und natürlich Geschichten wie diese schenken.

Es wird immer große Bedürfnisse in der Welt geben, die dich aufrufen, sie zu erfüllen. So wie du mich gebraucht hast, brauchte ich meine Lehrerin. Sie nahm mich auf und gab mir zu essen, als ich nur sehr wenig zu essen hatte. Sie unterrichtete mich, als ich kein Geld hatte, um Unterricht zu bezahlen. Sie gab mir Selbstwertgefühl, als ich sehr wenig davon hatte. Sie behandelte mich wie eine Künstlerin, als ich gerade erst begonnen hatte, etwas zu kreieren, und noch so jung war. Das habe ich an dich weitergegeben."

Die Lehrerin lächelt ihre Schülerin an und sagt: „Jetzt kannst du die Geschichte dieses Tisches erzählen."

Die junge Frau weist erstaunt mit der Hand auf ihre Brust. „Ich?", fragt sie. „Wie kann ich denn diese Geschichte erzählen? Das ist eine Ehre ..."

„Ich schenke dir diese Geschichte und diesen Tisch. Du bist eine Künstlerin. Du wirst viel mehr Menschen nähren als ich, nicht nur mit Nahrung im engeren Sinne." Die Lehrerin nickt, überzeugt von ihrer Entscheidung.

„Ich werde die Geschichte des Festtisches erzählen", verspricht die junge Frau.

NICHT NUR TON UND KUNST

Mit der Zeit dämmerte es Shiloh, dass sich unser Leben grundlegend verändern könnte, wenn wir absichtsvolle Kreativität auf alles anwendeten – nicht nur auf Modellierton oder unser künstlerisches Schaffen, sondern auch darauf, wie wir Medikamente verabreichen, Kinder erziehen, lieben und regieren.

Diese Praxis, heilende Absichten in Nahrung, Kunst und Rituale einzubringen, um der Erde zu helfen, steht im Einklang mit indigener Spiritualität.

Eine Freundin von mir lebte mit ihrem Mann, einem Ureinwohner Amerikas, im Dorf Taos Pueblo und erklärte, alles, was in einem traditionellen Haus im Pueblo geschieht, sei im Gebet verwurzelt. Getreide wird mit Gebeten gepflanzt und geerntet, Wild mit Gebeten gejagt und ausgeweidet. Mit Gebeten durchtränkt, wird aus dem Getreide Brot gebacken, wird das Wildbret zu einem zarten Ragout verarbeitet. Vor dem Essen wird nicht einfach nur ein Segensspruch aufgesagt, wie oft in jüdischen, muslimischen oder christlichen Haushalten. Beim Essen haben sich Nahrung und Gebet schon vereinigt, und man nimmt – so glaubt man – die Gebete physisch zu sich.

Wie in Laura Esquivels *Like Water for Chocolate*, in dem die Protagonistin Tita sich nach dem unerreichbaren Geliebten sehnt, all ihre schmerzliche Sehnsucht in das Essen legt, das sie kocht, und damit diejenigen, die es verzehren, zum Weinen bringt, so meinten es auch die Menschen in früheren Zeiten nicht metaphorisch, wenn sie sagten, dass sie Liebe in ihr Essen, ihre Weberei oder ihre Perlenkunst steckten. Der Gedanke, man könne spüren, dass jemand „mit Liebe gekocht" hat, ist nicht nur schönes Gerede. Ich habe es selbst unmittelbar erfahren, als Shilohs Ehemann Jonathan, der Koch ist, seine Gerichte mit Liebe durchtränkt und sie am ursprünglichen Festtisch der Liebe serviert hat.

Das ist das Gegenteil von dem, wie die meisten Menschen des Westens normalerweise Nahrung anbauen, Kunst machen oder die Erde behandeln – durch Massenproduktion, Vergiften des Trinkwassers und des Bodens und unverfrorene Ausbeutung. Vielleicht ermöglicht uns Shilohs absichtsvolle Kreativität einen Weg zurück zu dem, was unsere indigene Familie schon seit jeher, seit früheste Kunstwerke geschaffen wurden, praktiziert hat. Für unsere Vorfahren war es wahrscheinlich ganz natürlich, alles mit der Absicht zu durchtränken, dass etwas gelehrt, mitgeteilt oder eine Geschichte erzählt wird, wie zum Beispiel bei den prähistorischen Höhlenmalereien und -schnitzereien. Egal ob wir Kunst, Nahrung, Heilkräuter, Dichtung oder Tänze kreieren, die Absicht, die wir darin einfließen lassen, kann sich auf das, was wir erschaffen, so auswirken, dass es seine Eigenschaften als Heilige Medizin verstärkt.

Wir sollten niemals unterschätzen, welche Macht darin liegt, Tänzer oder Künstler zu ermutigen, mit der Absicht des Heilens zusammenzukommen, als eine Freude-Praxis und Energietransfusion zur Stärkung der Lebenskraft. Während der Aneinanderreihung persönlicher, nationaler und weltweiter Traumata im Jahr 2020 gründete ich eine Zoom-Community namens *Healing with the Muse*, um Menschen dabei zu unterstützen, sie zu bewältigen: durch Singen, Tanzen, Zeichnen, Meditieren, Schreiben, Gedichte lesen, Musik hören und das Praktizieren des Systems der Inneren Familie (IFS, engl. Internal Family Systems), das ich in Kapitel 11 behandle. Meistens fühlen und lieben wir gemeinsam, lindern Traumata und führen heilige Praktiken des Heilens durch, und wir haben beschlossen, das auch nach diesem leidvollen Jahr fortzusetzen. Vielleicht finden Sie ja heraus, dass ein bisschen Zeit des „Herumspielens" und der Muse genau das ist, was Sie jetzt brauchen![48]

HEILEN DURCH KREATIVITÄT

Überlegen Sie, was Heilung nötig hat – vielleicht ist es Ihr Körper, Ihr Geist, vielleicht sind es Ihre Gefühle. Vielleicht ist es ein Mensch, den Sie lieben und dem es nicht gut geht. Oder vielleicht liegt Ihnen etwas am Herzen, das die soziale Gerechtigkeit betrifft. Vielleicht ist es die Erde. Nutzen Sie die kreative Ausdrucksform, die Ihnen am liebsten ist, und legen Sie Ihre gesamte Heilabsicht ins Kreieren. Ob Ihre Medizin Malen, Zeichnen, Töpfern, Musizieren, Tanzen, Kochen oder irgendeine andere Form der Kreativität ist, lassen Sie Ihre Liebe, Fürsorge und Heilungsabsichten in alles einfließen, was Sie schaffen. Scheuen Sie sich nicht, Ihr Trauma in die Kreation miteinzubeziehen, wie in *Like Water for Chocolate* – und es dann neu zu gestalten, zu übermalen, zu modellieren und Ihren Schmerz in einem alchemistischen Prozess in etwas Schönes zu verwandeln – als physischen Ausdruck dessen, was transformiert worden ist. Vertrauen Sie darauf: Alle, die mit dem interagieren, was Sie angefertigt haben, machen die Erfahrung einer mystischen Heilung, einfach dadurch, dass sie bei dem sind, was Sie geschaffen haben. Der kreative Prozess heilt und beeinflusst nicht nur die Person, die etwas erschafft, sondern kann auch das Herz derer berühren, die damit in Kontakt kommen.

— *Kapitel 5* —

DIE NATUR WIEDER HEILIGEN

Auf meiner Reise durch die Heilige Medizin war ich regelrecht zum Versuchskaninchen geworden. Man hatte mich unter riesige Magneten geschnallt. Ich hatte an Glaubensheilungs-Revivals teilgenommen, bei denen die Geistlichen die Stirn der Kranken berührten und diese dann wie unter Schock bewusstlos in die Arme von Anwesenden fielen, die sie pflichtbewusst auffingen und auf den Boden gleiten ließen. Ich hatte Lesungen aus Cocablättern und schamanische Heilungen von peruanischen *Paqos* in einem Q'ero-Dorf, in dem ich mit den Dorfbewohnern in einer Hütte auf 4.600 Meter Höhe in den Anden lebte. Ich besuchte Qigong-Experten aus China, darunter eine Expertin, die Kräuter aus ihren bloßen Handflächen zu manifestieren schien, und eine andere, die behauptete, das müsse Betrug sein, weil eine ethische Qigong-Meisterin niemals solcherart prahlen würde. Mehrere indigene Heiler in Afrika praktizierten für mich „Knochen werfen" zur Divination und hielten schamanische Heilsitzungen ab. Ich traf Aborigine-Heiler in Australien und lernte von ihnen. Ich besuchte hawaiische Kahunas und lernte bei dem verstorbenen Robert Elphin Smith, einem Medizinprofessor, der vier Jahre lang bei einem hawaiischen Kahuna lernte, bevor er aufs Festland zurückkehrte und das Gelernte an Medizinstudierende weitergab.[49]

Ich hatte Sitzungen bei Energieheilern, wurde von der „umarmenden Heiligen" Amma umarmt und begab mich auf eine allein durch Klänge ausgelöste drogenfreie psychedelische Reise mit Corine Sombrun, einer Pariser Musikerin und Klangheilerin, die als erste westliche Frau zur mongolischen Schamanin initiiert und von Neurowissenschaftlern eingehend untersucht worden war. Ich erhielt unzählige Divinationen – Rasseln wurden über mir geschüttelt, meine Sterne gedeutet, und mir wurde aus der Hand gelesen. Man servierte mir verschiedenste Kräutertränke (obwohl ich aus vielerlei Gründen – nicht aus Mangel an Gelegenheiten – jegliche bewusstseinsverändernden Mittel ablehnte). Ich nahm an Meditations-Retreats teil, die, wie es hieß, Krankheiten heilten. Ich badete in heiligen Quellen und trank Wasser, das angeblich Wunder bewirkte. Ich wurde durch Salbei-Räucherwerk gereinigt, schlief in einem Tipi, brachte im *Bighorn Medicine Wheel* – dem Medizinrad im Bighorn National Forest – mit Angehörigen der Crow-Nation Tabakopfer dar, sprach in ihrer Schwitzhütte Gebete und nahm an ihren Pfeifenzeremonien teil. Ich ließ meine Aura reinigen und meine Chakren in die Balance bringen, hatte mediale Beratungen und erlebte Dutzende von Heilungen durch Handauflegen. Ich las Hunderte Bücher und Artikel, die meisten fesselnd, einige wissenschaftlich.

Obwohl ich ein privilegiertes Kind im Süßwarenladen der mystischen Erfahrungen, des New-Age-Glaubens und der Weisheit der Ureinwohner war, war ich einem speziellen Impuls, der von meinen Intelligenzen der ganzheitlichen Gesundheit ausging, bisher noch nicht gefolgt: nach Bali zu reisen. Dorthin zog es mich stark. Als sich mir die Gelegenheit bot, dort einen Schreibworkshop zu leiten und anschließend noch zu bleiben und die balinesische Heilkunst zu erkunden, ergriff ich die Gelegenheit beim Schopf.

Eine Teilnehmerin meines Workshops – Casi, eine dort ansässige Sri-Lankanerin – bot mir an, in ihr Gästezimmer zu ziehen und es zu meinem Hauptquartier zu machen, während ich die balinesische Heilkunst erforschte. Unser erster Punkt auf der Tagesordnung war der Besuch bei einem berühmten Heiler und tantrischen Guru, der angeblich unheilbare Krankheiten zu heilen vermochte. Casi und ich waren früh aufgestanden, um zum Markt zu gehen, wo wir *Canang Sari* erstanden, Blumenkörbe aus Bananenblättern, die in Bali allgegenwärtige Opfergaben sind. Diese Körbe werden nicht nur Tempeln, Heilern und heiligen Stätten in der Natur dargeboten, sondern auch an jeder Türschwelle, in jedem Taxi, auf Stromgeneratoren, in Reisfeldern und vor Geschäften aufgestellt. Jeden Morgen verbringen die Frauen viel Zeit und Mühe damit, sie zu flechten – ein Akt der Aufopferung und ein meditativer Liebesdienst.

Ein Canang ist mehr als eine Opfergabe. Zu diesem Brauch gehört ein kompliziertes Ritual mit Segenssprüchen, Räucherstäbchen und einem besonderen Gebet für jede Blume. In einem Tempel gehören dazu auch Segnungen aus Reis und Weihwasser, die einem der Priester in einer klebrigen Mischung auf die Stirn drückt. Obwohl Canang zum Alltag auf Bali gehören, hatten Casi und ich eine spirituelle Abkürzung genommen. Da wir früh genug beim Heiler sein wollten, um Wartezeit zu vermeiden, kauften wir unsere Canang vorgefertigt von einer balinesischen Frau auf dem Markt und füllten jeden Korb mit einem angemessenen Geldbetrag.

Als Casi und ich im Morgengrauen mit dem Motorrad ankamen, wurden wir von zwei bellenden Hunden empfangen. 20 Personen standen schon vor uns in der Schlange. Wir wurden in die *Shala* geführt, eine Art an den Seiten offener Pavillon im Freien, in dem die Heilungen stattfanden. Während wir auf die Ankunft des Heilers warteten, der immer noch meditierte, um sich auf den Tag der Heilung vorzubereiten, ermunterte man uns, ebenfalls zu meditieren, um die Wirkung seines Heilens zu verstärken.

Als der Heiler kam, wollte ein Mann sich ihm nähern, doch der Heiler sagte „Ladies first“ und wählte eine der Frauen. „Mann macht Baby drei Sekunden. Frau macht Baby neun Monate. Frau hat die ganze Kraft. Sie geht zuerst.“ Wir lachten.

Der dünne weißhaarige Heiler saß auf einem Stuhl, und die Frau nahm mit dem Rücken zu ihm auf dem Boden Platz. Offenbar gibt es auf Bali keine Datenschutzbestimmungen wie den HIPAA-Standard, der in den USA den Umgang mit persönlichen Daten im Gesundheitssektor regelt. Alle Anwesenden konnten die Heilungen miterleben, selbst wenn die Hilfesuchenden mit heiklen Themen wie sexuell übertragbaren Krankheiten, psychischen Störungen und ungewollten Schwangerschaften zu kämpfen hatten.

Der Heiler tastete den Kopf und das Gesicht der Frau mit seinen Fingerspitzen ab – die Schläfen, die Wangenknochen, den Nasenrücken, die Ohren, die Seiten des Kopfes und die Kopfhaut. Ein Niederländer, der sich von dem Heiler ausbilden ließ, erklärte auf Englisch, dass dies dazu diene, Schmerzpunkte zu finden. Als der Heiler bestimmte Stellen abtastete, verzog sich ihr Gesicht vor Schmerz. Er sagte: „Angst und Sorge. Sie haben Angst."

Er bat sie, sich auf eine Strohmatte zu legen. Dann bewegte er ein schwarzes Holzstück, das aussah wie etwas, das man in einen Haarknoten stecken würde, auf ihren linken Fuß zu und begann, zwischen ihren Zehen zu stochern. Dabei verkündete er: „Dieser Punkt Blase. Hier Herz. Hier Hals und Rücken, hier Leber, hier Milz." Er gelangte zu einer Stelle. „Das hier Hormone."

Sie schrie auf und krümmte sich, als er ihren Zeh mit dem Stock anstieß.

Er drückte einen Finger in ihre Schienbeine. „Angst", sagte er und flüsterte ihr etwas ins Ohr, das sie zum Weinen brachte. Dann begann er mit der Behandlung. Zu ihren Füßen stehend, rief er seinem Schüler Zahlen zu. Schweigend schwenkte er die Arme über ihr hin und her. Er kniete sich hin und zeichnete mit demselben Stock, mit dem er in ihrem Fuß gestochert hatte, Formen auf ihrem Körper nach, fuhr damit ihre Mittellinie entlang nach unten, umkreiste ihre Brüste und spreizte erst ein Bein ab, dann das andere. Als er fertig war, wandte er sich erneut den Schmerzpunkten zu, die er bei ihr diagnostiziert hatte, und vollzog eine dramatisch übertriebene Bewegung mit dem Stock, um zu demonstrieren, dass er so fest drücken konnte, wie er wollte, und es ihr dennoch nicht mehr wehtat. Das sollte für uns der Beweis dafür sein, dass sie geheilt war.

Als ich an der Reihe war, tastete der Heiler meinen Kopf ab, steckte mir die Finger in die Ohren und drückte in die Vertiefungen zwischen meinen Gesichtsknochen. Er fand keinen besorgniserregenden Bereich. Bevor er mich bat, mich auf die Matte zu legen, blickte er mir in die Augen und sagte: „Sie haben Trauma."

Nun ja, wer nicht? Ein höllisches Jahr mit unerwarteten, tragischen und auch gewaltsamen Todesfällen lag hinter mir – ich hatte sechs Menschen verloren, die ich liebte.

Ich nickte.

Er sagte: „Vergessen Sie die Vergangenheit. Es ist vorbei. Trauma vorbei. Hier leben. Friede im Herzen." Er zeichnete mit seinem Stock einen Kreis um mein Herz.

Wenn es nur so einfach wäre.

Er tastete meine Füße ab und fand keine Schmerzpunkte. Grinsend verkündete er: „Alles gut! Alles perfekt! Nur Welt-Sorgen. Sie tragen Welt-Sorgen auf dem Kopf. Sie bekommen Kopfschmerzen?"

Ich lachte. Er hatte recht: Als Empathin mit Grenzverletzungen aus der Kindheit – ebenso wie einige der sensiblen Heiler mit Grenzverletzungen, die ich interviewt habe – fühle ich manchmal das Leid der Unterdrückten körperlich und psychisch. Ich spüre die Qualen der Tiere, die aussterben. Ich spüre die schrumpfende Artenvielfalt und die Ausrottung eines Großteils der Natur. Ich spüre die Ungerechtigkeit, die Schwarzen und indigenen Völkern widerfährt, und wie viel Unrecht ihnen in meinem Land angetan wird. Ich spüre die sexuelle Ausbeutung von Frauen und Kindern überall auf der Welt. Nein, Kopfschmerzen habe ich nicht. Aber der Heiler hatte recht. Die Sorgen der Welt lasteten auf meinem Kopf.

Er war überrascht, dass ich keine Kopfschmerzen hatte. „All diese Welt-Sorgen sollten dir Kopfschmerzen geben."

Nö.

Er legte seine Hände auf meinen Kopf. „All diese Welt-Sorgen, lassen Sie sie los. Nicht zweifeln. Vertrauen. Nicht zweifeln. Vertrauen."

Konnte ich das? Konnten mir die Sorgen der Welt weiterhin ein Anliegen sein, aber ohne den belastenden Gedanken, ich müsse etwas tun, um das Leid zu lindern? Konnte ich loslassen und darauf vertrauen, dass alles geregelt wird, und die Aktivistin in mir sich entspannen lassen? Ich war mir nicht sicher, ob ich dazu bereit war, aber die Vorstellung fühlte sich beruhigend an.

Er sagte: „Die Geister sagen: ‚Sie sind gefeuert.'"

„Gefeuert?"

„Sie sind gefeuert. Gefeuert, die Welt zu retten. Das Universum braucht nicht, dass Sie zuständig sind."

Ich nahm das in mich auf und ließ es in mein Herz einsinken, während ich gleichzeitig meinen inneren Widerstand gegen seine Anweisungen bemerkte. Was war mit meinem gerechten Zorn angesichts dessen, dass unschuldige Menschen entmenschlicht wurden? Was mit dem gesamten Ökozid? Was mit der weißen Vorherrschaft und dem Rassismus in meinem Land? Was mit der wachsenden Kluft zwischen Arm und Reich auf der Welt? Sollte ich mich abkapseln und so tun, als gäbe es keine Krisen?

Wenn ich meine Macht, mein Privileg und meine Plattform nicht nutzte, um mit meinem Zorn den sozialen Wandel voranzutreiben, was sollte ich dann tun? Etwa mich zurücklehnen und zusehen, wie die Menschheit die Biosphäre zerstört, und mich damit abfinden, dass mein Kind einen Planeten erbt, der möglicherweise für menschliches Leben unbewohnbar ist? War mein Impuls, mich einzusetzen, eine Traumareaktion, spielte mein Helfersyndrom verrückt, wie im Krankenhaus oft geschehen? Vielleicht *war* ich gefeuert! Was für eine Erleichterung wäre das! War das jetzt ein Freibrief fürs Nichteinmischen? Oder ermutigte mich dieser Guru, den Kopf in den Sand zu stekken und meine Gefühle zu vergraben?

Der Heiler muss meine Zweifel gespürt haben. Er sagte: „Sie haben genug getan. Geister sind zufrieden. Sie sind gefeuert. Dürfen Leben genießen. Keine Weltrettung mehr. Keine Sorgen mehr auf Ihrem Kopf. Entspannen, herumspielen, vertrauen, dass alles gut ist."

Wow! Alles, was ich tun musste, war, mich entspannen und spielen? *Im Ernst*? Hatten die Geister das tatsächlich gesagt, oder hatte er nur herausgefunden, wie man Dinge sagt, die Ausländern gefallen, damit wir ihn unseren Freunden weiterempfahlen, in den sozialen Medien über ihn schrieben und seine Canang-Körbe füllten?

Der Heiler bat seinen Lehrling, mir einen Segen zu geben, und rief vier weitere Zahlen. Wurden diese Handbewegungen nach Zahlen choreografiert? Was bedeuteten sie? Der holländische Arzt bewegte die Arme hin und her und sprach den Segen; Zärtlichkeit lag dabei in seinen feuchten Augen. Als er fertig war, wies mich der Heiler an, mich aufzusetzen, und winkte mich heran. Ich krabbelte über den Boden zu ihm herüber. Er flüsterte: „Jemand wird kommen, der Sie liebt und Ihnen Freude bringt." Es klang wie ein Glückskeks, aber ich wollte es glauben.

Nach drei Jahren des weitgehenden Singledaseins, nur unterbrochen von einigen kurzen Erfahrungen mit Liebeskummer, verschlang ich diesen Glückskeks, auch wenn es nur eine Zeile war.

Er wiederholte: „Genug mit Ihrem Einsatz auf dieser Erde. Sie sind frei zu spielen. Gehen Sie, haben Sie Spaß!"

Der Heiler sah seinen Lehrling an und sagte: „Sie ist wieder ganz in Ordnung."

Casi war die Nächste. Sie litt seit über einem Monat unter den Symptomen einer Harnwegsinfektion. Als begeisterte Naturheilkundlerin lehnte Casi Antibiotika ab, aber ihre ganzheitlichen Heilmittel wirkten nicht. Sie spürte, dass den Blasensymptomen etwas Metaphysisches zugrunde lag, und meinte den Grund zu kennen, wusste aber nicht, wie sie sie loswerden konnte. In vielen Fällen ist es zwar nützlich, zu erkennen und zu verstehen, was den Körper für eine Krankheit anfällig macht, aber es führt dennoch nicht unbedingt zur Heilung.

An dieser Stelle gehen das Anti-Schulmedizin-Lager und ich getrennte Wege. Ich bin durchaus für natürliche Heilung, dann, wenn sie funktioniert, aber haben Sie jemals eine Blasenentzündung gehabt? Das ist *richtig fies*. Wenn ich einen Harnwegsinfekt hätte, der nicht auf Flüssigkeitszufuhr, Cranberrysaft oder -tabletten und hohe Dosen Vitamin C anspricht, würde ich als Erstes meine Intelligenzen der ganzheitlichen Gesundheit konsultieren und dann, sofern ich grünes Licht bekäme, eine Dosis Anitibiotika einnehmen, um die Symptome des Infekts innerhalb von 48 Stunden zu beseitigen. Danach würde ich ein paar Probiotika nehmen. Ich sagte Casi, dass Harnwegsinfektionen mithilfe der Schulmedizin sehr einfach zu behandeln sind, und sie war bereit, zum Arzt zu gehen, wenn die Behandlung des Heilers nicht half. Sie wollte ihm jedoch noch eine Chance geben, bevor sie ihr Mikrobiom dem Risiko aussetzte, möglicherweise durch eine Antibiotikabehandlung geschädigt zu werden.

Casi sagte dem Heiler kein Wort darüber, warum sie gekommen war, aber als er in ihrer Kopfhaut herumstocherte, fand er einen wunden Punkt. Er fand auch eine Stelle an ihrem Fuß. Als er drückte, schrie sie auf und wich vor Schmerz zurück, verdrehte dabei das Bein und die Wirbelsäule.

„Blase", sagte er.

Nach der Behandlung flüsterte er Casi etwas ins Ohr, und sie lächelte. Mit seinem Stock demonstrierte er – mit schelmischem Grinsen und theatralischem Auftreten – dass der Schmerz am Blasen-Punkt verschwunden war.

Casis Symptome verschwanden sofort und traten nicht wieder auf, solange ich bei ihr war. Und was mich und meine Sorgen angeht, nun ja ... Ich entspannte mich ein paar Tage, bis ich erfuhr, wen mein Land im November 2016 zum Präsidenten gewählt hatte – niemand aus meinem Bekanntenkreis hätte das für möglich gehalten. Meine Sorgen um die Welt steigerten sich zu einem Höchststand, ich erwog, nicht in die Vereinigten Staaten zurückzukehren, denn sie fühlten sich nicht mehr wie ein Zuhause an.

ICH STELLE MICH DEN NATURGÖTTINNEN VOR

Da es mir widerstrebte, in ein Land zurückzukehren, das bald von Donald Trump „geführt" werden würde, spielte ich mit dem Gedanken, während seiner Amtszeit ins Ausland zu gehen, aber meine Tochter, ihr Vater und ich konnten uns nicht zu dieser Entscheidung durchringen. Derweil flog ich nach Malaysia, um einen kleinen Ausflug außerhalb des Flughafens zu machen, damit ich ein weiteres 30-Tage-Visum erhielt und meinen Bali-Aufenthalt verlängern konnte. Ich wollte das spirituelle Disneyland von Ubud verlassen und sehen, was ich im Norden Balis, abseits der Touristen, lernen konnte. Meine britische Freundin Emma reiste mit mir zu einem wunderschönen Öko-Resort in Tejakula, wohin sich nur wenige Weiße verirrten, weil es weitab von den Luxushotels und berühmten Tempeln gelegen ist. Hier praktizieren einheimische Balinesen, die ihre Traditionen mit dem Hinduismus vermischt haben, eine eher erdverbundene Spiritualität.

In Nordbali erwähnte ich, dass ich Interesse daran hätte, von balinesischen Heilern zu lernen, und eine buddhistische Nonne aus Malaysia, die ich hier Aida nenne, bot mir an, mich zu ihrem Paten zu bringen, der hinduistischer Hohepriester und gleichzeitig indigener balinesischer Schamane und traditioneller Heiler war – eine seltene Kombination. Bei meiner Ankunft an seinem Tempel wurde mir eine Tasse schwarzer Kaffee angeboten, und man bat mich, mit den anderen zu warten, bis der Medizinmann seine Morgengebete beendet hatte. Als ich hereingeführt wurde, bildeten Aida, Emma, eine andere Freundin, und ich einen Kreis um den Heiler. Als ich an der Reihe war, ließ er mich direkt vor sich sitzen, sah mich lange an und lachte sich dann kaputt!

Ich war verlegen und verwirrt, aber sein Lachen war so ansteckend, dass wir einstimmten. Das Lachen löste bei ihm einen Hustenanfall aus, und als ich Blut im Auswurf sah, den er in ein Taschentuch spuckte, sagte ich: „Sollten Sie sich nicht selbst behandeln lassen?“ Er ignorierte mich und lachte und hustete noch mehr.

Er sagte, die Göttin Durga, eine Kriegsgöttin, die alles wegschneidet, was nicht Liebe ist, unterstütze mich zwar, aber ich müsse dafür sorgen, dass sie nicht ständig „auf mir sitze“. Andere Göttinnen wollten auch auf mir sitzen, abwechselnd. Als ich fragte, welche Göttinnen, schaute er Aida an und ratterte eine Liste herunter, die sie übersetzte und mir erklärte, er wolle, dass sie mich auf eine Pilgerreise zu drei verschiedenen Tempeln mitnahm, um den Göttinnen zu begegnen, die an diesen Orten residierten. Diese Göttinnen wollten mich besser kennenlernen, mich prüfen. Wenn ich ihnen gefiel und ich Glück hätte, würden sie sich vielleicht abwechselnd „auf mich setzen“. Er sagte, dass die Naturgöttinnen meines eigenen Landes sich vielleicht auch auf mich setzen wollten und dass ich das, was ich von Aida in den Tempeln gelernt hatte, nehmen und nach meiner Rückkehr zu Hause dasselbe tun sollte: Opfergaben und Gebete an Tempeln in der Natur darbringen, die es in meinem Land gab, und mich den Göttinnen vorstellen, wenn sich die Gelegenheit dazu bot.

Bali ist voll von einfachen und kunstvollen Tempeln in der Natur. Jeder große Baum hat einen Tempel, in dem die Menschen Opfergaben darbringen. Jeder Wasserfall, jeder See, jeder Vulkan und jede heiße Quelle hat mindestens einen, meistens sogar mehrere Tempel, an denen man, bevor man das schöne Objekt in der Natur besucht, Opfergaben darbringt, und zu den

Göttern und Göttinnen betet, die über diese Naturwunder wachen, um sie um Erlaubnis zu bitten, den Ort zu betreten. Dies nicht zu tun, gilt auf Bali als Vergewaltigung der Göttin. Wie beim Sex, ist es ethisch nur angemessen, mit Zustimmung einzudringen, sonst wird das Karma einen erwischen.

Ich erklärte ihm, dass wir in den Vereinigten Staaten keine Tempel in der Natur haben, wie sie auf Bali zu finden sind.

Er antwortete: „Machen Sie welche."

Aida zeigte mir, wie man einen einfachen Canang aus Bananenblättern und Blumen bastelt, und dann gingen wir in den Lebensmittelladen, um Obst zu kaufen. Der erste Tempel, den wir besuchten, lag hoch oben auf einem Hügel in einem Hain aus gewundenen Bäumen, um die sich schlangenartige Ranken wanden. Sie erschreckten mich immer wieder, weil ich schon einmal gesehen hatte, wie sich eine Kobra durch einen Tempel in Bali schlängelte. Aida führte mich durch viele Teile des Tempels und erklärte mir jeweils, welche Gebete ich sprechen sollte. Ein ganz in Weiß gekleideter hinduistischer Hohepriester erwartete mich bei jedem Halt mit Weihwasser und drückte mir nassen Reis auf die Stirn.

Der nächste Tempel erforderte mehr Vorbereitung. Ich verbrachte einen ganzen Tag bei einer einheimischen balinesischen Familie und saß in ihrer *Shala*, während die Mutter der Familie mir beibrachte, wie man die prächtigsten Opfergaben herstellt – ein aufwendiger handwerklicher Prozess, in dessen Verlauf auch eine Ente getötet und gebraten wurde, Blumen zu Untersetzern, Matten und Behältnissen geflochten und unzählige exotische Früchte auf besondere Weise zubereitet wurden. Was sie schnell und meisterhaft schafften, dauerte bei mir zehnmal länger. Meine Flechtversuche brachten die Kinder, die meine Fehler schnell korrigierten, zum Lachen. Auf Bali wird das erstgeborene Kind Wayan genannt, und drei Wayans aus dem Dorf scharten sich um mich, als ich mich bei meinen Versuchen abmühte, eine tempelwürdige Opfergabe herzustellen.

Im Lauf der folgenden Woche brachte ich Canang und andere Opfergaben mit, um mich den Göttinnen vorzustellen und sie zu ehren, die zu besuchen mir der traditionelle Heiler empfohlen hatte. Ich begann mit einem der wichtigsten Seetempel Balis, der sich am Fuß eines heiligen Vulkans befindet. Würde diese Seegöttin mich für würdig befinden, auf mir zu sitzen? Wenn ja, wie würde sich mein Leben verändern? Was wäre aus mir geworden, wenn ich mit dieser Weltanschauung aufgewachsen wäre?

Als Nächstes brachte ich Opfergaben im Waldbergtempel dar, wo sich Banyan-Bäume um die Steinstatuen herumwoben. Ich habe Bäume schon immer geliebt. Würde sich die Waldgöttin auf mich setzen wollen?

Der dritte Tempel war einer der bedeutendsten und unbekanntesten Meerestempel Balis – eine weitere Möglichkeit, spirituell nass zu werden! Ich musste meinen Besuch auf die Zeit der Ebbe legen, damit der Priester eine Wasserreinigungszeremonie durchführen konnte, während eine natürliche Quelle vom Fuß des Tempels aus zugänglich war. Nachdem ich meine Opfergaben vor dem Tempel abgelegt und gebetet hatte, wurde ich gebeten, meine Tempelkleidung abzulegen und Wasserbekleidung anzuziehen, in meinem Fall T-Shirt und Shorts, da Badeanzüge als unanständig gelten. Während ich vor der Quelle kniete, goss mir der Priester mit einer Kelle Wasser über den Kopf, bis ich kaum noch atmen konnte. Ich empfand innere Leichtigkeit, als der Priester mich aufhob, sodass ich zum Stehen kam, mich mit gütigen Augen anblickte und mir bedeutete, ins Meer zu waten und in Richtung Horizont zu schwimmen. Er trug mir auf, mich vom Meer von meiner Selbstüberschätzung befreien zu lassen. Das hatten auch Aida und ihr Patenonkel vorgeschlagen. War ich so voller Hybris, dass dieser Makel für Menschen wahrnehmbar war, die nichts über mich wussten?

Jahre später, im schwierigsten Teil der Traumatherapie, wurden mir meine hochmütigen, wetteifernden, fürsorglichen, überverantwortlichen und vermessenen Anteile bewusst, die voller

Selbstüberschätzung waren. Ich erfuhr, dass ich diese Tendenz als Kind einer narzisstischen Mutter auf natürliche Weise mitbekommen hatte. Ich lernte auch, die Psychologie des „begabten" Kindes zu verstehen, und dass Selbstüberschätzung nicht meine Schuld war, sondern eine Traumareaktion. Doch damals war es leichter zu glauben, dass es möglich wäre, die Selbstüberschätzung wegzuwaschen und das Meer meine Schatten reinigen zu lassen, ohne dass ich in meinen Traumata wühlen musste, um (vielleicht auf magische Weise) so zu werden, dass mich die Meeresgöttin dieses Tempels zu ihrem Sitz auserwählen würde.

Der Priester lud mich ein, mich zu öffnen und mit der Meeresgöttin zu verschmelzen, wenn sie Lust dazu hatte. Vielleicht habe ich es mir nur eingebildet, aber ich meinte ihre zarte Gegenwart zu spüren, die Sanftheit ihres potenziell weiblichen Einflusses auf mich. Es war ein krasser Gegensatz zur wilden Liebe der Kriegerin Durga, die mir, wie der traditionelle Heiler gesagt hatte, Rückendeckung gab. Ich fragte mich, ob diese drei Besuche bei den Göttinnen des Sees, des Waldes und des Meeres meine Ecken und Kanten abrunden und meine Beziehung zum Weiblichen mildern würden, nachdem die moderne Medizin mich zu einem kraftvollen, kompetenten, aber auch hochmütigen Menschen gemacht hatte, der männlicher war als viele Männer. Die Zukunft würde es zeigen ...

ERDRITUALE DER PERUANISCHEN Q'EROS

Die balinesischen Opfergaben an Stätten in der Natur ähnelten den Erdopfern des Volkes der Q'eros in den peruanischen Anden, die zu praktizieren ich lernte. Zu den Q'eros zog es mich, weil ich etwas über die alte Mystik dieser Nachfahren der Inkas gelesen hatte – sie haben, wie es heißt, eine transformative, möglicherweise global heilsame Weltsicht. Die mystische Tradition der Anden ist in der Komplexität der Wechselbeziehung zwischen Mensch und Natur verwurzelt, die viele moderne Menschen offenbar vergessen haben. Wie die meisten Indigenen mit naturverbundenen spirituellen Traditionen sind auch die Q'eros Animisten und glauben, dass alles beseelt ist, nicht nur Menschen und Tiere, sondern auch Pflanzen, Berge, Seen und Steine. So wie Menschen vielleicht beleidigt sind, wenn sie Ihnen Geschenke machen und Sie sich nicht dafür bedanken, glauben die Q'eros, dass die Geister der Natur uns Geschenke machen, wie Wasser, reiche Ernten, Obdach, gutes Wetter und Gesundheit, und dass wir solche Segnungen nicht als unser Anrecht und als Selbstverständlichkeit betrachten sollten. Stattdessen sollten wir selbst für die kleinsten Gaben der Natur unsere Wertschätzung zum Ausdruck bringen. Tun wir das nicht, geraten die Dinge aus dem Lot und Probleme entstehen, darunter auch Krankheiten.

Das wichtigste spirituelle Prinzip der Q'eros ist *ayni*, heilige Gegenseitigkeit. Sie glauben, dass wir von der Natur in gleichem Maße geben müssten, wie wir von ihr empfangen. Wenn wir gierig sind und mehr nehmen, als wir zurückgeben, werden wir leiden. Krankheit wird als das Ergebnis eines Bruches in dieser harmonischen Beziehung angesehen, als eine Verletzung von *ayni*. Daher besteht der erste Schritt bei der Behandlung von Krankheiten oder im Umgang mit Widrigkeiten darin, dieses Gleichgewicht wiederherzustellen. Wir sind dazu geschaffen, mit der Natur zusammenzuarbeiten. So wie wir von Pflanzen produzierten Sauerstoff einatmen und Kohlendioxid ausatmen, das die Pflanzenwelt braucht, sollten wir so leben, als ob wir die Natur lieben und diese Natur unsere Liebe erwidert. Obwohl wir Geben und Nehmen vielleicht als zwei Enden eines Spektrums oder ein Konzept des Austauschs betrachten, ist *ayni* ein kreisförmiger Fluss, wie einatmen ... ausatmen.

Wenn wir nur ausatmen, endlos geben, wie so viele co-abhängige Menschen, Empathen und professionelle Helfer – wenn wir uns also dem Einatmen widersetzen und Schwierigkeiten haben, das, was wir brauchen, anzunehmen –, werden wir wahrscheinlich krank, sind ängstlich, verbittert und depressiv und sterben möglicherweise jung. Und auch wenn wir immer nur einatmen oder nehmen, so wie selbstsüchtige oder narzisstische Menschen – andere ausbeuten, Gewinne auf Kosten von Freundlichkeit, Fairness oder Gerechtigkeit maximieren oder die Natur plündern und von *Pachamama* (Mutter Erde) nehmen –, dann wird der Fluss der Lebenskraft unterbrochen. Zu viel Ausatmen oder Einatmen macht uns und den Planeten krank.

Ayni schließt die tägliche Praxis der Dankbarkeit ein, auch bei Knappheit. Damit ist keine künstliche Dankbarkeit oder Rechtfertigung für „toxische Positivität" gemeint, bei der wir nur vorgeben, dankbar zu sein, unser Elend verleugnen und ein Lächeln aufsetzen, obwohl wir wütend oder enttäuscht sind. Wir müssen stets ehrlich zu uns sein, wenn etwas, das wir ändern können, tatsächlich eine Änderung erfordert; und wir müssen fühlen, was wir fühlen, ohne es vorzutäuschen. Ayni ist die echte Anerkennung dessen, dass wir selbst in den schlimmsten Zeiten noch Atem und Wasser haben, dass die Erde uns immer noch Schwerkraft verleiht, damit wir nicht davonschweben; dass der Mond zu- und abnimmt und die Gezeiten steigen und fallen. Vögel singen. Wir haben einander. Es gibt immer etwas, das Ehrfurcht hervorruft und unser Herz öffnet, solange wir der Neigung widerstehen, diese Segnungen als selbstverständlich zu betrachten.

Wenn wir vergessen zu würdigen, was uns geschenkt wird, oder wenn wir uns Sorgen darüber machen, was uns fehlt oder nicht gefällt, bleibt unser Nervensystem in einer chronischen, sich ständig wiederholenden Stressreaktion stecken, die die natürlichen Selbstheilungsmechanismen des Körpers ausschaltet und uns für Krankheiten oder einen vorzeitigen Tod prädestiniert. Und doch leben wir in der modernen Welt in einer Kultur des „nicht genug". In der Welt der Q'eros ist eine der ersten Maßnahmen, die im Fall einer Krankheit von den Paqos empfohlen wird, eine Opfergabe. Anstatt einzuatmen und um das zu bitten, was wir uns von der Geisterwelt wünschen (zum Beispiel Heilung von einer Krankheit), kommt erst eine Opfergabe als Geste zur Wiederherstellung des Gleichgewichts. Bieten Sie von Herzen Ihren Dank für die Segnungen der Natur dar, atmen Sie Gebete aus, und nehmen Sie sich Zeit, um mit der Geistwelt zu kommunizieren. Wenn wir im Einklang sind und die Geister uns Gnade gewähren, werden wir vielleicht dadurch gesegnet, dass wir gesund werden. Doch wir bringen den Naturgeistern nicht deswegen unsere Gaben dar, weil wir etwas von ihnen wollen. Es ist kein Trick mit Hintergedanken, um etwas zu manifestieren. Wir geben, weil es ein spirituelles Gesetz ist. Wir geben, weil wir so viel erhalten haben. Heilungen kommen als Geschenke, nicht in einem Geschäftsaustausch. So wie der Sauerstoff von den Pflanzen als Gnade kommt, die wir uns nicht zu verdienen brauchten, so bringen wir unsere Gaben Pachamama oder den Apus (Berggeistern) dar, ohne im Gegenzug etwas dafür zu erwarten.

Als ich begann, mich mit der Q'eros-Kosmologie zu befassen, und erfuhr, dass geistige und körperliche Krankheiten eine der Nebenwirkungen dieser Störung des Gleichgewichts zwischen Mensch und Natur sind, ergab das für mich Sinn. Aus zahlreichen wissenschaftlichen Studien wissen wir, wie stark sich Praktiken der Dankbarkeit auf das geistige und körperliche Wohlbefinden auswirken. Es ist also sinnvoll, dass die Praxis, der Erde Opfer darzubringen, zusammen mit umweltfreundlichen Lebensentscheidungen, umweltbewussten Wahlentscheidungen und Ritualen, die die Harmonie mit der Natur in den Vordergrund stellen, Bestandteile eines Heilungsrezepts sein könnten.

DIE WARNUNG DER KOGI AN DEN „JÜNGEREN BRUDER“

Das Glaubenssystem der Q'eros ähnelt dem der heiligen Männer – genannt *Mamas* oder manchmal *Mamos* (übersetzt als „Sonne“) – des indigenen Volkes der Kogi und ihrer drei Schwesterstämme, die Nachfahren der Hochkultur der Tairona sind und heute in der Sierra Nevada de Santa Marta in Kolumbien leben. Leben und Kultur der Kogi gründen auf dem Glauben, dass Aluna, ihre Version von Pachamama, die Schöpferin der gesamten Natur ist. Wie die Q'eros, verehren auch sie den heiligen Berg Gonawindua, den sie für das Herz der Welt halten. Sie sehen sich selbst als „Älteren Bruder“, als die Hüter dieses schlagenden Herzens, und die moderne Zivilisation als „Jüngeren Bruder“, der schon vor vielen Jahren den Kontakt zum Herzen der Welt verloren hat.

Die Mamas werden von Kindesbeinen an streng darauf hin erzogen, diese hochrangigen Rollen einzunehmen und als spirituelle Oberhäupter, Heiler und intuitive Führer zu fungieren. Kinder, die als Mamas auserwählt werden, verbringen die ersten neun Jahre ihres Lebens in einer Höhle, nur von ihren Müttern und älteren Mamas betreut, damit sie sich auf Aluna einstimmen können, bevor sie der Außenwelt ausgesetzt werden.

Die vier Stämme der Sierra Nevada de Santa Marta, zu denen auch die Kogi gehören, sind vielen als Hüter der Erde bekannt. Sie glauben, dass das Land, für das sie sorgen, wie ein Kompass ist, der den Rest des Planeten repräsentiert. Wenn im Herzen der Welt Flüsse austrocknen, die Pflanzenwelt zerstört wird und Tierarten aussterben, wird dasselbe auch anderswo passieren. Als sie erkannten, dass das Vordringen der modernen Zivilisation ihr heiliges Land so beeinträchtigte, dass es globale Auswirkungen haben könnte, merkten sie auf. Um ihre Kultur zu schützen, gestatteten sie Außenstehenden den Zutritt zu ihren Dörfern, bis die Kogi, entsetzt über das, was mit dem Planeten geschah, Alan Ereira und einem kleinen BBC-Team erlaubten, 1992 den Dokumentarfilm *From the Heart of the World* als verzweifelten Appell an den Jüngeren Bruder zu drehen. Ihre prophetische Botschaft an die Welt war klar: Wacht auf! Es ist an der Zeit, euer selbstzerstörerisches Verhalten aufzugeben. Ehrt den Planeten, bevor es zu spät ist. Dann zogen sich die Kogi wieder in die Isolation zurück und verwehrten noch viele Jahre Außenstehenden den Zugang, bis sie aufgrund der rasch zunehmenden Umweltzerstörung erkannten, dass der Jüngere Bruder die Warnung nicht beachtet hatte und sich immer noch so verhielt, dass es mit Sicherheit zu einer Umweltkatastrophe führen würde.

Sie wandten sich an Ereira, der inzwischen nicht mehr für die BBC tätig war. Er erhielt von den Kogi den festen Auftrag, einen zweiten Dokumentarfilm als allerletzte Warnung zu drehen. In dem wunderschönen Film *Aluna* sprachen die Kogi entsprechend ihrer Entscheidung über ihre Geheimnisse, in der Hoffnung, dass der Jüngere Bruder zuhörte. Ihre wichtigste Botschaft lautete, man solle aufhören, der Natur den menschlichen Willen aufzuzwingen, und nicht länger versuchen, sie zu beherrschen. Stoppt den Ökozid. Stattdessen laden die Kogi uns ein, zu fragen, „Was will die Natur?“, und sie zu ehren, da sie die ihr eigene Intelligenz und Fähigkeit hat, sich selbst zu reparieren, genau wie der menschliche Körper.

Aluna enthält mehrere Szenen, in denen Kogi-Männer Muscheln in Kalebassen zerstoßen und Kogi-Frauen Taschen weben, die eine neue Zukunft schaffen sollen. Aber wie könnten das Zerstoßen von Muscheln und das Weben von Taschen künftige Umweltzerstörung verhindern? Ich habe die Kosmologie der Kogi studiert und will sie hier nicht durch übermäßiges Vereinfachen ruinieren, aber was ich davon mitgenommen habe, ähnelte der grundlegenden Lehre des Q'eros: Wenn wir nicht mehr im Einklang mit der Natur sind, kann das Folgen haben, darunter auch geistige oder körperliche Krankheiten.[50] Diese Auffassung bestätigt außerdem: Als Teil jeglicher Heilungsreise können wir ein solches Gleichgewicht mit der Natur wiederherstellen, und zwar durch Liebe, Fürsorge, „grüne" Praktiken, Gebete, Zeremonien, Demut und indem wir Zeit an wilden Orten *und* in der Gemeinschaft verbringen. So können wir unser System wieder ins Lot bringen, wenn es aus der Balance geraten ist.

DIE ERDE ALS HEILERIN

Einige Wissenschaftler haben angeblich gemessen, dass von den Händen von Heilern und Heilerinnen energetische Frequenzen ausgehen, die der von der Erde ausgehenden Schumann-Resonanz ähneln – elektromagnetische Spitzen im extrem niederfrequenten (ELF) Teil des Erdspektrums, die durch Phänomene wie Blitze erzeugt werden können. Nachdem ich davon erfahren hatte, war ich neugierig darauf, einige Heilsysteme des Q'eros wissenschaftlich nachzuvollziehen. Könnte ich mein rudimentäres Verständnis dessen, wie Heiler den Sieben-bis-zehn-Hertz-Puls der Erde anzapfen, dazu nutzen, die Heilung anderer Menschen in Gang zu bringen? In *Energiemedizin* stellt James Oschman die Theorie auf, Meditation könne die Zirbeldrüse so trainieren, dass sie als eine Art Schrittmacher für das Gehirn fungiert, indem sie es in einen Alphawellen-Zustand versetzt und ermöglicht, dass Schumann-Resonanzen durchkommen.

Heiler beschreiben oft, dass sie veränderte Bewusstseinszustände erleben. Viele sind langjährige Meditierende und spirituell Praktizierende. Wäre es möglich, dass die Hände einer Person in einem solchen meditativen Zustand die normalerweise hohen Beta-Gehirnwellen des aktiv denkenden Verstandes so zur Ruhe bringen können, dass Schumann-Resonanzen kanalisiert werden, und zwar so, dass der Patient in dieselben Resonanzen hineingezogen wird? Möglicherweise kann das, was von den Händen dieser Person ausgeht, auf eine Art und Weise, die wir nicht ganz verstehen, die Reparatur von Zellverletzungen anregen, indem es als Antenne für Schumann-Resonanzen fungiert und das Signal durch einen biologischen Organismus verstärkt. Wäre es nicht cool, wenn Heiler, sobald sie in einen meditativen Zustand eintreten, ermöglichen, dass die Mikropulse des geomagnetischen Feldes der Erde durch sie hindurchkommen, die Resonanzen verstärken und den Patienten in das Feld der Erde hineinziehen? Könnte das erklären, warum Anhänger des *Earthing* („heilende Erdung", auch *Grounding* genannt) sich direkt auf die Erde legen oder barfuß laufen, um Krankheiten zu behandeln?

Vor einiger Zeit traf ich Clint Ober, den Vater der Earthing-Bewegung, auf einer Konferenz. Umgeben von Menschen in Anzügen, trug er Jeans und T-Shirt und lief barfuß. Nachdem er mir wortreich dargelegt hatte, warum wir mehr direkten Erdkontakt als Heilmethode brauchen, gab er mir eine Kopie des Dokumentarfilms *The Grounded*. Steve Kroschel, ein Naturforscher und Filmemacher von *National Geographic*, der behauptet, persönlich von der Earthing-Praxis profitiert zu haben, hatte Regie geführt und auch gefilmt. Earthing wird als ein Mittel beschrieben, Heilung durch freie Elektronen zu erhalten, indem man sich auf den Erdboden legt oder barfuß geht. Im Mittelpunkt des Films steht ein Dorf in der Wildnis Alaskas, in dem kranke Menschen sich mit nackter Haut direkt auf die Erde legten und, wie sie behaupteten, eine erstaunliche Heilung erlebten. Ihnen zufolge funktioniert das deswegen, weil wir alle bioelektrische Wesen sind, die auf einem elektrischen Planeten leben. Wir haben jedoch, wie sie sagen, unsere natürliche elektrische Erdung verloren, was uns für Krankheiten anfällig macht. Der Dokumentarfilm ist zwar voller wilder Behauptungen, die ich gern glauben *will*, aber nicht glauben kann, trotzdem: Was, wenn doch etwas Wahres daran ist? Wenn Heiler und Heilerinnen die hohen Beta-Gehirnwellen so weit beruhigen können, dass sie sich mit Schumann-Resonanzen synchronisieren, können sie dann tatsächlich dasselbe für Heilbedürftige tun, ohne dass diese barfuß über steinigen Boden laufen müssen?

Lässt sich so zum Teil erklären, warum die *Despacho*-Zeremonien der Q'eros – bei denen Paqos Opfer darbringen, während das ganze Dorf im Kreis auf dem Boden sitzt – nicht nur spirituelle Verbundenheit erzeugen, sondern auch körperliche Heilung bewirken können? Obwohl sie Teil des Prinzips der heiligen Gegenseitigkeit sind: Was, wenn die Zeremonien den Stamm auch dadurch absichtlich (oder unabsichtlich) gesund halten, dass sie alle in Schumann-Resonanzen versetzen? In den Schwellenraum des Rituals einzutreten, auf dem Boden zu sitzen und das Vitamin D der Sonne zu absorbieren – könnte das einen Feldeffekt erzeugen, bei dem die Erde die Menschen direkt heilt, als innewohnende Präventivmedizin oder -behandlung? Kann man sinnvollerweise annehmen, dass die Menschen der Antike, die keinen Zugang zur modernen Medizin hatten, etwas darüber wussten, wie man gesund wird und bleibt – etwas, was wir modernen Menschen vielleicht vergessen haben?

Können wir eine solch wilde Hypothese beweisen? Nach meiner Rückkehr aus Peru und dem Durchforsten meiner Notizen fand ich heraus, dass der Physiker Robert C. Beck 1969 zehn Jahre lang die Gehirnströme von Heilern untersucht hatte, darunter Schamanen, Hellseher, Wünschelrutengänger, christliche Glaubensheiler und hawaiische Kahunas. Unabhängig von ihrem Hintergrund oder der Art, wie sie ihre Heiltechniken beschrieben, hatten sie eines gemeinsam: Ihre Gehirnwellenaktivität lag bei ihnen allen einheitlich bei etwa acht Hz, wenn sie sich in dem veränderten Zustand befanden, in den sie sich für die Heilung versetzten. Beck fand auch heraus, dass ihre Gehirnwellen während des Heilens phasen- und frequenzsynchron mit den Schumann-Resonanzen waren.[51] Wäre es nicht fabelhaft, wenn das, was die Q'eros aus Liebe und Dankbarkeit für die Natur tun, mit dem auf einer Wellenlänge schwingt, was den Körper vielleicht durch die Erde heilt?

Auf dem Höhepunkt der Coronapandemie 2020, als unzählige New Ager und Coronaleugner beharrlich behaupteten, sie seien gegen das Virus immun, wenn sie nur ihre Schwingung hochhielten, und Memes wie „Vibe up!" posteten, wollte der Schlaumeier-Anteil in mir herumlaufen und rufen: „Haltet eure Vibes niedrig!" Aber ich sparte mir meine Sticheleien für E-Mails mit Bill Bengston auf und stellte fest, dass ich nicht die Erste war, die zu diesem Schluss gelangt war. Bill schickte mir eine Kopie eines Artikels, den er zusammen mit Luke Hendricks und Jay Gunkleman geschrieben hatte: „The Healing Connection: EEG-Hermonics, Entrainment und Schumann-Resonances."[52] In seiner E-Mail schrieb er: „Ein interessantes Thema bei deiner Spekulation ist der Gedanke, dass es einen in den Bereich einer *niedrigeren* Frequenz bringen könnte, wenn man den Geist zur Ruhe bringt … all diejenigen, die sagen, ‚Erhöht eure Schwingung', ziehen praktisch nie in Betracht, dass das Gegenteil der Fall sein könnte!"

Ob die Erde nun Krankheiten heilt oder nicht, das Ritual der Despachos und anderer Opfergaben an die Erde müssen mit einem umweltbewussten Leben verbunden werden, wenn wir wirklich gut für unseren Planeten sorgen wollen. Ein Despacho-Ritual kann weder den Schaden, den unsere umweltzerstörerischen Gewohnheiten anrichten, ungeschehen machen noch die *Hucha* (schwere Energie) beseitigen, die wir individuell und kollektiv produzieren. Ein Despacho durchzuführen, wenn jemand krank ist, macht das Leid zwar nicht rückgängig, könnte uns jedoch dazu bringen, mehr Anteil zu nehmen, was bei uns wiederum eine Verhaltensänderung hervorrufen könnte. Auf der Erde zu sitzen und uns dankbar zu erweisen, taut vielleicht unser erstarrtes Herz auf und öffnet uns für heilige Gegenseitigkeit, die so viele von uns offenbar vergessen haben.

AUF HEILIGE ART GEHEN

Im Verlauf meiner Erkundung der Heiligen Medizin habe ich das Buch von Mark St. Pierre, Walking in the Sacred Manner: Healers, Dreamers, and Pipe Carriers – Medicine Women of the Plains, gelesen. Unser Crow-Führer hatte es mir empfohlen und sich erboten, meine Tochter und mich etwas über die Spiritualität und Medizin seines Volkes zu lehren. Del führte uns durch die Zeremonie des Rauchens der heiligen Pfeife. Diese seltene Ehre wird Frauen normalerweise nicht zuteil – eine Gepflogenheit, die sich seiner Meinung nach ändern muss. Laut dem Stammesältesten Grant Bulltail, der in einer lokalen Zeitung zitiert wird, ist die Pfeife für die Crow ein Geschenk der Sonne oder des Schöpfers: „Die Pfeife zu rauchen, vertreibt schlechte Energie, stärkt den Rauchenden und stellt die Harmonie mit der Natur wieder her.“ [53]

Del brach auch mit der Sitte, als er meine Tochter und mich zu einer zeremoniellen gemischten Schwitzhütte einlud. Wir übernachteten in einem traditionellen Tipi und lernten, wie man dem Brauch entsprechend Tabakopfer herstellt, um heilige Orte zu ehren. Man brachte uns bei, bunte Tabakbündel anzufertigen, sie mit einer Schnur zusammenzubinden und mit Gebeten zu durchtränken. Das war eine Vorbereitung auf unsere Pilgerreise zu einem der von den Crows am meisten verehrten „heiligen Kreise“ oder Medizinräder, dem *Big Horn Medicine Wheel* im Norden Wyomings.

Das Big Horn Medicine Wheel ist ein zutiefst mystischer Ort. Man glaubt, dass es auf die Sterne, die Sonne, den Mond und verschiedene andere Himmelskörper und Ereignisse ausgerichtet ist. Es steht auch am Ursprung der Geschichte darüber, warum das Volk der Crow seit Tausenden Jahren in dieser Region lebt, und wie die Vision eines Tabaksamens in den Big Horn Mountains einen Crow-Anführer dazu brachte, mit vielen seines Volkes den Mittleren Westen zu verlassen und ein neues

Leben an dem Ort zu beginnen, den wir heute Wyoming nennen.

Das Big Horn Medicine Wheel wird heute vom National Park Service verwaltet. Besucher können zwar auf dem eingezäunten Gelände des Medizinrads spazieren gehen, aber nur amerikanische Ureinwohner dürfen es betreten. Auf Dels Bitte hin wurde uns jedoch Zugang gewährt. Dort führte er uns durch mehrere Rituale – Salbei, Gebet und dreimaliges Umrunden des Medizinrads im Uhrzeigersinn –, bevor wir uns den Steinaltären näherten. Nach der Vorbereitung lud Del uns ein, uns jeweils von unserer Intuition zu einem Steinhaufen leiten zu lassen, wo wir unsere Tabakbündel opferten und die Weisheit, die Einsicht und den Segen jedes Altars empfingen, denen allen eine Bedeutung zukam. Del, meine Tochter und ich gingen zwischen den Altären umher, beteten, opferten und öffneten uns, um Führung zu erhalten.

Als ich mich anschickte, das Medizinrad zu verlassen, erfassten mich wegen der Macht und Privilegien, die ich als Weiße habe, schmerzliche Gefühle, und weil mein Volk Dels Volk missachtet und gequält hat. Fotos und Geschichten kamen mir in den Sinn, von friedlichen Indianern in Nordkalifornien, die von weißen „Gentlemen" als sportliche Betätigung wie bei einer Fuchsjagd erschossen wurden. Ich war überwältigt von Trauer, Scham und Wut. Wie kann es nur in einem solchen Maße zur Unterdrückung menschlicher Empathie kommen, dass wir zu massenhafter Grausamkeit und Entmenschlichung fähig sind? Das Medizinrad förderte die Flut all diese Bilder wieder zutage, bis die Traumawelle durch mich hindurchwogte und mein Frieden zurückkehrte, jedoch nicht ohne einen Rest von Unbehagen zurückzulassen. Am Ende unseres Rundgangs um das Medizinrad fühlte ich mich, als hätte ich eine lange Pilgerreise hinter mir.

Wir nahmen einige der Tabakbündel mit nach Hause, weil es hieß, sie seien von der Energie des Medizinrads durchdrungen. Ich nahm meine mit nach Kalifornien und legte sie auf den Hausaltar neben mein *Mesa* (Medizinbündel) von den Q'eros.

Doch dann änderte ich meine Meinung und spürte den Drang, sie alle in den Garten zu bringen, um das Land zu weihen, auf dem ich lebte, Land, das der Miwok-Nation gestohlen worden war. Ich dankte dem Land und seinen ursprünglichen Bewohnern und entschuldigte mich bei ihnen.

INDIGENES BEWUSSTSEIN NACH HAUSE BRINGEN

Nachdem ich in indigenen Dörfern auf der ganzen Welt der Natur Opfergaben dargebracht hatte, kehrte ich mit sehr großer Hingabe im Herzen und der Verpflichtung nach Hause zurück, das Meer, die Berge, Flüsse und Pachamama zu ehren und – entsprechend dem, was mir aufgetragen worden war – das, was ich gelernt hatte, weiterzugeben. Ich erklomm den Gipfel von Mount Tamalpais und ging in einen ruhigen Wald, den ich schon oft besucht, aber nie als Andachtsstätte betrachtet hatte. Dort erklärte ich laut: „Ich bin hier, um ein *Despacho* für dich zu machen und die heilige Gegenseitigkeit zu ehren. Ich werde deine Hüterin sein und eine Zeremonie durchführen, um dir zu zeigen, wie sehr ich dich liebe."

Während ich sprach, wurde der Wald lebendig! Der Wind bewegte die Bäume und überschüttete mich mit Tau. Wachteln flatterten, als ein Falke über sie hinwegflog. Kojoten heulten in einem Halleluja. Eine Welle der Liebe durchströmte mich, als würden der Wald und der Berg sich freuen. Ich fiel auf die Knie, voller Entschuldigungen, aber was mir entgegenkam, war unermessliche Gnade, bedingungslose Liebe, Vergebung und Akzeptanz. Ich fühlte mich, als kehrte ich wie eine verlorene Tochter zurück in offene Arme, die nur auf diesen Moment gewartet hatten.

Obwohl ich von all meinen Lehrern die Erlaubnis erhalten habe, ihre Lehren weiterzugeben, möchte ich nicht die nächste überprivilegierte weiße Person sein, die indigene Heilung für sich ausnutzt. Ich könnte niemals auch nur annähernd die Riten und Rituale eines Menschen nachmachen, der mit ihnen aufgewachsen ist. Diese Traditionen sind in den Kontext einer Kultur eingebettet und lassen sich deswegen nicht ohne Weiteres auf westliche Denkweisen und Methoden übertragen. Das zu versuchen, würde eine vereinfachende „Verflachung" erfordern, die für diejenigen, die ihre Praktiken mit mir geteilt haben, beleidigend sein könnte.

Mit diesem Disclaimer wäre es ein Versäumnis, wenn ich mein Bekenntnis zu diesen indigenen Heilern nicht in Ehren halten und etwas von dem, was ich aus dem Medizinbeutel der Welt erhalten habe, mit allen teilen würde, die diese Praktiken anwenden möchten, um gesund zu werden.

MACHEN SIE DIE NATUR ZU EINEM TEMPEL

Man braucht keinen traditionellen balinesischen Canang, muss keine ganze *Despacho*-Zeremonie abhalten oder tagelang in Tabakbündeln beten, um Naturplätze wie einen unsichtbaren Tempel zu behandeln, in dem man Opfergaben darbringen kann, wenn man um Erlaubnis bittet, bevor man die heiligen Orte betritt. Diese Einstellung können Sie in Ihrem Bewusstsein verankern und sie auf jegliche Art praktizieren, mit der Sie sich wohlfühlen. Anstatt selbstverständlich davon auszugehen, Sie hätten das Recht, in einem See zu schwimmen oder den Schatten eines Baumes zu genießen, nähern Sie sich dem Ort, als sei ein Gott oder eine Göttin darin. Ehren Sie diese Gottheit. Lassen Sie sie wissen, dass Sie ihre Präsenz anerkennen. Bitten Sie sie um Erlaubnis, einzutreten und sich auf den Ort einzulassen, ihn spielerisch zu erkunden und zu genießen. Schenken Sie ein

Gebet, Blumen, Essen, ein Lied oder sogar eine Haarlocke. Je mehr Mühe und Opferbereitschaft von Ihrer Seite, umso höher ist die Wahrscheinlichkeit, dass die Natur Ihre Gabe als einen Akt heiliger Gegenseitigkeit „annimmt". Passen Sie die Praxis so an, dass sie sich authentisch anfühlt. Die Medizin liegt darin, wie Sie Ihre Beziehung zur Natur wieder zu etwas Heiligem machen, die Wertschätzung für alles, was ist, wiederherstellen und es ehren. Ihre innere Bewusstseinsveränderung ist Medizin. Man kann nie wissen, wie diese Naturgöttinnen uns heilen könnten, wenn sie beschließen, sich auf uns zu setzen und unsere Hingabe zu belohnen!

TEIL ZWEI

EIN LICHT AUF DIE SCHATTEN WERFEN

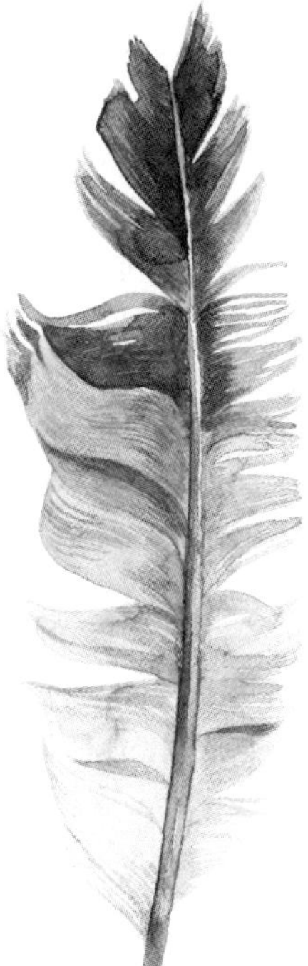

Ich bin durchaus dafür, dass Sie sich selbst mit Energietransfusionen stärken, wenn Ihre Lebenskraft geschwächt ist. Wenn ein Heiler oder eine Heilerin, eine Praxis oder eine Gemeinschaft Ihre Stimmung heben kann, dafür sorgt, dass Sie sich besser fühlen, und Ihre Symptome lindert, und sei es nur vorübergehend, dann tun Sie, was immer Ihnen hilft. Viele der im ersten Teil vorgestellten Praktiken befassen sich mit der Beeinflussung subtiler Energien, der Kraft von persönlichen oder Gruppenabsichten, der Stärkung durch Einstimmung auf die Natur, der Wirkung von Wallfahrten auf die Verbindung von Körper und Geist und mit den nachweislich vorhandenen gesundheitlichen Vorteilen von Tanz, Kunst, kreativem Ausdruck und anderen Formen der Freude-Praxis.

Es sind wunderbare Heilmittel. Wenn Sie das Glück haben, dass sie Ihnen zugänglich sind, greifen Sie zu! Achten Sie nur darauf, vorübergehende Linderung nicht mit Heilung zu verwechseln – und es nicht dadurch zu übertreiben, dass Sie sich an wilde Erwartungen klammern, Sie könnten das nächste Wunder sein. So sehr Sie auch dem Licht zustreben und hoffen, dass Ihnen weiteres Leid erspart wird, irgendwann fällt der Schatten auf Sie. Nicht nur der innere Schmerz oder Schatten, von dem Sie sich abwenden, könnte die Eintrittskarte zu wahrer Heilung sein; auch der Schatten der spirituellen Heilung könnte ein Weg heraus aus emotionalem Leid sein: der Schatten korrupter Heiler und Gemeinschaften, die sich der Heilung verschrieben haben (die mitunter eine verblüffende Ähnlichkeit mit einer Sekte haben); der Schatten unserer emotionsphobischen Kultur der weißen Vorherrschaft und der Tatsache, dass Gier und der Wille, Kapital aus der Spiritualität zu schlagen, die Heilung an sich reißen können.

Auch wenn es sich gut anfühlt, dem Licht nachzujagen – irgendwann wird Schmerz Sie auf Ihrem Heilungsweg einholen. Wenn optimale Gesundheit das Ziel ist, sollten wir nicht länger davonlaufen, sondern uns dem Schmerz zuwenden, ihn willkommen heißen und neugierig sein, was er uns über das lehren könnte, was noch der Heilung bedarf.

Der erste Teil hat sich auf Praktiken konzentriert, die Ihnen Auftrieb geben und die Lebenskraft stärken sollen. Im zweiten Teil erkunde ich die dunkleren Aspekte der Heiligen Medizin. Also schnappen Sie sich Ihre Taschenlampe, und lassen Sie uns in einige der dunkleren Nischen abtauchen. Das zu lernen, wird Ihnen helfen, falsches Licht zu identifizieren und echte Heilung in anderen und sich selbst zu erkennen.

— *Kapitel 6* —

FÜHLEN IST HEILEN

Bei den Q'eros verbrachte ich im Jahr 2014 einige Zeit, bei den Kogi im Jahr 2015, bei den Balinesen 2016 und bei den Crow 2018. Zwischendurch erforschte ich ein halbes Dutzend anderer indigener Weltanschauungen und Opferpraktiken zur Heilung durch die Erde. An einer solchen Lebensweise auf unserem Planeten teilzuhaben, veränderte mich grundlegend. Ich regte mich nicht nur zunehmend darüber auf, wie wir in den USA unsere Heimat und ihre Ureinwohner behandeln, sondern ich spürte allmählich auch meine Scham, Wut, Trauer und Demut als Weiße. Die Wahl von Donald Trump verstärkte solche Gefühlsaufwallungen nicht nur bei mir, sondern auch bei vielen anderen Amerikanern, deren Aktivismus durch die Benommenheit der Apathie und Passivität hindurch hochsprudelte. Als ich in Bali ankam und die Balinesen mich fragten, woher ich käme, antworteten sie auf meine Antwort „Kalifornien" mit „Ah … nacktes, sexy Hollywood", woraufhin ich lachte und den Kopf schüttelte. „Nicht *das* Kalifornien." Nach der Wahl Trumps schüttelten die Leute, die mich fragten, woher ich komme, mit besorgter Miene den Kopf und sagten „Ah … Donald Trump" mit mitleidigem Blick, so als hätte ich ihnen gerade gesagt, dass ich krank war. Ich fühlte mich gedemütigt und war wütend.

Das Jahr 2016 markierte für mich das Ende einer langen Phase des *Spiritual Bypassing.* John Welwood, der den Begriff prägte, definiert ihn so: Spirituelle Überzeugungen und Praktiken werden verwendet, um Gefühle zu verbergen oder zu verdrängen und Konflikte zu vermeiden. Wenn ich mehr als nur ein bisschen wehmütig zurückblicke, erkenne ich, dass ich 2006 begann, meine Spiritualität zu nutzen, um den leidvollen Gefühlen meiner vergangenen Traumata aus dem Weg zu gehen, gleich nach der Geburt meiner Tochter. Zwei Wochen später starb mein Vater, und bald darauf gab ich meine Arbeit in der westlichen Schulmedizin auf. In dieser Entscheidung fühlte ich mich von vielen Menschen nicht unterstützt, die dachten, ich hätte „nur" eine Midlife-Crisis und solle mir doch einfach ein schickes Auto kaufen oder eine Affäre haben, so wie normale Menschen.

Wegen meiner Verwundung hatte ich nicht die nötigen emotionalen Ressourcen, um so viele intensive, schmerzliche Gefühle zu bewältigen, also suchte ich bewusst nach Spiritualität, und nachdem ich diesen Weg ernsthaft eingeschlagen hatte, ging es mir sehr viel besser. Diese Betäubung war zwar ein intelligenter Verteidigungsmechanismus, der mir half, mit der Situation fertig zu werden und zu funktionieren, doch obwohl Spiritualität meine Lebenskraft stärkte und wie eine Transfusion für mich war, sodass ich in der Lage war zu funktionieren, vermochte sie diese Traumata doch nicht zu *heilen*. Ich hatte mich selbst mit dem behandelt, was ich heute als „Jagd nach Glückseligkeit" bezeichne – Pilgerreisen, stille Meditations-Retreats, Yogakurse, Kirtan, ekstatischer Tanz, tantrische Liebhaber, Energieheiler, Kunst und Rituale in der Natur und in Tempeln – eine Energietransfusionspraxis nach der anderen. Penibel bedeckte ich meine Wunden mit einem Verband der Spiritualität. Doch als der Verband 2016 abgerissen wurde, waren die Wunden immer noch offen. Unter all dem „Liebe und Licht" befand sich ein schlammiger Brei aus Schmerzen, dessen Heilung Jahre dauern sollte. Und erst dann würde das Abfließen der Energie aufhören, durch das ich meine Lebenskraft verlor.

Bali zu verlassen und nach der Wahl 2016 in die Vereinigten Staaten zurückzukehren, war ein Kulturschock. Zum ersten Mal im Leben hatte ich das Gefühl, nicht mehr in mein eigenes Land zu gehören. Ich klammerte mich an die Anweisungen, die ich von Aidas Patenonkel erhalten hatte: balinesisches Bewusstsein in meine Heimat zu bringen, den hiesigen Göttinnen Opfergaben darzubringen, zu ihnen zu beten und zu sehen, ob ich Glück hatte und eine Naturgöttin sich auf mich setzte.

Ich war zu aufgewühlt, um einfach zur Tagesordnung überzugehen, also entschloss ich mich, mit meiner Tochter zu zwölf US-Nationalparks zu pilgern. Dort führten wir unsere Version des *Canang*-Rituals durch, um mir beim Übergang zu helfen. Auf Bali würde man niemals einen heiligen Ort in der Natur aufsuchen, geschweige denn sich einer Naturgöttin mit einer Kameralinse nähern, während man ein Selfie macht, ohne zumindest vorher Opfergaben darzubringen. Wenn es stimmt, was die Balinesen glauben, dann „vergewaltigen" die Amerikaner regelmäßig die Göttin, fühlen sich berechtigt, ohne Ehrfurcht oder gar Respekt vor dem Heiligen zu tun, was sie wollen. Auch ich hatte mich des Verhaltens schuldig gemacht, mir einfach so etwas herauszunehmen – in der Tat eine Hybris. Ich hatte die Natur zwar schon immer geliebt und mich als Umweltschützerin verstanden, doch bis zu meinem Aufenthalt bei den Q'eros hatte ich sie nicht als etwas Lebendiges mit Bewusstsein betrachtet. Meine Zeit auf Bali verankerte den Animismus als meine vorherrschende Religion.

Ich sah, wie die Balinesen die Natur verehren, und musste dann nahezu übergangslos zusehen, wie die Amerikaner in ihren eigenen Nationalparks die Natur respektlos behandeln oder sogar für sich ausschlachten, als sei sie nur eine Instagram-Kulisse. Das machte mich zornig. Dieser Zorn schürte einen wachsenden heiligen Aktivismus, der an die Stelle meiner Jagd nach Glückseligkeit trat. Meditations-Retreats bewirkten, dass ich meiner Meditation Füße gab und an Protesten der *Standing Rock*-Sioux teilnahm. Ich nahm mein Yoga von der Matte mit zu MeToo-Märschen. Ich tanzte, um gegen die schlechte Behandlung von Einwanderern Stellung zu beziehen. Meine Gebete wurden zu Blogs, die ich über Black Lives Matter schrieb.

Ich bereue all diese Jahre des Spiritual Bypassing nicht. All diese spirituellen Praktiken haben mir den nötigen Raum gegeben, um meinen zunehmenden Aktivismus mit ruhigerem Nervensystem und gesünderem Körper anzugehen und besser in der Lage zu sein, Polarisierungen zu widerstehen, dabei aber dennoch meine Position entschlossen zu vertreten. Um das zu schaffen, brauchte ich die leidvollen Emotionen, die allmählich aus meinen noch nicht geheilten Wunden heraussickerten. Aber zu lernen, sie zu fühlen, fiel mir nicht leicht.

Ich hing an den Worten von Daniel Schmachtenberger, einem Gründungsmitglied des *Consilience Project*, der auf der Versammlung des *Transformational Leadership Council* sprach, an dem ich teilnahm. Er sagte:

> *„Jede negative Emotion ist eine Reaktion auf Fürsorge und Liebe. Wenn Sie Wut empfinden, suchen Sie nach dem, was Ihnen heilig ist, und fragen Sie: ‚Wie wird das, was mir heilig ist, verletzt? Sehen Sie das Heilige darin, und fragen Sie: ‚Bin ich bereit, Opfer zu bringen, um dieses Heilige zu schützen?' Genau dann ist es angebracht, Ihren Willen einzusetzen, der mit dem, was Sie lieben, in Einklang steht. Dazu brauchen Sie Verstand, Herz und Bauchgefühl. Ihr Verstand braucht Klarheit in Bezug auf das, was Sie lieben, was Ihnen heilig ist und was Sie schützen wollen. Ihr Herz sollte das Gefühl haben, es sei gebrochen, weil das, was Ihnen wichtig ist, verletzt wird. Ihr Bauchgefühl wird Ihnen den Mut geben, etwas dagegen zu tun. Denken Sie an das, was Ihnen am heiligsten ist, und erspüren es. Was ist noch wichtig, wenn Sie tot sind? Was liegt Ihnen am Herzen, wofür würden Sie bereitwillig Ihre Bequemlichkeit opfern – weil es so wichtig ist und Sie es so sehr lieben? Fragen Sie sich: ‚Wenn es das ist, was mir wirklich wichtig ist, was sollte ich dann tun, um mit mir selbst, mit meinen tiefsten Werten in Einklang zu sein? Was tue ich jetzt gerade, das sich davon unterscheidet? Wie kann ich diese Kluft schließen?'“*

Schmachtenberger forderte uns auf, den Schock hinter uns zu lassen und zu *fühlen* – unseren Kummer, Zorn, Herzschmerz, unsere Verzweiflung und Hilflosigkeit; er forderte uns auf, Mitgefühl mit Leidenden zu haben und ihm Füße zu geben. Zuzulassen, dass diese Gefühle uns durchströmen, bis sie uns zwingen, selbstgefällige Bequemlichkeit zu überwinden und nicht mehr über soziale Gerechtigkeit zu meditieren, sondern zum heiligen Aktivismus überzugehen; unsere Privilegiertheit zu nutzen, um etwas zu *tun*, um die Dinge richtigzustellen. Doch in Wahrheit verhielt es sich leider so, dass meine Fähigkeit, all diese Gefühle zu empfinden, beschnitten war, ersetzt durch spirituelle Überzeugungen, die jene Gefühle verleugneten, ablehnten und durch „Bypassing" – Umgehung – vermieden, die nach meinem zarten Empfinden zu schmerzlich waren, um sie zu bewältigen. Ich gab zwar ein Lippenbekenntnis zum Handeln ab, aber gab ich meinem Mitgefühl wirklich Füße?

Als langjährige spirituell Suchende hielt ich mich für einen einfühlsamen Menschen, oder zumindest glaubte ich, ich sei um Freundlichkeit bemüht. Ein Großteil meines spirituellen Lebens drehte sich darum, das, was mich triggerte, aufzuarbeiten, die Verantwortung für meine Reaktionen zu übernehmen und mein Herz zu öffnen, um denjenigen, die mich triggerten, Mitgefühl entgegenzubringen, selbst wenn sie mich schlecht behandelten. Mir war nicht bewusst, dass ich meine traumabedingte Konfliktvermeidung spiritualisierte, gesundes Mitgefühl verzerrte und das praktizierte, was der Autor von *Spiritual Bypassing,* Robert Augustus Masters, ehemals Führer einer reformierten und umstrittenen Sekte und inzwischen Psychologe, als „blindes Mitgefühl" bezeichnet. Es fühlte sich an wie ein Schlag in die Magengrube, als ich seine Definition von blindem Mitgefühl las.

> *„Blindes Mitgefühl wurzelt in der Überzeugung, dass wir alle unser Bestes tun. Wenn wir von blindem Mitgefühl getrieben werden, sind wir gegenüber allen viel zu nach-*

sichtig, entschuldigen das Verhalten anderer und beschönigen Situationen, die nach einem energischen ‚Nein', einer unmissverständlichen Missfallensäußerung verlangen oder erfordern, dass wir entschieden Grenzen setzen und aufrechterhalten. Diese Dinge können – und sollten oft – aus Liebe getan werden, aber blindes Mitgefühl sorgt dafür, dass die Liebe zu duldsam bleibt, dazu verurteilt, ein gütiges Gesicht zur Schau zu tragen. Das ist nicht die Güte des Dalai Lama, die sich auf Mut gründet, sondern eher eine Güte, die der Angst entspringt, und zwar nicht nur der Angst vor Konfrontation, sondern auch der Angst, nicht als guter oder spiritueller Mensch zu erscheinen. Wenn wir in blindes Mitgefühl verfallen, zeigen wir selten Wut, denn wir glauben nicht nur, dass Mitgefühl sanft sein muss, sondern wir haben auch Angst, andere zu verärgern, vor allem davor, sie so sehr zu verärgern, dass sie uns entgegentreten. Verstärkt wird das dadurch, dass wir Wut, besonders in ihren heftigeren Formen, als etwas ansehen, das alles andere als spirituell ist; als etwas, das nicht da sein sollte, wenn wir wirklich liebevoll wären. Blindes Mitgefühl reduziert uns zu Harmonie-Junkies und hält uns in einem unbeugsam positiven Ausdruck gefangen.

Mit blindem Mitgefühl sind wir nicht imstande – oder werden wir nicht lernen –, mit echter Kraft Nein zu sagen, und vermeiden Konfrontationen um jeden Preis, was zum Ergebnis hat, dass wir das Fortbestehen ungesunder Muster ermöglichen. Unser ‚Ja' ist dann blutleer und machtlos. Es hat nicht die Wirkung, die es haben könnte, wenn wir auch auf ein klares, starkes ‚Nein' zurückgreifen könnten, das aus unserem Innersten kommt. Wenn wir unsere grundlegende Stimme zum Verstummen bringen, reduziert sich unsere Offenheit auf eine permissive Lücke, ein unkritisches Annehmen, eine schlecht abgegrenzte Empfänglichkeit, was alles auf mangelndes

Mitgefühl uns selbst gegenüber hindeutet (da wir uns nicht angemessen schützen). Blindes Mitgefühl verwechselt Zorn mit Aggression, Durchsetzungsvermögen mit Gewalt, Urteilen mit Verurteilen, Fürsorge mit übertriebener Toleranz und moralische Reife mit spiritueller Korrektheit.“[54]

Als ich diese Passage zum ersten Mal las, wurde mir übel, doch inzwischen bin ich sanft zu mir selbst und umarme mich, anstatt mich wegen meiner Verwirrung zu verurteilen. Damals hatte ich ein ziemlich aufgeblähtes Selbstbild, aber darunter steckte ein tiefes Gefühl der Unzulänglichkeit. Ich erkannte nicht, dass ich Liebe verdiene, weil ich einen göttlichen Funken in mir trage, der mich – so wie alle anderen – grundsätzlich würdig macht, dazuzugehören. Ich dachte, ich müsse mir Liebe verdienen, indem ich Unerträgliches tolerierte und meine Loyalität dadurch bewies, dass ich zeigte, wie „spirituell“ ich war, selbst wenn mich die Menschen schlecht behandelten und ich sie für solche Misshandlungen hätte zur Rechenschaft ziehen sollen. Damals wusste ich es nicht besser, aber jetzt weiß ich es, und ich möchte dafür sorgen, dass Sie, liebe Leserin, lieber Leser, nicht unnötig leiden, weil Sie sich durch blindes Mitgefühl selbst schaden. Auf diese Weise laufen Sie Gefahr, krank zu werden und es auch zu bleiben. Also sollte eine solche Neigung geheilt werden, wenn Ihr Ziel optimale Gesundheit ist.

Um uns vor emotionalem und/oder körperlichem Missbrauch zu schützen, brauchen wir Zugang zu unserer gesunden Wut, die gut Grenzen setzt. In meinem Fall wurde die Wut jedoch schon im Alter von knapp zwei Jahren von einer Mutter unterdrückt, die sie als „unchristlich“ verurteilte. Nachdem ich mit 18 aus der Kirche ausgetreten war, wurde ich von buddhistischen Lehren beeinflusst, die meine Wutphobie nur noch verstärkten. Ich erinnere mich an ein Schild, das ich in einem tibetisch-buddhistischen Retreat-Zentrum las:

Für einen buddhistischen Praktizierenden liegt der wahre Feind im Inneren – es sind unsere geistigen und emotionalen Verunreinigungen, die zu Schmerz und Leiden führen. Diesen inneren Feind zu besiegen, ist die eigentliche Aufgabe der Praktizierenden. Es ist wichtig, von Anfang an Achtsamkeit zu kultivieren. Denn wenn du zulässt, dass negative Gefühle und Gedanken ungebremst aufkommen, ohne ihre Negativität achtsam wahrzunehmen, dann lässt du ihnen freien Lauf. Sie können sich dann bis zu dem Punkt entwickeln, an dem es einfach unmöglich ist, ihnen entgegenzuwirken. Wenn du dagegen Achtsamkeit in Bezug auf ihre Negativität entwickelst, kannst du sie schon im Moment ihres Auftretens ausmerzen. Du gibst ihnen nicht die Gelegenheit oder den Raum, sich zu voll entfalteten negativen emotionalen Gedanken zu entwickeln.

Es leuchtete mir ein, dass wir unsere negativen Gedanken, Überzeugungen und Gefühle wachsam beobachten sollten, um nicht von Reaktivität, Feindseligkeit, Wertung, Polarisierung und Verurteilung eingeholt zu werden, denn das führt zu Stress und Gewalt. Der Dalai Lama hat gesagt: „Ärger macht also nicht nur die Gemütsruhe zunichte, sondern nagt auch noch an unserer Gesundheit. Deshalb sollten wir ihn nicht willkommen heißen oder ihn für natürlich halten oder als Freund ansehen.[55] Wenn der verehrte Dalai Lama gesagt hat, dass wir Wut nicht tolerieren sollten, dann muss es wohl so sein.

Obwohl ich keine buddhistische Erziehung genossen hatte, war ich darauf hin konditioniert worden, spirituelle Lehren wie diese als Evangelium zu betrachten. Wenn ich als kleines Kind Gefühle wie Wut, Eifersucht, Enttäuschung oder sogar Traurigkeit äußerte, tat meine Mutter nicht das, was der englische Kinderarzt und Psychoanalytiker D. W. Winnicott im 20. Jahrhundert als das beschrieb, was Eltern, die „gut genug“ sind, tun sollten: meine gesunden menschlichen Emotionen anerkennen, sie als normal bestätigen, sie mir zurückspiegeln, mir bei der Koregulation meines Nervensystems helfen, damit ich mich nicht überflutet und überwältigt fühlte, und mir zeigen, dass mein kleiner kindlicher Körper mit diesen Emotionen umgehen konnte, ohne zu sterben. Stattdessen brachte sie mich blitzschnell zum Schweigen, beschämte mich wegen meiner heftigen Emotionen und befahl mir, ein braves kleines christliches Mädchen zu sein, was darauf hinauslief, dass ich ein sanftmütiges Kind war, lächelnd, friedlich, fügsam. Ich verhielt mich generell so, dass anderen der Umgang mit mir leichtfiel (was positiv auf meine Mutter zurückfiel, weil sie ein so angenehmes, wohlerzogenes Kind großgezogen hatte). Aus diesem Grund empfand ich schon von klein auf die Hälfte der normalen menschlichen Emotionen nicht mehr, was mich anfällig für Missbrauch durch rücksichtslose Männer machte, die meine Nachgiebigkeit ausnutzten. Solche Denk- und Verhaltensmuster gefährdeten auch meine körperliche und geistige Gesundheit und führten bei mir zu körperlichen Symptomen und Selbstmordgedanken.

Da ich keinen Zugang zu emotionaler Intelligenz hatte, die mich hätte schützen können, wuchs ich zu einer geschädigten Erwachsenen heran. Das führte dazu, dass ich auf dem spirituellen Weg mit anderen experimentierte und niemand mich lehrte, mit heftigen Emotionen, wie etwa Wut, auf gesunde Weise umzugehen. Wenn Menschen in meinen „spirituellen, aber nicht religiösen" Kreisen wütend wurden, waren sie eher „polarisierend" als „vereinigend" oder nicht „nondual" genug, was wir als „weniger spirituell entwickelt" interpretierten. Diejenigen von uns, die imstande waren, beide Seiten zu sehen, der Polarisierung und dem Urteilen zu widerstehen und Mitgefühl selbst gegenüber denjenigen zu zeigen, mit denen sie nicht übereinstimmten, betrachteten sich tendenziell als spirituell überlegen.

Als ich Laurence Hellers Buch *Entwicklungstrauma heilen* las, in dem es um das Neuroaffektive Beziehungsmodell (NARM) geht, war ich fassungslos, als ich erkannte, dass das Unterdrücken von Wut und die übertriebene Toleranz, die ich gegenüber missbrauchenden Menschen entwickelt hatte, kein Zeichen geistiger Reife war, sondern die Nebenwirkung eines Entwicklungstraumas. Dazu gehörte auch, dass ich keinen Kontakt zu meinem Körper und meinen Gefühlen hatte, dass es mir schwerfiel, mich auf meine eigenen Bedürfnisse einzustellen, auf andere zuzugehen und sie um das zu bitten, was ich brauchte. Dazu gehörten weiterhin meine Schwierigkeiten zu erkennen, dass ich es verdiene, mich auf andere zu verlassen und ihnen genug zu vertrauen, um mir selbst zu erlauben, mich auf sie zu stützen. Und dazu gehörte, dass ich nicht mehr in der Lage war, angemessene Grenzen zu setzen und durchzusetzen, Nein zu sagen und meine Meinung ohne Schuldgefühle oder Angst zu sagen. Ich war nicht spirituell fortgeschritten; ich war verletzt.

Verstehen Sie mich nicht falsch. Spiritual Bypassing – spirituelle Umgehung oder Vermeidung – ist nur eine von vielen Abwehrstrategien, die uns helfen, schmerzliche Emotionen zu vermeiden, die wir nicht wirklich fühlen, weil wir es als Kind nicht gelernt haben. Sie können sie beispielsweise auf die gute altmodische Art und Weise abwehren – durch Sucht nach Geschäftigkeit, Substanzen, nach sozialen Medien, Horten oder Sex. Oder dadurch, dass Sie Ihre Gefühle überintellektualisieren, bis ins kleinste Detail kontrollieren, durch Essen kompensieren oder unterdrücken. Oder Sie können Ihre Gefühle sublimieren, sie an anderen auslassen oder mit einem Lächeln überspielen. Sie können passiv-aggressiv sein. Solche Strategien sind weithin anerkannt und untersucht – und für die meisten gibt es Behandlungsprogramme.

Über Spiritual Bypassing wird mittlerweile zwar weniger gesprochen, doch wir sollten seine Rolle dennoch verstehen, wenn wir die Landschaft der Heiligen Medizin, in der es tendenziell gedeiht, weiterhin untersuchen. Wenn wir unnötiges Leiden lindern und uns für Heilung öffnen wollen – was erfordert, dass wir der Neigung widerstehen, *jegliche* menschliche Emotion aus dem Bereich unserer Ganzheit zu verbannen –, dann müssen wir uns näher damit befassen.

WAS IST SPIRITUELLE UMGEHUNG (SPIRITUAL BYPASSING)?

Masters definiert Spiritual Bypassing als „spirituelle Praktiken und Glaubenssätze dazu nutzen, zu vermeiden, dass wir uns mit unseren leidvollen Gefühlen, ungelösten Verwundungen und Entwicklungsbedürfnissen auseinandersetzen".[56] Spirituelles Bypassing wird nicht nur kaum diskutiert, sondern sogar regelrecht zelebriert. Lehrende, die Spiritual Bypassing praktizieren, haben Millionen Exemplare Bücher verkauft. Da eine solche Praxis uns dazu ermutigt, schmerzliche Gefühle nicht wahrzunehmen, können diese Lehren bewirken, dass es uns besser geht – zeitweilig. Sie können sogar lebensrettend sein, wenn wir aktiv süchtig oder selbstmordgefährdet sind, mit einer Essstörung zu kämpfen haben oder auf andere Weise versuchen, Schmerz zu bewältigen. Sie greifen jedoch auf ungesunde Strategien zurück, die zwar intelligent konzipiert sind, aber mit der Zeit ihren Nutzen verlieren und uns (und anderen) schaden können.

Das Problem ist, dass Emotionen nicht verschwinden; sie bleiben im Körper gefangen und können psychische und körperliche Krankheiten auslösen. Und Tendenzen der spirituellen Umgehung sind nicht dauerhaft wirksam. Sie funktionieren als Überbrückung – eine Art Nothilfe, die nützlich sein kann als Balsam auf Wunden, die zu blutig sind, um sie zu behandeln. Aber Spiritual Bypassing heilt nicht. Um es mit den Worten dieses Buches auszudrücken: Eine solche Praxis mag Ihnen zwar als Transfusion kurzfristig Lebenskraft zuführen – und das kann Ihnen helfen, mit der Situation fertigzuwerden, und Ihnen Auftrieb geben –, aber sie wird die Lecks nicht stopfen, egal, wie viele Stunden täglich Sie meditieren.

Es ist nicht leicht, jemand zu sein, der aufrichtig spirituell praktiziert, und Spiritual Bypassing zu vermeiden. Einige der berühmtesten spirituellen Lehrenden der Welt fördern und verherrlichen es aktiv. Ganze New-Age-Bewegungen und Megachurches predigen und praktizieren es. Tendenziell blicken wir zu denjenigen auf, die natürliche menschliche Emotionen wie Wut, Eifersucht oder Trauer scheinbar überwunden haben, als sei das Erreichen eines Zustands leidenschaftsloser Gelassenheit ein Beweis für Erleuchtung oder Heiligkeit. Wir vergöttern sie sogar oder bezeichnen sie als Heilige.

Hierin zeigt sich eins der Paradoxe des Heilens. Es stimmt, dass wir uns so sehr in leidvolle Emotionen verstricken können, dass wir den Kontakt zu unserer spirituellen Essenz und dem möglichen Frieden verlieren, den wir erfahren können, wenn wir uns an unsere wahre Natur erinnern. Es stimmt: Es gibt eine spirituelle Dimension, in der wir nicht unser Körper, nicht unsere Gefühle, nicht unser Ich oder unsere Identität sind – wir sind viel umfassender als diese irdischen Realitäten. Es stimmt: Unsere irdische Realität zu transzendieren und in diese spirituelle Dimension einzutreten, kann eine Erholung vom Leid der menschlichen Erfahrung sein und vorübergehende Schmerzlinderung ermöglichen. Es stimmt: Mit der bedingungslosen Liebe des Urgrundes allen Seins in Kontakt zu kommen, die wir in tiefen Ebenen der Meditation erfahren können, kann uns helfen, heil zu werden, und kann Heiler dabei unterstützen, uns eine Energietransfusion zu geben. Dennoch: Genauso stimmt es, dass das Bypassing – das Umgehen – bestimmter Emotionen uns dem Risiko aussetzt, schlecht behandelt zu werden; dass es unsere Selbstfürsorge und unseren Schutz beeinträchtigen und uns für Krankheiten anfällig machen kann. Und es stimmt, dass *alle* menschlichen Gefühle zulässig, notwendig und potenziell hilfreich sind, sofern wir in der Lage sind, sie in emotionale Intelligenz zu übersetzen.

Welwood fasst dieses Paradox des Spiritual Bypassing so zusammen: „Die absolute Wahrheit wird der relativen Wahrheit vorgezogen, das Unpersönliche dem Persönlichen, die Leerheit der Form, die Transzendenz der Verkörperung und emotionales Losgelöstsein dem Gefühl.“ [57] Er sagt auch: „Bei spiritueller Umgehung benutzen wir oft das Ziel des Erwachens oder der Befreiung, um das, was ich als verfrühte Transzendenz bezeichne, rational zu begründen: den Versuch, uns über die rohe, chaotische Seite unseres Menschseins zu erheben, bevor wir uns ihr voll und ganz gestellt und Frieden mit ihr geschlossen haben.[58]

Die Bevorzugung des „Absoluten“ gegenüber dem Relativen ist das Hauptproblem. An der Wahrheit, dass wir nicht unser Körper und nicht unsere Gefühle sind – wir sind mehr als diese kleinen menschlichen Persönlichkeiten – ist nichts auszusetzen. Das bedeutet aber nicht, dass es keine relative Wahrheit gibt. Dem Glück nachjagende „spirituelle Bypasser“ laufen Gefahr, abhängig zu werden von der absoluten Sichtweise, die spirituelle Lehrer verbreiten. Nicht, dass die absolute Wahrheit nicht wahr wäre; sie ist nur nicht die *einzige* Wahrheit. Doch die absolute Wahrheit ist so verführerisch und die relative Wahrheit so verworren. Es ist verlockend, die eine Hälfte des Paradoxes zu glauben, die das Ego der Heilerin oder des Lehrers nährt, während die ungeheilte Wunde der Schüler weiterschwelt.

Menschen, die gut im Spiritual Bypassing sind, wirken vielleicht wie ruhige, freundliche, hilfsbereite Typen, denen daran liegt, Frieden zu stiften. Sie sind eher fügsam und gefällig, kooperativ und sanftmütig, gutmütig und umgänglich. Sie neigen auch dazu, chronische Krankheiten zu bekommen, die nicht auf die Schulmedizin ansprechen, und sie sterben mit größerer Wahrscheinlichkeit jung – weshalb ich diese Praxis im Zusammenhang damit anspreche, wie man empfänglich für ein Wunder wird.[59]

DER WECKRUF DES JAHRES 2017

All dieses Spiritual Bypassing funktionierte für mich (und viele andere) im Jahr 2017 nicht mehr. Am 21. Januar, dem Tag nach Trumps Amtseinführung, gingen meine Tochter und ich mit Millionen Frauen auf der ganzen Welt auf die Straße, um gegen Trumps beleidigende „Pussy-grabbing"-Behandlung von Frauen zu protestieren. Eine Woche später rief ein Arzt in einer Notaufnahme in Ohio an, um mir mitzuteilen, dass meine Mutter dort gewesen war, nachdem sie festgestellt hatte, dass ihr Puls bei 140 lag. Ihr Hämoglobinwert war halb so hoch, wie er sein sollte (7,0 statt 14,0). Schlimmer noch, ihr Blutbild zeigte etwas, das wie Krebszellen aussah. Im Februar bestätigte eine Knochenmarkbiopsie, dass meine Mutter Leukämie hatte. Im April wurde ich von dem Hund angegriffen und nahm meine Mutter mit auf unsere chaotische Pilgerreise nach Afrika und Italien, die auf der Wunschliste meiner Mutter stand. Im August marschierten unvermummte „Unite the Right" („Vereinigt die Rechte")-Rassisten mit Fackeln in Charlottesville, Virginia, auf und schürten noch mehr die Wut, das Entsetzen und die Trauer der „Black Lives Matter"-Bewegung, die 2013 von Alicia Garza, Patrisse Cullors und Opal Tometi als Reaktion auf den Freispruch von George Zimmerman, dem Mörder von Trayvon Martin, gegründet worden war.[60] Im Oktober löste Alyssa Milano einen Feuersturm aus, als sie die Geschichte ihres sexuellen Übergriffs twitterte und den von Tarana Burke im Jahr 2006 geprägten Hashtag #MeToo hinzufügte, wodurch sie den Zorn verstärkte, den so viele Frauen für die Männer empfanden, die uns belästigt und verletzt hatten, während sie von uns erwarteten, dass wir schwiegen.

Am 30. Oktober, kurz vor Mitternacht, rief ich meine Mentorin Rachel Naomi Remen an und stellte sie auf Lautsprecher, während ich neben dem Körper meiner Mutter stand, die gerade ihren letzten qualvollen Atemzug getan hatte. Meine Schwester, die beiden Schwestern meiner Mutter und meine Tochter (per Mobiltelefon) waren in ihren letzten Momenten bei ihr – alles Frauen, obwohl meine Mutter auch einen Sohn, drei Brüder und zwei Enkel hatte. Offensichtlich war der Tod eine Frauenangelegenheit.

Rachel sagte: „Eine tiefe Stille liegt über dem Raum. Verpasst sie nicht." Sie hatte recht. Das laute Todesröcheln hatte aufgehört, und die Hektik der Hospizschwestern und der Mitarbeiter des Bestattungsinstituts hatte noch nicht begonnen. Ich war dankbar, dass sie unsere Aufmerksamkeit auf diese heilige Stille lenkte.

Am nächsten Morgen, an Halloween, wachte ich *voller Wut* auf. Aber meine Wut brachte auch Schuldgefühle, Scham und Traurigkeit mit sich. Ich liebte meine Mutter, warum also war ich so wütend? Ich rief Rachel an, und sie sagte: „Gut, Lissa. Deine Mutter hat deinen Wutmechanismus vermasselt, und sie hat dir ein wertvolles Erbe hinterlassen. Nimm es an."

2017 machte ich mich in einem langsamen Prozess daran, meine gesunde, Grenzen schützende Wut zurückzuerobern. Dabei erkannte ich, dass ich meine spirituellen Praktiken benutzt hatte, um brodelnde Wut und einen tiefen Brunnen der Traurigkeit darunter zu verstecken. Meine Neigungen des Spiritual Bypassing hielten mich blind auf dem Pfad des Aufstiegs, aber das Leben holte mich ein. Nun stürzte ich ab nach unten, hinab auf den heiligen Boden der Finsternis. Ich versuchte, vor meinem Schmerz davonzulaufen, aber der hartnäckige Bittsteller, den ich immer wieder abgewiesen hatte, holte mich schließlich ein. Also sagte ich: „Komm rein, zeig mir, was du hast." Da ich nicht mehr genug Kraft hatte, um dem Sog der Seelenarbeit zu widerstehen, ließ ich los …

SPIRITUELLE UMGEHUNGSTENDENZEN

- Erkennen Sie die folgenden Tendenzen des Spiritual Bypassing bei sich selbst?

- Abneigung gegen jede Emotion, die nicht als „spirituell“ gilt

- Zornphobie, die Sie daran hindert, klar und entschieden dafür einzutreten, dass verletzendes Verhalten nicht hinnehmbar ist

- Schwierigkeiten, klar und deutlich „Nein“ zu sagen

- Toxische Positivität bis hin zur Verstellung in Situationen, in denen Trauer, Wut, Traurigkeit, Eifersucht oder Enttäuschung natürlich wären

- Voreiliges Verzeihen, anstatt zu erwarten, dass andere für schädigendes Verhalten in einem gesunden Prozess des Um-Verzeihung-Bittens, der Wiedergutmachung oder anderer Maßnahmen zur Verantwortung gezogen werden, um sicherzustellen, dass schädigendes Verhalten aufhört

- Übertriebene Toleranz gegenüber Menschen, die andere schlecht behandeln, und gegenüber entsprechenden Verhaltensweisen

- Zu schwache Abgrenzung oder durchlässige Grenzen

- Spiritualisierung des „Ohne-Grenzen-Seins“, die bewirkt, dass ungesunde Verschmelzung als mystische Erfahrung missverstanden wird

- Übertriebene Nettigkeit in solchem Maße, dass man nicht in der Lage ist, einen festen Standpunkt einzunehmen oder sich vor missbräuchlichen Beziehungen zu schützen

- Schwierigkeiten, fest in der irdischen Realität verankert zu bleiben (Tendenz, mystische Erfahrungen wie Meditationsvisionen, Astralreisen, Geistführer, gechannelte Wesen, Heilreisen und andere multidimensionale Erfahrungen zu bevorzugen, was verhindert, ganz in dieser Dimension präsent zu sein)

- Vermeiden jeglichen Urteilens bis hin zu einem Punkt, an dem man nicht mehr in der Lage ist, Missbrauch zu erkennen

- Übertriebene Akzeptanz von Situationen, die eine klare Haltung und ein entschiedenes „Nein“ erfordern

- Menschen, die wirklich Opfer sind und darunter leiden, keine mitfühlende Zuwendung zukommen lassen; Bypassing mit Sprüchen wie „Steig aus deiner Opferrolle aus“ oder „Deine Seele wächst“ oder „Alles geschieht aus einem bestimmten Grund“

- Emotionale Erstarrung und Verdrängung

- Tendenz, angesichts der berechtigten Verzweiflung anderer die Empathie zu verlieren, wenn diese Menschen Gefühle zum Ausdruck bringen, die man als Spiritual Bypasser verdrängt hat

- Der Transzendenz Vorrang einräumen vor dem Präsentsein und dem Empfinden normaler Gefühle – auf leidvolle Lebenserfahrungen mit Sprüchen reagieren wie „Wir sind nicht unser Körper; wir sind nicht unsere Gefühle“ oder „Wir sind mehr als diese Realität“.

- Sich in spirituelle Praktiken zu versenken und dabei Fragen der sozialen Gerechtigkeit oder sogar praktische Dinge wie das Verdienen des Lebensunterhalts oder die Kindererziehung zu ignorieren

Nachdem Sie Ihre Tendenzen erkundet haben, nehmen Sie nun wahr, wie Sie sich fühlen. Lassen Sie sich einen Moment Zeit, um sich selbst Mitgefühl zu geben und sich für Ihren Mut, Ihre Stärke und Ihre Bereitschaft, offen und neugierig zu sein, auf die Schulter zu klopfen. Denken Sie daran, dass mit Ihnen alles in Ordnung ist. Wenn Sie auf Spiritual Bypassing zurückgegriffen haben, war das eine notwendige Strategie – und Sie können sie immer noch anwenden, wenn Sie Probleme haben, etwas zu bewältigen. Vergessen Sie nicht, auf Ihren Körper eingestimmt zu bleiben. Versuchen Sie wahrzunehmen, wie Ihr Nervensystem mit diesen Erkenntnissen umgeht, und bleiben Sie so fest wie möglich im Körper verankert – wägen Sie ab, wie schnell Sie bei Ihrer bewussten Wahrnehmung vorgehen, sodass Sie nicht an eine Schwelle gelangen, an der Sie schneller mitgerissen werden, als Sie damit umgehen können. Wenn Sie spüren, dass Sie dissoziieren, erden Sie sich mit langsamen, tiefen Atemzügen. Denken Sie daran, nur so schnell vorzugehen, wie Ihr langsamster Teil vorgehen kann, ohne dass Sie sich selbst Schaden zufügen. Langsam und gleichmäßig ist immer besser, als sich anzutreiben oder zu drangsalieren, um den Prozess zu beschleunigen. Wenn Sie sich auch nur im Geringsten unsicher fühlen, legen Sie Musik auf, umarmen Sie sich selbst, oder bitten Sie jemanden, dem Sie vertrauen, dies zu tun. Streicheln Sie ein Tier, tanzen Sie, setzen

Sie sich in den Sand und stellen Sie sich vor, dass eine verankernde Schnur Sie mit der Erde verbindet, oder probieren Sie eine der Übungen aus Teil eins aus, zu der die Intelligenzen ganzheitlicher Gesundheit Sie führen. Wenn Sie merken, dass Sie von mehr Schmerz überflutet werden, als Sie bewältigen können, suchen Sie sich bitte Hilfe – machen Sie eine Therapie bei einer fachkundigen Person, die sich mit Traumata auskennt, oder wenden Sie sich an eine vertrauenswürdige Freundin oder einen Mentor. Spiritual Bypassing zu überwinden, kann unangenehm sein, und Sie verdienen die Unterstützung, die Sie brauchen.

WENN DER KÖRPER NEIN SAGT

Obwohl Spiritual Bypassing ein verständlicher Weg ist, wenn man weniger leiden will, können schwer zu behandelnde Krankheiten eine unerwünschte Nebenwirkung sein. Wenn wir blindes Mitgefühl praktizieren – ohne Kontakt zu gesundem, Grenzen schützendem Zorn, der uns hilft, ein entschiedenes „Nein" zu finden und durchzusetzen –, können sich die Folgen im Körper zeigen. Werden die Grundbedürfnisse eines Kindes nach Verbundenheit nicht erfüllt, kann sich die daraus resultierende Dysregulation des Nervensystems im späteren Leben manifestieren: in Form von Migräne, Verdauungsproblemen wie dem Reizdarmsyndrom, Allergien und empfindlichen Reaktionen auf Umwelteinflüsse, Asthma, Fibromyalgie, chronischer Erschöpfung und anderen Autoimmunerkrankungen, Angststörungen, ADHS und sogar Skoliose.[61]

Gabor Maté wurde darauf aufmerksam, als er chronisch kranke Patienten in seiner Hausarztpraxis beobachtete. In seinem Buch *Wenn der Körper Nein sagt* schreibt er: „Wenn man uns daran gehindert hat zu lernen, Nein zu sagen …, sagt es vielleicht irgendwann unser Körper für uns."[62] Unter Bezugnahme auf eine Vielzahl von Studien, die Krankheiten mit emotionaler Verdrängung in Verbindung bringen, erklärt Maté, dies sei oft die sicherste Wahl für ein Kind, wenn ihm nicht erlaubt wird oder es nicht dabei unterstützt wird, schmerzliche Emotionen zu bewältigen. Dieses Kind könnte mit einer Neigung zu spiritueller Umgehung heranwachsen, dabei emotionale Verdrängung spiritualisieren und die Gründe dafür rechtfertigen. Traurigerweise kann diese Neigung im späteren Leben zu körperlichen Krankheiten führen.

Lydia Temoshok und Henry Dreher haben für ihr Buch *The Type C Connection* emotionale Verdrängung und ihren Zusammenhang mit Krebs eingehend untersucht. Den Autoren zufolge ist das psychische Profil von Krebspatienten diametral entgegengesetzt zu dem des knallharten, ehrgeizigen, schnell reizbaren, explosiven Typs A, der ein höheres Risiko für Herzkrankheiten hat. Nach einer ausführlichen psychologischen Studie mit Patienten in einer Melanomklinik definierte Temoshok die Persönlichkeit des Typs C als „eine Person, die in jeder Situation zwanghaft und eisern nett ist – egal wie stressreich, beleidigend oder gefährlich sie ist. Ein solcher Mensch hat eine beträchtliche Lücke in seinem emotionalen Repertoire … es hat etwas Erzwungenes, Unnatürliches an sich.“ [63]

Ob Sie dazu neigen, Ihre Emotionen wie eine Typ-C-Persönlichkeit zu unterdrücken oder zu explodieren wie Typ A: Es ist wichtig, sich immer wieder bewusst zu machen, dass diese Bewältigungsstile früher eine intelligente Verteidigungsstrategie waren, die Ihnen vielleicht das Leben gerettet oder Sie zumindest davor geschützt hat, dass Sie verlassen oder abgelehnt wurden oder Ihnen Zuwendung vorenthalten wurde. Wenn das auf Sie zutrifft, denken Sie daran, dass solche Tendenzen *keineswegs* ein Zeichen dafür sind, dass etwas mit Ihnen nicht stimmt. Diese Strategien resultieren daraus, dass Sie verletzt wurden, auch wenn sie heute vielleicht nicht mehr nützlich sind.

Vergessen Sie nicht, *dass Sie nicht Ihre Persönlichkeit sind*. Maté und Temoshok weisen darauf hin, dass bestimmte Persönlichkeitsmerkmale Risikofaktoren für einige Krankheiten wie Autoimmunstörungen oder Krebs sein könnten. Zu diesen gehören zum Beispiel übermäßige emotionale Abhängigkeit von anderen, das enorme Bemühen, es anderen recht zu machen, die Bereitschaft, Misshandlungen und Missbrauch zu tolerieren, das Vermeiden von Konflikten, Überempfindlichkeit gegenüber Kritik und die Tatsache, dass man die Bedürfnisse der Menschen, von denen man emotional abhängig ist, über seine eigenen stellt. Doch diese Tendenzen sind nichts unveränderlich Feststehendes. Sie sind das Ergebnis eines Traumas, und als solches können sie behandelt werden. Mit anderen Worten: Ihre Persönlichkeit kann sich im Verlauf Ihrer Heilung so *verändern*, dass Sie noch mehr der Mensch sein können, der Sie *wirklich* sind.

Wie Jeffrey Rediger, der über radikale Remission forscht, in *Geheilt: Spontanheilung und Psychoneuroimmunologie – die neue Medizin der Hoffnung* erklärt: Bei denjenigen, die zu „gesundheitlichen Ausreißern“ wurden und sich von scheinbar „unheilbaren“ Krankheiten besser als erwartet erholten, kam es oft zu einer kompletten Veränderung ihrer Identität und Persönlichkeit. Eine solche von Rediger untersuchte „Ausreißerin“, eine Frau mit Brustkrebs, hatte die meiste Zeit ihres Lebens gewissermaßen als eine Art Fußabtreterin zugebracht. Sie ließ zu, dass ihr Mann auf ihr herumtrampelte, und brachte ihren häufigen Groll nie zur Sprache. Doch als sie an Krebs erkrankte, verwandelte sie sich und wurde kess, scharfzüngig und respektlos. Sie begann, die Dinge beim Namen zu nennen, und ließ sich seine Widerwärtigkeiten nicht mehr gefallen. *Und* sie wurde entgegen aller Wahrscheinlichkeit wieder gesund.

Rediger schreibt: „Wenn wir in einer alten Version unserer selbst so sterben können, dass eine neue, wahrhaftigere Version unserer selbst geboren werden kann, brauchen wir vielleicht noch nicht physisch zu sterben. Wenn wir auf eine Weise wiedergeboren werden, die uns ermöglicht, die Welt und uns selbst anders zu erleben, sind wir ein anderes Ich, und unser Körper spiegelt das vielleicht wider." Anders ausgedrückt: Wenn der Mensch, der Sie zu sein glauben, und die Art und Weise, wie diese verzerrte Wahrnehmung Sie dazu bringt, sich in der Welt zu verhalten, ein Risikofaktor ist, dass Sie erkranken, dann können Sie sich so verändern, dass Sie zwar nicht weniger Sie selbst sind, aber mehr von Ihrem wahren Wesen. Das mag Sie zum nächsten gesundheitlichen „Ausreißer" machen, den Rediger untersucht, oder auch nicht, aber es wird Sie wahrscheinlich heilen und dazu beitragen, dass Sie wieder ganz werden.

HEILEN ERFORDERT FÜHLEN

Was ist das Gegenmittel gegen Spiritual Bypassing? Ich würde gern sagen, dass es einfach darin besteht, *die eigenen Gefühle zu spüren*. Aber etwas so leicht Dahingesagtes ginge an der unbestreitbaren Tatsache vorbei, dass fast *niemand* in der westlichen Kultur weiß, wie man das anstellt. Ich würde sogar so weit gehen zu sagen, dass die meisten Menschen schlecht dafür gerüstet sind, ihre Gefühle überhaupt zu *erkennen*, geschweige denn, sie auf gesunde, kundige Art und Weise zu spüren, ohne sie zu betäuben, zu unterdrücken oder sich davon so hinreißen zu lassen, dass sie entweder explodieren oder aber zusammenbrechen und gar nicht mehr funktionieren. Das ist nicht unsere Schuld. Wir sind Experten darin, unseren Gefühlen durch Bypassing auszuweichen, und die Methoden, die uns gelehrt wurden, wie wir dies tun können, würden ein ganzes Buch füllen. Kurz gefasst: Unsere Kultur konditioniert uns zu allem nur Erdenklichen, aber nicht dazu, unsere Gefühle zu spüren.

Durch das wachsende Feld der Psychoneuroimmunologie, das am besten in Candace Perts *Die Moleküle der Gefühle* beschrieben wird, können wir inzwischen wissenschaftlich nachvollziehen, wie Gefühle mit unserer körperlichen Gesundheit zusammenhängen. Doch alle Wissenschaft der Welt ändert nichts an der Tatsache, dass Gefühle in unserer Kultur fast überall zu etwas Beschämendem gemacht werden. Es ist zwar ein pauschales Klischee, aber im Allgemeinen werden Menschen, die sich als männlich identifizieren, beschämt, wenn sie ihre Traurigkeit fühlen, und diejenigen, die sich als weiblich identifizieren, werden darauf hin konditioniert, ihre Wut zu unterdrücken. Wenn Sie einmal darauf achten, werden Sie merken, dass Botschaften, die Gefühle als etwas Beschämendes darstellen, überall zu finden sind. *Don't worry; be happy. Wenn du nichts Nettes zu sagen hast, sag gar nichts. Konzentriere dich auf das Positive. Du bist gefühlsduselig. Ein großer Junge weint nicht. Bleib stark. Das ist nicht ladylike. Weine nicht, weil es vorbei ist; lächle, weil es passiert ist. Du bist so viel hübscher, wenn du lächelst. Spiel nicht das Opfer. Reg dich ab. Nimm eine Beruhigungspille. Reiß dich zusammen. Stell dich nicht so an, du Mimose.*

Eine milliardenschwere Selbsthilfeindustrie – und die meisten organisierten Religionen – halten uns dazu an, Gefühle nicht zu spüren, vor allem nicht die, die wir als „negativ" bezeichnen. Die großen Religionen, spirituelle New-Age-Kreise und einige Verfechter der positiven Psychologie geben Gefühlen, die wir als „positiv" ansehen, tendenziell den Vorrang und meiden die „negativen". Lehren wie das „Gesetz der Anziehung" sind in dieser Hinsicht sogar noch schädlicher, denn die Aussage „deine Gedanken erschaffen deine Realität" impliziert, dass Ihre negativen Gedanken und Gefühle eine negative Realität für Sie manifestieren werden, was erschreckend – und grundlegend falsch ist. Unwahr ist auch die Behauptung, fortgeschrittene spirituelle Entwicklung bedeute, dass man die ganze Zeit „glückselig" ist – obwohl viele verständlicherweise an dieser verlockenden Fantasievorstellung festhalten.

Es ist zwar leicht, glaubhaft das Versprechen zu vermitteln, die Zusammenarbeit mit einem bestimmten Heiler, eine bestimmte Religion, eine spirituelle Praxis oder ein Lehrer werde Ihren Schmerz und Ihr Leiden für immer beseitigen und Ihnen eine Art leidfreier Erleuchtung schenken, doch obwohl es für manche spirituell Suchende erschütternd sein mag, etwas anderes zu erfahren, möchte ich doch darauf hinweisen: Solche Lehren fördern nicht unbedingt Ganzheit und Heilung. Stattdessen verherrlichen sie oft Dissoziation, Verdrängung und spirituelle Umgehung und setzen uns unter Umständen einem Krankheitsrisiko aus, statt – wie solche Lehrenden behaupten – das Gegenteil zu bewirken.

Damit soll nicht gesagt werden, dass es in der positiven Psychologie, den großen Religionen, den östlichen Philosophien, im Yoga und in der New-Age-Spiritualität keine wertvollen, friedensstiftenden, transformatorischen Lehren gibt. Wir sollten das Kind nicht mit dem Bade ausschütten. Stattdessen tun wir gut daran, mehr Paradoxe zuzulassen. Ja, es kann hilfreich sein, standzuhalten und ungezügelten Emotionen nicht freien Lauf zu lassen, uns nicht von Reaktivität, aggressivem Verhalten, Feindseligkeit und lähmender Angst mitreißen zu lassen und nicht in pausenloses Weinen, Selbstmitleid und Reue in Dauerschleife, Gefühle der Hilflosigkeit, eine machtlose Opferrolle, Schuldzuweisungen, beschämendes Urteilen und andere Gefühle zu verfallen, die uns den inneren Frieden rauben können. Ebenso stimmt es, dass es mehr schadet als nützt, wenn man sich selbst antreibt, positiv zu bleiben, wenn man verletzt, verängstigt, wütend, eifersüchtig, enttäuscht oder traurig ist.

Einmal saß ich in einer Gesprächsrunde bei einer spirituellen Konferenz, auf der ich gerade einen Vortrag gehalten hatte. Ich war umgeben von zumeist älteren weißen Männern, die ebenfalls Vortragende waren. Sie hockten beieinander wie Verbindungsbrüder und sprachen geringschätzig darüber, dass immer mehr Frauen auf der Konferenz referierten. Mit spöttischem Augenrollen und in einem Tonfall, der normalerweise Gesprächen mit Kindern vorbehalten ist, blickte mich einer von ihnen an und sagte: „Nur zu, empfinden Sie ruhig Ihre Gefühle, wenn Sie wollen. Wenn Sie diese Phase *überwunden* haben, können Sie wiederkommen." Ich wollte nur zu gern eines dieser Gefühle herauslassen, doch stattdessen spürte ich ihm nach und stimmte mich darauf ein: Wut. Man hatte mich beleidigt und wie ein Kind behandelt. Diese kaltschnäuzigen, distanzierten Typen hielten sich für etwas Besseres als mich und die anderen Frauen, die über weibliche Spiritualität lehrten, zu der auch emotionale Intelligenz gehört. Ich durchforstete mein Gedächtnis, um mir in Erinnerung zu rufen, was Karla McLaren in *The Language of Emotions* in Bezug auf den Umgang mit Wut empfiehlt. Wut entsteht, wenn unser Selbstbild oder Verhalten angefochten oder unsere zwischenmenschlichen Grenzen nicht respektiert werden – oder wenn Sie sehen, dass das bei jemand anderem geschieht. Wut bringt Geschenke mit, wie den gesunden Schutz Ihrer Grenzen, wenn jemand sie überschritten hat. Wut wirft die Frage auf: „Was ist mir wichtig? Was muss geschützt und wiederhergestellt werden?" [64]

Hätte ich meiner Wut nachgegeben, wäre ich vielleicht auf die Männer losgegangen, hätte ihre Grenzen verletzt und mich blamiert – oder sie beschämt. Wenn ich meine Wut unterdrückt hätte, hätte ich mir auf die Zunge gebissen, geschwiegen und voller Groll den Kontakt abgebrochen. Stattdessen sagte ich: „Es ärgert mich, wenn Sie gesunden Emotionen in einer Weise den Wert absprechen, die Menschen krank machen kann."

Einer von ihnen schüttelte den Kopf. „Ihr Frauen mit all eurer Ego-Verhätschelung, ihr lasst eure Gefühle Amok laufen. Ego ist Ego. Wenn ihr erwachen wollt, müsst ihr es loswerden."

Etwas in mir wurde weicher, als er das sagte. Wenn er wegen meiner Gefühle auf mir herumhackte und auf seinen Schülern wegen ihrer Gefühle, dann schikanierte er wahrscheinlich auch sich selbst wegen seiner eigenen. Ich gestand ihm, dass ich gerade fünf geliebte Menschen innerhalb von sechs Wochen verloren hatte und trauerte, und dass es mir schwerfiel, mit all diesen nondualen Lehrern zusammen zu sein, die mir sagten, meine Emotionen seien nicht real, es sei alles nur eine Illusion.

Sein Gesichtsausdruck veränderte sich von Verachtung zu Mitgefühl, und Empathie trat an die Stelle der Selbstgerechtigkeit. Er legte seine Hand auf meine und sagte: „Mein tiefes Beileid, dass Sie diese Menschen verloren haben." *Da war es.* Ein Moment der Verbundenheit entstand wie ein Segen.

Sogar der Pixar-Film *Alles steht Kopf* erkennt an, dass es eine heilende Kraft hat, wenn wir all unsere Gefühle spüren. Die Protagonistin, ein kleines Mädchen, das von seinen Eltern aus seiner geliebten Heimat im Mittleren Westen nach San Francisco verpflanzt wird, erlebt einen Wirrwarr an Emotionen, gesteuert von einem Kontrollzentrum in ihrem Kopf, in dem Freude, Wut, Kummer, Ekel und Angst darum kämpfen, die Zügel ihres Verhaltens in die Hand zu nehmen. Obwohl die Freude alle anderen Emotionen schikaniert und versucht, das kleine Mädchen rund um die Uhr fröhlich und munter zu halten, übernimmt die Traurigkeit schließlich die Kontrolle über das ganze System und lässt sie trauern wegen dem, was sie verloren hat. Erst dann laden ihre Tränen andere ein, mit ihr in Verbindung zu treten und ihr zu helfen, zu fühlen, zu heilen und loszulassen. Dann, nachdem die Wut sich Luft gemacht hat und der Schmerz des Kummers abgeklungen ist, kehrt die Freude ganz natürlich zurück.

DIE KUNST DER EMPATHIE

Gute Heiler, ob Ärzte, Energieheiler oder Therapeuten, wissen, dass man nicht heilen kann, wenn man nicht in der Lage ist zu fühlen. Die besten Heiler unterstützen es nicht, Gefühle zu umgehen, noch nicht einmal vorübergehend. Stattdessen schaffen sie die Voraussetzungen dafür, dass Gefühle in Bewegung sein und fließen können. Geschickte Heiler kommen gut mit intensiven Emotionen bei anderen zurecht, weil sie auch mit ihren eigenen Gefühlen gut umgehen können. Gute Heiler, die das Heil- und Ganzwerden fördern, können Ihnen einen sicheren, mutigen Raum geben, der Ihre Fähigkeit stärkt, Traurigkeit, Wut, Enttäuschung, Angst, Scham, Eifersucht oder was immer sonst aufkommt, auszudrücken. Gute Heiler sind Experten für gesunde Empathie.

Was ist gesunde Empathie? In *The Art of Empathy* erläutert McLaren die sechs Aspekte der Empathie, die ich hier zusammenfasse:

1. **Emotionale Ansteckung:** die Fähigkeit zu spüren, dass jemand etwas fühlt, das dazu aufruft, darauf zu reagieren.

2. **Empathische Genauigkeit:** die Fähigkeit, Emotionen bei sich selbst und anderen genau zu erkennen und zu verstehen.

3. **Emotionsregulation:** die Fähigkeit, mit den eigenen Emotionen umzugehen, ohne von ihnen überwältigt zu werden oder in Starre zu verfallen.

4. **Eine andere Perspektive einnehmen:** die Fähigkeit zu fragen: „Wie ist es, du zu sein?“ und durch die Augen eines anderen Menschen zu sehen.

5. **Anteilnahme:** Es mag offensichtlich sein, aber wenn Sie sich nicht dafür interessieren, wie es ist, jemand anderes zu sein, verhalten Sie sich nicht so, dass Ihr Gegenüber Sie als empathisch wahrnimmt.

6. **Einfühlsames Engagement:** die Expertenebene der Empathie. Einfühlsames Engagement ermöglicht es Ihnen, Entscheidungen auf Grundlage Ihrer Empathie zu treffen und auf die intensiven Emotionen einer Person so einzugehen, dass *sie* es als fürsorglich empfindet.[65]

Einige Heiler sind ein Genie in einfühlsamem Engagement. Ich kann es gar nicht oft genug betonen: Selbst Menschen, die vielleicht keine Experten sind (zum Beispiel sind sie vielleicht nicht geschickt darin, Akupunkturnadeln an der richtigen Stelle zu setzen, oder sie sind nicht die besten Chirurgen der Welt, oder sie beeinflussen die Energiefelder nicht ganz richtig), können Heilung ermöglichen, wenn sie gut in einfühlsamem Engagement sind. Das heißt natürlich nicht, dass Sie Ärzte, Akupunkteure und Heiler, die wissen, was sie tun, nicht auswählen sollen! Recherchieren Sie auf jeden Fall, und sorgen Sie dafür, dass Sie Ihren Körper in erfahrene Hände geben. Aber seien Sie sich dessen bewusst, dass fachliches Können nur ein Teil des Pakets ist. Wenn Sie einen Raum schaffen können, der so sicher ist, dass die unterdrückten Gefühle einer Person zutage treten können; wenn Sie so reagieren können, dass es sich für die Person, die ihren Emotionen Ausdruck verleiht, einfühlsam anfühlt; und wenn Sie für einen verletzlichen, hilflosen, verängstigten, isolierten Menschen einen sicheren Raum schaffen können, dann sind Sie ein Heiler – egal, ob Sie jemandem die Hände auflegen, einen Cappuccino machen oder die Haare schneiden.

Leider tun viele, die ein Praxisschild aufhängen und sich selbst als Heiler oder als Heilerin bezeichnen, das Gegenteil. Es trifft zwar nicht auf alle Ärzte zu, aber oft sind gerade sie *am schlechtesten* darin, einen sicheren Raum zu schaffen und einfühlsames Engagement zu praktizieren. Das hängt mit den Beschränkungen des Systems zusammen, das Ärzten sehr viele Hindernisse in den Weg legt, eine vertraute Verbindung mit ihren Patienten einzugehen. Das könnte der Grund dafür sein, dass die Alternativmedizin ein Milliardengeschäft ist. Zumindest wenn Menschen für Heilungsdienstleistungen bar bezahlen, wird ihnen in der Regel mehr Zeit für die Behandlung gewährt. Zu empathischer Verbundenheit kommt es selten, wenn wir in Eile sind.

Doch es betrifft nicht nur Ärzte. Diejenigen, die sich als Energieheiler bezeichnen – insbesondere wenn sie sich als „Empathen" oder „Intuitive" betrachten – könnten versuchen, Ihre Emotionen abzuschalten, bevor Sie auch nur eine Träne vergossen oder Ihrem Ärger Luft gemacht haben, damit sie Ihren Schmerz nicht so stark *fühlen*. Das kann dazu führen, dass diese Heiler in ihrem Verhalten mangelndes Einfühlungsvermögen an den Tag legen und bewirken, dass Sie Ihre Emotionen nicht herauslassen. Empathen sind vielleicht gut in emotionaler Ansteckung oder empathischer Genauigkeit, aber da sie ihre eigenen Emotionen nicht regulieren können, gelingt es ihnen oft nicht, echte Empathie zu entwickeln.

Ich habe einmal erlebt, wie jemand, der von sich behauptete, ein Heiler zu sein, und dessen schriftliche Publikationen ich bewunderte, dessen Empathie aber eindeutig angeschlagen war, eine Frau mit Krebs im vierten Stadium vor einer großen Gruppe auf die Bühne holte. Nachdem er sie mit durchdringenden, übergriffigen Fragen gelöchert und angeblich seine Fähigkeiten als intuitiver Empath eingesetzt hatte, um ihre Kernwunde aufzuzeigen, begann sie zu weinen. Als ihre heilenden Emotionen allmählich in Fluss kamen, während sie ihm die Einzelheiten darüber erzählte, wie sie verletzt worden war, unterbrach er sie – kein Scherz – und tat auf sehr herablassende Weise so, als würde er auf einer Mini-Violine spielen, während er sie verspottete und sagte: „Na, was hättense denn gerne? Dass ich Ihnen eine kleine Heulschnulze vorspiele?"

Ihre Heilung hatte so abrupt begonnen und aufgehört, dass das Publikum schockiert war, stumm vor Entsetzen. Ihre Beschämung verbreitete sich im Raum wie Motoröl auf Schnee, als unsere emotionale Ansteckung sie spürte. Er hatte versucht, sie „in Ordnung zu bringen", obwohl sie eigentlich Fühlen und Heilen brauchte.

Auch ich hatte mich einmal eines solchen entstellten Heilungsversuchs schuldig gemacht, doch ich hatte Glück. Rachel –

und unzählige andere Ärzte – lehrten mich den entscheidenden Unterschied zwischen Helfen, In-Ordnung-Bringen und Dienen. Rachel hat ein Leben lang an der chronischen Krankheit Morbus Crohn gelitten, was ihr hohe Empathie für das Leiden anderer verliehen und sie zu einer phänomenalen Heilerin und Lehrerin für Ärzte wie mich gemacht hat.

HELFEN, IN ORDNUNG BRINGEN UND DIENEN

Dr. Rachel Naomi Remen

Helfen, In-Ordnung-Bringen und Dienen stehen für drei verschiedene Sichtweisen des Lebens. Wenn man hilft, sieht man das Leben als etwas Schwaches an. Wenn man etwas in Ordnung bringt, sieht man das Leben als etwas Kaputtes an. Wenn man dient, sieht man das Leben als etwas Heiles und Ganzes an. Helfen und In-Ordnung-Bringen ist vielleicht das Werk des Egos, Dienen das Werk der Seele.

Dienen geht grundsätzlich davon aus, dass die Natur des Lebens heilig ist; das Leben ist ein heiliges Geheimnis, dessen Sinn unbekannt ist. Wenn wir dienen, wissen wir, dass wir zum Leben und zu diesem Sinn gehören. Aus der Perspektive des Dienens sind wir alle miteinander verbunden: Alles Leid ist wie mein Leid, und alle Freude ist wie meine Freude. Aus dieser Sichtweise ergibt sich ganz natürlich und zwangsläufig der Drang zu dienen.

Dienen ist etwas anderes als Helfen. Helfen ist keine Beziehung zwischen Gleichen. Helfende sehen andere vielleicht als schwächer oder bedürftiger an als sich selbst.

Menschen spüren diese Ungleichheit oft. Die Gefahr beim Helfen besteht darin, dass wir den Betreffenden unabsichtlich mehr wegnehmen, als wir ihnen jemals geben könnten, und ihre Selbstachtung, ihr Selbstwertgefühl, ihre Integrität oder sogar ihr Heil- und Ganzsein schmälern. Wenn wir helfen, wird uns unsere eigene Stärke bewusst. Doch wenn wir dienen, tun wir das nicht mit unserer Stärke, sondern mit uns selbst, und wir schöpfen dabei aus all unseren Erfahrungen. Unsere Einschränkungen dienen, unsere Wunden dienen, sogar unsere Dunkelheit kann dienen. Mein Schmerz ist die Quelle meines Mitgefühls; meine Verletztheit ist der Schlüssel zu meiner Empathie. Wenn wir dienen, wird uns bewusst, dass wir heil und ganz sind, und welche Kraft darin liegt. Die Ganzheit in uns dient der Ganzheit in anderen und der Ganzheit im Leben. Die Ganzheit in dir ist dieselbe wie die Ganzheit in mir. Dienen ist eine Beziehung zwischen Gleichen: Unser Dienen stärkt sowohl uns selbst als auch die anderen. Helfen und In-Ordnung-Bringen zehren an den Kräften, und mit der Zeit kann das bei uns zum Burn-out führen; dienen dagegen ist regenerierend. Wenn wir dienen, lässt die Arbeit an sich uns schon wiederaufleben. Helfen kann uns ein Gefühl der Befriedigung vermitteln; im Dienen finden wir ein Gefühl der Dankbarkeit …

Das, was am professionellsten ist, ist nicht immer das, was dem Heil- und Ganzsein in anderen am dienlichsten ist und es am besten stärkt. Helfen und In-Ordnung-Bringen schaffen eine Distanz zwischen Menschen, eine Erfahrung der Verschiedenheit. Wir können jedoch nicht auf Distanz dienen. Wir können nur dem dienen, dem wir tief verbunden sind, dass wir bereit sind zu berühren. Helfen und In-Ordnung-Bringen sind Strategien, um das Leben zu reparieren. Wir dienen dem Leben nicht, weil es kaputt ist, sondern weil es heilig ist. Dienen setzt das

Wissen voraus, dass unsere Menschlichkeit stärker ist als unser Fachwissen.
In 45 Jahren chronischer Krankheit wurde mir von vielen Menschen geholfen, und viele andere haben mich in Ordnung gebracht; sie alle haben mein Ganzsein nicht erkannt. All dieses Helfen und In-Ordnung-Bringen hat mich in so mancher wichtiger, grundlegender Hinsicht verwundet. Nur Dienen heilt. Dienen ist keine Erfahrung von Stärke oder Fachwissen; Dienen ist die Erfahrung des Mysteriums, der Hingabe und der Ehrfurcht. Helfende und In-Ordnung-Bringende haben das Gefühl, selbst etwas zu bewirken. Dienende können manchmal das Gefühl haben, von größeren, unbekannten Kräften eingesetzt zu werden. Diejenigen, die dienen, haben das Gefühl des Versiertseins gegen die Erfahrung des Mysteriums eingetauscht und damit ihre Arbeit und ihr Leben transformiert und in eine Praxis verwandelt.[66]

EMPATHIE VERSUS MITGEFÜHL

Empathie unterscheidet sich neurologisch von Mitgefühl. Empathie bedeutet, dass wir *mit* anderen fühlen. Das heißt, wenn jemand glücklich, aufgeregt oder fröhlich ist, reagiert unser Gehirn, als sei etwas Wunderbares in *uns* geschehen. Umgekehrt wird das Schmerzzentrum in unserem Gehirn aktiviert, wenn wir uns in jemanden einfühlen, der Schmerzen hat. Je mehr uns die Fähigkeit fehlt, zwischen uns selbst und anderen zu unterscheiden – vielleicht aufgrund von Grenzverletzungen in der Kindheit –, umso mehr fühlt sich der Schmerz anderer wie unser eigener an. Das kann dazu führen, dass sich jemand angesichts der Schmerzen anderer zurückzieht. Bei Menschen mit der seltenen *Mirror-Touch-Synästhesie* ist diese Tendenz übersteigert. Wenn Sie Ihre Wange berühren, haben Menschen mit Mirror-

Touch-Synästhesie ebenfalls das Gefühl, dass eine Hand auf ihre eigene Wange drückt; und wenn jemand Sie in den Bauch boxt, tut ihnen der Bauch weh. Eine extreme Ausprägung wurde bei Zwillingen beobachtet: Wenn ein Zwilling eine Verletzung hatte, spürte es der andere Zwilling, als hätte er genau dieselbe Wunde, auch wenn er selbst gar nicht verletzt wurde.

Sie können es sich bestimmt vorstellen: Wenn Sie den emotionalen oder körperlichen Schmerz anderer so empfänden, als wäre es Ihr eigener, dann würden Sie verzweifelt versuchen, deren Schmerz zu lindern, damit es Ihnen besser geht. Leider ist das kein Impuls, der anderen bei der Heilung hilft; vielmehr dient es dem Selbstschutz und kann sich für einen anderen Menschen, der Schmerzen hat, wie das Gegenteil von Empathie anfühlen.

Mitgefühl bedeutet nicht, genau denselben Schmerz zu fühlen wie jemand, sondern *für* jemanden zu fühlen. Neurologisch ist es so, dass dabei unser Liebeszentrum stärker aktiviert wird als unser Schmerzzentrum; man könnte also sagen, dass es neurologisch gesehen leichter für uns ist. In einem Artikel, der die neurologische Unterscheidung zwischen Mitgefühl und Empathie behandelt, berichten Tania Singer und Olga Klimecki, dass Mitgefühl warmherzige Gefühle der Anteilnahme und Fürsorge für andere wie auch die starke Neigung auslöst, das Leid anderer zu lindern und ihr Wohlbefinden zu verbessern, wohingegen Empathie für jemanden mit Schmerzen sich für die Person, die Empathie empfindet, schmerzhaft anfühlt.[67] Empathie kann zu Burn-out führen, insbesondere bei Heilern, die ihre Tage mit leidenden Menschen verbringen. Glücklicherweise kann die geringfügige Distanz, die Mitgefühl ermöglicht – und die Art, wie es uns mit Liebe verbindet –, dazu beitragen, Menschen in Heilberufen vor emotionaler Überlastung und Burn-out zu schützen.

Singer und Klimecki schreiben:

> *„Während sich Empathie auf unsere generelle Fähigkeit bezieht, mit den emotionalen Zuständen anderer ungeachtet ihrer – positiven oder negativen – Valenz in Resonanz zu gehen, bezieht sich empathischer Distress auf eine starke aversive, selbstbezogene Reaktion auf das Leiden anderer, einhergehend mit dem Wunsch, sich aus einer Situation zurückzuziehen, um sich vor übermäßigen negativen Gefühlen zu schützen. Auf der anderen Seite wird Mitgefühl als ein Gefühl der Anteilnahme am Leiden einer anderen Person verstanden, die mit der Motivation einhergeht, zu helfen.“*[68]

Wenn Teile des Gehirns, die für Schmerz zuständig sind, durch eine empathische Reaktion stimuliert werden, hängt die Bereitschaft, Menschen mit Schmerzen zu helfen, von anderen sozialen Faktoren ab, zum Beispiel davon, ob sie als Teil einer „Ingroup“ wahrgenommen werden. Wenn sich zum Beispiel jemand aus Ihrer Fußballmannschaft verletzt, werden Sie ihm wahrscheinlich eher zu Hilfe kommen, als wenn das jemandem aus der gegnerischen Mannschaft passiert. Mitgefühl hingegen entspringt der Liebe und ist deswegen mit geringerer Wahrscheinlichkeit nur Menschen der eigenen Ingroup vorbehalten. Meditationspraktiken wie die der buddhistischen Liebenden Güte sind erlernbar, und die Neurowissenschaft beweist, dass Mitgefühl erlernbar ist, auch bezogen auf diejenigen, die nicht zu Ihrer Ingroup gehören.

Obwohl wir von unseren Voraussetzungen her eigentlich darauf gepolt sind, mitfühlend zu sein, ist diese Fähigkeit bei vielen angeschlagen. Sich um andere zu kümmern, bedeutet zuzulassen, dass ihr Kummer einen durchdringt – nicht so, dass man ihn als den eigenen übernimmt, sondern so, dass man ihm nahe ist, von ihm bewegt, berührt und „geöffnet“ wird. Das offene Herz empfindet nicht nur Liebe, sondern auch Schmerz. Vielleicht merken Sie, dass alles, was Ihr Herz berührt – sei es durch Schönheit, Schrecken oder Güte –, auch die Tränenkanäle aktiviert. Es ist, als hätten wir diese Herz-Tränenkanal-Autobahn, die *fühlt*, wenn das Herz offen ist und wir unsere Präsenz dem schenken können, was auch immer aufkommt. Wenn Sie krank sind und Ihnen bisher nichts geholfen hat, kann eine solche offenherzige Präsenz mitfühlender Menschen unermesslich heilsam sein. Sie kuriert vielleicht nicht den Krebs oder die gelähmten Beine, kann aber die Einsamkeit heilen.

Traumatisierte Menschen können so sehr mit sich selbst beschäftigt sein, dass es sie nicht mehr kümmert, wie sich andere Menschen fühlen, und das beraubt sie der Liebe, der Zugehörigkeit und des Gefühls der Verbundenheit, die ihr Geburtsrecht sind. Traurigerweise haben zu viele Menschen in Heilberufen solche Verletzungen. Sie mögen großartige Fachkenntnisse haben, aber ihr Herz ist verschlossen.

MENSCHEN AUS DER VERANTWORTUNG ENTLASSEN

Denken Sie daran: Ebenso wie Helfen und In-Ordnung-Bringen mit Dienen verwechselt werden können, so werden Einfühlungsvermögen und Mitgefühl oft damit verwechselt, andere – oder uns selbst – aus der Verantwortung zu entlassen. Den Kreis der Empathie oder des Mitgefühls so zu erweitern, dass er nicht nur diejenigen einschließt, die wir mögen, sondern auch diejenigen, die wir am liebsten verteufeln würden, ist eine weitere schwierige, jedoch notwendige Fähigkeit, wenn wir jemals – einzeln und kollektiv – heilen wollen.

Dazu imstande zu sein, *bedeutet* jedoch *nicht*, dass wir andere zwangsläufig aus der Verantwortung entlassen, wenn wir uns auf ihre Gefühle einstimmen und Verbundenheit mit ihnen herstellen oder Herzenswärme für sie empfinden. Wenn wir gesund

und heil sind, können wir durchaus Mitgefühl für jemanden aufbringen *und* gleichzeitig Grenzen setzen und die Person zur Verantwortung ziehen.

Wenn wir keine Grenzen setzen oder jemanden nicht zur Verantwortung ziehen, befinden wir uns wieder auf dem Gebiet der spirituellen Umgehung – dem des *blinden Mitgefühls* oder der *neurotischen Toleranz* oder der *verfrühten Vergebung*. Wir müssen nicht mit dem übereinstimmen, was Menschen sagen, oder ihre Handlungen gutheißen, um mit ihnen empathisch in Resonanz zu gehen oder ihnen Mitgefühl entgegenzubringen. Empathie ermöglicht uns, Menschen nicht zu verteufeln oder zu entmenschlichen, nur weil uns das, was sie getan haben, nicht gefällt. Soziopathisches Verhalten zeichnet sich durch mangelnde Empathie aus. Wenn wir das, was andere fühlen, nicht nachempfinden können (Empathie) und uns ihr Leiden nicht kümmert (Mitgefühl), können wir schreckliche Gräueltaten begehen, ohne etwas zu fühlen. Empathie und Mitgefühl sind also entscheidend für den Heilungsprozess, und zwar nicht nur auf der persönlichen Ebene, sondern für den gesamten Planeten.

Wenn Sie Zugang zu Ihren Gefühlen und den damit einhergehenden Geschenken gefunden haben, können Sie Ihr Mitgefühl erweitern und auch Menschen mit einschließen, die Sie nicht mögen. Das heißt jedoch nicht, dass Sie diese nicht für ihr Verhalten zur Verantwortung ziehen. Empathie und Mitgefühl bedeuten nicht, dass wir jemandem einen Freibrief für Misshandlungen erteilen oder der Person keine Konsequenzen auferlegen. Es bedeutet, dass wir sie trotz ihrer Fehler als menschliche Wesen sehen können, was uns davor bewahrt, sie aus der Menschheit als Ganzes zu verbannen oder sie auf eine Art als Monster abzustempeln, die traumatisierend sein kann.

Ebenso sollten wir auch mit uns selbst verfahren, wenn wir etwas getan haben, das uns selbst schaden oder anderen Schmerz zugefügt haben könnte. Das ist nicht leicht, denn zuzugeben, dass wir jemandem etwas Schlechtes angetan haben, löst Scham aus – und das sollte es auch. In ihrer gesunden Form steht Scham in engem Zusammenhang mit unserem moralisch-ethischen Empfinden und unserer Integrität und hilft uns, in Bezug auf unseren Umgang mit uns selbst und anderen im Einklang zu bleiben. Wenn wir jedoch als Kind unfair beschämt wurden und die Scham auf uns genommen haben, die unsere Eltern oder andere, die uns geschadet, missbraucht oder kontrolliert haben, hätten für sich behalten sollen, kann die Scham uns in eine Abwärtsspirale schicken und unsere Schaltkreise überwältigen.

Scham empfinden wir als besonders intensiv und leidvoll. Sie kann uns das Gefühl geben, in eine tiefe Grube der Isolation, Verzweiflung und Verbannung gefallen zu sein, und bringt uns vielleicht in Versuchung, uns zu verstecken oder zu verschwinden. Scham ist also ein schwer auszuhaltendes Gefühl, selbst wenn sie uns in ihrer gesunden Form zu prosozialem Verhalten verhilft – indem wir uns von ihr motivieren lassen, eine Beziehung wiederherzustellen, oder davon abhalten lassen, etwas zu tun, das uns selbst oder anderen schadet. Wenn Sie von Schamgefühlen übermannt werden, brauchen Sie es vielleicht, dass ein Heiler oder Therapeut Ihnen mitfühlend Raum gibt und Sie dort liebt, wo Sie verletzt sind, so lange, bis Sie stark genug sind, den Teilen Ihrer selbst, die Schaden zufügen, Mitgefühl entgegenzubringen. Wie die Dichterin Rune Lazuli aus Miami schreibt: „Kriech hinein in diesen Körper, finde mich, wo ich am zerstörtesten bin – liebe mich dort.“

EIN VERSIERTER UMGANG MIT EMOTIONEN

Wie können wir geschickt mit unseren Emotionen umgehen – uns weder auf gefährliche Weise in ihnen verlieren noch sie verdrängen noch den Wunsch haben, sie zu überwinden –, um dadurch möglicherweise gesünder zu werden? Für eine gute emotionale Intelligenz ist es erforderlich, dass wir emotionales

Verständnis entwickeln. Wenn Typ-A-Persönlichkeiten dazu neigen, emotional zu explodieren und Herzkrankheiten zu bekommen, und Typ-C-Persönlichkeiten wiederum ihre Gefühle eher unterdrücken und an Krebs (und vielleicht Autoimmunerkrankungen) erkranken, was ist dann das „richtige" Maß an emotionaler Gesundheit? Emotionen kommen aus einem bestimmten Grund auf. Sie sind nichts, das wir ignorieren, umgehen, transzendieren, betäuben, in das wir uns zwanghaft hineinsteigern oder das wir explodieren lassen sollen; vielmehr sollten wir die Handlung ausführen, zu der die jeweilige Emotion uns auffordert, damit sie durch uns hindurchfließen und die nächste Emotion aufkommen kann. Ebenso wie der Kummer seine Tränen im kleinen Mädchen des Films *Alles steht Kopf* fließen lassen musste, damit die Freude wieder einströmen konnte, so trägt das Erlernen eines guten Umgangs mit unseren Gefühlen wirksam dazu bei, unsere emotionale Intelligenz zu steigern und sie zu einer unserer Kernintelligenzen der ganzheitlichen Gesundheit zu machen.

Heilung erfordert, dass wir empathisch und mitfühlend sind und dass wir dienen, statt zu helfen und in Ordnung zu bringen. Emotionen sollten zwar gezügelt, aber auch ausgedrückt werden, statt zur Explosion gebracht, unterdrückt oder umgangen zu werden. Und wenn das so ist, wie können wir dies dann bei uns und anderen fördern, obwohl uns alles in unserer Kultur dazu drängt, genau das Gegenteil zu tun? Der Schlüssel dazu sind Grenzen, und hier erweist sich eine Energieheilungsperspektive als nützlich.

Ohne physische, emotionale, sexuelle oder psychische Grenzen sind wir nicht davor geschützt, dass jemand, der uns schaden will, in uns eindringt, nicht nur physisch, sondern auch emotional oder psychisch. Wir müssen lernen, unsere Gefühle zu empfinden, und zwar nicht, indem wir sie über jemand anderen ausgießen; nicht, indem wir sie ausleben und in einer Katharsis so explodieren, dass es uns überwältigt, auslaugt oder auf andere Weise unfähig macht zu funktionieren; und nicht, indem wir unsere Emotionen so mit uns durchgehen lassen, dass es zu psychischer oder physischer Gewalt führen könnte – sondern indem wir lernen, mit unseren Emotionen als einem hilfreichen Orientierungssystem zu arbeiten. Das ist einer der wichtigsten Aspekte unserer Intelligenzen der ganzheitlichen Gesundheit. Wenn unsere Grenzen verletzt und durchlässig sind, wie ich in Kapitel 7 näher erörtere, müssen sie mit modernen Traumaheilungsmethoden behandelt und gestärkt werden, die ich im dritten Teil bespreche. Sind unsere Grenzen dagegen klar – und wir nutzen unsere Emotionen dazu, sie und die Grenzen anderer zu schützen –, dann können wir unsere Emotionen fühlen, Empathie verbreiten, Mitgefühl zeigen und in einem der Paradoxe der Heilung ausharren: Wir sind eins … *und* wir sind getrennt.

Wie McLaren in *The Language of Emotions* ausführlich beschreibt, bringen alle Gefühle Geschenke mit sich und verlangen, dass wir die neurologischen, eine Handlung fordernden Programme ausführen, für die sie das Signal geben. Zorn signalisiert Ihnen, dass Sie Ihre Grenzen schützen müssen. Scham hilft Ihnen, Ihre Integrität zu schützen – bei sich selbst und anderen. Furcht kommt auf, damit Sie äußerst fokussiert sind, auf Ihre Instinkte hören und in der Lage sind, sich selbst und die Menschen, die Ihnen wichtig sind, vor übermäßigem Schaden zu schützen. Besorgnis stellt sich ein, um Sie zu mahnen, an die Zukunft zu denken und die Aufgaben zu erledigen, die notwendig sind, damit Sie weiterhin in Sicherheit sind, verantwortungsbewusst bleiben und Ihre Grundbedürfnisse befriedigen können. Eifersucht signalisiert Ihnen, aufzupassen, dass Sie Ihren Partner bei sich halten, wenn die Sicherheit einer Beziehung bedroht ist. Panik signalisiert Ihnen, zu kämpfen, zu fliehen oder zu erstarren – eine notwendige Stressreaktion bei Gefahr. Kummer kommt auf, wenn es an der Zeit ist, Dinge loszulassen, die nicht mehr funktionieren. Trauer stellt sich ein, wenn der

Verlust dauerhaft und unwiederbringlich ist. Diese Gefühle bringen Geschenke mit sich. Wenn wir sie verdrängen oder umgehen, sind wir von der Weisheit unserer emotionalen Intelligenz abgekoppelt, die uns hilft zu heilen und uns auf unzählige Arten schützt.

EMOTIONEN LEICHTER KANALISIEREN – FÜNF METHODEN

Welche Werkzeuge benötigen Sie, um mit Ihren intensiven Emotionen geschickt umzugehen? Ich kann McLarens *The Language of Emotions* nicht genug empfehlen. Es enthält Schritt-für-Schritt-Anleitungen, wie Sie sich auf die Geschenke Ihrer Emotionen einstimmen, wie Sie die Programme, die sie neurologisch aktivieren, ausführen und wie Sie heilen können, indem Sie Emotionen auf gesunde Weise fühlen. Bis Sie die Gelegenheit haben, das Buch zu lesen, habe ich es hier zusammengefasst.

1. Geerdet werden

Stellen Sie sich Ihr gesamtes System als ein elektrisches System vor, in dem Gefühle potenziell geladen sind. Wenn Sie nicht geerdet sind, können Ihre Gefühle Sie wie ein elektrischer Schlag treffen und mit zu viel Strom überfluten. Sind Sie dagegen wirklich im Körper geerdet, können Sie jede zusätzliche Ladung zurück in die Erde schicken. Diverse Heilmethoden nutzen eine Reihe von Erdungspraktiken – Yoga-Asanas, Visualisierungen der Verbindung mit der Erde, schwereres Essen und bewusste Atmung – und vermeiden Praktiken, die uns „abheben" lassen, wie Astralreisen, bestimmte transzendente Meditationsarten und Kundalini Yoga.

2. Definieren Sie Ihre Grenzen

Sie können das Konzept der Aura nutzen, um für sich und andere einen persönlichen Raum zu schaffen. Tun Sie das nicht, werden andere wahrscheinlich über Ihre Grenzen hinweggehen. Wenn Sie sich wiederum selbst zu viel Raum zugestehen, überschreiten Sie die Grenzen anderer. Doch wenn Sie sich auf Ihr „propriozeptives Territorium", den Raum um Sie herum, stützen – geschaffen von spezifischen neuronalen und muskulären Netzwerken, die Ihnen ermöglichen, die Position Ihres Körpers im Verhältnis zu seiner Umgebung zu bestimmen –, dann wissen Sie, wie viel Raum Sie beanspruchen können. Und sobald Sie in der Lage sind, diesen Raum in sich selbst und in anderen zu schützen, wissen Sie, wo Sie beginnen und enden – und wo andere beginnen und enden. Auf diese Weise ist es einfacher, zwischen Ihren Gefühlen und denen anderer zu unterscheiden. Denken Sie daran: Wenn Ihre Grenzen in der Kindheit verletzt wurden, erfordert die Wiederherstellung gesunder Grenzen in der Regel die Heilung der Traumata, die Ihre Grenzen verletzt haben. Darauf werde ich in Teil drei noch zurückkommen.

3. Verträge verbrennen

Die Praxis, Verträge zu verbrennen, soll Ihnen helfen, eingeschlossene Emotionen und Verhaltensweisen mithilfe geführter Visualisierung loszulassen. Es ist eine Methode, Ihr Verhältnis zu einer Überzeugung, einer Verhaltens- oder Sichtweise oder einer Beziehung, über die Sie hinausgewachsen sind, zu ändern – vielleicht eine, die intensive Emotionen auslöst. Um einen Vertrag zu verbrennen, erden Sie sich zunächst. Verdeutlichen Sie dann Ihre Grenze vor Ihrem inneren Auge mit einer leuchtenden Farbe und stellen sich vor, dass Sie ein großes Pergament vor sich aufrollen. Halten Sie es innerhalb Ihrer persönlichen Grenze und projizieren Sie Ihren Kummer darauf, malen Sie ihn sich aus, schreiben, sprechen oder denken Sie ihn auf das Pergament. Bringen Sie all Ihre emotionalen Erwartungen auf dieses Pergament.

Mit dem Pergament in sicherer Entfernung von Ihnen, aber immer noch *innerhalb* Ihrer Grenze, sodass Sie Ihre Schwierigkeiten nicht über jemand anderen ausschütten, können Sie mit aufkommenden Emotionen auf sichere, gesunde Art und Weise arbeiten. Sie können Angst wie eine Farbe verwenden oder auf Wut wie Konfetti zurückgreifen oder das Bild mit Kummer oder Trauer verdunkeln. Sie können es mit Worten oder Farben oder Musiktexten bedecken, mit allem, was Ihnen hilft, das Gefühl in Bewegung zu bringen. In Sicherheit innerhalb Ihrer Grenze und gut geerdet, können Sie alles loslassen, was Sie zu überwältigen droht, und sind hier geschützt – und andere sind geschützt vor den Sonneneruptionen der Big Bangs, die durch Ihre emotionale Intensität entstehen könnten. Genau das bedeutet es, die eigenen Emotionen zu *kanalisieren*, so wie man Wasser leitet, damit es nicht überall hinfließt und alles überflutet. Dadurch, dass Sie Ihre Emotionen richtig kanalisieren, können Sie sie loslassen *und* innerhalb Ihrer Grenzen halten, was dazu beiträgt, ihren natürlichen, wasserähnlichen Fluss wiederherzustellen. Wenn Sie fertig sind, können Sie Ihr Pergament zusammenrollen und es wegwerfen, außerhalb Ihrer Grenze. Wenn es landet, stellen Sie sich vor, dass Sie es mit der Emotion verbrennen, die sich für Sie richtig anfühlt – Wut, Kummer, Trauer, Angst, Dankbarkeit, Freude. Was auch immer aufkommt, es ist das Richtige, um Sie von einem Vertrag zu befreien, der Ihnen nicht mehr dienlich ist.

4. Bewusst klagen

Manche Gefühle brauchen mehr als brennende Verträge, um sie in Bewegung zu bringen. Emotionen wie Wut können so aufgeladen sein, dass wir sie manchmal freilassen müssen. Aber wie können wir das tun, ohne jemanden zu verletzen? Bewusstes Klagen, entweder allein oder mit jemandem, der bereit und in der Lage ist, Ihnen Raum zu geben, ist eine Möglichkeit, wie Sie Ihre Gefühle entladen können. Während unbewusstes Klagen für Sie und die Menschen, die sich Ihr Gejammer anhören müssen, erschöpfend sein kann, ist bewusstes Klagen eine absichtsvoll eingesetzte Heilungspraxis. Um bewusst zu klagen, können Sie genau das schreiben oder sagen, was in Ihnen vorgeht, bis Sie das Gefühl haben, fertig zu sein. Wenn Sie mehr Klarheit gewonnen haben und für den Moment fertig sind, sagen Sie Danke. Achten Sie darauf, dass Ihr Gegenüber Sie nicht anstachelt. Es ist kein Gespräch. Wenn Sie dies mit einem Gegenüber tun, achten Sie darauf, dass die Person einfach nur schweigt, bis die Emotion sich sicher entladen hat.

5. Verjüngen Sie sich selbst

Wenn Sie Verträge verbrennen und einen Raum in Ihrer Psyche freiräumen, empfinden Sie vielleicht eine Leere. McLaren empfiehlt, diese mit etwas Strahlendem, Aufmunterndem zu füllen. Stellen Sie sich zum Beispiel Ihre Lieblingsnaturszene vor, nutzen Sie eine geführte Meditation mit Atemarbeit, um Ihre imaginativen Sinne zu aktivieren – hören Sie das Rauschen eines Wasserfalls, oder riechen Sie den Duft von Jasmin. Wenn Sie es eilig haben, weil Sie an Ihrem Arbeitsplatz gerade einen Vertrag auf der Toilette verbrannt haben, als Ihr Chef Sie verärgert hat, können Sie Ihre Grenze mit hellem Licht füllen.

— *Kapitel 7* —

GRENZEN VERSTÄRKEN

Ich hatte eigentlich gar nicht vor, mich mit dem Thema Grenzen zu befassen, als ich meine Heilige-Medizin-Reise antrat, doch schon sehr bald erkannte ich, dass Heilung und gesunde (oder fehlende) Grenzen eng miteinander verflochten sind. Bei ihren Forschungen darüber, was Menschen auszeichnet, die etwas rückhaltlos tun, *mit ganzem Herzen*, stieß Brené Brown immer wieder auf ein Ergebnis: Diejenigen, *mit den klarsten Grenzen, waren am rückhaltlosesten und mit ganzem Herzen bei der Sache.* Und warum? Sie brauchten nicht zu fürchten, dass sie überrannt wurden, wenn sie ihr Herz offenhielten. Ihre Grenzen schützten ihr fragiles offenes Herz. Weil sie nicht einfach jeden x-Beliebigen an diese Verletzlichkeit heranließen, waren Menschen mit guten Grenzen freier darin, großzügig zu lieben.[69]

Ohne gesunde Grenzen und emotionales Verständnis kann die permissive Lücke in unseren Grenzen uns der Gefahr von parasitären Beziehungen, narzisstischen/co-abhängigen Paarbeziehungen, ausbeuterischen Dynamiken und spirituellen Sekten bringen, die sich als bewusste Gemeinschaft, Gruppe zur Persönlichkeitsentwicklung, Gemeinde oder Sangha ausgeben. Verletzte Grenzen können auch Löcher in unsere Grenzen zum Übersinnlichen reißen. Dadurch entsteht das Risiko, uns dem auszusetzen, was Schamanen als „Wesenheiten", „dunkle Energien" oder sogar regelrechte „Besessenheit" bezeichnen – etwas, an das ich nicht einmal glaubte, bevor mich meine Heilige-Medizin-Reise vom Gegenteil überzeugte und ich fassungslos sah, was passieren kann, wenn Grenzen im spirituellen Bereich verletzt werden.

Die Sonne ging gerade unter, als die Ärztinnengruppe des Whole Health Medicine Institute am Strand von Monterey,

Kalifornien, zusah, wie der rot-orangefarbene Feuerball ein Aquarell in Pastellfarben über den Ozean malte. Ausgelassen sprangen wir in der Brandung herum und tanzten unsere gespiegelten Fußabdrücke in den silbrigen Sand. Obwohl das Programm nicht auf Frauen beschränkt ist, hatte der diesjährige Kurs ausschließlich weibliche Mitglieder. So waren wir bei unserem Jahres-Retreat alle entspannt und gingen spielerisch miteinander um, legten unseren weißen Kittel ab, lachten und genossen den Zusammenhalt von Frauen, die sich normalerweise um alle anderen kümmern, nur nicht um sich selbst. Doch während wir weltentrückt den Sonnenuntergang genossen, heulte plötzlich eine Sirene ... dann noch eine ... und noch eine. Innerhalb weniger Minuten verwandelte sich unser friedlicher Paradiesstrand in den Ort eines Notfalleinsatzes, an dem es von Krankenwagen, Feuerwehrfahrzeugen und Polizeiautos wimmelte; außerdem kamen noch ein Hubschrauber, ein Boot der Küstenwache und Jetskis hinzu. Ein zusammengedrängter Haufen Surfer in Neoprenanzügen weinte. Als wir fragten, was passiert sei, erklärten sie, dass zwei Brüder im Teenageralter von einer heftigen Strömung mitgerissen worden waren. Ein Bruder konnte gerettet worden, der andere war verschwunden. Eine umfassende Rettungsaktion war im Gange, während alle um ein Wunder beteten.

Die Ärztinnen, mit denen ich kurz zuvor noch getanzt hatte, gerieten sichtlich in Aufruhr. Eine bekannte, sie wolle ins Wasser springen und zusammen mit der Küstenwache nach dem Jungen suchen. Andere reagierten ähnlich. Ich nutzte diesen Moment für eine Lektion, die ihnen half zu erkennen, wie unwohl sie sich fühlten, wenn jemand in Schwierigkeiten war, sie aber nicht dafür zuständig waren. Ihre Neigung zum Retten war so unverkennbar vorhanden, dass niemand sie leugnen konnte. Dies war eine Gelegenheit, über Grenzen zu sprechen. Die Ärztinnen waren nicht im Dienst, sondern bei einem Retreat. Die Sanitäter kümmerten sich um die Angelegenheit. Doch die Ärztinnen glaubten das nicht. Sie vom Strand loszueisen, war, als würde man einen Süchtigen auffordern, einen kalten Entzug zu machen. Wir kamen ohnehin schon zu spät zum Abendessen, aber diese Ärztinnen von einer laufenden Notfallrettung fernzuhalten, war, als wollte man einen ganzen Espenwald entwurzeln.

„*Es ist nicht eure Rettungsaktion*", bekräftigte ich. „Andere kümmern sich darum."

In diesem Moment hörte ich das Heulen.

Einer der Ärztinnen kam mit aschfahler Miene auf mich zugerannt. „Komm. *Schnell.* Amy hat was."

Ich folgte ihr und fand eine Frau unserer Gruppe vor, die bebte und weinte. Ihr Körper zitterte wie bei einem Anfall. Ich versuchte, Augenkontakt mit ihr herzustellen, aber ihr Blick war distanziert, glasig, die Augen aufgerissen vor Angst.

Mit einer seltsamen Stimme schrie sie: „Wo ist mein Bruder? Wo ist meine Mutter?"

Meine Kollegin Anne, die an der Durchführung des Retreats beteiligt war, ist Tiefenpsychologin, wissenschaftlich ausgebildet für den Umgang mit dem Unbewussten. Anne griff ein und näherte sich Amy mit bestimmtem, ruhigem Auftreten.

„Kommt alle zusammen", rief sie und ließ unsere Gruppe einen Kreis bilden. „Wir machen jetzt eine Notfall-Aurareinigung."

Die Schulmedizinerinnen blickten perplex drein.

„Ich erkläre es später, aber es sieht so aus, als ob Amy von dem Jungen, der gerade stirbt, besessen ist."

Ohne Zeit zu verlieren, sich um die Verwirrung ihrer Kolleginnen zu kümmern, übernahm Anne das Kommando und schrie Amy mit ungewöhnlicher Heftigkeit an: „Geh raus! *Raus!* Folge dem Licht! Geh ins Licht. Raus aus Amy!"

Amy brüllte. „Ich will nicht sterben! Wo ist mein Bruder? Ich will zu Mom."

„Deinem Bruder geht es gut. Deiner Mutter geht es gut. Geh ins Licht."

Anne wies uns alle an, die Hände auf Amy zu legen. Wir gingen im Kreis herum und sprachen Anne die Worte nach, die zu sagen sie uns auftrug: „Du bist Amy."

Sie wies Amy an, es ihr nachzusprechen: „Ich bin Amy."

Amy sagte: „Ich bin nicht Amy." Sie runzelte verwirrt die Stirn.

Anne schaute ihr fest in die Augen und sagte: „Doch. Du bist Amy." Wir alle wiederholten: „Du bist Amy … du bist Amy …"

Sie hörte auf zu zittern, und ihr Blick veränderte sich. Sie sah verdutzt aus.

Anne sagte: „Sprich mir nach. Ich bin Amy."

„Ich bin Amy."

Amy sah uns an, wie wir uns um sie drängten und ihren Körper berührten, und fragte: „Wo bin ich?"

Amy war wieder da.

Innerhalb eines Tages nach dem Vorfall mit dem ertrinkenden Jungen stellten sich bei Amy Schmerzen in der Brust, Kurzatmigkeit und extreme Müdigkeit ein, die sich in den nächsten fünf Tagen verschlimmerten. Zwischenzeitlich war sie schon wieder in ihre Stadt im Mittleren Westen zurückgekehrt, wo sie ihre Ärztin aufsuchte, die eine Reihe von Tests anordnete. Die Ergebnisse ließen die offensichtliche Ursache für ihre Symptome erkennen: Im Alter von 50 Jahren wurde bei ihr erstmals ein komplexer Herzfehler diagnostiziert, zu dem ein Vorhofseptumdefekt und ein offenes Foramen ovale gehörten, ein großes ventilartiges Loch im Herzen, das bewirkte, dass sowohl sauerstoffarmes als auch sauerstoffreiches Blut in ihrem Körper zirkulieren konnten.

Ein solcher Herzfehler ist normalerweise angeboren. Wenn er so schwerwiegend ist, dass es zu Symptomen kommt, äußert er sich in der Regel in Form von Herz- oder Lungensymptomen in der frühen Kindheit. Doch Amy hatte nicht nur *keine* kardiopulmonale Symptomatik in der Kindheit gehabt, sondern auch ein normales Echokardiogramm – eine der wichtigsten Herzuntersuchungen, die bei Amy aufgrund ihrer zahlreichen früheren Wirbelsäulenoperationen durchgeführt worden war. Wie war es möglich, dass sie ein brandneues Loch im Herzen entwickelt hatte?

Amy konsultierte einen Kardiologen, der erklärte, dass eine Operation am offenen Herzen notwendig sei, um das große Loch zu schließen. Doch Amy hatte eine intuitive Eingebung, die sie veranlasste, auf „Pause“ zu drücken und die Notoperation zu verschieben. So bizarr es auch klingen mag: Sie fragte sich, ob das neue Loch in ihrem Herz etwas damit zu tun haben konnte, dass sie von dem sterbenden Jungen besessen gewesen war.

Hilfesuchend wandte sie sich an Anne und mich. „Glaubt ihr, ich habe mein Herz an dem Wochenende *zu sehr* geöffnet? Wenn ja, kann ich es ohne Operation rückgängig machen?“

ANHAFTENDE SEELEN

Amy bat um Empfehlungen, und so half ich ihr, eine Notfallreise zu organisieren und einige Heiler zu treffen, bei denen ich meine Studien betrieben hatte, darunter auch eine Qigong-Heilerin aus China. Obwohl sie vorab nichts über Amys gesundheitliche Probleme erfahren hatte, war ihre intuitive (mittels Übersetzer weitergegebene) Diagnose erstaunlich genau. Sie wies auf das Loch in Amys Herz hin, sagte ihr, dass ihre Leber durch die vielen Antibiotika und Schmerzmittel, die sie eingenommen hatte, geschwächt war, und stellte fest, dass ihre Schilddrüse nicht optimal funktionierte. Sie sagte, die Knochen in Amys Rücken seien krumm, überlagerten sich und stellten wahrscheinlich ein chronisches Problem dar. Sie glaubte nicht, dass Amy noch eine weitere Operation benötigte, warnte sie aber, dass sie anhaltende Beschwerden haben werde.

Der Qigong-Heilerin zufolge wurde Amy auf spiritueller Ebene von zwei Seelen Energie abgesaugt, die an ihr hafteten und sich von ihrer Lebenskraft ernährten. Die eine war ihr Patenkind, das im Alter von vier Jahren bei einem außergewöhnlichen Unfall auf einer Heuwagenfahrt ums Leben gekommen war. Der andere war ihr Neffe, der Sucht- und psychische Probleme gehabt hatte.

Nachdem die Qigong-Heilerin Amy untersucht hatte, sang sie und führte Mudras um Amy herum aus, während sie sich, wie es schien, in eine Art Trance versetzte. Ihr Übersetzer erklärte, dass sie in das „Buddha-Feld" eintrete, eine höhere Dimension, wo Zeit und Materie aufhörten, Zugang zum Medizinbuddha und zum Bodhisattva des Mitgefühls gegeben sei und Materie in unsere Dimension zurückgebracht und als medizinisches Granulat von der anderen Seite manifestiert werden könne. Dann schien die Heilerin wie aus dem Nichts scharfe chinesische Kräuter aus ihren Handflächen hervorzuzaubern, gab Amy eine Handvoll davon und erklärte ihr, wie sie sie einnehmen sollte.

Die Heilerin schärfte Amy zudem ein, es sei notwendig, eine „Zeremonie" durchzuführen, um die beiden Wesenheiten, die ihr Leben absaugten, fortzuschicken und ihnen beim Überwechseln von dieser Dimension in die nächste zu helfen. Sie erklärte, dass man die anhaftenden Seelen aus Amys Energiefeld lösen könne, indem man ein zeremonielles Stück Stoff verbrannte, das Amy für zusätzliche 100 Dollar gekauft hatte und das ihren Patensohn und ihren Neffen ins Licht schicken würde. Die Heilerin warnte sie davor, dass das Tuch Funken sprühen oder sogar explodieren könne; dies sei jedoch ein Zeichen dafür, dass die Seelen den Weg auf die andere Seite angetreten hätten. Sie empfahl, die Zeremonie im Freien durchzuführen.

Nach drei Tagen intensiver Heilungsarbeit mit der Heiligen Medizin, in deren Verlauf Amy noch zwei andere Heiler besuchte, gingen sie und ihre Freundin Renee an einen Strand, um die Pass-Zeremonie durchzuführen, die ihr die Qigong-Heilerin verordnet hatte. Am Ende der Woche bei den Heilern hatten sich Amys Herzrhythmusstörungen aufgelöst. Sie hatte keine Brust- und Rückenschmerzen mehr, fühlte sich weit, voller Staunen und dankbar für die Unterstützung. Sie wollte noch eine Nachuntersuchung in der Praxis ihres Kardiologen durchführen lassen.

Der Kardiologe riet zu einer Herzkatheteruntersuchung, um sicherzugehen, dass Amy keine pulmonale Hypertonie – Lungenhochdruck – hatte, da der Vorhofseptumdefekt auf dem ersten Echokardiogramm so gefährlich groß ausgesehen hatte. Während des Eingriffs stellte er zu seiner Überraschung fest, dass die Öffnung in ihrem Herzen so weit geschrumpft war, dass sie durch einen Katheter mit kleinen Flicken repariert werden konnte. Eine Operation am offenen Herzen war nicht mehr nötig. Amy konnte am nächsten Tag ohne Schmerzen nach Hause gehen, erholte sich schnell und hat seither keine Probleme mehr mit ihrem Herzen.

Ihre Wirbelsäule bereitete ihr jedoch weiterhin Probleme. Nach anfänglicher Linderung kehrten die Rückenschmerzen zurück, und trotz der Vorhersage der Qigong-Meisterin, dass keine weitere Operation mehr erforderlich sei, entschied sich Amy 2016 doch für eine zwölfte Behandlung ihrer verkrümmten Wirbelsäule. Sie unterzog sich einer zweitägigen Operation, bei der Stäbe vom T4-Wirbel bis zum Becken eingesetzt wurden, und erholte sich schnell. Die Ergebnisse waren so erstaunlich, dass sie schon zwei Wochen nach der Operation mehr als drei Kilometer pro Tag gehen konnte. Weil ihr Ergebnis optimal war, schrieb die orthopädische Klinik auf ihrer Website über sie als einen Beweis dafür, wie wunderbar eine Operation sein kann, wenn sie gut verläuft.[70] Nachdem sie ihre Arztpraxis wegen ihrer Behinderung aufgegeben hatte, arbeitet Amy jetzt im Center for Courageous Kids als Camp-Ärztin, und sie freut sich über ihre Arbeit mit den medizinisch anfälligen Kindern.

Was können wir aus diesem Ergebnis folgern? Haben die Heiler Amy geholfen zu heilen? Ihr Herz musste zwar immer noch in Ordnung gebracht werden, aber dies geschah mit einem minimalen Eingriff, ohne das Trauma und Risiko einer Operation am offenen Herzen. Und obwohl Amy immer noch an der Wirbelsäule operiert werden musste, brachte ihr die zwölfte Operation nach elf gescheiterten Versuchen doch Linderung. Aus Amys Sicht war das ein Wunder. Sie fühlt sich emotional geheilt, spirituell verbunden und war zum ersten Mal, seit sie zurückdenken kann, schmerzfrei.

Ebenso wie Amys wurde auch mein Weltbild durch diese Erfahrung erschüttert. Es ist eine Sache, von Wesenheiten zu hören, und eine andere, so etwas selbst zu sehen: Beim Anblick dessen, was mit Amy geschah, wurde meine Gewissheit erschüttert, derartige Dinge seien abergläubische Wahnvorstellungen naiver oder sogar psychotischer Menschen. Glaube ich als Ärztin und Wissenschaftlerin an anhaftende Seelen und vampirische Wesenheiten, die Krankheiten verursachen? Durch die nüchterne Brille der Wissenschaft betrachtet? *Eher weniger.* Aus einer metaphorischen, poetischen und traumakundigen Sichtweise heraus? *Vielleicht.*

NEOSCHAMANISMUS

Die Vorstellung, dass Menschen aufgrund von anhaftenden Seelen oder vampirischen Wesenheiten, die an ihrem Energiefeld hängen, geistig oder körperlich krank werden können, ist in vielen alten und modernen indigenen Heiltraditionen verbreitet. In jüngster Zeit haben Amerikaner und andere Menschen des Westens, die sich für diese eher mythische Art des Umgangs mit den vergangenen Traumata von Patienten interessieren, eine Form des *Neoschamanismus* entwickelt, die mit dem traditionellen oder indigenen Schamanismus zwar verwandt ist, sich aber doch von ihm unterscheidet.

Was ist Schamanismus? Inwiefern unterscheidet sich der

Neoschamanismus davon? *Merriam Webster's* definiert einen Schamanen als „jemanden, von dem in einigen Kulturen geglaubt wird, dass er mithilfe von Magie Kranke heilt, künftige Ereignisse kontrolliert usw." Im *Oxford English Dictionary* wird ein Schamane definiert als „eine Person, von der man annimmt, dass sie Zugang zur Welt der guten und bösen Geister hat und Einfluss auf sie ausüben kann … Normalerweise versetzen sich solche Menschen während eines Rituals in einen Trancezustand und praktizieren Divination und Heilung."

Die Unterscheidungen können verschwommen sein und Menschen triggern, die verständlicherweise empfindlich auf Themen wie kulturelle Aneignung reagieren, aber so wie ich es inzwischen verstehe, bezieht sich Schamanismus auf jede Tradition, an der ein Heiler beteiligt ist; vielleicht einer mit relativ durchlässigen psychischen Grenzen, der – entweder durch natürliche Begabung, Erbe, eine strenge (oft traumatische) Ausbildung oder die unbeabsichtigte Nebenwirkung eines grenzverletzenden Traumas – die Fähigkeit hat, mit unsichtbaren Welten und der geistigen Welt zu interagieren. Trancezustände werden gewöhnlich genutzt, um die Fähigkeit zu erlangen, Dimensionen der Realität von der materiellen Ebene bis hin zu subtileren Bereichen zu durchqueren. Schamanen zielen darauf ab, mit Geistern oder Energien zu kommunizieren und Wissen, Weisheit, Gaben oder Einsichten aus der spirituellen Ebene in die materielle Ebene zurückzubringen, insbesondere um Menschen, Elemente der Natur, die Gemeinschaft oder die Kultur zu heilen. Sie erhalten auch Führung in praktischen Angelegenheiten, wie zum Beispiel Informationen über den richtigen Zeitpunkt für die Aussaat von Pflanzen.

Der *Neoschamanismus* hingegen bezieht sich auf ein eklektisches Spektrum von Überzeugungen, Ritualen und Praktiken, bei denen Menschen versuchen, das nachzuahmen, was traditionelle Schamanen tun, ohne jedoch in einem traditionellen kulturellen Rahmen oder in einem Volksstamm mit einer entsprechenden Erziehung und Lehrzeit aufgewachsen zu sein. Wie traditionelle Schamanen, verfallen auch Neoschamanen in einen anderen Bewusstseinszustand und kommunizieren mit der Geisterwelt. Beide haben tendenziell auch Weltanschauungen, Philosophien und Aktivitäten gemeinsam, sodass eine Verbindung zwischen ihnen besteht. Viele Neoschamanen geben an, ihr Leben lang eine Beziehung zur Geisterwelt gehabt zu haben, was dazu führte, dass sie das Gefühl hatten, am Rande der Gesellschaft zu stehen, vor allem in überwiegend weißen, wissenschaftlich geprägten Kulturen, die eine solche Welt nicht anerkennen. Sie suchen den Kontakt zur Geisterwelt mithilfe einer Vielzahl von Techniken, die veränderte Bewusstseinszustände herbeiführen sollen, zum Beispiel durch Singen, Trommeln, Tanzen, Atemarbeit oder den Gebrauch von Psychedelika.

Die meisten Neoschamanen bezeichnen sich als Animisten und glauben, dass die Natur von Bewusstsein erfüllt ist, mit dem sie kommunizieren können, dass Materie (zum Beispiel ein Berg, ein Fluss oder ein Fels) beseelt ist und dass die Menschen mit ihr interagieren können, als ob sie ein fühlendes Wesen wäre. Neoschamanen können von traditionellen Schamanen ausgebildet sein, oder sie bezeichnen sich selbst als Schamanen, weil sie Bücher gelesen, einen Onlinekurs besucht, an irgendeiner „Schamanenschule" teilgenommen oder diese Fähigkeiten auf natürliche Weise entwickelt haben.

Sowohl traditionelle Schamanen als auch Neoschamanen könnten sich selbst als „Hochsensible" (wie von Elaine Aron in ihrem Buch *Sind Sie hochsensibel?* beschrieben) bezeichnen, was eher auf der Skala der Neurodiversität liegt. Die meisten würden sich sicherlich als „Empath" verstehen. Viele Neoschamanen hatten eine der chronischen Krankheiten, die als „Schamanenkrankheiten" bezeichnet werden. In indigenen Kulturen werden Schamanen, die dem Ruf noch nicht gefolgt sind, oft von körperlichen Beschwerden heimgesucht. In der modernen Kultur können diese Schamanenkrankheiten in schwer zu behandelnde Kategorien wie chronisches Erschöpfungssyndrom, Fibromyalgie, chronische Borreliose, chronische Schmerzen und Autoimmunerkrankungen fallen. Wenn man den Ruf als Schamane annimmt, lösen sich die Symptome der schamanischen Krankheiten oft auf.

Neoschamanen haben möglicherweise bestimmte Talente in Bezug darauf, sich auf ihre Intelligenzen ganzheitlicher Gesundheit einstimmen zu können. In der Regel zeichnen sie sich durch eine erhöhte Intuition, fein eingestellte somatische Sinne und eine äußerst zuverlässige emotionale Intelligenz aus. Sie könnten sich als Außenseiter fühlen, wie es traditionelle Schamanen normalerweise sind. Traditionelle Schamanen leben nicht ohne Grund eher am Rande einer Gemeinschaft. Die Mitglieder der Gemeinschaft fürchten sich vielleicht sogar vor den Schamanen, denn deren spirituelle Macht wirkt einschüchternd, und das wird akzeptiert. Doch in der modernen Welt vermittelt das denjenigen, die sich auf einem schamanischen Weg befinden, oft das Gefühl, nirgendwo dazuzugehören – außer zu anderen schamanischen Typen.

Es ist schwierig, wenn man sich mit diesem schamanischen Archetypus identifiziert, aber in einer Kultur ohne traditionelle Schamanen aufwächst. Vielleicht studiert man dann stattdessen Medizin oder wird Therapeut oder Life Coach, aber diese konventionellen Systeme fühlen sich möglicherweise nicht an wie die wahre Berufung. Das Interesse, zum Neoschamanen ausgebildet zu werden, hat insbesondere bei weißen Menschen im Westen stark zugenommen.

Verständlicherweise stehen einige Angehörige indigener Kulturen und Religionen dem Neoschamanismus kritisch gegenüber und behaupten, er stelle eine unrechtmäßige Form der kulturellen Aneignung dar und sei eine List betrügerischer spiritueller Führer, um erfundene, unsinnige und/oder nicht sichere Praktiken in ihren Zeremonien zu verschleiern oder zu legitimieren. Kritiker des Neoschamanismus, die meisten indigener

Herkunft, verurteilen solche Elemente, insbesondere die Kommerzialisierung schamanischer Rituale und Ausbildungen, als bestenfalls unauthentisch und schlimmstenfalls gefährlich. Als Reaktion auf die explosionsartige Zunahme neoschamanischer Aktivitäten sind verschiedene indigene Aktivistengruppen wie New Age Frauds & Plastic Shamans entstanden, um die aus ihrer Sicht unethischen Praktiken anzuprangern.

Ich hatte zwar den aufrichtigen Wunsch, als Teil meiner Forschungen im Bereich der Heiligen Medizin mehr über indigene Heilmethoden zu erfahren, doch angesichts der heiklen Situation im Zusammenhang mit kultureller Aneignung und der Tatsache, dass viele nicht indigene Menschen – ob es nun ethisch vertretbar ist oder nicht – ihren Lebensunterhalt mit neoschamanistischen Praktiken verdienen, hatte ich Bedenken, als privilegierte weiße Frau in diese Bereiche hineinzuschnuppern, und wusste, dass ich vorsichtig vorgehen musste. Dennoch wollte ich diesen Bereich bei meinen Recherchen nicht vernachlässigen.

Ich begann mein Selbststudium mit Büchern, Websites und den wenigen wissenschaftlichen Informationen, die ich fand. Ich las das Buch einer Frau, die behauptete, ihr Brustkrebs sei von einem Schamanen aus dem Amazonasgebiet geheilt worden, der sie mit Kräutern, *Ayahuasca* (einem psychedelischen Tee), spiritueller Heilung und (Alarmglocken!) einer pikanten erotischen Affäre mit dem Schamanen behandelt hatte. Ich las im Internet Fallstudien (die Namen wurden praktischerweise aus Datenschutzgründen geändert, sodass ich die Patienten nicht ausfindig machen konnte) über schamanische Heilungen von Krankheiten, die die moderne Medizin oft nicht kurieren kann, wie Krebs, Parkinson, Taubheit, Diabetes, Sucht, Depressionen und Schizophrenie, aber ich konnte diese Berichte nicht überprüfen. Ich habe mich mit Büchern von Amerikanern befasst, die behaupten, sie seien bei indigenen Heilern in die Lehre gegangen, und die berichten, dass Menschen auf wundersame Weise gesund wurden. Ich sah mir Dokumentarfilme wie Nick Polizzis

The Sacred Science an, der mehrere kranke Amerikaner in den Amazonas-Regenwald begleitet hatte, die dort von indigenen Schamanen behandelt worden waren. Mehrere Jahre stand ich im Austausch mit Polizzi, um mich so gut wie möglich zu informieren, ohne selbst in den Dschungel des Amazonas reisen zu müssen. Ich lernte viel von ihm und war dankbar für die liebenswürdige Art, mit der er Kenntnisse über die pflanzliche und spirituelle Medizin der indigenen Schamanen an mich weitergab.

Ich interviewte einen Neoschamanen, der in den Vereinigten Staaten Schulungen durchführt und behauptet, bei den Q'eros ausgebildet und von den indigenen Heilern dort dazu ermächtigt worden zu sein, sein Wissen an weiße Nordamerikaner weiterzugebenweiterzugeben. Doch die Q'eros, die ich traf, sagten, sie fühlten sich von ihm betrogen und befürworteten das, was er lehrte, nicht. Andere Neoschamanen behaupten, von amerikanischen Ureinwohner- oder Maya-Heilern unterrichtet worden zu sein, und halten Workshops für weiße, größtenteils privilegierte Menschen ab. Ich nahm am Workshop eines Kolumbianers europäischer Abstammung teil, der behauptet, er sei von den Kogi-*Mamas* in Kolumbien ausgebildet und als erster weißer *Mama* mit der Erlaubnis initiiert worden, die Lehren und Praktiken der Kogi an Nordamerika weiterzugeben.

Ich traf mehrere Neoschamanen, die ethisch korrekt und voller guter Absichten zu sein schienen. Und ich traf andere, bei denen intuitiv meine Alarmglocken läuteten, sodass ich einen großen Bogen um sie machte. Ein weißer Neoschamane, dem ich begegnete, machte landesweit Schlagzeilen und saß drei Jahre im Gefängnis, weil drei Menschen gestorben waren, als er sie nicht aus seiner Schwitzhütte herausgelassen hatte. Ein anderer hielt Einzelsitzungen mit Klientinnen ab, die berichteten, dabei von ihm sexuell belästigt worden zu sein. Noch ein anderer soll seine kranken, verletzlichen Klienten betrogen haben. Es genügt, zu sagen, dass es in der Welt des Neoschamanismus offensichtlich sowohl Licht als auch Schatten gab.

Ich lernte zwar viel von diesen Neoschamanen, lernte aber auch, vorsichtig zu sein und mein Urteilsvermögen aufrechtzuerhalten. Trotz allem waren einige, die ich traf, offenbar hilfreich bei Menschen, bei denen nicht sicher war, wie sie schulmedizinisch behandelt werden sollten, wie bei Amy.

NEGATIVE/DUNKLE ENERGIEN KLÄREN

Sonya Amrita Bibilos

Möchten Sie einmal einen Do-it-yourself-Exorzismus ausprobieren? Hier sind einige Tipps:

1. **Erklären Sie:** *„Mein Körper und mein Leben gehören mir!"*

2. **Bitten Sie um göttlichen Beistand.**

3. **Beten Sie, und singen Sie heilige Gesänge nach Belieben.**

4. **Vertreiben Sie negative Störfaktoren.** Schreien Sie „Raus hier", oder erklären Sie etwas wie: „Ich lasse nur Lichtenergie mit den höchsten Schwingungen in meinen Körper, meine Energiefelder und mein Leben."

5. **Segnen Sie Ihr Wesen, indem Sie Licht visualisieren.** Stellen Sie sich vor, dass aus himmlischen Gefilden Licht auf Ihren Kopf herabströmt. Lassen Sie das Licht durch jede Zelle Ihres Körpers fließen und ihn segnen, bis Sie bei den Füßen angelangt sind. Senden Sie das Licht durch die Füße nach unten, und visualisieren Sie goldene Wurzeln, die in die Erde hineinragen.

6. **Segnen Sie Ihr Energiefeld, und stellen Sie es wieder her.** Stellen Sie sich vor, dass ein Lichtregen den Raum um Sie herum in einem Abstand von etwa einem Meter reinigt. Versiegeln Sie Ihr Energiefeld mit goldenem Licht.

7. **Benutzen Sie Hilfsmittel, die Ihre Schwingung erhöhen und Sie ansprechen.** Experimentieren Sie mit ethisch unbedenklichen heiligen Kräutern, Räucherwerk, ätherischen Ölen, Epsom-Salz-Bädern, Amuletten oder Kreuzen und Symbolen.

8. **Singen Sie heilige Lieder, oder beten Sie, während Sie durch Ihren Raum gehen.**

9. **Gehen Sie nach draußen, und segnen Sie das Land.**

Bonus: Nehmen Sie einen Snack oder eine Mahlzeit zu sich, um es zu zelebrieren. Energiearbeit ist intensiver, als Sie vielleicht denken. Essen trägt dazu bei, dass Sie sich erden, und tut Ihnen gut.

PSYCHOSEN AUS SICHT DER HEILIGEN MEDIZIN

Wenn Sie, einer Ihrer Lieben oder ein Heiler beziehungsweise Heilerin sich in das Gebiet der Besessenheit, Wesenheiten, anhaftenden Seelen und dunklen Energien vorwagt, fragen Sie sich vielleicht, woran man den Unterschied zwischen multidimensionaler Heilung, mystischen Erfahrungen und Psychosen erkennt. Denn wenn Sie typischen Psychiatern sagen, dass Sie andere Wesen channeln, Jesus sehen, sich von dunklen Geistern bedroht fühlen oder von Menschen aus dem Jenseits heimgesucht werden, bezeichnen sie Sie vielleicht als psychotisch. Woher wollen Sie wissen, ob Sie ein echtes Problem haben oder nur einen kleinen schamanischen Exorzismus durchzuführen brauchen? Das habe ich mich auch gefragt.

Im Bereich der Schulmedizin reicht einiges von dem, was auftaucht, wenn Menschen durchlässige psychische Grenzen haben, teilweise in den Bereich hinein, den Psychiater als pathologisch betrachten. Doch viele Energieheiler, Schamanen und Neoschamanen sehen eine derartige Offenheit durch die Brille der Spiritualität und eilen zur Verteidigung psychotischer Patienten herbei, um deren durchlässige Grenzen zu schützen. Ob man sie mediale Anwälte, Exorzisten oder Schamanen nennt: einen Heiler zu haben, der einem im psychisch-medialen Bereich den Rücken stärkt, kann paranoide, verängstigte Patienten, die vielleicht unvorbereitet in Welten hineingeraten sind, in denen sie sich hilflos fühlen, beruhigen und trösten. Führen diese Heiler wirklich einen medialen Krieg, um die dunklen Energien im Namen desjenigen abzuwehren, der auf dieser übernatürlichen Ebene angegriffen wird? Ich kann nicht beweisen, ob sie es tun oder nicht, aber sicherlich glauben viele, dass sie die dafür erforderlichen Fähigkeiten haben und dass ihre Behandlungen die Patienten schützen können. Und viele Patienten fühlen sich danach sicherer, geerdeter und sind besser in der Lage, zu funktionieren.

Wie können wir unterscheiden zwischen im Großen und Ganzen gesunden Menschen, die lediglich stärkere Grenzen brauchen, und Menschen mit Schizophrenie, einer bipolaren Störung, drogen- oder traumabedingten Psychosen oder organischen Hirnerkrankungen? Die Unterscheidungen können subtil, strittig und schwer zu erkennen sein. Im Buch *Spirituelle Krisen* geht der Psychiater Stanislav Grof darauf ein, dass sich eine spirituelle Öffnung als Psychose tarnen kann, aber am besten von transpersonalen Psychologen und Psychiatern behandelt wird, die dafür ausgebildet sind, in diesen Bereichen unterwegs zu sein. Obwohl die meisten psychotischen Episoden im Lauf der Zeit ausarten und das gesunde Funktionieren einschränken können, ist ein spiritueller Notfall laut Grof, sofern er angemessen behandelt wird, oft ein Tor zum Erwachen des Bewusstseins und dazu, besser zu funktionieren.

Weil ich aus diesem Bereich schlau werden wollte, habe ich einen befreundeten Arzt gefragt. Sowohl in der allopathischen Medizin als auch in alternativen Methoden verwurzelt, übt er seit langem eine spirituelle Praxis aus und arbeitet als Arzt in der Notaufnahme wie auch als Energieheiler. Seine Art, an eine Psychose heranzugehen, ist einzigartig. Zunächst versucht er zu beurteilen, ob die psychotischen Symptome einer echten spirituellen Öffnung entspringen oder auf drogenverursachte Wahnvorstellungen, eine organische Erkrankung oder eine traumabedingte Flucht aus der Realität zurückzuführen sind. Hatten die Betreffenden eine echte mystische Erfahrung, wie unzählige katholische Heilige, zum Beispiel die heilige Teresa von Ávila oder Franz von Assisi? Ist etwas geschehen, das ihnen ein Gefühl der Wertlosigkeit vermittelt und gewissermaßen eine traumainduzierte narzisstische Grandiosität bei ihnen ausgelöst hat (das heißt, ihr Ego griff nach derartigen Erfahrungen, um dadurch den Schmerz zu bekämpfen, sich nicht besonders oder nicht gut genug zu fühlen)? Sind sie high? Haben sie eine Lewy-Körper-Demenz (die Halluzinationen verursacht) oder einen Hirntumor oder eine Schilddrüsenerkrankung? Je nach seiner Einschätzung fällt die angemessene Behandlung ganz anders aus.

Er nutzt seine subtile Wahrnehmung, um die Situation einzuschätzen, und tut sein Bestes, um Vertrauen aufzubauen, zu einem Verbündeten zu werden und den Patienten zu zeigen, dass er gute Absichten hegt. Er verankert sich selbst, indem er eine Erdungsschnur visualisiert und sich vergewissert, dass er in seinem Körper ist. Dadurch bietet er den Patienten eine feste Präsenz und hilft ihnen oft, sich ebenfalls zu erden. Er öffnet sein Herz gerade so weit, dass er den Patienten Sicherheit vermittelt, und lässt seine Herzpräsenz ausstrahlen, damit ihr

Nervensystem sich entspannen und er damit fortfahren kann, folgende Einschätzungen zu treffen:

- Sind die Patienten verkörpert, und wenn ja, wie sehr sind sie in ihrem Körper?
- Sind sie in einer anderen Dimension dissoziiert, und wenn ja, wie viel von ihnen ist dissoziiert?
- Wenn sie dissoziiert und außerhalb ihres Körpers sind, stecken sie dort fest?
- Wie ist der Zustand ihres Herzens und ihrer emotionalen Landschaft?
- Quälen sie sich, oder fühlen sie sich sicher?

Nachdem er einen ersten Eindruck gewonnen hat, wie diese Fragen zu beantworten sind, nutzt er seine subtile Wahrnehmung, um ein Gefühl für das Nervensystem des Patienten zu erlangen. Sind darin Flipperautomaten mit chaotisch umherrasenden Kugeln? Ist das Gehirn durcheinander, was auf Methamphetamin-Konsum oder Demenz hindeuten kann? Wenn Patienten wirklich nicht in ihrem Körper sind, hat das Gehirn vielleicht nicht einmal das Gefühl, dass es da ist. Diese Einschätzung kann gegebenenfalls zu weiteren Diagnosen führen.

Nachdem die Patienten stabilisiert worden sind, führt mein Freund natürlich eine medizinische Untersuchung durch und prüft, ob organische Ursachen einer Psychose oder Nebenwirkungen von Drogen ausgeschlossen werden können. Je nachdem, wie gravierend die Situation ist, und nach Einschätzen der Sicherheit kann er die Patienten nötigenfalls medikamentös behandeln, einen Krankenhausaufenthalt empfehlen oder sie überweisen, damit sie eine ambulante Traumabehandlung und/

oder psychiatrische Beratung erhalten.

Manchmal, so erklärt er, müssen die Patienten einfach dort abgeholt werden, wo sie sind. So hörte er zum Beispiel einmal einen Hund in der Notaufnahme bellen. Die Krankenschwester kam zu ihm und sagte, sie seien gerade dabei, das Kind, von dem das Bellen ausging, zu sedieren. Als er sich dem bellenden Jungen näherte, rief dieser: „Ich bin Matrinon! Du bist Zorr!"

Er spielte mit. „Ja, ich bin Zorr."

Der Junge wurde traurig und erklärte, seine Kinder seien durcheinander und hätten Angst, und er wolle sie beschützen.

Er ging mit. „Wenn du wie ein Hund bellst, erschreckt das die Kinder. Darum sei lieber ganz leise, damit du sie beschützen kannst."

Der Junge ließ sich darauf ein und hörte auf zu bellen, umging die Sedierung und ließ sich bereitwillig weiter untersuchen. Es stellte sich heraus, dass er schwer traumatisiert war und überfordernde Umstände nicht bewältigen konnte. Er brauchte nur die Gewissheit, dass seine „Kinder" in Sicherheit waren. Ein guter Arzt weiß natürlich, dass der Junge eine moderne Traumatherapie eher brauchte als Medikamente. Dennoch können Medikamente manchmal kurzfristig notwendig sein, weil eine Therapie ein langsamer, langwieriger Prozess sein kann. Wie ich im dritten Teil erörtere, waren die „Kinder", die dieser Junge zu schützen versuchte, höchstwahrscheinlich seine eigenen verängstigten, verletzten inneren Kinder.

WERTSCHÄTZUNG VERSUS ANEIGNUNG

Kultureller Austausch ist in unserer globalisierten Welt gang und gäbe, gilt im Allgemeinen als etwas Positives und führt manchmal zu Toleranz und Wertschätzung von Unterschieden. Wir Amerikaner stehen kulturell mit vielen anderen Ländern im Austausch und bringen Einflüsse aus diesen Ländern mit.

Das kann zwar Mitgefühl und Vielfalt fördern, aber Austauschen und Stehlen sind nicht dasselbe.

Eine dominante oder privilegierte Gruppe kann eine marginalisierte, unterdrückte oder unterprivilegierte Gruppe ohne deren Zustimmung kulturell bestehlen. Das ist insbesondere dann unethisch, wenn Mitglieder der privilegierten Gruppe das, was sie sich angeeignet haben, zu ihrem persönlichen oder finanziellen Vorteil ausnutzen und dabei ihr Privileg zusätzlich vergrößern und ihre Vorherrschaft über die marginalisierte Gruppe noch mehr sichern.

Eine andere Kultur wertzuschätzen, bedeutet, Sie möchten gern mehr darüber erfahren, weil es Sie interessiert; und vielleicht wollen Sie auch einige Elemente dieser Kultur respektvoll in Ihr Leben aufnehmen. Das ist schön und gut, vorausgesetzt, Sie geben das, was Sie von der anderen Kultur gelernt haben, nur dann weiter, wenn Sie die Erlaubnis dieser Kultur erhalten haben, den Betreffenden fair Anerkennung zollen und sie gebührend entschädigen. Wenn man eine Kultur schätzt, kauft man Produkte, die diese Kultur repräsentieren, nur von der Kultur, die diese Produkte herstellt, und verwendet kulturelle Elemente nur mit Zustimmung und nur entsprechend ihrem ursprünglich beabsichtigten Zweck (nicht in einer unangemessenen und möglicherweise respektlosen Weise). So ist es beispielsweise etwas anderes, hinduistische Malas beim Mantrasingen zu verwenden, als sie als Halskette zu tragen und niemals ein Gebet zu sprechen.

Wenn Sie tatsächlich im Namen einer anderen Kultur sprechen, lehren oder Heilung praktizieren, ist es wichtig, keine Arbeit von Menschen zu übernehmen, die dadurch, dass Mitglieder einer dominanten Gruppe sie ersetzen, Macht oder Geld verlieren könnten. Seien Sie sich darüber im Klaren, dass Sie keine Autorität sind, und achten Sie darauf, dass Sie Mitgliedern dieser Kultur Raum geben, die sonst vielleicht nicht gehört würden.

In Anbetracht dessen, dass sich im Westen eine Fülle an Gelegenheiten bietet, das zu vermasseln, ist es ein heikles Unterfangen – *und* ein bewegliches Ziel. Was an einem Tag noch als ethisch angesehen wird, kann sich schon am nächsten Tag ändern, denn die Praxis der Vielfalt, Gleichberechtigung und Inklusion – engl. Diversity, Equity, Inclusion, *DEI* – wächst und breitet sich aus.

Wo wird es heikel? Wenn weiße Menschen die Welt des Yoga oder der Kampfkünste dominieren, ohne anzuerkennen, dass sie sich diese Fähigkeiten von einer hinduistischen oder asiatischen Tradition angeeignet haben; wenn sie ohne den entsprechenden Kontext Kleidung tragen, die der eines Priesters ähnelt, oder sich heilige Symbole eintätowieren lassen; und wenn sie Traditionelle Chinesische Medizin (TCM) oder Neoschamanismus praktizieren und damit potenziell chinesischen oder indigenen Heilern Arbeitsplätze wegnehmen – dann bewegen sie sich auf dem heiklen Terrain der kulturellen Aneignung.

Warum ist es problematisch, wenn privilegierte weiße Amerikaner Kleidung anderer Kulturen tragen? Schließlich kopieren andere Kulturen auch die amerikanische Art, sich zu kleiden. Wenn Amerikaner den traditionellen Schmuck oder die zeremonielle Kleidung einer anderen Kultur tragen, bringt ihnen das vielleicht – vor allem in bestimmten spirituellen Kreisen – Statuspunkte ein, aber wenn Angehörige dieser Kultur ihre traditionelle Kleidung im Westen tragen, erhalten sie möglicherweise nicht denselben Statusgewinn, im Gegenteil: Sie könnten ins Visier genommen und als „nicht modern" unterdrückt oder herabgesetzt werden, oder sie werden schikaniert, weil sie sich nicht assimilieren. Diese Kleidung könnte sie sogar zur Zielscheibe für Hassverbrechen machen.

Den kultursensiblen Mittelweg zwischen Wertschätzung und Respekt zu finden, kann verwirrend sein. Mir wurde von Indigenen gesagt, ich solle auf dem Land, auf dem ich Heilarbeit durchführe, eine Zeremonie abhalten, um Erlaubnis bitten und die ursprünglichen Heilkundigen und Ahnen ehren.

Wenn ich aber Workshopmitglieder einlade, an dieser Zeremonie teilzunehmen, ist das dann kulturelle Wertschätzung oder Aneignung? Es ist schwer abzuschätzen, wie ich damit umgehen soll. Ich weiß, dass ich Fehler machen werde, aber ich tue mein Bestes, um mit Bewusstheit und Feingefühl vorzugehen.

Bedeutet das, man soll an keinem Yogakurs bei einer weißen Lehrerin teilnehmen, keine Heilung bei einem weißen TCM-Arzt suchen und sich nicht von einer weißen Neoschamanin beraten lassen? Das hängt davon ab, wen Sie fragen und wie Ihre Intelligenzen der ganzheitlichen Gesundheit auf eine mögliche neue Ausbildung in DEI – Vielfalt, Gleichberechtigung und Inklusion – reagiert. Unzählige Menschen haben von Yoga, TCM und schamanischen Praktiken profitiert. Wenn die einzigen Praktizierenden, zu denen Sie Zugang haben, Weiße sind, wäre es töricht, ein Instrument aus dem Medizinbeutel der Welt aus Ihrem Heilungsrezept auszuschließen, wenn es nach Ihrem Empfinden das Richtige für Sie sein könnte. Wenn Sie jedoch die Wahl haben, sollten Sie sich für den indischen Yogalehrer, die chinesische TCM-Ärztin oder den indigenen schamanischen Heiler entscheiden, auch wenn diese im Westen aufgewachsen sind und ihre Heilkunst erlernt haben, um sich mit der Kultur ihrer Vorfahren zu verbinden. Wenn Ihnen jemand kulturelle Aneignung vorwirft, gehen Sie nicht in die Defensive. Lernen Sie stattdessen daraus, und ändern Sie Ihr Verhalten.

KULTURELLE ANEIGNUNG – EINE CHECKLISTE

Menschen, die sich der kulturellen Aneignung schuldig machen, …

- ziehen die Behandlung durch weiße Neoschamanen der Behandlung durch indigene Neoschamanen vor.

- tragen die „spirituelle" Kleidung einer anderen Tradition, praktizieren diese Religion aber nicht.

- tragen ihr Haar in einem Stil, der mit einer anderen Kultur assoziiert wird, um davon zu profitieren, dass sie mit dieser Kultur in Verbindung gebracht werden (zum Beispiel, wenn sie als Nichtschwarze Dreadlocks tragen).

- erlangen Status, Geld oder Macht mithilfe von Elementen aus einer anderen Kultur.

- missachten die Bräuche einer anderen Kultur (Halloween-Kostüme, Sportfans, die indigene Kriegsschreie ausstoßen).

- romantisieren, fetischisieren oder sexualisieren Bräuche oder Menschen, wodurch Klischeevorstellungen, Rassismus und Dominanzsysteme aufrechterhalten werden.

- verwenden beiläufig Wörter, die in einer anderen Kultur eine große Bedeutung haben, wie zum Beispiel Stamm, Krafttier, Totempfahl, Powwow, woke oder erleuchtet.

- kaufen Produkte wie Kunst, Lebensmittel oder Musik von Westlern, die traditionelle Kulturen kopieren, anstatt von Angehörigen dieser Kulturen.

- lernen von weißen Menschen etwas über schamanische Heilung, anstatt direkt von indigenen Menschen.

- nehmen an Zeremonien oder anderen traditionellen Heilwegen teil, die von weißen, nicht indigenen Menschen angeleitet werden.

— Kapitel 8 —

DIAGNOSEN DER HEILIGEN MEDIZIN

Wenn Sie genug Zeit in der Welt der Heiligen Medizin verbringen, werden Sie bestimmt auf einige seltsame Methoden stoßen, die Heiler zum Diagnostizieren von Krankheiten einsetzen. Erinnern Sie sich an den balinesischen Heiler, der mit einem Stock an mir herumstocherte? Ich hatte auch peruanische Heiler, die Coca-Blätter verstreuten und „lasen", um meinen Körper zu beurteilen. Donna Eden nutzt ihre ungewöhnliche Sicht, um dunkle Flecken oder einen gestörten Energiefluss im Energiefeld zu „sehen". Andere „fühlen" diese festgefahrenen Bereiche, wenn sie mit den Händen über den Körper einer Person fahren – ich selbst habe das einmal erlebt, als ich nach einer langen Meditation in einem veränderten Bewusstseinszustand war. Manche setzen Muskeltests ein, auch bekannt als angewandte Kinesiologie oder Energietest, und andere verlassen sich auf medizinische Intuition, wie sie von Caroline Myss und Mona Lisa Schulz propagiert wird. Die Diagnostik der Heiligen Medizin ist sehr vielfältig, und jede Tradition hat offenbar ihre eigene Methode, die Gesundheit des Körpers zu „lesen".

Obwohl ich niemals empfehlen würde, auf die Diagnostik der Heiligen Medizin zu vertrauen, *statt* zum Arzt zu gehen und eine gründliche medizinische Untersuchung durchführen zu lassen, können manchmal die traditionellen Methoden der westlichen Medizin ein Problem nicht finden oder lösen. Einige Patienten und Behandler schwören auf die Heilige Medizin, wenn alles andere versagt hat, und deshalb möchte ich auf zwei der häufigsten Formen eingehen: die medizinische Intuition und den Muskeltest. Mindestens die Hälfte der westlich ausgebildeten Energieheiler und -heilerinnen, die ich getroffen habe, darunter auch Donna Eden, verwenden regelmäßig Muskeltests.

Er wird auch von Chiropraktikern, Kräuterheilern, Ernährungswissenschaftlern, ganzheitlichen Heilpraktikern, Ärzten für funktionelle Medizin und Energiepsychologen eingesetzt.

Nicht nur Heiler, auch Ärzte greifen insgeheim auf medizinische Intuition zurück. Heutzutage kann man sogar einen Abschluss darin erwerben. Mehrere Ärzte aus meinem Freundeskreis haben einen entsprechenden Studiengang zur Weiterbildung in Marin County, Kalifornien, absolviert und nutzen das Gelernte als Ergänzung zur herkömmlichen medizinischen Diagnostik. Als meine Freundin, die Ärztin Cynthia Li, an einem mysteriösen Leiden erkrankte, half ihr medizinische Intuition auf so erstaunliche Weise, dass sie sich entschloss, sich selbst darin ausbilden zu lassen. Ich empfehle die Lektüre ihres Buches *Brave New Medicine*, fasse aber ihre Geschichte hier noch einmal zusammen. Bis Anfang 30 hielt sich Cynthia für gesund und war wohlauf. Sie arbeitete Vollzeit als Ärztin in einer Klinik für HIV/AIDS, reiste mit ihrem Mann und trieb regelmäßig Sport, bis sie ein Kind bekam und eine postpartale Thyreoiditis (Wochenbett-Schilddrüsenentzündung) entwickelte. Sie wurde von einem erstklassigen Endokrinologen pharmakologisch behandelt, doch Schwindel und Müdigkeit plagten sie weiterhin, selbst als sich ihre Schilddrüsenhormone wieder normalisierten. Ihre zweite Schwangerschaft stürzte sie in einen Strudel von Diagnosen schwächender Erkrankungen, darunter das chronische Erschöpfungssyndrom und Dysautonomie (eine Störung des autonomen Nervensystems, das lebenswichtige Funktionen wie Blutdruck, Herzfrequenz, Verdauung und Atmung reguliert). Als praktizierende Ärztin hatte sie Krankheiten wie diese abgetan und als Pseudo- oder Sammeldiagnosen betrachtet, die gestellt wurden, wenn sich durch diagnostische Tests nichts bestätigen ließ. Doch als Patientin empfand sie Hoffnungslosigkeit, war frustriert und verzweifelt und sehnte sich danach, ihre frühere Vitalität zurückzuerlangen.

Wegen Ihrer Symptome war sie zwei Jahre ans Haus gefesselt

und fast zehn Jahre lang schwerbehindert. Dennoch verlor sie in diesen verzweifelten Zeiten nicht die Hoffnung. Sie schreibt: „Hoffnung ist eine tiefe Orientierung der menschlichen Seele, die auch in den dunkelsten Zeiten aufrechterhalten wird.“[71] Diese dunkle Nacht der Seele gab Cynthia den Anstoß für eine Heilungsreise, die sie niemals freiwillig gewählt hätte.

Sie probierte alles aus, was nicht zu ihrem Fachgebiet der Schulmedizin gehörte: Integrative Medizin, Akupunktur und Kräuter ebenso wie Mind-Body-Medizin. Sie konzentrierte sich auf Neuroplastizitäts- und Rehabilitationsübungen, um die Kommunikation zwischen Gehirn und hormonellen Bahnen neu zu verdrahten. Sie versuchte es mit einer auf Vollwertkost basierenden überlieferten Ernährungsweise, wie GAPS (Gut and Psychology Syndrome – Darm- und Psychologie-Syndrom) und Paleo. Hin und wieder half etwas davon, aber sie fand dennoch nicht zu ihrem früheren Selbst zurück.

Schließlich arbeitete sie mit der medizinischen Intuitiven Martine Bloquiaux zusammen, die ihr half, einige fehlende Puzzleteile in ihrer Diagnose aufzudecken, und ihre restliche Behandlung anleitete. Nach einer langwierigen Genesung kehrte Cynthias Vitalität schließlich zurück. Sie erlernte bei Martine medizinische Intuition und nutzt inzwischen das Gelernte, um anderen zu helfen, einen Weg zurück ins Leben zu finden.

AUSSERGEWÖHNLICHES WISSEN

Martine und Cynthia arbeiten auf unstrukturierte, aber dennoch systematische Art und Weise mit medizinischer Intuition. Neben einer gründlichen Beurteilung der Patienten-Krankengeschichte unter Prüfung der schulmedizinischen Diagnosen aus den oft umfangreichen Krankenakten der Patienten und nach genauer Beobachtung des Körpers bei der Untersuchung (wobei ärztliches Fachwissen und mentale Intelligenz zum Einsatz kommen) findet Cynthia es hilfreich, auch ihre intuitive Intelligenz mit einzubeziehen. Bevor sie einen neuen Patienten empfängt, verbringt Cynthia zehn Minuten in Meditation, um ihren Geist zu leeren und Raum für Einsichten, Bilder und Intuitionen zu schaffen. Vielleicht sieht sie ein Bild, das ihr einen Hinweis gibt, oder sie erkennt etwas, das sie mit ihrer mentalen Intelligenz allein nicht herausfinden könnte. In anderen Fällen sieht sie vielleicht eine Liste mit unklaren Diagnosen noch einmal durch und spürt in sich hinein, ob sie intuitiv „Ja" oder „Nein" dazu sagt. Ein „Ja" könnte sie beispielsweise dazu veranlassen, einen Test auf etwas Ungeklärtes anzuordnen, an das sie bis dahin noch nicht gedacht hat. Auf diese Weise vergeudet sie kein Vermögen, um auf alle unklaren Krankheiten zu testen. Ihre Intuition hilft ihr, die möglichen Diagnosen einzugrenzen. Gibt es zum Beispiel Schimmel im Schlafzimmer des Klienten? Besteht ein Magnesiummangel?

Viele Heiler haben sich selbst darin geschult, ihr „Ja" oder „Nein" mithilfe der somatischen Intelligenz zu spüren. Vielleicht ist ein „Ja" ein Gefühl von Liebe oder Wärme in der Brust, ein „Nein" dagegen eine Kontraktion im Solarplexus. Manche visualisieren Bilder. Andere hören eine Stimme, die Informationen gibt. Wieder andere *wissen einfach* etwas, das den Patienten hilft, können aber nicht sagen, woher sie es wissen.

Wenn ich mit gleichgesinnten Ärzten über medizinische Intuition spreche, haben die meisten eine bemerkenswerte Geschichte darüber zu erzählen, wie sie etwas über einen Patienten wussten, was sie unmöglich wissen konnten, und so zur Rettung eines Lebens beitrugen. So auch Rachel Naomi Remen, die während ihrer Ausbildung zur Fachärztin für Kinder- und Jugendmedizin die einzige Frau an der Cornell Medical School war – und es sollte noch Jahrzehnte dauern, bis Intuition in die medizinische Diskussion aufgenommen wurde. Eine verzweifelte Mutter brachte ihr gesund aussehendes Baby herein und rief weinend: „Mein Baby stirbt!" Eine umfassende Untersuchung ergab nichts, und das Baby wurde nach Hause geschickt, doch die Mutter kam wieder, in großer Panik, und beharrte darauf, dass etwas ganz und gar nicht in Ordnung sei.

In diesem Moment wusste Rachel, dass sie eine Lumbalpunktion durchführen musste, eine invasive Untersuchung, die bei einem Baby ohne weitere Symptome oder Laborbefund, der auf eine Hirnhautentzündung hinwies, nicht indiziert gewesen wäre. Als sie die Lumbalpunktion durchführte, nur geleitet von ihrer Intuition und der Gewissheit der Mutter, dass etwas nicht stimmte, forderte der Arzt, der Rachel als Supervisor betreute, sie auf, damit aufzuhören. Was sie sich dabei gedacht hätte? Das Baby sei doch umfassend untersucht und dann entlassen worden! Rachel widersetzte sich seinen Anweisungen und stach die Nadel in den Rücken des Babys, gerade rechtzeitig, um einen Tropfen reinen Eiters austreten zu sehen. Das Baby hatte eine tödliche Meningitis und wäre am nächsten Morgen tot gewesen, wenn sie nach Hause gegangen wären. Die Intuition der Mutter – und Rachels – rettete dem Kind das Leben.

In dem Buch *Extraordinary Knowing* erzählt Elizabeth Lloyd Mayer, Psychologin an der University of California-Berkeley und Forscherin auf dem Gebiet des „anomalen Wissens“, die Geschichte eines ihrer Therapieklienten. Der Neurochirurg aus einem nahegelegenen Universitätskrankenhaus hatte schwere Migräneanfälle, die auf die schulmedizinische Behandlung nicht ansprachen. Sein Arzt überwies ihn zur Therapie, in der Hoffnung, dass sie ihm helfen konnte. Als Mayer ihn befragte, erfuhr sie, dass seine Kopfschmerzen einsetzten, als er aufhörte, Medizinstudierende und Assistenzärzte zu unterrichten, was er sehr gern getan hatte. Warum hatte er mit dem Unterrichten aufgehört, fragte sie? Widerwillig gab er zu, dass er aufhörte, weil er die Frage nicht beantworten konnte, die alle Assistenzärzte ihm stellten: Warum hatte er nie einen Patienten auf dem OP-Tisch verloren, obwohl seine Operationen doch so riskant waren? Der Grund, so erklärte er schließlich, war folgender: Wenn er eine

Operation für angezeigt hielt, setzte er sich ans Bett des Patienten und wartete ... manchmal 30 Sekunden, manchmal stundenlang. Er wartete so lange, bis er das Zeichen erhielt, das er als Okay für eine unbedenkliche Operation interpretierte – ein auffälliges weißes Licht, das um den Kopf des Patienten herum erschien. Solange das Licht nicht erschien, wartete er ab.

Ein Intensivarzt sagte mir, dass seine Patienten manchmal während eines „Code blue"-Notfalls – einer Reanimation – mit ihm kommunizieren, wenn sie nicht mehr atmen und ihr Herz nicht mehr schlägt und versucht wird, sie wiederzubeleben. Manchmal hört er dann eine Stimme, die einfach sagt: „Ich bin schon tot." Das bedeutet nicht, dass er nicht weiterhin die Code-Blue-Leitlinien befolgt, aber er ergreift keine extremen Maßnahmen, so wie er es täte, wenn eine ähnliche Stimme aus dem Jenseits sagen würde: „Mach weiter! Ich komme zurück."

Wenn man Ärzte, die bei einem Retreat zusammensitzen und sich sicher fühlen, fragt – so wie ich es getan habe –, ob sie ähnliche Erfahrungen gemacht haben, ist es erstaunlich, wie häufig solche Geschichten erzählt werden. Auch ich kenne das. Ich habe mich bei Patienten ebenfalls von Intelligenzen jenseits des Mentalen leiten lassen. Wie ich in *The Anatomy of a Calling* beschrieben habe, brachte mich eine solche Intuition einmal dazu, eine Heilung durchzuführen, die, wie ich später erfuhr, einem klassischen Exorzismus ähnelte. Ich hatte keine Ahnung, was ich tat, aber vor meinem inneren Auge waren filmähnliche Bilder über eine Patientin mit einer mysteriösen Krankheit aufgeblitzt, die ihren Ärzten Rätsel aufgab. Ihre Erkrankung führte zu einer lebensbedrohlichen Anämie und erforderte schließlich wöchentliche Eiseninfusionen, die sie den ganzen Tag an einen Tropf im Infusionszentrum des örtlichen Krankenhauses fesselten, zusammen mit all den Chemotherapie-Patienten. Ihre Ärzte hatten ihr gesagt, sie würde diese Infusionen für immer brauchen, aber nachdem ich die Vision gehabt hatte, erzählte ich meiner Patientin davon und fragte sie, ob ich versuchen solle, die spezielle Vision, die ich gesehen hatte, nachzustellen. Sie sagte „Ja", und so kopierte ich das, was ich in der Vision gesehen hatte, peinlich genau: wie sie sich mit dem Rücken zu mir auf den Boden legte, den Kopf in meinem Schoß; die Stellen, wo ich meine Hände auflegte – eine Hand auf ihre Stirn und eine auf ihr Herz; die brennende Kerze; das Lied, das ich abspielen ließ (Mumford & Sons' „Awake My Soul"); den speziellen Kristall, den sie in der Hand hielt. Ihr Körper zitterte, als hätte sie einen Anfall, und das machte mir Angst, aber eine innere Stimme sagte: „Liebe sie einfach. Erde dich und bleib dabei." Ich visualisierte eine Erdungsschnur, öffnete mein Herz, ließ meine Liebe über sie fließen und wartete etwa eine halbe Stunde, bis sie aufhörte zu zittern. Als sie sich beruhigt hatte, hielt ich sie lange Zeit in Stille. Als sie schließlich sprach, sagte sie: „Meine Mutter ist aus meinem Bauch gekommen." Sie schlief 30 Stunden in dem Bett für Klienten. Das war vor zehn Jahren, und sie hat nie wieder eine Infusion gebraucht.

Wenn ich an diese Erfahrung zurückdenke, höre ich die Stimme von Bill Bengston in meinem Kopf: „Sei spielerisch, vermeide Rituale." Wenn ich versuchte, dieselbe Erfahrung mit einer anderen Patientin zu wiederholen, würde vermutlich nichts passieren. Ich hätte das Mysterium in ein Ritual verwandelt, das ich kontrollieren, kopieren und wiederholen wollte. Vielleicht war das Ergebnis so, wie es war, weil ich dem Mysterium vertraute, ohne es kontrollieren oder duplizieren zu wollen. Abgesehen von der Geschichte, die ich Ihnen über Hugo erzählt habe – wie ich meine Hände auf ihn legte und Bills „Cycling" praktizierte, während wir nach seinem schrecklichen Sturz auf den Rettungshubschrauber warteten, der ihn in die Notaufnahme bringen sollte – ist mir seitdem nichts Vergleichbares mehr passiert.

IST ES INTUITION ODER IST ES IHRE AGENDA?

So wie ich nicht empfehlen würde, sich ausschließlich auf die mentale Intelligenz zu verlassen, weil das zu unausgewogenen Entscheidungen führen könnte, würde ich auch nicht empfehlen, sich ausschließlich auf die intuitive Intelligenz zu verlassen. Das wäre so, als würden wir nur einen unserer Sinne benutzen, um die Welt zu interpretieren. Ich würde einem Heiler, der nur eine der vier ganzheitlichen Gesundheitsintelligenzen einsetzt, nicht unbedingt vertrauen. Wenn Ihnen jemand sagt, er hätte einen direkten Draht zu Gott und seine Intuition sei zu 100 Prozent zuverlässig, seien Sie vorsichtig. Wie Sie sich denken können, haben Menschen mit einem guten Zugang zu ihrer intuitiven Intelligenz vielleicht kluge Einsichten – solange sie aus einem Zustand der bescheidenen Neugier heraus dem Mysterium gegenüber offenbleiben. Aber es kann *sehr leicht* passieren, dass Sie sich zur Grandiosität verführen lassen, wenn ein Teil von Ihnen etwas Besonderes sein möchte und nur zu gern glaubt, Sie hätten das Göttliche auf Kurzwahl. Vor allem, wenn jemand infolge eines Traumas eine tiefe Wunde der Wertlosigkeit hat, die den Balsam des Etwas-Besonderes-Seins braucht, um die Qual des Gefühls, nicht liebenswert zu sein, zu lindern, kann ein solcher Anflug der Grandiosität zu Selbstzufriedenheit führen, und das kann die Korrektheit der Intuition verzerren.

Wenn Intuition durch Ihre anderen ganzheitlichen Gesundheitsintelligenzen abgerundet wird, kann es hilfreich sein zu lernen, auf sie zurückzugreifen und zu vertrauen, um klare, ausgewogene Entscheidungen zu treffen. Doch Intuition allein für sich genommen kann uns in Schwierigkeiten bringen, insbesondere wenn wir uns von kritischem Denken, dem gesunden Menschenverstand und der vernünftigen mentalen Intelligenz abkoppeln. Intuition ist niemals hundertprozentig genau, und wie ich im weiteren Verlauf dieses Kapitels erläutern werde, haben Wissenschaftler bewiesen, dass selbst die begabtesten unter den Intuitiven große Fehler machen, wenn sie sich allein von ihrer Intuition leiten lassen.

Wie sich herausstellt, sind wir alle anfällig dafür, von unserer inneren Agenda getäuscht zu werden, die sich als Intuition tarnen kann. Allen Menschen, auch Heilern, kann es passieren, dass sie das Gefühl, von echtem inneren Wissen geleitet zu werden, mit ihren inneren Absichten und Vorstellungen verschmelzen und etwas Bestimmtes wollen, an etwas hängen, in Wunschdenken oder magisches Denken verfallen oder Angst haben. Die Fähigkeit, zwischen Intuition und Ego-Agenda zu unterscheiden, erfordert beträchtliche Übung und Versiertheit, sodass wir alle gut daran tun, ein weiteres Paradox der Heilung zu praktizieren: Vertrauen wir unserer intuitiven Intelligenz, *und* bewahren wir uns eine gesunde Skepsis gegenüber unserem Wissen – halten wir Ausschau nach Agendas, die sich in heilige Gewänder hüllen.

Man hofft, dass ein guter Heiler relativ neutral ist, aber auch Heiler sind Menschen und können eine Agenda haben, zum Beispiel recht haben oder Patienten davon überzeugen wollen, ihre Dienste in Anspruch zu nehmen oder ihre Präparate zu kaufen. Es kann sein, dass sie bestimmte Erwartungen in Bezug auf die Gesundheitsergebnisse eines Patienten hegen, um ihre Wichtigkeit zu steigern. Wie ich in Kapitel 9 erörtere, sind Heiler, die unter dem Deckmantel der Behauptung, sie würden ihrer Intuition folgen, unethische oder manipulative Praktiken verbergen, und sogar regelrechte Betrüger in der Welt der Heiligen Medizin leider erschreckend häufig anzutreffen.

Auf meinem beruflichen Weg habe ich mich irgendwann mit einem Heilige-Medizin-Heiler zusammengetan, mit dem ich mich im Rahmen meiner Recherchen befasst hatte. Wir wollten zusammen lehren und hatten einen erfolgreichen Start unseres Onlineprogramms, der über 100.000 Dollar einbrachte. Nachdem wir das Geld schon von den Schülern gesammelt hatten, aber noch bevor das Programm startete, sagte er mir, dass er sich zurückziehen müsse. Und warum? *Weil Gott es ihm gesagt hat.*

Für mich war das Humbug. Gott hatte ihm nicht gesagt, dass er ein Programm absagen sollte, auf das wir uns seit mehr als sechs Monaten vorbereitet hatten. Es musste etwas anderes sein, und ich wollte, dass er mir gegenüber ehrlich war. Er beharrte jedoch hartnäckig darauf. Gott habe ihm grünes Licht gegeben, das Programm zu unterrichten, aber nun widerriefe er seine Zustimmung. „Gott kann sehr wechselhaft sein, weißt du? Ich stelle Gott nicht infrage. Ich befolge nur Anweisungen."

Er bat mich, die Schüler anzulügen und ihnen zu sagen, dass wir den Kurs absagten, weil ich mich von der Hundebiss-Verletzung erholen musste oder weil meine Mutter unheilbar krank war. Aber das stimmte nicht. Ich konnte meine Zusage einhalten, egal was in meinem Privatleben passierte. Ich lehnte es ab zu lügen, sagte den Schülern aber auch nicht die ganze Wahrheit, weil ich mich noch in meiner konfliktvermeidenden Phase des Spiritual Bypassing befand. Stattdessen cancelte ich das Programm ohne Erklärung, entschuldigte mich und erstattete ihnen das Geld zurück, wofür ich mich verschuldete. Ich verbuchte es als eine teure Lektion in Sachen Urteilskraft, aber ich war verletzt … und *stinksauer.*

Es ist schwer, mit jemandem zu streiten, der schwört, dass er seine Weisungen direkt von Gott erhält, daher kann es eine Taktik sein, die manche anwenden, um eine Situation zu dominieren und uns wehrlos zu machen. Behalten Sie das im Sinn, wenn Sie auf dem Gebiet der Heiligen Medizin unterwegs sind. Hüten Sie sich vor allen, die ihre Intuition anführen, um Unehrlichkeit, schädliches Handeln oder Taten zu rechtfertigen, die durch ihre eigene Agenda motiviert sind.

Während der Covid-Pandemie gab es viele solcher Fälle unter Anhängern der Alternativmedizin, die mit der Aussage „Ich folge meiner Intuition" rechtfertigen wollten, dass sie keine Maske trugen, sich nicht sozial distanzierten und nicht impfen ließen, ganz zu schweigen davon, dass sie generell öffentliche Gesundheitsrichtlinien ablehnten, vor allem dann, wenn diese

Richtlinien ihren Lebensunterhalt beeinträchtigten. Sogar einige ehemals vernünftige, hochrangige Ärzte gingen so weit zu behaupten: „Meine Intuition sagt, dass Covid ein Schwindel ist“, und nutzten ihre Plattformen in den sozialen Medien, um die öffentliche Meinung zu beeinflussen und Menschen davon zu überzeugen, nicht auf die Gesundheitsämter zu hören. *War das ihre Intuition?* Oder rechtfertigten sie rebellische, antiautoritäre, oppositionelle oder libertäre Neigungen mit falschen Behauptungen? Wenn Diagnosen der Heiligen Medizin dazu benutzt werden, fehlendes kritisches Denken oder Nichtbeachtung wissenschaftlicher Erkenntnisse zu rechtfertigen, ist das nicht nur lästig, sondern kann auch tödlich sein.

WISSENSCHAFT UND INTUITION ARBEITEN NICHT IMMER HAND IN HAND

Ist medizinische Intuition genau? Die wenigen peer-reviewed Studien mit Personen, die sich selbst als medizinische Intuitive bezeichnen, zeigen, dass medizinische Intuition für sich genommen enttäuschend ungenau ist. Obwohl eine qualitative Studie, die in der relativ unbekannten Zeitschrift *Subtle Energies* veröffentlicht wurde, vielversprechende Ergebnisse zeigte[72], ergab eine quantitative Studie, die im angeseheneren *Journal of Alternative and Complementary Medicine* veröffentlicht wurde, nur eine Genauigkeit von 14 Prozent. Die Forscher gelangten zu folgendem Schluss: „Die Ergebnisse deuten zwar auf eine gewisse Übereinstimmung zwischen den intuitiven Diagnosen und den medizinischen Daten hin, aber die Übereinstimmung war nicht überzeugend genug, um zu rechtfertigen, dass die intuitive Diagnose als nützliche alternative Methode zur Diagnose von Krankheiten gelten kann. Wie es scheint, laufen Patienten, die sich ausschließlich auf intuitive Diagnosen als Grundlage für eine Therapie verlassen, Gefahr, dass gravierende medizinische Probleme unentdeckt bleiben.“ [73] Nun ja … *was denn sonst?* Ich empfehle ja auch nicht, medizinische Intuition anstelle der traditionellen medizinischen Diagnose zu nutzen. Die meisten Patienten, die irgendwann einen intuitiven Mediziner aufsuchen, tun es als Ergänzung zu den medizinischen diagnostischen Untersuchungen, weil die schulmedizinische Diagnose und Behandlung ihnen nicht geholfen haben.

Aber sind medizinische Intuitive zuverlässige Diagnostiker? Eine Studie, in der untersucht wurde, ob sie eine Schwangerschaft genau diagnostizieren können, ergab, dass dies nicht der Fall ist.[74] Eine andere Studie, in der die intuitive Diagnose von Bandscheibenerkrankungen mit der Magnetresonanztomographie (MRT) verglichen wurde, ergab, dass die Intuitiven in 54 Prozent der Fälle richtig lagen, die MRT dagegen in 90 Prozent der Fälle.[75] Eine neuere Studie ergab, dass medizinische Intuitive das primäre körperliche Problem der Teilnehmer zu 94 Prozent richtig lokalisieren und beurteilen konnten (49 Prozent der Teilnehmer hatten eine bekannte Diagnose).[76] Bedenken Sie dabei, dass dies auf der Selbstauskunft der Patienten beruhte, nicht auf objektiven Messungen wie Labortests oder radiologischen Untersuchungen. Außerdem ist eine an der Studie beteiligte Wissenschaftlerin eine medizinische Intuitive und lehrt medizinische Intuition. Es besteht also immer die Gefahr der Verzerrung, wenn eine Person das, was sie persönlich lehrt und praktiziert, beweisen oder widerlegen will. Zweifellos ist mehr Forschung darüber notwendig.

Bekanntlich leistet die Wissenschaft beim Messen subjektiver Dinge – wie zum Beispiel, ob jemand intensiv beten kann oder eine gute medizinische Intuition hat – nicht gerade herausragende Arbeit. Das gilt vor allem in der sterilen, unter hohem Druck stehenden Umgebung eines Labors, die ungeeignet ist, um Bedingungen zu schaffen, die eine gute Intuition fördern. Dennoch sind das keine großen Hindernisse.

Da Cynthia selbst von der Hilfe einer medizinischen Intuitiven profitiert hatte, um eine Behandlung für ihre eigene Krankheit zu finden, fragte ich sie, was sie von diesen Studien hielt. Sie wies mit Recht darauf hin, dass es einer dieser Studien angesichts der Zahl der Teilnehmer – nur ein Heiler – an Aussagekraft mangele, was die Daten nicht besonders vertrauenswürdig mache. Sie sagte mir: „Intuition ist natürlich nicht hundertprozentig genau, noch nicht einmal bei den besten Intuitiven. Aber auch analytische Daten sind nie zu hundert Prozent genau. Trotzdem akzeptieren wir analytische Daten, wenn sie weit unter 100 Prozent liegen, Intuition wollen wir aber nur dann akzeptieren, wenn sie nachweislich bei nahezu 100 Prozent liegt. Dennoch: Bei Letzterer besteht trotz allem eher eine Gefahr für Irrtümer und Missbrauch. Ich verstehe das berechtigte Zögern, darauf zu vertrauen."

Sie ist sich auch nicht sicher, ob ihre eigene Intuition in einem Labor gut abschneiden würde. Wie sie sagt:

> *„Ich habe selbst erlebt, dass ich Schwierigkeiten mit Intuition und dem ‚Diagnostizieren' durch medizinische Diagnostik hatte – denn mit Intuition nutzen wir subtile Energien. Es kann gut sein, dass wir ein Ungleichgewicht oder Erkrankungen aufspüren, bevor die Diagnostik sie aufspüren kann. Das wissen wir auch aus der integrativen und der funktionellen Medizin, dort wo die Standardlaborwerte typischerweise innerhalb normaler Grenzen liegen. Aber mit feineren, differenzierteren Tests können wir Anomalien ausfindig machen. Das ist also auch ein Aspekt. Ein medizinischer Intuitiver kann zum Beispiel etwas erkennen, bevor es bei einer Standarddiagnose offensichtlich wird."*

Sie gab auch zu: „Ich weiß, dass meine intuitiven Fähigkeiten nachlassen, wenn ich ‚getestet' werde. Das versetzt mich geistig in mein Ego. Ich kann mir vorstellen, dass das bei erfahreneren

Intuitiven weniger eine Rolle spielt, aber allein schon die Vorbereitungen auf empirische Tests stören anscheinend die subtilen Energien." Und in derselben Zwickmühle sind wir, wenn es um Wissenschaft und Heilige Medizin geht.

MUSKELTEST

Obwohl medizinische Intuition in der Heiligen Medizin häufig zum Diagnostizieren von Krankheiten eingesetzt wird, ist sie als eigenständiger Test eher unzuverlässig. Sie kann jedoch zusammen mit anderen – sowohl konventionellen als auch alternativen – Diagnosen, wie dem Muskeltest, nützlicher sein. Millionen Heilpraktiker verwenden Muskeltests, um ihre Intuition zu überprüfen oder etwas mithilfe der Körperweisheit der Klienten herauszufinden.

Zu Beginn meiner Heilige-Medizin-Reise war ich erst ein einziges Mal durch eine Freundin in New York City mit Muskeltests in Berührung gekommen. Wir waren in einem belebten Restaurant, als eine ihrer anderen Freundinnen sagte: „Kommt, wir machen einen Muskeltest für deinen neuen Freund!" Eine von ihnen drückte den Arm meiner Freundin nach unten, während diese den Namen des Mannes sagte. Ihr Arm ging nach unten, was offenbar bedeutete, dass er ein Flop war. Ein kollektiver Seufzer wurde ausgestoßen. Ich verstand nicht, was los war, und ihre Freundinnen erklärten mir, dass ihr Verstand diesen Mann vielleicht mochte, aber ihr Körper und ihre Intuition nicht. Sie beschrieben den Muskeltest als eine andere Art, etwas zu erkennen, und nutzten ihn für alles, von der Partnersuche über den Lebensmitteleinkauf bis hin zu Gesundheitsentscheidungen. Alle außer mir waren begeisterte Anhängerinnen, und sie wirkten verblüfft, dass ich das Leben relativ erfolgreich ohne ihn meistern konnte. Sie schworen, dass ihre Muskeltests weniger unbeständig und fehlgeleitet waren als ihr Verstand.

Meine Freundin schrieb dem armen Kerl eine SMS und sagte ihm, es sei vorbei. Mir tat er leid, und ich fragte mich, wie ich mich wohl fühlen würde, wenn ich wegen eines Muskeltests abserviert würde.

Ein oder zwei Jahre später, zu Beginn meiner Forschung im Bereich der Heiligen Medizin, erhielt ich im Anschluss an eine Konferenz, auf der ich gerade einen Vortrag gehalten hatte, einen Muskeltest von einer Energieheilerin, die bei einem Luau auf Hawaii neben mir saß. Ihr zufolge hatte der gut aussehende Surfer, der uns gegenübersaß, angedeutet, dass er gerne mit mir Paddleboarden würde, und ich hatte das überhaupt nicht mitbekommen. Die Heilerin wusste, dass ich frisch geschieden war, und spürte, dass zwischen dem Surfer und mir eine gewisse Anziehungskraft bestand, von der ich aber keine Ahnung hatte. Sie stupste mich sanft an und fragte, ob ich auf die Toilette gehen wolle. Da ich nicht ‚musste', war ich verwirrt, bis die Heilerin einen Blick auf den Surfer warf. *Aha!*

Die Heilerin führte mich zum Rasen vor dem Hotel und forderte mich auf, meinen Arm parallel zum Boden auszustrecken. Sie wies mich an: „Sag: ‚Ich möchte ein Date mit dem heißen Surfer.'" Ich gehorchte, und sie sagte, ich solle ihrem Druck widerstehen, während sie meinen ausgestreckten Arm nach unten drückte. Mein Arm fiel an meine Seite, als hätte ich keine Muskelkraft.

Sie nickte und erklärte mir, dass sie gerade einen Muskeltest bei mir durchgeführt hatte und dass zwar meine Worte besagten, ich wolle ein Date mit dem Surfer haben, doch mein Körper signalisierte etwas anderes. Viele Klienten, erklärte sie, kämen deswegen in ihre Praxis, weil sie etwas nicht erreichten, was sie sich wünschten – Heilung von einer Krankheit, eine romantische Beziehung, Gewichtsabnahme, Geld oder die Erfüllung eines kreativen Traums. Nach ihrer Interpretation meines Muskeltests wollte mein bewusster Verstand zwar, dass der sexy Surfer sich mit mir verabredete, doch der Muskeltest spiegelte den unbewussten Wunsch wider, nicht zu einem Date zu gehen, wahrscheinlich, weil ich wegen meines kurz zuvor erlittenen Liebeskummers fürchtete, verletzt zu werden.

Sie testete mich erneut mit dem Satz: „Wenn es sicher ist, möchte ich ein Date mit dem sexy Surfer haben." Diesmal blieb mein Arm stark.

Die Heilerin nickte und sagte: „Klassisch." Sie erklärte mir, dass wir oft etwas wollen, es aber gleichzeitig „energetisch" blockieren, weil wir fürchten, dass es aus irgendeinem Grund nicht sicher sein könnte, den Wunsch zu erfüllen. Mit einer schnellen Demonstration der „Energieverschiebungstechnik", die sie gewöhnlich anwendet, damit Menschen ihre unbewussten Blockaden leichter lösen können, identifizierte und „behandelte" sie meine zentrale Daddy-Wunde, half mir, meine „Energie zu verschieben", und testete dann erneut meine Armkraft.

„Noch mal! ‚Ich will ein Date mit dem sexy Surfer.'" Ich streckte meinen Arm aus und wiederholte den Satz. Diesmal blieb mein Arm stark.

Die Heilerin sagte: „Gut. Du bist bereit, zumindest für jetzt. Aber du brauchst noch mehr Arbeit daran, wenn du es dauerhaft schaffen willst. Das ist nur eine schnelle Lösung."

Fünf Minuten später küsste mich der sexy Surfer unter einem Banyan-Baum, und wir verabredeten uns zum Paddleboarding. War das reiner Zufall, oder hatte mich die „Verschiebung meiner Energie" irgendwie offener für einen Kuss gemacht?

Am nächsten Tag saßen die Heilerin und ich beim Mittagessen beisammen und sprachen über das Menü.

„Warum lässt du nicht deinen Körper entscheiden?", fragte sie.

Normalerweise wähle ich aus, was ich mag. Zum Spaß machte sie mit mir einen Muskeltest für jeden Menüeintrag, bis wir ein positives Ergebnis hatten. Offenbar wollte mein Arm den vegetarischen indischen Teller, obwohl mein Bauch die Kokosnuss-Garnelen bestellt hätte. Ich bestellte trotzdem die Garnelen. Indisches Essen konnte ich überall bekommen – aber wir waren auf Hawaii!

Nach dieser Begegnung war ich aufmerksamer, weil ich merkte, wie oft Menschen in meinem Umfeld Muskeltests machten. War das eine Modeerscheinung, oder hatten sie das schon die ganze Zeit getan, und ich hatte es nur nicht bemerkt? Ich beobachtete, dass Laien den Test benutzten, um zu entscheiden, in welche Wohnung sie ziehen, welchen Job sie annehmen, welche Einladung von einer Onlinedating-Website sie annehmen oder wo sie Urlaub machen wollten. Sie sagten einen Satz, der mit „Es ist für mich in Ordnung, …" begann und interpretierten es als „Ja", wenn der Test positiv ausfiel, und als „Nein", wenn er negativ ausfiel.

Wenn ein solcher Test tatsächlich wirksam, gültig und zuverlässig reproduzierbar ist, könnten wir Patienten auf diese Weise mit Muskeln testen:

Es ist zu meinem Besten, dass ich …

- wegen meiner Krebserkrankung operiert werde.
- eine Chemotherapie gegen meinen Krebs mache.
- eine Bestrahlung gegen meinen Krebs erhalte.
- alle schulmedizinischen Behandlungen gegen meinen Krebs ablehne.
- eine Behandlung aus dem Bereich der heiligen Medizin für meinen Krebs finde.

Sie verstehen bestimmt, worauf es ankommt. Was wäre, wenn wir mit Muskeltests die richtige Dosis, Häufigkeit und Dauer der Behandlung ermitteln und sie individuell anpassen könnten? Behandlungsprotokolle sind standardisiert, sodass wir sie in wissenschaftlichen Studien testen können, Menschen sind *nicht* standardisiert. Die jeweiligen Bedürfnisse von Patienten können einzigartig sein und lassen sich mit dem statistischen Modell der evidenzbasierten Behandlung nur schwer individualisieren. So unwissenschaftlich er auch ist, vielleicht könnte der subjektivere Muskeltest einen weiteren Datenpunkt zur medizinischen Entscheidungsfindung hinzufügen und bei unseren ansonsten objektiven Versuchen, Behandlungen zu standardisieren, Raum für Subjektivität schaffen.

MUSKELTESTS VERSTEHEN

Um diese diagnostische Praxis zu verstehen, habe ich mit Dutzenden Heilern und Heilerinnen, die Muskeltests anwenden, Gespräche geführt. Ich fragte sie nach der Methode, dem Zweck, der Zuverlässigkeit und danach, wie man verwirrende Ergebnisse vermeidet. Einheitliche Antworten zu finden, war zwar ebenso schwierig, wie Heiler zu finden, die dieselbe Terminologie zur Beschreibung der Energieanatomie verwenden, aber es gab doch einige Überschneidungen. Manche Verfechter dieser Methode behaupten, der Muskeltest nutze den Körper, um den bewussten Verstand zu umgehen. Man könnte sagen, dass er die somatische oder intuitive Intelligenz testet und die mentale Intelligenz außer Kraft setzt. Der Test stützt sich auf die Muskelkraft des Körpers, um zu ermitteln, was gut für den Körper ist, was wahr oder stimmig ist, ähnlich wie bei einem Lügendetektortest. Im Wesentlichen basiert der Muskeltest auf der Hypothese, dass der Körper nicht zulässt, dass man lügt. Wenn Sie also einen Gedanken oder eine Frage im Sinn haben oder eine Substanz in der Hand halten, ist Ihr Muskel stark, wenn der Gedanke wahr oder die Substanz förderlich ist, wohingegen der Muskel schwach ist, wenn der Gedanke unwahr oder die Substanz schädlich ist.

Die Hausärztin und Energiepsychologin Kristin Holthuis beschreibt Muskeltests als eine Brücke zwischen dem bewussten Geist und dem Unterbewusstsein; eine Methode, etwas zu erfahren, mit der sich Analyse oder Logik (mentale Intelligenz) umgehen lassen, und die Zugang zu anderen verlässlichen Wegen des Wissens ermöglicht. Vor allem für Menschen, deren intuitive Intelligenz blockiert ist oder die den Zugang zu ihrer somatischen Intelligenz verloren haben (oft durch ein Trauma), kann der Muskeltest ein Tor zu Formen des Wissens sein, die vielen indigenen Völkern vertraut sind, von denen wir aber durch die Modernisierung abgekoppelt worden sind.

Viele Behandler gehen davon aus, dass der bewusste Verstand zwar oft etwas will – zum Beispiel von einer Krankheit geheilt werden, mehr Geld verdienen oder einem Seelenverwandten begegnen –, dass aber ein tiefer Teil des Unbewussten es nicht will, so wie die Reaktion auf den Surfer bei meinem Muskeltest gezeigt hat. Es ist, als würden wir mit einem Fuß Gas geben und mit dem anderen bremsen. Heiler verwenden oft Muskeltests, um diese innere Polarisierung aufzudecken. Anders ausgedrückt: Wenn Sie ratlos sind, weil Sie eigentlich abnehmen wollen, aber alle Diäten und Trainingsprogramme ausprobiert haben und bei jedem Versuch nur noch mehr zunehmen, dann könnte der Muskeltest „Ich will abnehmen" darauf hinweisen, dass zwar Ihr Bewusstsein abnehmen will, ein anderer Aspekt von Ihnen aber nicht.

Laut den Neurowissenschaftlern der Universität Cambridge, die die *Passive Frame Theory* entwickelt haben, beeinflusst der bewusste Verstand unsere Gedanken nur einen kleinen Teil der Zeit, während das Unbewusste unser Denken und unsere Entscheidungen den größten Teil der Zeit (wenn nicht sogar die ganze Zeit) beeinflusst.[77] Die *Time* fasst es so zusammen:

> *„Fast die gesamte Arbeit Ihres Hirns erfolgt auf der Ebene des Unbewussten in verschiedenen Lappen und Regio-*

nen, ohne dass Sie es merken. Sobald die Verarbeitung abgeschlossen ist und eine Entscheidung zu treffen oder eine körperliche Handlung auszuführen ist, wird diese kleine Aufgabe dem bewussten Verstand kredenzt, der die Arbeit ausführt und sich dann einbildet, er habe die ganze Zeit das Kommando gehabt. Das bewusste Ich ist nämlich in Wirklichkeit wie ein nicht sonderlich kluger Geschäftsführer, dessen ihm unterstellte Mitarbeiter die Recherchearbeit tun und alle Dokumente konzipieren, sie ihm dann vorlegen und sagen: ‚Unterschreiben Sie bitte hier, Chef.' Der Geschäftsführer tut es – und heimst die Lorbeeren ein."[78]

Wenn Sie also – entsprechend dieser Logik – auf Autopilot und nicht auf Ihren inneren Leitstrahl schalten und Ihr Autopilot sich gegen Veränderungen sträubt, sabotieren Sie möglicherweise unbewusst Ihre Veränderungsbemühungen – und der Muskeltest könnte das zutage fördern. Bei einem weiteren Muskeltest der Person, die abnehmen möchte, es aber nicht schafft, könnte herauskommen, dass ihr Unbewusstes aufgrund von sexuellem Missbrauch in der Kindheit (zum Beispiel) will, dass sie übergewichtig bleibt, um sich zu schützen. Der bewusste Verstand möchte weniger wiegen, doch ein stärkerer Teil des Unterbewusstseins möchte vielleicht lieber keine sexuelle Aufmerksamkeit auf sich ziehen, und Fettleibigkeit verhindert nach Einschätzung dieses Teils, dass die Person bemerkt wird. Wenn sie sich dagegen mit dem Satz „Wenn es sicher ist, möchte ich abnehmen" muskeltesten, könnte das Ergebnis positiv ausfallen. Mit anderen Worten, das Unbewusste will, dass Sie in Sicherheit sind, und das zusätzliche Gewicht soll Sie schützen. Dasselbe könnte gelten, wenn Sie glauben, Sie wollten keine körperlichen Symptome mehr haben, aber dennoch nichts funktioniert.

Das ist natürlich Spekulation. Es ist ein weit verbreiteter Glaube unter Heilpraktikern, aber er ist sicherlich nicht wissenschaftlich bewiesen. Ich habe gesehen, dass es sehr belastend sein kann, wenn jemand – vielleicht aus Eigennutz, um zu beweisen, wie „recht“ er hat – einen Muskeltest bei einer Person durchführt, die es nicht schafft, sich einen tiefen Wunsch zu erfüllen, wie zum Beispiel abzunehmen, einen Seelenverwandten zu finden oder schwanger zu werden, nur um ihr zu „beweisen“, dass sie es nicht wirklich will. Vor allem, wenn jemand eine potenziell lebensbedrohliche oder chronische Krankheit hat, kann ein Muskeltest seitens einer Person, der es an Empathie mangelt, den Eindruck erwecken, er oder sie wolle krank sein oder nicht gesund werden. Das kann sich wie ein beschämendes, Grenzen verletzendes Trauma voller Beschuldigungen anfühlen.

Wegen dieses Risikos, der Person zu schaden, die einem Muskeltest unterzogen wird, ist es wichtig, der Versuchung zu widerstehen, willkürlich in den Tiefen des Unbewussten herumzuwühlen. Denn das schadet unter Umständen mehr, als es nützt. Da Muskeltests häufig von Energiepsychologen eingesetzt werden, wie ich in Kapitel 12 erörtere, warnen viele auf die Behandlung von Traumata spezialisierte Heiler davor, Muskeltests als Do-it-yourself-Praxis zu Hause durchzuführen, um heikle Fragen zu testen. Es ist eine Sache, zu testen, ob Ihr Körper lieber Pfirsiche oder Birnen mag oder welche energiemedizinische Methode oder Nahrungsergänzungsmittel Ihre Heilung am besten fördern. Doch es ist etwas ganz anderes, wenn Sie keine Erinnerung an sexuellen Missbrauch in der Kindheit haben, aber den Muskeltest „Ich wurde sexuell missbraucht“ durchführen und ein „Ja“ erhalten. Wenn Sie den Muskeltest „Ich möchte geheilt werden“ machen und der Muskeltest ergibt „Nein“ oder wenn Sie den Muskeltest „Ich möchte sterben“ machen und ein „Ja“ erhalten, kann das auf gefährliche Weise verstörend sein, wenn Sie in dem Moment keine gute therapeutische Begleitung haben, die Ihnen umgehend hilft, eine angemessene Behandlung zu erhalten.

Leider kennen sich viele Heiler und Heilerinnen nicht mit Traumata aus, gehen bei den Muskeltests nicht sorgfältig und feinfühlig vor und setzen sie möglicherweise auf eine grenzverletzende und retraumatisierende Weise ein. Sie sollten vorsichtig damit sein, wie Sie selbst den Muskeltest anwenden und wie Sie ihn von möglicherweise ungeschickten Heilern für Sie anwenden lassen. Muskeltests können in den falschen Händen und bei nicht sachgerechter Anwendung so viel Schaden anrichten, dass ich schon überlegt habe, sie gar nicht zu erwähnen. Aber er wird von Heilern so häufig eingesetzt – und im Internet so häufig falsch dargestellt –, dass ich Sie, liebe Leserin, lieber Leser, warnen und Ihnen zeigen wollte, wie ethische Therapeuten und Ärzte, die sich mit Traumata auskennen und denen ich vertraue, Muskeltests anwenden. So können Sie diejenigen erkennen, die Ihnen vielleicht schaden, und sind in der Lage, sich selbst zu schützen.

Wie sonst könnte ein Muskeltest Ihnen schaden? Ich habe einmal zugesehen, wie ein berühmter Life Coach mithilfe von Muskeltests vorhersagte, wann eine unfruchtbare Frau schwanger würde. Die Frau, die sehr unter ihrer Unfruchtbarkeit litt, war überglücklich zu hören, dass sie in drei Monaten ein Kind empfangen würde. Später sah ich, wie ihr Herz brach, als sich die „Vorhersage“ des Coaches als falsch erwies. Wäre sie nicht so stark gewesen und hätte sie nicht so viel Unterstützung gehabt, dann hätte dies einen Selbstmordversuch, eine Überdosis oder eine andere potenziell tödliche Reaktion auslösen können.

Diese Situation wurde meinem Eindruck nach eher durch Unwissenheit als durch Böswilligkeit verursacht. Ich habe jedoch auch erlebt, dass Muskeltests dazu benutzt wurden, verletzliche, oft traumatisierte Menschen, die verzweifelt nach Linderung ihres Leidens suchten, zu manipulieren, zu nötigen und ihre Grenzen zu verletzen. Ich habe gesehen, wie Behandler, die dringend Geld brauchten, mithilfe des Muskeltests Klienten davon überzeugen wollten, sie zu engagieren: „Machen wir doch mal einen Muskeltest, dann sehen wir, ob die Arbeit mit mir Ihren Krebs heilt." Und wenn der Arm dann stark ist – welcher kranke Mensch würde sich nicht von diesem Hoffnungsschimmer beeinflussen lassen?

Ich habe erlebt, dass Therapeuten, die Nahrungsergänzungsmittel verhökern, mit dem Test Menschen dazu bringen wollten, Geld, das sie nicht hatten, für Präparate auszugeben, die angeblich entscheidend für ihre Genesung waren, obwohl sich diese Produkte in wissenschaftlichen Studien als weitgehend unwirksam erwiesen hatten. Ich habe gesehen, wie übergriffige Heiler in das Energiefeld einer Person eingedrungen sind – außerhalb des Bereichs ihrer Praxis, zum Beispiel bei einer Dinnerparty – und öffentlich eine zentrale Wunde bekannt gemacht haben. Sie benutzen den Muskeltest, um zu beweisen, dass sie „recht" hatten, als „Hab dich erwischt" oder Machtdemonstration, vielleicht auch, um Aufmerksamkeit zu erregen – einen Trick, um Menschen zu beeindrucken. Ich habe auch unzählige unerfahrene Heiler gesehen, die in bester Absicht den Test einfach falsch durchgeführt haben.

WIE VALIDE IST EIN MUSKELTEST?

Ist es ein *zuverlässiger* Test? Wie kann es als Lügendetektor, diagnostische Beurteilung oder Entscheidungshilfe für die Behandlung dienen, den Arm einer Person herunterzudrücken? Menschen zufolge, die auf Muskeltests schwören, besteht das Grundprinzip darin, dass das Nervensystem dann, wenn etwas ungesund für den Körper ist oder der Verstand etwas Unwahres behauptet, unterschwelligem Stress ausgesetzt ist, der die Muskeln schwächt. Diese Behauptung hat mich dazu veranlasst, zu untersuchen, wie herkömmliche Lügendetektortests funktionieren. Sind Muskeltests im Prinzip dasselbe?

Lügendetektor- bzw. Polygraphentests messen drei Indikatoren für autonome Erregung – Pulsfrequenz/Blutdruck, Atmung und Hautleitfähigkeit. Zugrunde liegt die Vorstellung, dass Lügen eine physiologische Stressreaktion hervorruft, die auf einem Monitor gemessen werden kann. Stressreaktionen führen allerdings dazu, dass das sympathische Nervensystem aktiviert wird und Stresshormone, wie Adrenalin, freigesetzt werden. Wenn das aber so ist, sollte dann eine Lüge die Muskeln nicht schwächen, sondern stärken? Sollten wir nicht übermenschliche Muskelkraft entwickeln und in der Lage sein, Autos anzuheben, um geliebte Menschen darunter zu befreien, oder in einer Kampf-oder-Flucht-Stressreaktion vor dem üblen Typen zu fliehen? Warum sollte ein Muskel schwach werden, wenn er dem psychologischen und physiologischen Stress einer Unwahrheit ausgesetzt ist? Ich habe widersprüchliche Belege gefunden. Einige Studien weisen darauf hin, dass Stresshormone die Muskeln stärken.[79] Andere bestreiten diese Ergebnisse.[80] Wie so oft während meiner Forschungen im Bereich der Heiligen Medizin, konnte mir die Wissenschaft nicht helfen, die Dinge zu verstehen.

Könnte die Wissenschaft mich dabei unterstützen, zu beurteilen, wie weit Muskeltests gültig sind? Diejenigen, die daran glauben, werden die Daten der Wissenschaftlerin, Chiropraktikerin und Muskeltest-Lehrerin Anne Jensen loben, die unzählige Artikel veröffentlicht und ihre Doktorarbeit in Oxford über die Wissenschaft des Muskelreaktionstests geschrieben hat. Ihre Ergebnisse wurden unter dem Titel „The Accuracy and Precision of Kinesiology-Style Manual Muscle Testing (KMMT)“ in der Fachzeitschrift *Complementary and Alternative Medicine* veröffentlicht.[81] Die Studienteilnehmer wurden einem Muskeltest auf Grundlage nachprüfbarer, unbestreitbarer Wahrheiten oder Lügen unterzogen. Diese Ergebnisse wurden mit denen von Teilnehmern verglichen, die von Therapeuten allein nach deren

Intuition beurteilt wurden. 48 Muskeltest-Anwender wurden mit 48 Testpatienten zusammengebracht. In einem weiteren Segment der Studie wurden menschliche Muskeltest-Ausübende mit Maschinen verglichen.

Die Studie ergab, dass Muskeltests signifikant treffgenauer waren als Intuition allein oder Zufall (60 Prozent Genauigkeit bei der Unterscheidung von Wahrheit und Lüge). In der Diskussion stellt Anne Jensen die Frage: „Ist eine Treffgenauigkeit von 60 Prozent in einem klinischen Kontext gut genug?" und gelangt zu dem Schluss, dass weitere Forschung erforderlich ist, bevor wir diese Technik als „gut genug" für einen Test validieren können. Ein schulmedizinischer Diagnosetest mit einer Treffgenauigkeit von nur 60 Prozent würde allein für sich genommen sicherlich nicht als zuverlässiger Test gelten. Aus diesem Grund werden Tests wie Screening-Mammogramme, die bei Frauen mit dichtem Brustgewebe in nur 50 Prozent der Fälle eine genaue Diagnose von Brustkrebs liefern, immer durch genauere, aber potenziell invasivere oder teurere Tests ergänzt, sofern die Ergebnisse Anlass zur Besorgnis geben.[82] Wie würde die Nachfolgeuntersuchung aussehen, um etwas zu bestätigen, das bei einem Muskeltest im tiefen Unterbewusstsein entdeckt wurde?

Auf der anderen Seite haben deutsche Wissenschaftler untersucht, wie vier Behandler sieben Patienten einem Muskeltest unterzogen. Es sollte ermittelt werden, ob sich mit dieser Methode Wasser von Wespengift unterscheiden ließ. Doch der Muskeltest funktionierte überhaupt nicht. Befürworter des Muskeltests hatten die Hypothese aufgestellt, dass Wasser zu einem starken Muskel führe, wohingegen Gift den Muskel schwäche. Insgesamt wurden 140 Muskeltests durchgeführt, in deren Folge die Forscher zu dem Schluss gelangten, Muskeltests seien Unsinn.[83] Zwei weitere Studien ergaben, dass Muskeltests zum Ausgleichen von Ernährungsdefiziten nicht zuverlässiger als der Zufall sind.[84]

Skeptiker erklären die Ergebnisse von Muskeltests als bloßen

„ideomotorischen Effekt“, ein psychisches Phänomen, bei dem unbewusst Bewegungen ausgeführt werden, die den Eindruck vermitteln, es sei Magie im Spiel, wie zum Beispiel Bewegungen auf einem Ouija-Brett (von Anhängern des Spiritismus benutzt, um mit Geistwesen in Kontakt zu treten). Anne Jensen hat in einer Studie in der Zeitschrift *Energy Psychology* eine solche Auffassung bestritten.[85]

An dieser Stelle mag der Hinweis genügen, dass der Muskeltest nicht die Bedingungen eines evidenzbasierten diagnostischen Tests erfüllt. Die Schulmedizin hat strenge Standards in Bezug auf die Sensitivität und Spezifität eines diagnostischen Tests; sie müssen eingehalten werden, damit das Protokoll von Mainstream-Ärzten verwendet werden kann. Muskeltests erreichen diese Standards nicht einmal annähernd.

Warum also sollte man dieses Verfahren überhaupt erwähnen? Ich habe vier Gründe. Der erste ist, dass Millionen Anwender darauf schwören, sodass jedes Buch, das sich mit der Vermessung der Landschaft dieses Gebietes befasst, unvollständig wäre, ohne den Muskeltest zu erwähnen. Zweitens habe ich von der Zusammenarbeit mit einer hervorragenden Energie-Psychotherapeutin profitiert, die ihn während meiner Traumabehandlung bei mir angewandt hat, und das hat mir wirklich geholfen, mich geheilt und transformiert. Drittens ist meine professionelle Meinung: Wenn Muskeltests sicher und angemessen durchgeführt werden, von Heilern mit einer ethisch einwandfreien Einstellung, die keine Agenda haben und sich mit Traumata auskennen, können diese Tests unter den richtigen Umständen ein hilfreiches diagnostisches und therapeutisches Instrument sein. Der letzte, aber wichtigste Grund, warum ich über den Muskeltest berichte, ist der, dass ich Sie aufklären möchte, liebe Leserin, lieber Leser – nicht um Ihnen Angst einzujagen, sondern damit Sie die Augen weit offen halten. So können Sie sich mithilfe Ihrer Urteilskraft davor schützen, dass der Test bei Ihnen falsch angewandt wird und Sie zu Schaden kommen oder

Gefahr laufen, das Opfer ungeschickter oder sogar gefährlich korrupter Betrüger zu werden, die sich als Heiler ausgeben.

Bevor ich darauf zu sprechen komme, wie Sie einen Muskeltest am besten durchführen, möchte ich auf die Faktoren eingehen, die einen Muskeltest nach Einschätzung von Fachleuten ungenau machen, damit Sie verstehen, warum das Protokoll, das ich Ihnen zur Durchführung eines optimalen Muskeltests vorstellen werde, so pingelig ist. Vergessen Sie nicht, dass in keiner wissenschaftlichen Studie, die ich gelesen habe, all diese unmöglich zu kontrollierenden Variablen berücksichtigt wurden – denn wie sollten die Wissenschaftler beispielsweise prüfen, ob die Person, die den Muskeltest durchführt, eine versteckte Agenda hatte?

Zur Erinnerung: Ich gebe wieder, was mir Heiler über die Durchführung eines Muskeltests gesagt haben, kann aber nicht wissenschaftlich bestätigen, dass dies die „korrekte" Art ist. Ebenso wenig kann ich bestätigen, dass es die *einzig* richtige Art und Weise ist, wie man einen Muskeltest durchführt. Also nehmen Sie das, was ich sage, nicht ganz so wörtlich, falls Ihr Heiler es anders macht, aber dennoch Ihre Entscheidungsfindung bestanden und sich Ihr Vertrauen verdient hat.

Da viele Heiler online oder telefonisch aus der Ferne praktizieren, lernen sie oft, den Muskeltest für die getestete Person stellvertretend bei sich selbst durchzuführen – das ist für manche fortgeschrittene Energiepsychologen Standard, wie zum Beispiel für diejenigen, die in Advanced Integrative Therapy (AIT, „Erweiterte Integrative Therapie" oder „Fortgeschrittene Integrative Therapie") ausgebildet sind. Seien Sie aber vorsichtig, wenn jemand behauptet, einen Muskeltest bei Ihnen korrekt durchführen zu können, ohne Sie zu berühren. Obwohl meine eigene Therapeutin während meiner Traumabehandlung stellvertretend einen Muskeltest für mich durchgeführt hat – und es hat mir geholfen –, habe ich auch gesehen, dass andere diese Methode missbrauchten.

Wenn Sie beginnen, mit Muskeltests herumzuprobieren, stoßen Sie wahrscheinlich auf einen merkwürdigen Nebeneffekt: Je mehr Sie üben, umso stärker werden Ihre intuitiven Fähigkeiten. Wenn Sie die Methode ausprobieren wollen, gehen Sie es spielerisch an. Versuchen Sie, Dinge zu testen, die Sie leicht beweisen oder widerlegen können, damit Sie eine Rückmeldung erhalten. Versuchen Sie zum Beispiel mithilfe von Muskeltests das Alter einer Person herauszufinden, deren Alter Sie nicht kennen.

Die Entscheidung liegt natürlich bei Ihnen, und bitte gehen Sie nicht nur nach dem, was ich sage, aber ich bin zu dem Schluss gekommen, dass Muskeltests für mich eine nützliche Methode sind, um Zugang zu bestimmten Intelligenzen ganzheitlicher Gesundheit jenseits der mentalen Intelligenz zu erhalten. Das bedeutet nicht, dass die mentale Intelligenz nicht auch ihre Berechtigung hat – oder dass unsere Intelligenzen nicht manchmal im Widerspruch zueinander stehen. Aber wenn wir sie miteinander kombinieren, können wir vielleicht klügere gesundheitliche Entscheidungen treffen, sowohl als Heilende als auch als Suchende.

FAKTOREN, DIE EINEN MUSKELTEST BEEINFLUSSEN KÖNNEN

1. Voreingenommenheit oder die Agenda der Person, die den Test durchführt

Wer den Muskeltest bei anderen durchführt, sollte neutral sein und keine Erwartungen in Bezug auf das Ergebnis hegen. Wenn ein skeptischer Wissenschaftler die dogmatische Überzeugung hat, Muskeltests seien Unsinn, und versucht, Muskeltests zu widerlegen, um sich darin bestätigt zu fühlen, dann könnte diese Voreingenommenheit zu falschen Ergebnissen führen. Ähnlich verhält es sich, wenn ebenso dogmatische Heiler oder Forschende beweisen wollen, dass der Muskeltest funktioniert oder ihre Intuition stimmt: Auch diese Absicht kann den Test verfälschen.

2. Umkehrung der elektrischen Polarität

Befürwortern des Muskeltests zufolge ist der menschliche Körper wie eine riesige Batterie mit einer natürlichen elektromagnetischen Ladung, einem positiven und einem negativen Pol. Legt man zwei Batterien mit gleichnamiger Ladung aneinander, stoßen sie sich gegenseitig ab. Bringt man eine positive und eine negative Ladung zusammen, stoßen sie sich nicht ab. Eine solche elektrische Polarität verläuft, wie angenommen wird, im menschlichen Körper und im Energiefeld in eine einheitliche Richtung. Wenn die Testperson eine umgekehrte Polarität hat, kann der Muskeltest falsch ausfallen, daher wird dies bei einem guten Muskeltest vorher geprüft.

3. Dehydrierung

Dehydrierung der Getesteten kann den Muskeltest verändern, daher sollte die Person, die den Test durchführt, dies vorab prüfen.

4. Psychische Umkehrungen

Die psychische Umkehrung bezieht sich auf verschiedene Arten der Selbstsabotage, wie zum Beispiel das „Upper-Limit-Problem“: Genau dann, wenn etwas gerade positiv angelaufen ist, stoßen wir an eine unbewusste Schwelle, die begrenzt, wie viel Gutes wir zulassen können, und verderben es schließlich. Zu manchen Zeiten wird der Muskeltest durch solche Umkehrungen beeinträchtigt – dazu gehören Ängste vor dem Ergebnis des Tests, das Gefühl der Bedrohung im Zusammenhang mit einer tief verwurzelten Überzeugung; die Sorge, dass die Antwort auf einen

Muskeltest eine Veränderung erfordert; die Neigung der getesteten Person, sich an eine bestimmte Antwort zu klammern; oder der Umstand, dass sie dissoziiert und nicht präsent ist. Wenn Sie zum Beispiel jemanden auf ein Trauma testen und ein Teil des Unterbewusstseins an diesen schmerzlichen Bereich nicht einmal rühren will, kann das den Muskeltest beeinträchtigen. Ob solche Widerstände vorhanden sind, kann geprüft werden, um sie dann, sofern vorhanden, zu behandeln.

5. Genauigkeit setzt die richtige Aussage voraus

Es ist wichtig, jeweils eine klare binäre Aussage zu testen. Der Satz muss eine Aussage sein, keine Frage, und Sie sollten ihn jeweils auf eine Sache herunterbrechen, die Sie testen. Wenn Sie zum Beispiel die Aussage „Es ist zu meinem Besten, nach Kalifornien zu ziehen“ testen, könnte ein zweideutiges Ergebnis dabei herauskommen. Denn vielleicht ist es für Sie zwar in Ordnung, umzuziehen, aber nicht nach Kalifornien. Es wäre besser, diese beiden Aspekte getrennt zu testen: „Es ist zu meinem Besten umzuziehen“ und „Es ist zu meinem Besten, dass Kalifornien mein neues Zuhause ist.“

6. Sie können keinen Muskeltest für die Zukunft machen!

Dieser Test ist keine Kristallkugel. Beim Muskeltest wird nur das gemessen, was im gegenwärtigen Moment wahr ist. Da die Menschen einen freien Willen haben und die Energie sich ständig verändert, kann die Zukunft nicht getestet werden.

7. Verletzte Muskeln

Wenn eine Schulterverletzung vorliegt, liefert ein Muskeltest am verletzten Arm natürlich keine gültigen Ergebnisse. Aber für Muskeltests kann jede Muskelgruppe verwendet werden – testen Sie also einfach eine andere, unverletzte Muskelgruppe. Sind alle Muskeln einer Person aufgrund einer Muskelerkrankung oder Lähmung geschädigt, kann ein sogenannter Surrogat-

Muskeltest durchgeführt werden: Der oder die Heilende führt den Test stellvertretend bei sich selbst durch, oder eine andere Person dient als Stellvertreterin, wenn Sie selbst nicht physisch anwesend sein können. Einen Surrogat-Muskeltest durchzuführen, erfordert jedoch fortgeschrittenes Können und ist deshalb nur den Händen von Fachleuten anzuvertrauen, daher sollten Sie allerhöchste Urteilskraft walten lassen, wenn jemand stellvertretend für Sie einen Muskeltest durchführt.

Denken Sie daran, dass alle diagnostischen Tests Risiken in sich bergen, auch Screening-Untersuchungen wie die Mammografie, bei der die Gefahr besteht, dass entweder ein bestehender Krebs übersehen wird oder eine Behandlung verschrieben wird, obwohl der Krebs vielleicht von selbst verschwunden wäre. Muskeltests bilden da keine Ausnahme. Sie können jedoch potenzielle Risiken minimieren, wenn Sie erkennen können, ob ein Test so durchgeführt wird, dass er den Empfehlungen von Experten auf diesem Gebiet entspricht. Nicht alle Muskeltests (und alle Muskeltest-*Anwender*) sind gleich, und ein standardisiertes Screening-Verfahren gibt es in der Wissenschaft nicht. Wenn Sie aber wissen, was für einen korrekten Test erforderlich ist und wie man Muskeltests *nicht* durchführt, können Sie selbst Nutzen daraus ziehen oder Ihr Wissen weitergeben und die Risiken minimieren.

DIE OPTIMALE DURCHFÜHRUNG EINES MUSKELTESTS

Adaptiert von Asha Clintons *Advanced Integrative Therapy* (AIT) und Kristin Holthuis' *Comprehensive Energy Psychology Muscle Testing Protocols*

Formulieren Sie die Aussage, die Sie testen möchten. Wählen Sie eine einfache, binäre Ja-/Nein-Aussage.

Bleiben Sie neutral, erden Sie sich, bitten Sie Ihr Ego, sich zu entspannen und beiseitezutreten, und zentrieren Sie sich.

Holen Sie das Einverständnis der zu testenden Person ein. Sagen Sie ihr etwas wie: „Wir wollen den Muskeltest dazu nutzen, auf die Weisheit Ihres Körpers zuzugreifen und Ihren Verstand zu umgehen. Wenn das für Sie in Ordnung ist, tun wir das jetzt. Falls die zu testende Person sich sträubt, unterbrechen Sie, beantworten Sie Fragen, und fahren Sie nur dann fort, wenn das Einverständnis eindeutig erteilt wird.

Prüfen Sie, ob Verletzungen vorhanden sind. Fragen Sie, ob die zu testende Person Verletzungen oder eine Schwäche in der Schulter hat. Bei Verletzungen des Deltamuskels können andere Muskelgruppen genutzt werden.

Positionieren Sie sich. Stellen oder setzen Sie sich neben die getestete Person, aber blicken Sie sie nicht direkt an und nehmen Sie keinen Augenkontakt auf, denn das kann die Ergebnisse verfälschen, Ihr Energiefeld mit dem der Person zu vermischen. Legen Sie zwei oder drei Finger auf ihren Handgelenksknochen.

Positionieren Sie die zu testende Person. Bitten Sie sie, den Arm in einem Neunzig-Grad-Winkel vom Körper abzuspreizen und auszustrecken.

Geben Sie ihr das Stichwort zum Einsatz. Sagen Sie: „Halten Sie dagegen, wenn ich ‚halten' sage." Warten Sie eine halbe Sekunde, nachdem Sie „halten" gesagt haben, und drücken Sie dann nach unten.

Prüfen Sie die Polarität. Um zu prüfen, ob die „Polarität" des Körpers normal ist, lassen Sie die zu testende Person eine Hand einige Zentimeter über den Kopf halten, die Handfläche nach unten gerichtet. Testen Sie die Muskelkraft des Arms. Bei normaler Polarität sollte der Arm stark sein. Lassen Sie die Testperson die Hand umdrehen, sodass die Handfläche nach oben zeigt. Testen Sie die Muskelkraft erneut. Der Arm sollte schwach sein, wenn die Handfläche nach oben zeigt. Ist das der Fall, ist die Polarität normal. Wenn nicht, lassen Sie die Person die Cook-Übung (Cook's Hookup) ausführen: auf einem Stuhl sitzend das linke Bein über das rechte schlagen, wobei der linke Fußknöchel auf dem rechten Knie liegt. Halten Sie mit der linken Hand die Unterseite des linken Fußes und mit der rechten Hand den linken Knöchel. Atmen Sie mehrmals tief durch. Wiederholen Sie dann den Test mit der anderen Seite.

Prüfen Sie, ob eine Dehydrierung besteht. Dehydrierung kann den Muskeltest beeinträchtigen. Um festzustellen, ob die Person dehydriert ist, bitten Sie sie, an ein paar Haarsträhnen zu ziehen und die Muskelkraft zu testen. Wenn sie ausreichend hydriert ist, sollte der Arm stark sein. Wenn der Arm schwach ist, geben Sie ihr ein Glas Wasser, und warten Sie einige Minuten, bevor Sie den Test wiederholen. Wenn die Testperson eine Glatze hat, testen Sie mit Körperbehaarung.

Achten Sie auf Widerstand oder „psychische Umkehrungen". Lassen Sie die Person bei der Durchführung eines Muskeltests sagen: „Ich habe Umkehrungen." Wenn der Muskel stark ist, sind Umkehrungen vorhanden und sollten behandelt werden, bevor Sie fortfahren. Sind keine Umkehrungen vorhanden, ist der Muskel bei dem Test schwach. Wenn psychische Umkehrungen vorhanden sind, können Sie Ihre neurolymphatischen Reflexpunkte – auch bekannt als „Schmerz- bzw. Triggerpunkte" – reiben, die sich auf beiden Seiten des Brustkorbs befinden. Führen Sie die Hand vom Halsansatz acht Zentimeter nach unten und vom Brustbein ausgehend zu beiden Seiten acht Zentimeter nach außen, und tasten Sie dann mit den Fingerspitzen, bis Sie eine Stelle von der Größe einer Münze finden, die empfindlich oder schmerzhaft ist, wenn Sie darauf drücken. Reiben Sie diese beiden Stellen etwa 90 Sekunden sanft, um Umkehrungen zu korrigieren.

Machen Sie einen Testlauf. Lassen Sie die zu testende Person sagen: „Ich heiße …" Der Arm sollte fest bleiben. Lassen Sie die Testperson sagen: „Ich heiße [falschen Namen einsetzen]", und der Arm sollte locker sein. Sie können spielerisch mit Geburtstagen, dem Alter und anderen bekannten Aussagen herumprobieren, um herauszufinden, wie sich das „Ja" und „Nein" der Person anfühlt, und ihr demonstrieren, wie es funktioniert.

Testen Sie den Satz. Lassen Sie die Person die zu testende Aussage aussprechen. Warten Sie ein bis zwei Sekunden, damit die Aussage in ihrem Bewusstsein und Körper ankommt. Sagen Sie: „Halten Sie dagegen", und drücken Sie mit zwei bis drei Fingern sanft und gleichmäßig nach unten, wobei Sie den Druck allmählich erhöhen. Drücken Sie nicht länger als drei Sekunden. Der Druck sollte leicht sein – gerade genug, um auf Widerstand zu treffen. Drücken Sie den Arm nicht hart nach unten, und rucken Sie nicht daran herum. Erhöhen Sie den Druck sanft, bis Sie spüren, dass der Arm entweder „einrastet" (stark/Ja) oder sich „löst" (schwach/Nein). Wenn der Arm beim Herunterdrücken fest wird und stark ist, ist das ein „Ja". Drückt man nach unten und der Arm löst sich oder wird schwach, ist das ein „Nein".

Testen Sie die gegenteilige Aussage. Wenn Sie die Aussage „Es tut mir gut, Vitamin C zu nehmen" testen und der Arm stark ist, testen Sie auch „Es tut mir nicht gut, Vitamin C zu nehmen". Bei der gegenteiligen Aussage sollte der Test „schwach" ausfallen.

— *Kapitel 9* —

ERSTENS NICHT SCHADEN

Wenn wir uns auf dem Gebiet der Paradoxe bewegen, wie zum Beispiel, wenn wir über Heilige Medizin sprechen, sollten wir uns daran erinnern, dass überall dort, wo Licht ist, auch Schatten ist. C. G. Jung würde vielleicht sagen, je mehr Licht da ist, umso dominanter der Schatten – es sei denn, wir enthüllen, untersuchen und integrieren Licht und Schatten zur Ganzheit, das heißt Heilung.

Vor allem in der New-Age-Bewegung, wo es weder ein System echter institutioneller Kontrollen noch entsprechende überlieferte Regeln gibt, die spirituell Suchende vor einem solchen Missverständnis schützen könnten, glauben viele fälschlicherweise, dass es Menschen möglich sei, reines Licht zu werden, frei von Schatten. Vielleicht hören Sie sogar, dass sich jemand als „Lichtarbeiter" bezeichnet – dann sollten Sie sich vorsehen. Gerade diejenigen, die glauben, sie seien voller Licht, sind oft besonders blind gegenüber ihrer eigenen Dunkelheit, nicht, weil sie schlechte Menschen wären, sondern weil sie *verletzte Menschen* sind – und verletzte Menschen verletzen andere. Mit anderen Worten: Solange Sie nicht in der Lage sind, in die Tiefen der Schattenarbeit einzutauchen und Ihre eher „zwielichtigen", weniger rationalen, instinktiven blinden Flecken zu sehen, sie anzuerkennen, zu heilen und zu integrieren, kommen diese oft unerwartet zum Vorschein.

Diese paradoxe Natur der Heiligen Medizin – und der Heiler, die sie praktizieren – war mir nicht ganz klar, bis mir bei einigen Heilern der Heiligen Medizin Korruption begegnete. Zunächst war ich schockiert, dann desillusioniert und enttäuscht, aber nur wegen meines eigenen unintegrierten Schattens und meiner Neigung, spirituelle Typen zu idealisieren. Ich war naiv und idealistisch, und so machte ich den Fehler, den viele machen: Ich nahm an, wenn jemand genug spirituelle Kraft hat, um Krebs zu heilen, und Wunder bewirken kann, die biblisch klingen, dann müsse dieser Mensch wie Jesus sein.

Bill Bengston versuchte, mich von diesem Gedanken abzubringen. Er lachte laut über die Vorstellung, dass Heiler und Heilerinnen auf ein spirituelles Podest gestellt werden sollten. Immerhin nannte er seinen Lehrer, Ben Mayrick, liebevoll ein „Oberarschloch erster Klasse". Ben mochte viele Talente haben, darunter die Fähigkeit, Krankheiten zu heilen, die andere nicht zu heilen vermochten, aber Bill versicherte mir, dass Ben alles andere als heilig war. Auch Bill selbst mochte nicht mit der Bürde psychischer Messias-Projektionen belastet werden.

Inzwischen erkenne ich meinen Irrtum und verstehe besser, warum ich diesen Fehler früher gemacht habe. Meine Erkenntnisse darüber möchte ich mit Ihnen teilen und Sie aufklären, damit Sie sich schützen können. Doch zunächst möchte ich eine Warnung aussprechen. Dieses Kapitel befasst sich mit sexuellem und narzisstischem Missbrauch, spirituellen Kulten, Machtmissbrauch und dem psychologischen Hintergrund: Was könnte Heiler anfällig dafür machen, ihre Macht zu missbrauchen, und was macht wiederum diejenigen, die sie aufsuchen, so leicht zum Opfer derjenigen, die solchen Missbrauch betreiben? Seien Sie vorgewarnt, damit Sie, falls dieses Kapitel akute Trigger bei Ihnen zutage fördert, die notwendige Unterstützung haben, um mit etwaigen aufkommenden Problemen umzugehen. Sollte Ihnen keine gute Unterstützung zur Verfügung stehen, überspringen Sie dieses Kapitel ruhig. Falls Sie sich entscheiden weiterzulesen, währenddessen aber Unsicherheit oder Angst in Ihnen aufkommt, machen Sie bitte eine Pause, und holen Sie sich nötigenfalls professionelle Hilfe.

Zunächst möchte ich sagen, dass Virtuosität *in keiner Weise* mit spiritueller Erleuchtung, Moral, ethischen Praktiken, wohlwollenden Absichten oder Integrität gleichzusetzen ist. Wir erwarten ja auch nicht von Rockstars, dass sie Heilige sind, nur, weil sie uns mit dem, was sie aus ihrer Gitarre herausholen, mitreißen können. Und die meisten von uns wissen sehr wohl, dass Filmstars nicht so lieb und nett sind wie die Rollen, die sie spielen, und dass ihnen nicht der Status eines Erlösers zukommt, nur , weil sie uns mit einer Oscar-prämierten Darbietung berühren oder eine Gottheit überzeugend darstellen können. Wir würden den Basketballspieler Michael Jordan nicht mit Jesus vergleichen, auch wenn seine Drei-Punkte-Treffer von der anderen Seite des Spielfelds wie vom Himmel gesandt wirken mögen. Manche verstehen sich darauf, mit ihrer Musik Energie in Bewegung zu bringen, manche berühren uns mit ihrer Schönheit und ihrer Schauspielkunst, von manchen könnte man sagen, dass sie auf einem Fußballfeld vom Heiligen Geist durchdrungen sind, und andere wiederum können mit den Händen Krankheiten heilen. Kein Talent macht jemanden zu einem vollkommenen Menschen ohne jeglichen Makel.

Es gibt zwar Heiler und Gurus, die uns *weismachen* wollen, sie seien spirituell etwas Besonderes, aber das bedeutet nicht, dass sie es auch sind. Heiler mit der Fähigkeit, Energie in Bewegung zu bringen und die Heilung von Krankheiten zu bewirken, *unterscheiden sich nicht* von anderen Menschen, die etwas virtuos können. Einige sind freundliche, liebevolle, ethische Menschen, die ihr Trauma haben behandeln lassen, ihre Schattenseiten in ihre Ganzheit integriert haben und denen man vertrauen kann. Andere sind es nicht. Gewöhnlich verdecken die nicht Vertrauenswürdigen ihre Schatten durch Spiritual Bypassing und haben andere gelehrt, dasselbe zu tun, wobei sie ihr verletzendes Verhalten mit Bemerkungen verbrämen wie „Dadurch erwecke ich dich“ oder „Deine Seele hat entschieden, dass ich dich missbrauchen soll, damit du dich durch diese Trigger spirituell weiterentwickelst“.

Das zu erkennen, kann besonders leidvoll für in der Kindheit traumatisierte Menschen sein, ohne „hinreichend gute“ Eltern, die in der Lage gewesen wären, eine gesunde, sichere Bindung zu fördern und auszugestalten. Allem Anschein nach haben viele von uns, auch ich selbst, einen starken Drang, spiritualisierte Elternfiguren zu idealisieren – möglicherweise in dem Bestreben, ungesunde Beziehungen zu den Eltern durch eine erleuchtete, perfekte Beziehung zu ersetzen. Vielleicht werden wir von Menschen mit scheinbar transzendenten Kräften angezogen wie Motten vom Licht und möchten *unsere* Macht an diese Leute abgeben, als wollten wir uns von der Verantwortung freisprechen, uns in einer unsicheren Welt zurechtfinden zu müssen. *Wenn nur die perfekte Mama oder der perfekte Papa mir sagen könnte, wie ich leben soll, und mir genau diktieren würde, wie ich im Leben an einen Belohnungsstern komme, dann würde ich mich nicht so verletzlich, einsam und von der oft harten Realität bedroht fühlen.* Wir geben die persönliche Verantwortung ab, lassen uns von diesem spiritualisierten Elternteil wie ein Kind bevormunden und hoffen, dass wir uns dadurch bei jemandem, dem wir vertrauen, sicher fühlen können. In einer therapeutischen Beziehung, zum Beispiel mit einem erfahrenen Traumatherapeuten, ist diese Dynamik zu erwarten, und die Therapeuten sind darin geschult, mit solchen Problemen der Übertragung und der Projektion umzugehen. Doch in der Welt der Spiritualität geht diese Dynamik schief. Leider werden genau auf diese Weise verletzliche Menschen verführt und geraten in Sekten.

Das Problem mit Podesten ist: Wenn man jemanden so hoch über sich stellt und sich selbst in einen wehrlosen Zustand bringt, kann es mit der Person, die man für übermenschlich hält, nur noch abwärtsgehen, und man ist völlig ungeschützt, wenn sich dann herausstellt, dass sie doch nur unvollkommen ist – und vielleicht auch noch auf eine Art und Weise, die daran erinnert, wie die eigenen Eltern einen verletzt haben. Auch wenn die Realität schwer zu ertragen ist: Es gibt keine menschliche Perfektion, und jeder, der versucht, Ihnen das Gegenteil einzureden, nutzt Sie wahrscheinlich nur aus, um sein durch eigene

Traumata verursachtes Bedürfnis nach Wertschätzung, Aufmerksamkeit, Besonderheit und Grandiosität zu befriedigen.

Anfangs, als ich in meinen Workshops offen über den Schatten der Heiligen Medizin sprach, weinten überraschend viele meiner Schülerinnen. Es war noch vor #MeToo, und dass ich an eine persönliche und kollektive Wunde rührte, wurde mir erst bewusst, als mir Hunderte Betroffene erzählten, dass sie von ihrem Schamanen vergewaltigt, von ihrem Guru sexuell belästigt oder von ihrem Heiler beschwindelt worden waren.

Nachdem eine Frau, die eine derartige Verletzung erlitten hatte, therapeutisch behandelt worden war, versuchte sie, das Geschehene zu verarbeiten, und schrieb mir:

> *„Es ist eine ziemlich einfache Quacksalber-Verkaufsmasche. Überzeugen Sie Menschen davon, dass sie etwas Besonderes sind. Blähen Sie ihr verletztes Selbstwertgefühl dadurch auf, dass Sie ihnen sagen, sie seien auserwählt und deswegen hier, um in diesem Leben Großes zu vollbringen. Überzeugen Sie sie davon, dass Sie von den Plejaden hierhergekommen sind, um den Planeten Erde zu retten. Oder sagen Sie ihnen, dass Sie eine alte Seele sind, die schon Tausende Inkarnationen als besonders begabter Mensch gelebt hat. Heften Sie sich an ihre tiefsten Kindheitsverstrickungen, an Situationen des Im-Stich-gelassen-Werdens oder Wunden der Vernachlässigung, damit sie eine weitere Dosis Grandiosität und Besonderheit vom Heiler erhalten wollen und so von ihm abhängig werden. Sagen Sie ihnen, dass sie ihre große Mission niemals erfüllen werden, wenn sie nicht immer wieder die nächste Heilbehandlungsrunde in Anspruch nehmen. Erzählen Sie ihnen zum Beispiel, dass sie ein glamouröses Trauma aus einem früheren Leben haben, das einen speziellen teuren Heilexorzismus erfordert. Lassen Sie sie einfach immer wiederkommen, um zu hören, wie besonders sie*

sind, während sie auch beim Heiler parasitär das Gefühl nähren, etwas Besonderes zu sein. Jetzt haben Sie sie an der Angel. Wenn der Heiler ihnen jetzt sagt, sie müssten mit ihm schlafen, um diese Mission zu erfüllen, oder sie davon überzeugt, sich um Tausende Dollar zu verschulden, werden sie es tun – denn darauf sind sie vorbereitet worden.

Unsere Kultur ist in einem massiven Umbruch in Bezug darauf, wie wir mit einflussreichen Menschen umgehen, die ihre Macht missbrauchen. Von der #MeToo-Bewegung über #BlackLivesMatter bis hin zu zwei Amtsenthebungsverfahren gegen Trump und zur Untersuchung des Sturms auf das US-Kapitol werden alle, die Macht haben – angefangen bei Hollywood-Produzenten, Yogagurus, Politikern und Polizisten über Milliardäre, Pädophile und Heiratsschwindler bis hin zu messianischen Online-Wellness-Influencern und berühmten Heilern – untersucht und zur Rechenschaft gezogen. Es ist höchste Zeit! Dieses Verhalten ist nicht neu. Prominente haben seit Jahrtausenden ihre Macht missbraucht. Doch nun hat eine breite öffentliche Meinung entschieden, dass niemand vor einer Überprüfung und Konsequenzen verschont werden soll, weder Präsidenten noch Milliardäre, weder Gurus noch Heiler.

Dieser Wandel ist so neu und abrupt, dass es für viele Menschen schwierig ist, die vielen kulturellen blinden Flecken auszuleuchten, ohne sich geblendet zu fühlen. Wenn hilfsbedürftige Menschen nach Brasilien pilgern und herausfinden, dass der Heiler, dem sie vertraut haben, wie der sogenannte John of God, als Serien-Sexualstraftäter inhaftiert worden ist, tut das weh. Als unzählige Yogagurus, die behaupteten, Krankheiten zu heilen, von ihren Anhängern als Vergewaltiger, Diebe und Missbrauchstäter entlarvt wurden, waren diejenigen, die besonders empfänglich für Projektionen von „perfekten Eltern“ waren, fassungslos und am Boden zerstört. Wenn Sie, liebe Leserin, lieber

Leser, auch zu diesen Menschen gehören und sich gefragt haben, „Wem kann ich vertrauen?“, dann sind Sie wahrhaftig nicht allein – und es tut mir sehr leid, dass Sie verletzt worden sind.

WIR ALLE SIND ANFÄLLIG DAFÜR

Menschen fühlen sich oft dumm oder gedemütigt, wenn sie merken, dass sie von jemandem mit fragwürdigen Methoden hereingelegt oder zu etwas verführt wurden, doch das kann jedem passieren, auch mir. Vielleicht sind manche, die weniger traumatische Erfahrungen gemacht oder ihr Trauma geheilt und eine schärfere Urteilskraft entwickelt haben, weniger anfällig. Aber angesichts der großen Zahl an Menschen, denen ich begegnet bin und die von spirituellen Führern, Gurus, Schamanen, Priestern und Heilern geschädigt wurden, sollten Sie wissen: Wenn auch Sie dazugehören, sind Sie nicht allein. Ich kenne eine Traumatherapeutin und Yogalehrerin, die sich auf Missbrauch durch Gurus spezialisiert hat – und ihre Praxis ist ausgebucht. Ich kenne auch viele Überlebende spiritueller Sekten. Es ist tragisch, wie viel Leid bei einem solchen Vertrauensbruch und Trauma zurückbleiben kann. Falls Sie davon betroffen waren, hoffe ich aufrichtig, dass Sie Möglichkeiten und Ressourcen haben, um sich die nötige Hilfe zu holen, die Sie brauchen, um diese Traumata zu heilen und die Erfahrung zu verarbeiten.

Ich möchte damit beginnen, dass ich Ihnen meine eigene Geschichte erzähle, auch wenn sie geringfügig wirken mag im Vergleich zum Missbrauch durch Heiler und Gurus, dem viel zu viele Menschen ausgesetzt gewesen sind. Ein Heiler, mit dessen Arbeit ich mich für dieses Buch befasst habe, hat mir mit derselben Taktik den Kopf vernebelt und mich davon überzeugt, er sei in einem früheren Leben mein Lehrer in einer Mysterienschule des Alten Ägyptens gewesen, und das sei der Grund, weshalb sich so viele mysteriöse Phänomene ereigneten. *Ich war spirituell besonders!* Er bat mich um Erlaubnis, die göttliche Intelligenz zu fragen, wie weit fortgeschritten ich in der Mysterienschule gewesen sei. Ich willigte ein, da ich nichts über die alten Mysterienschulen oder ihre Stufen wusste.

Offensichtlich sagte ihm die göttliche Intelligenz, dass ich es bis zur Stufe der „Adepten" geschafft hatte, während er bis zur Stufe des „Magiers" vorgedrungen sei (was auch immer das bedeutet). Als ich das meiner Mitbewohnerin April erzählte, erklärte sie mir auf Grundlage dessen, was sie über die Geschichte esoterischer ägyptischer Mysterienschulen wusste, dass ich ziemlich weit oben stehe, obwohl der Heiler natürlich höher sei.

Es funktionierte – mein Selbstbewusstsein blähte sich auf. Ich fühlte mich besonders, ja sogar auserwählt. Obwohl er verheiratet war, machte er ein paar Annäherungsversuche. Als ich nicht darauf einging, versuchte er meine Ablehnung wegzuerklären: „Das liegt daran, dass wir nur fünf von sieben Chakren in Resonanz haben. Unser zweites Chakra ist nicht im Einklang." Ich wurde nicht vergewaltigt oder sexuell belästigt, wie viele Frauen in solchen Situationen. Stattdessen betrog er mich um einen großen Teil potenzieller Einkünfte und schuldete mir am Ende Geld, das er nie zurückzahlte. Nach drei Jahren, in denen wir fast täglich Kontakt hatten, verschwand er spurlos. Ich war am Boden zerstört, fühlte mich gedemütigt, weggeworfen und wertlos wie ein Stück schmutziges Toilettenpapier. Das aktivierte natürlich meine tiefste Wunde: dass ich mich nie gut genug für meine perfektionistische Mutter gefühlt hatte, der ich es nie recht machen konnte. Scham überflutete mich – ein häufiges Gefühl bei Menschen, die auf diese Weise ausgenutzt werden. Wie bei meiner Mutter, dachte ich, dass er mich liebt, doch es stellte sich heraus, dass er mich hauptsächlich benutzte.

Wie und warum passiert so etwas? Wie, um Himmels willen, können wir so etwas verstehen, ohne korrupten oder ausbeuterischen Heilern und Gurus die Menschlichkeit abzusprechen und sie aus der Gruppe derjenigen auszuschließen, für die wir Mitgefühl empfinden können, indem wir sie als Monster abstempeln und möglicherweise den Wert der echten Gaben abtun, die manche haben? Wie kann es sein, dass solche begabten Menschen so verkorkst werden? Einige hilfreiche Einsichten dazu hat mir ein Animationsfilm von Michel Ocelot vermittelt; er basiert auf Elementen westafrikanischer Volksmärchen: *Kiriku und die Zauberin*.

KIRIKU UND DIE ZAUBERIN

Der Junge Kiriku wurde in einem westafrikanischen Dorf geboren und konnte auf unerklärliche Weise sofort nach der Geburt sprechen und laufen. Kirikus Mutter freute sich sehr über ihren frühreifen Sohn, hatte aber schlechte Nachrichten für ihn. Ihr Dorf war in großer Gefahr. Eine böse Zauberin hatte die Quelle mit frischem Wasser austrocknen lassen, auf die sie angewiesen waren. Ohne sie konnten die Dorfbewohner nicht überleben. Die stärksten Krieger hatten versucht, die Zauberin davon abzuhalten, ihr Dorf zu zerstören, aber alle bis auf einen waren von ihr verschlungen worden. Nur Kirikus Onkel war noch übrig, und so zog Kiriku mit ihm los, um die Zauberin zu besiegen.

Für den armen Onkel lief es nicht gut, er stand kurz davor, der nächste verschlungene Krieger zu werden. Kiriku sah von dort aus, wo der Onkel ihn versteckt hatte, zu, und machte sich bereit. Wenn die Zauberin den letzten Krieger tötete – und mit ihm auch Kiriku –, dann waren seine geliebte Mutter und der Rest des Dorfes verloren.

Kiriku mochte zwar noch klein sein, aber er war schlau. Das gerissene Baby überlistete die Zauberin und rettete seinen Onkel. Doch als diese Kirikus Dorf weiter tyrannisierte, schmiedete er einen Plan. Trotz der großen Risiken für so einen Winzling unternahm er eine gefährliche Pilgerreise zu einer Berghöhle – dem Zuhause seines verehrten Großvaters. Kiriku bat diesen, ihm zu helfen, das Dorf vor der Zauberin zu schützen. Der weise Mann weihte seinen Enkel in ein Geheimnis ein: Die Zauberin war nur böse, weil ihr ein Dorn im Rücken steckte.

„Dieser Dorn gibt ihr all die böse Magie", sagte der Weise.

Die Zauberin wisse nichts von dem Dorn in ihrem Rücken, erklärte er. Es würde also nicht leicht werden. Sie hatte Schmerzen, war jedoch so an den Dorn gewöhnt, dass sie vielleicht gar nicht merkte, wie viel Leid er verursachte. Selbst wenn Kiriku ihr sagte, dass ihr ein Dorn im Rücken steckte, und ihr seine Hilfe anbot, um ihn zu entfernen, würde sie sich vielleicht trotzdem dagegen sträuben. Da der Dorn die Quelle ihrer Magie war, wollte sie diese Kraft vielleicht nicht aufgeben, selbst wenn sie dadurch weniger Schmerzen hätte.

Wollte Kiriku sein Dorf vor der Zauberin retten, dann musste er etwas Riskantes, Mutiges tun. Er musste sich von hinten an sie heranschleichen und den Dorn herausziehen, bevor sie ihn daran hindern konnte. Nachdem der Dorn entfernt war, hatte sie keine Zauberkraft mehr und konnte Kiriku oder den anderen nicht mehr schaden.

Das wäre eine gute Nachricht, sagte der Großvater, und zwar nicht nur für das Dorf, sondern auch für die Zauberin, die dann wieder eine ganz normale Dorfbewohnerin wäre, wie alle anderen auch. Anstatt gehasst und gefürchtet zu werden, könnte sie wahrscheinlich geliebt werden.

Kiriku schaffte es! Er trickste die Zauberin aus, um den Dorn zu entfernen, und holte die gestohlenen Reichtümer der Dorfbewohner zurück. Wie sein Großvater vorausgesagt hatte, verwandelte sich die Zauberin, befreit von dem Dorn, in eine schöne Frau ohne besondere Kräfte, die sich mit den anderen vertrug. Die Quelle war wiederhergestellt, und die Dorfbewohner bejubelten ihr Glück. Die ehemalige Zauberin beugte sich hinunter und küsste Kiriku, der sich augenblicklich in einen stattlichen Erwachsenen verwandelte. Die Dorfbewohner erkannten keinen der beiden wieder und konnten gar nicht glauben, dass diese schöne Frau einmal die böse Hexe gewesen war. Die versklavten Wachen der Zauberin verwandelten sich zurück in Dorfbewohner, die verschwunden gewesen waren, und erzählten, dass die Zauberin sie doch nicht gefressen hatte. Sie wurde im Dorf willkommen geheißen, litt nicht mehr unter den unerkannten unsichtbaren Schmerzen durch den Dorn im Rücken und brauchte die Dorfbewohner nicht mehr zu unterjochen und zu quälen, um diesen Schmerz zu kompensieren. Zugehörigkeit und das Gefühl, von Kiriku und den Dorfbewohnern geliebt zu werden, erwiesen sich als heilsamer Balsam – heilsamer als der billige Ersatz in Form von Macht.

UNSERE BEZIEHUNG ZUR MACHT HEILEN

Als ich das Gleichnis von Kiriku hörte, wurde mir klar, dass wir alle für die Verhexung einer Zauberin anfällig sind, wenn wir oder unsere Lieben krank sind. Wir sind eine sehr leichte Beute, wenn es uns nicht gut geht oder wir hilflos sind und einem geliebten Menschen im Schmerz nicht helfen können. Nur zu leicht schlagen wir alle Vorsicht in den Wind, und sei es nur für einen Hoffnungsschimmer, vor allem, wenn uns jemand mit einem einfachen Ausweg aus dem Leiden in Versuchung führt.

Wenn ich auf die Anfänge meines Weges der Heiligen Medizin zurückblicke, vor allem auf die Jahre, in denen ich Glückszuständen nachgejagt bin, erkenne ich, dass ich und andere verwundbare Menschen mit solchen Zaubern belegt wurden. Ich kann Ihnen gar nicht sagen, wie viele Heiler, Schamanen und Gurus mich mit Sprüchen darüber überhäuft haben, wie besonders, machtvoll und auserwählt ich sei – Baldrian für mein inneres Kind, das sich so von Grund auf wertlos und nicht liebenswert fühlte.

Sicherlich haben wir alle eine Achillesferse, aber meine war, dass mich Macht faszinierte und ich danach dürstete, was daraus resultierte, dass ich von meiner dominanten Mutter *unterjocht* worden war. Als ob mein kindliches Ich „Nie wieder" sagte und nach bestem Vermögen alles tat, um Macht zu erlangen – vielleicht, weil es verhindern wollte, dass ich jemals wieder beherrscht und unterjocht wurde. Mir ist jetzt klar, dass ich deshalb als Kind so sehr darauf aus war, bestimmte Talente zu entwickeln – zu singen und zu tanzen, um die Hauptrolle im Kirchenmusical zu bekommen und Macht über das Publikum zu haben, glatte Einsen zu schreiben, um die Macht der Intelligenz zu haben, Ärztin zu werden mit der Macht, Leben zu retten, meine Sinnlichkeit zu entwickeln, um diese Macht über Männer zu haben, Bücher zu schreiben und eine Fangemeinde in den sozialen Medien aufzubauen, um die Influencer-Macht der Beeinflussung zu haben, jeden Tag stundenlang zu meditieren, um meine spirituelle Macht zu steigern. Ebenso wie für die Zauberin war Macht für mich ein billiger Ersatz für Liebe und Intimität – nicht die Zuckertortenzuneigung der *Memes*, sondern eine echte Herzensverbindung, nach der ich mich sehnte. Natürlich haben Verteidigungsstrategien – wie Macht anzuhäufen, um nicht unterjocht zu werden –, die früher sehr wertvoll waren, weil sie uns halfen zu überleben, inzwischen keinen Nutzen mehr und verursachen letztendlich nur noch mehr Leid.

Aber es sollte noch Jahre der Therapie dauern, all das aufzurollen. Und bis dahin hing ich jedes Mal an der Angel, wenn mir jemand eine magische Geschichte erzählte, wie er Krebs mit den Händen heilen, Kräuter aus den Handflächen wachsen lassen, Operationen ohne Narkose durchführen oder die Stirn einer Person berühren und ihr dadurch sofortige Erleuchtung schenken konnte, vor allem, wenn der- oder diejenige versprach, mir beizubringen, wie ich diese magische Kraft selbst erlangen konnte.

In meinem sozialen Umfeld war es ein Kompliment, eine Frau als Hexe zu bezeichnen. Wie die Lichtarbeiter, die blind gegenüber den Schatten waren, hielten wir uns für Glindas, gute Hexen, und nicht für Elphabas, böse Hexen. Erst Jahre später lernte ich in der Therapie, dass die Archetypen „Hexe“ und „Zauberer“ aus der Jung’schen Psychologie für Narzissten stehen, für die Verführerin, jemanden, der andere mit einem Zauber belegt, unabhängig davon, ob die Person, die den Zauber bewirkt, Marilyn Monroe, Donald Trump oder John of God ist.

Auch wenn Ihre jeweils eigene Verwundung und Empfänglichkeit dafür, korrupten Heilern auf den Leim zu gehen, anders sein mag als meine, liebe Leserin, lieber Leser, ist es doch wichtig, dass Sie üben, sich selbst bewusst wahrzunehmen und Ihre potenziellen Köder zu kennen, wenn Sie im spirituellen Süßwarenladen in Sicherheit sein wollen. Menschen, die in ihrer Kindheit das Gefühl hatten, ihrer Macht beraubt zu sein, so wie ich, lassen sich leicht von Macht verführen und von Faszination und intellektueller Neugier ködern. Oder von dem Wunsch, besondere Macht zu erlangen, sei es durch sportliches Können, Intelligenz, Geld, politische Macht, Ruhm, Schönheit, Talent oder Sex. Wenn Sie weder eine tolle Sportlerin sind noch ein Gitarrist, der die Lautsprecher zum Explodieren bringt, noch eine begnadete Schauspielerin noch Jahrgangsbester, eine Sexbombe oder Klassensprecher, dann streben Sie vielleicht nach einer Macht, die Sie in der Lage sind zu entwickeln – wie zum Beispiel spirituelle Macht oder die Macht, Krankheiten zu heilen. Oder Sie suchen nach der stellvertretenden Macht, die sich aus der Nähe zu jemandem ergibt, den wir spirituell für etwas Besonderes halten, wie zum Beispiel einen Guru mit besonderen Heilfähigkeiten.

Wenn Heiler mit Dornen im Rücken uns als potenziell leichte Beute ausspähen, könnte es passieren, dass wir sie ungewollt in unseren inneren Kreis lassen und unsere Kindheitstraumata wiederholen, indem wir uns aufs Neue unterjochen oder missbrauchen lassen – eine verheerende Form der Retraumatisierung. Das kann für Traumatisierte gefährlich sein – und viele von denen, bei denen eine höhere Wahrscheinlichkeit besteht, dass sie spirituelle Kreise aufsuchen, sind sehr stark traumabelastet. Es ist einleuchtend, dass Menschen, die verletzt sind, alles tun wollen, um ihren Schmerz zu überwinden, sei es durch Meditation, Yoga, Energieheilung, tantrischen Sex, Breathwork oder andere spirituelle Richtungen, die potenziell zum spirituellen Betäubungsmittel werden können.

Nach der Kiriku-Geschichte blieb eine unbeantwortete Frage zurück: Wenn die böse Magie der Zauberin verschwand, sobald ihr Schmerz nicht mehr da war, was geschähe dann mit verletzten Heilern, wenn man *ihren* Dorn entfernte? Könnten sie ohne ihre Wunde weiterhin Krankheiten heilen? Wären sie dann nichts Besonderes mehr und würden zu normalen Dorfbewohnern? Und wenn ja, wer wäre dann für die Kranken da?

DAS PRINZIP, NICHT ZU SCHADEN

Ich habe einmal einen Eid abgelegt: „Erstens nicht schaden". Der ethische Grundsatz, keinen Schaden anzurichten, wird Medizinstudenten eingehämmert. Uns wird beigebracht, dass mit der Macht, Leben zu retten, auch die Verantwortung einhergeht, die Patienten vor dem Schaden zu bewahren, den unsere Macht verursachen könnte. Es gibt viele Möglichkeiten, unseren Patienten zu schaden: durch Missachtung ihres freien Willens und ihres Rechts auf Aufklärung vor einer Entscheidung; durch menschliches Versagen, denn die Instrumente, die uns zur Verfügung stehen, können sowohl heilen *als auch* töten; dadurch, dass wir unsere Macht missbrauchen und sie zu eigennützigen Zwecken einsetzen, zum Beispiel zur finanziellen Bereicherung, zur Lustbefriedigung oder wenn wir die Verletzlichkeit von Patienten ausnutzen, um unser Selbstwertgefühl aufzublähen. Da Patienten den Ärzten in der Regel vertrauen, wenn es um Fragen von Leben und Tod geht, liegt es in unserer Verantwortung, vertrauenswürdig mit dieser Macht umzugehen. Tun wir das nicht – weil wir nur Normalsterbliche sind, die Fehler machen und möglicherweise in unserer eigenen Beziehung zu Macht und

Kontrolle traumatisiert sind –, gibt es mehrere Kontrollmöglichkeiten für Patienten. Sie haben das Recht, uns anonym bei der Ärztekammer zu melden, wegen Kunstfehlern zu verklagen oder gegebenenfalls vor einem Strafgericht Anklage zu erheben. Unsere Ärztekammer kann gegen uns ermitteln, uns suspendieren oder uns die Approbation entziehen, wenn wir nicht vertrauenswürdig sind und unsere Macht nicht richtig einsetzen.

Zugegeben, der modernen Medizin ist etwas von ihrer reinen Verpflichtung zum Nicht-Schaden abhandengekommen, wie das Paradox der Heilung zeigt: Die Schulmedizin rettet Leben – und sie war die dritthäufigste Todesursache in den Vereinigten Staaten, zumindest bis sie 2020 von Covid überholt wurde.[86] Wir geben Lippenbekenntnisse für das Wohlergehen der Patienten ab – und den meisten Ärzten, die ich kenne, liegen ihre Patienten tatsächlich sehr am Herzen. Doch allzu oft steht das Wohlergehen der Patienten in Konflikt mit dem, was unterm Strich finanziell dabei herauskommen soll, und das wird zumeist nicht von Ärzten, sondern von Klinikbetreibern, CEOs gewinnorientierter Versicherungsgesellschaften wie auch von Pharma- und Medizintechnikunternehmen festgelegt.

Nie trat dieses Paradox der Heilung offensichtlicher zutage als im Jahr 2020: Ärzte, die während der Pandemie nicht wussten, wie sie Covid 19 am besten behandeln sollten, schlossen Menschen an Beatmungsgeräte an und glaubten, damit Leben zu retten, nur um festzustellen, dass diejenigen, die eine Behandlung an einem Beatmungsgerät ablehnten, oft überlebten, während viele, die an ein Beatmungsgerät angeschlossen waren, nie wieder davon wegkamen. Ärzte versuchen zwar „erstens nicht zu schaden", doch das klappt nicht immer.

Aufgrund dieses Konflikts zwischen unserem Eid, nicht zu schaden, und einem unvollkommenen System, das dies manchmal unmöglich macht, leiden viele Ärzte unter dem, was Burnout-Forscher als „moralische Verletzung" bezeichnen – geistige, emotionale, psychische und spirituelle Bedrängnis, nachdem sie

„Handlungen begangen, nicht verhindert oder gesehen haben, die tief verwurzelte moralische Überzeugungen und Erwartungen verletzen".[87] Wegen moralischer Verletzung steigt die Anzahl von Selbstmorden, Sucht und vorzeitigem Tod bei Ärzten sprunghaft an. Wenn man sich berufen fühlt, Arzt zu werden, so wie Priester sich zum Priesteramt berufen fühlen, dann kann es unerträglich quälend sein zu erkennen, dass man vielleicht ebenso viel schadet, wie heilt. Heilung und Schaden können sogar zwei Seiten derselben Medaille sein. Selbst wenn wir an unseren eigenen Traumata arbeiten, um unsere Schattenelemente zu heilen und zu integrieren, können mögliche Nebenwirkungen medizinischer Behandlungen manchmal auch dann Schaden anrichten, wenn sie mit äußerster Sorgfalt und in bester Absicht angewandt werden.

Auch wer Heilige Medizin ausübt, ist nicht davor gefeit. Wie Chirurgie, Chemotherapie und andere wirkungsvolle schulmedizinische Behandlungen, kann die Heilige Medizin die Macht haben zu heilen, aber auch die, großen Schaden anzurichten. Wenn Sie einwilligen, dass jemand an Ihrem Energiefeld herummanipuliert oder in den Tiefen Ihrer inneren Wunden und Ihres Unterbewusstseins herumstochert, gehen Sie ein Risiko ein. Damit will ich Ihnen keine Angst einjagen oder Sie paranoid machen; vielmehr möchte ich Sie eindringlich warnen, bei der Wahl eines Heilige-Medizin-Behandlers dieselbe Vorsicht walten zu lassen wie bei der Wahl eines Chirurgen. Ihr wirksamster Schutz davor, zum Opfer verletzter Heiler mit Dornen im Rücken zu werden, die ihre Schattenarbeit nicht getan haben, ist die Verbindung zu den Intelligenzen Ihrer ganzheitlichen Gesundheit. Sie helfen Ihnen zu erkennen, welchen Heilern Sie vertrauen können und von wem Sie sich besser fernhalten sollten. Auch Personen Ihres Vertrauens um Empfehlungen zu bitten, ist hilfreich, um diejenigen auszusortieren, von denen Sie die Finger lassen sollten. Es ist relativ einfach, Halunken zu erkennen, wenn Sie wissen, worauf Sie achten müssen, und wenn Sie sich für diese Informationen geöffnet haben, sodass sie Ihnen zugänglich sind. Am Ende dieses Kapitels gebe ich Ihnen einige Tipps, worauf Sie achtgeben sollten.

Das Problem ist, dass die meisten Heiler weder rechenschaftspflichtig sind noch einer Aufsicht unterliegen. Wenn ein Arzt, eine Therapeutin oder ein Priester die eigene Macht missbraucht, gibt es ein – wenn auch unvollkommenes – System, um Konsequenzen zu verhängen und ihn oder sie zur Rechenschaft zu ziehen. Doch für viele Heiler gibt es ein solches System nicht. Der Mangel an Regulierung auf dem Gebiet des Heilens wird uns weiterhin verwundbar machen, bis wir einen Weg finden, den Bereich zu regeln und für mehr Sicherheit zu sorgen.

JEDE MACHT KANN MISSBRAUCHT WERDEN

Die Marvel-Comic-Figur Doctor Strange ist ein Neurochirurg, der sich die Hände verletzt und Hilfe bei dem allmächtigen, mystischen „The Ancient One" („der Alte") sucht, dem Heilkräfte und ewiges Leben zugänglich sind. Doch am Ende (Spoiler-Alarm!) entdeckt Dr. Strange, dass „The Ancient One" seine Macht aus der dunklen Dimension bezieht. Mit anderen Worten: Einige vermeintliche Lichtarbeiter ziehen ihre Macht offenbar aus den Schatten. Der Ausdruck „Macht korrumpiert" gilt nicht nur für politische, finanzielle, sexuelle oder charismatische Macht, sondern auch für spirituelle Macht.

Das heißt nicht, dass Heiler, die ihre Macht missbrauchen, böse sind – sie sind traumatisiert. Wie bei der Zauberin verursacht ein verborgener Dorn ihnen Schmerzen. Wenn ihnen nicht jemand, der sich mit der Heilung von Traumata auskennt, hilft, diesen Dorn herauszuziehen, können sie erheblichen Schaden anrichten. Mariana Caplan schreibt in ihrem Buch *Augen auf! Der Weg der spirituellen Unterscheidungskraft:* „Diejenigen, die spirituelle Unterscheidungskraft besitzen, haben diese Fähigkeit hinsichtlich spiritueller Fragen gelernt und können beständig intelligente, ausgeglichene und richtige Entscheidungen in ihrem Leben und in Bezug auf ihre spirituelle Entwicklung treffen. Sie halten die Augen offen und sie sehen klar."[88] Nur wenn wir uns unseren Schatten mit nüchterner Demut stellen und unsere Verantwortung als bewusste Patienten, Klienten, Schüler und Studierende annehmen, können wir die spirituelle Unterscheidungskraft entwickeln, mit der wir die unbewussten Schattenmotivationen anderer erkennen können.

Paramahansa Yoganandas *Autobiographie eines Yogi* beginnt damit, dass er sich als junger Mann auf die Suche nach seinem spirituellen Meister begibt. Er begegnet vielen indischen spirituellen Lehrern mit übernatürlichen Kräften, in den yogischen Texten als *Siddhi* bezeichnet. Ein Swami stellte seine Kräfte zur Schau, indem er Tiger zähmte und über dem Boden schwebte, ein anderer heilte tödliche Krankheiten. Wieder ein anderer konnte Düfte materialisieren und einen beliebigen Duft von der Haut seiner Anhänger ausströmen lassen.

Als der Parfüm-Heilige Yogananda erklärte, er habe zwölf Jahre lang gelernt, Düfte zu materialisieren, um die Macht Gottes zu demonstrieren, fragte Yogananda: „Sir, ist es nötig, Gott zu beweisen? Vollbringt Er nicht überall und in allen Dingen Wunder?"

Der Heilige der Düfte antwortete: „Allerdings, doch auch wir sollten etwas von Seiner schöpferischen Vielfalt offenbaren."

„Ich bin der Ansicht, verehrter Heiliger, dass Ihr zwölf Jahre Eures Lebens vergeudet habt, denn die Düfte, die Ihr erzeugt, könnt Ihr für wenige Rupien in jedem Blumengeschäft kaufen."

Im weiteren Verlauf spricht Yogananda darüber, wie Manifestationen zustande gebracht werden, und erklärt, auch er werde irgendwann durch seine spirituelle Disziplin das „Wie" des Materialisierens mithilfe von Atemarbeit und einer Art hypnotischer Kraft erlernen. Doch er hält es für einen arroganten Machtmissbrauch, damit zu prahlen: „Wundertaten, wie sie der

'Parfüm-Heilige' vollbrachte, sind zwar aufsehenerregend, aber vom geistigen Standpunkt aus wertlos. Da sie kaum einen anderen Zweck als den der Unterhaltung erfüllen, lenken sie nur von der ernsthaften Suche nach Gott ab. Das Zurschaustellen übernatürlicher Kräfte wird von Meistern verurteilt."[89]

DIE VERLETZTE HEILERIN – EIN WARNENDES BEISPIEL

Eine Heilerin, die ich hier Aliyah nenne, lebte in Hollywood und war bei wohlhabenden Prominenten sehr beliebt. Ihre Heilkräfte waren legendär, durch Mundpropaganda war ihre Praxis fest etabliert. Im Lauf der Jahre entdeckte ich jedoch, dass ihre Gabe auch eine dunkle Seite hatte. Sie nutzte ihre intuitiven Kräfte dazu, eine schlimme Tat in der Vergangenheit ihrer Klienten zu „lesen" und sorgte durch diese Demütigung dafür, dass diese wehrlos waren. Dann erklärte sie ihnen, ihre Krankheit resultiere aus dem Karma ihrer schlechten Tat. Wenn sie geheilt werden wollten, müssten sie als gute Tat *Millionen* Dollar für die Arbeit der Heilerin spenden.

Manchmal berappten sie die Summe und starben kurz darauf, sodass die Heilerin das Geld einstecken konnte. In anderen Fällen wurden sie gesund, und dann hatte die Heilerin sie *wirklich* am Haken, denn sie führten ihre Gesundung auf sie zurück und gelobten ihr ewige Dankbarkeit. Daraufhin brachte sie sie dazu, ihr *all* ihr Geld zu schenken, angeblich, damit sie ihre spirituelle Lehre und Heilpraxis ausweiten konnte. Sie drohte ihnen damit, dass ihre Krankheit zurückkehren werde, wenn sie nicht ihr gesamtes Vermögen herausrückten und es Gott als Opfergabe darbrachten, um für ihre Missetaten zu büßen. So scheffelte sie viel Geld. Denselben Betrug wiederholte sie mehrmals. Sie weitete ihn sogar auf andere berühmte Heiler aus, wenn diese krank wurden und die Schulmedizin sie nicht zu heilen vermochte.

Ihre Assistentin, der die besonderen Gaben der Heilerin zu einer aus ihrer Sicht wundersamen Gesundung von ihrer unheilbaren Krankheit verholfen hatten, stellte der Arbeit der Heilerin mehr als ein Jahrzehnt lang unentgeltlich ihre Dienste zur Verfügung, um ihr zu danken. Als die Assistentin jedoch erkannte, wie reich die Heilerin durch ihre todkranken Klienten wurde, und herausfand, wie der Betrug funktionierte, konnte sie es einfach nicht mehr ertragen. Sie beharrte darauf, dass die Heilungen echt waren, dass Aliyah keine Scharlatanin war. Aber sie weinte, als sie mir sagte, dass sie zu lange geblieben sei und sich schämte, eine ahnungslose Komplizin bei den Verbrechen gewesen zu sein. Weil sie nicht zur Polizei gehen wollte, machte sie sich einfach davon.

Mit der Zeit wurde mir klar, dass diese Heilerin eine traumatisierte Frau mit verschlossenem Herzen war. Selbst wenn ihre Kräfte echt waren, hatte sie sich doch von Empathie, Mitgefühl, Integrität und Ethik abgekoppelt. Bei einer Heilerin, die nicht in der Lage ist, mitfühlend zu sein, kann man nicht darauf vertrauen, dass sie ihre Kräfte für das Allgemeinwohl einsetzt. Von ihrer Assistentin erfuhr ich mehr über ihre Geschichte, die sogar noch dramatischer war als die fiktive Geschichte der bösen Zauberin, und unter dem Blickwinkel der Traumatisierung betrachtet, ergab alles einen Sinn für mich.

Aliyah, die Tochter eines armen Bauern, hatte von Geburt an intuitive Begabungen. Einmal lag sie als Kleinkind in ihrem Bettchen und rief ihrer Mutter zu, sie solle nach draußen laufen, weil ein Dieb sie bestehlen wolle. Ihre Mutter hielt sie für verrückt, doch als sie nach draußen ging, stellte sie fest, dass Aliyah recht hatte. Eines Tages kam eine Nachbarin mit ihrer Tochter im Teenageralter zu Besuch zu ihrer Familie. Das übersinnlich begabte Kleinkind sagte laut: „Ich sehe ein Baby in ihrem Bauch." Die Schwangerschaft des Mädchens war noch nicht weit genug fortgeschritten, um es zu sehen, und die Nachbarin war schockiert und entsetzt. Es hätte ein Geheimnis bleiben sollen, denn in ihrer Kultur war außerehelicher Sex ein Tabu. Die Familienmitglieder des schwangeren Mädchens waren sehr aufgebracht und sagten Aliyahs Eltern, dass die ganze Familie geächtet würde, sollte ihr kleines Mädchen jemals den Mund aufmachen.

Es sprach sich jedoch trotzdem herum, dass es ein kleines Mädchen gab, das Dinge sehen konnte. Die Dorfbewohner kamen in die Hütte der Familie und baten um Rat und mediale Beratungen. Jedes Mal, wenn sie den Dorfbewohnern sagte, was sie sah, wurde sie von ihren Eltern unbarmherzig geschlagen. Jemand meldete das Kleinkind bei der totalitären Regierung, die alles Metaphysische missbilligte. Die Beamten traumatisierten das kleine Mädchen noch mehr: Sie ließen Aliyah mit einer Papiertüte über dem Kopf und auf dem Rücken gefesselten Händen durchs Dorf laufen, mit einer Holztafel um den Hals, die sie als Hexe brandmarkte. Während sie durch das Dorf lief, wurde sie öffentlich angeprangert und traumatisiert. Die Demütigung und die Schläge bewirkten, dass sie den Verstand verlor. Sie lief von zu Hause fort und gelangte in eine Berggegend. Dort lebte sie ohne Zuhause in der Wildnis, jagte und sammelte oder kam vom Berg herunter, um auf dem örtlichen Straßenmarkt um Essen zu betteln.

Sie fand Unterschlupf in einer Höhle, doch die Nachbarn, die immer noch mediale Beratungen von ihr wollten, spürten sie auf. Sie brachten ihr Essen in die Höhle und erhielten im Gegenzug intuitive Readings. Ihre Familie hatte sie verstoßen; sie sah sie nie wieder. Doch jemand anders kümmerte sich um sie: die leitende Nonne eines weit entfernten Tempels, die ihrem Dorf ihre eigenen Heilkräfte kostenlos zur Verfügung stellte. Die Nonne hatte einen Traum von einem kleinen Mädchen, das in einer Höhle lebte und ihre Schülerin würde. Die Nonne wusste, dass das Mädchen zwar über Fähigkeiten verfügte, aber wild und unausgebildet war und nicht wusste, wie diese einzusetzen waren. Im Traum hörte die Nonne: „Du musst sie lehren, eine Heilerin zu werden, so wie du."

Am nächsten Morgen begab sich die Nonne auf den Straßenmarkt und ging direkt dorthin, wo das kleine Mädchen bettelte. Sie fand die Kleine mit Läusen übersät, wie sie Abfälle von der Straße aß. Die Nonne näherte sich ihr, lud sie ein, mit ihr zu kommen, und versprach ihr Essen, Unterkunft und saubere Kleidung. Widerwillig, aber angelockt von richtigem Essen, folgte das kleine Mädchen der Nonne nach Hause in den Tempel.

Aliyah wurde stärker, während die Nonne sie pflegte und sich um ihre Bedürfnisse kümmerte. Mit der Zeit lernte sie die Nonne lieben und genoss es, sie jeden Tag bei ihrer Heilarbeit zu begleiten.

Eines Tages sagte Aliyah zu der Nonne: „Ich möchte das, was du tust, auch tun."

Die Nonne willigte unter einer Bedingung ein, sie als Schülerin zu nehmen. Wenn sie Aliyah beibrachte, wie man Menschen heilt, müsse sie später die Rolle der Tempelheilerin übernehmen, das Nonnengelübde ablegen und ihr Leben der Aufgabe weihen, den Dorfbewohnern kostenlos ihre Dienste zur Verfügung zu stellen. Es wäre ein heiliger Pakt, und sie wäre ethisch an seine Bedingungen gebunden. Wenn sie nicht zustimmte, würde die Nonne sie nicht bei sich in die Lehre gehen lassen. Das kleine Mädchen willigte freudig ein.

Sie ging ganz natürlich in der Heilarbeit auf, befolgte die Anweisungen der Nonne sorgfältig, betete viele Stunden und verfeinerte ihre Fähigkeiten. Die Dorfbewohner waren beeindruckt. Von immer weiter her kamen die Menschen, um von der jungen Schülerin geheilt zu werden, die zu einer Frau heranwuchs und bald ihr Nonnengelübde ablegen würde.

Doch die Verlockungen der Welt schlugen ihre Widerhaken in Aliyah. Sie ertappte sich dabei, dass sie rebellische Fantasien über das Leben außerhalb des Tempels hatte. Sie träumte davon zu heiraten, Geld zu verdienen und ein weltliches Leben zu führen. Das Leben im Tempel war so *langweilig*, und sie entwickelte sich zu einer sexy, lebhaften Frau, die das Leben noch etwas auskosten wollte. In der Nacht vor ihrer Initiation als Linienhalterin, bei der sie ihr Gelübde ablegen sollte, lief die junge Heilerin fort.

Die Vorhersagen der Nonne wurden wahr. Ein schreckliches Trauma nach dem anderen quälte Aliyah, doch sie weigerte sich, ihr Versprechen zu halten und ihre Heilkräfte für das Gute einzusetzen. Stattdessen verdiente sie ihren Lebensunterhalt damit, dass sie ihre Fähigkeiten vorführte, und wurde schließlich von einem prominenten Mann umworben, der ihre Auftritte gesehen hatte und von ihrem Können beeindruckt war. Er versprach ihr, dass er ihr helfen würde, eine Green Card zu erhalten und in die Vereinigten Staaten zu ziehen, wenn sie ihn heiratete. Nachdem sie es nach Hollywood geschafft hatten, mussten sie ihren Lebensunterhalt verdienen. Kalifornien war teuer, und so begann der Schwindel.

Für mich war es herzzerreißend, die Geschichte der Heilerin zu hören. Es ist nicht verwunderlich, dass jemand mit einem so tiefen Trauma in einem solchen Überlebensmodus aufwächst, dass verletzliche Menschen zu betrügen als einzige Option erscheint. In Anbetracht dessen, was für ein Trauma dieses kleine Mädchen durchlebt und wie viel Macht sie schließlich entwickelt hat, wäre es ihr wohl kaum möglich gewesen, frei von Problemen zu sein und ihre Macht *nicht* zu missbrauchen, es sei denn, sie hätte umfangreiche professionelle Hilfe erhalten. Das bedeutet nicht, dass man sie nicht zur Rechenschaft ziehen sollte und dass diejenigen, die betrogen wurden, sie nicht anzeigen sollten. Aber es ist schwierig, Heiler als Monster abzustempeln, wenn man die Dornen in ihrem Rücken sehen kann.

AUF DIE INTELLIGENZEN GANZHEITLICHER GESUNDHEIT VERTRAUEN

Wenn Sie mit Behandlern aus dem Bereich der Heiligen Medizin arbeiten, liebe Leserin, lieber Leser, ist es für Sie hilfreich zu lernen, Ihre verletzlichen Punkte zu erkennen, damit Sie merken, wenn Sie geködert werden. Mit diesem Wissen sind Sie in der Lage, kritisches Denken, gesunden Menschenverstand, Emotionen, Körperbewusstsein und intuitive Sinne zu aktivieren und Ihre Intelligenzen der ganzheitlichen Gesundheit an Bord zu holen.

Bei einer Gelegenheit hatte ich zwar eine Vorahnung, hatte mich jedoch zuvor darüber hinweggesetzt und ging so mehreren amerikanischen Neoschamanen auf den Leim, die zwar Kräfte hatten, aber korrupt waren. Einer von ihnen hatte seine Klientinnen sexuell belästigt. Sie wandten sich aber nicht an die Behörden und wollten ihn nicht anzeigen. Stattdessen kamen sie zu mir und berichteten von den traumatischen Erfahrungen. Als ich den Neoschamanen damit konfrontierte und ihm wiedergab, was ich gehört hatte, verteidigte er sich und sagte, er befinde sich während seiner Heilarbeit in Trance, und wenn er eine Klientin sexuell belästige, dann nur, weil sie tatsächlich sexuelle Heilung brauche. Er ist nicht der erste Heiler – und wird auch nicht der letzte sein –, der andere dazu verleitet, sich über ihre mentale Intelligenz hinwegzusetzen und stattdessen auf die vermeintliche intuitive Intelligenz des Heilers zu vertrauen. Wie ich schon sagte, sollte man für alles offen sein, aber nicht so offen, dass das Hirn sich abschaltet.

Ich begegnete auch einem anderen berühmten Energieheiler, der wegen seiner angeblichen Wunderbehandlungen einen vollen Terminkalender und viele internationale Anfragen hatte. Bevor ich mich eingehender mit seiner Arbeit befasste oder ihn eine Sitzung bei mir durchführen ließ, trafen wir uns zu einem Vorabgespräch zum Dinner. Er forderte mich auf, ihm eine Frau im Raum zu zeigen, irgendeine Frau. Ich verstand seine Bitte nicht. Was sollte das?

„Such einfach eine aus“, sagte er.

Ich zeigte auf eine Frau mittleren Alters mit drei Kindern, die eine Pizza aß. „Beobachte sie“, sagte er. „Behalt sie im Auge.“

Dann schloss er die Augen, machte etwas mit seinen Händen, und ich beobachtete sie. Eine Minute später ahmte sie perfekt die berühmte Szene in *Harry and Sally* nach, als Sally einen lauten Orgasmus vortäuscht, um Harry zu beweisen, dass Frauen tatsächlich Orgasmen vortäuschen können. Die Frau heulte, krümmte und wand sich in offensichtlicher Ekstase und wirkte entsetzt, als sie die Reaktion ihrer Kinder sah und merkte, dass das ganze Restaurant sie anstarrte. Sie schnappte sich ihre Handtasche und lief zur Toilette, wobei sie sich die Hände vors Gesicht hielt und verängstigt und gedemütigt aussah.

Der Heiler lachte, als ich fragte: „Was hast du getan?“ „Ich habe ihr einen Orgasmus verschafft.“

Ich sah zu, dass ich wegkam. Meine emotionale Intelligenz sagte mir, dass ich nicht mit jemandem arbeiten wollte, der so grausam ist.

Eine andere Frau wurde mir von mehreren Personen als mächtige Priesterin und Heilerin empfohlen, die seit langem bestehende chronische Krankheiten heilen konnte, bei denen eine schulmedizinische Behandlung nicht wirkte. Als ich sie traf, spürte ich augenblicklich einen intensiven Widerwillen. Mein Solarplexus zog sich zusammen, meine Brust schmerzte, mir war übel, und ich spürte etwas, das ich nur als eine dunkle Wolke beschreiben kann, die mich einhüllte. Sie drängte mich immer wieder, an einer wöchentlichen Zeremonie teilzunehmen, zu der nur geladene Gäste kamen und die sie im Geheimen durchführte. Zu diesem Zeitpunkt hatte ich schon genug von der Schattenseite der Heiligen Medizin gesehen, um auf mein Bauchgefühl zu hören. Ich lehnte ihr Angebot ab und fand später heraus, dass sie eine prominente transformationale Führungskraft in ihren

Bann gezogen hatte, sie wegen ihres Reichtums ausnutzte und zu ihrem persönlichen Gewinn manipulierte. Gott sei Dank schützte mich meine somatische Intelligenz vor dieser Frau.

Ich arbeitete mit einer weiteren Heilerin und wollte ihr in diesem Buch ein ganzes Kapitel widmen, folgte aber dann einer Ahnung und sah mir ihren Social-Media-Feed an. Sie hatte sich von QAnon-Verschwörungstheorien verführen lassen. Ich bin dankbar, dass meine intuitive Intelligenz mich davor bewahrt hat, meine Leserinnen und Leser in die Irre zu führen.

Einige ethische Verstöße, deren Zeugin ich wurde, waren weniger offensichtlich, schädigten aber dennoch Menschen im Namen der Heilung. Ich besuchte Meditations-Retreats, bei denen die Teilnehmer angeblich eine radikale Remission erlebten, und entdeckte, dass einige moderne Meditationslehrer alte yogische Praktiken anwenden, die nur für fortgeschrittene Schüler gedacht sind, sofern diese sich – zu ihrer eigenen Sicherheit – jahrelang darauf vorbereitet haben. Personen, die zuvor kaum meditiert hatten und nie mit fortgeschrittener Pranayama-Atemarbeit in Berührung gekommen waren, hatten psychotische Episoden oder das, was der Psychiater Stanislav Grof eine „spirituelle Krise“ nannte. Nachdem bei diesen Menschen eine energetische Öffnung herbeigeführt wurde, bot man ihnen keine Integrationshilfe oder Nachbetreuung an. Einige hatten zwar das Gefühl, dass ihnen diese fortgeschrittenen Praktiken halfen, doch andere empfanden es, als sei ihr Leben ruiniert worden. Als ich diese Heiler zur Rede stellte und ihnen nahelegte, vorsichtiger vorzugehen, um Menschen nicht zu schaden, wurde ich kurzerhand weggeschickt. Warum auch nicht? Sie machten Kasse mit diesen enorm einträglichen, kostspieligen Retreats.

Andere Heiler traumatisierten labile Klienten im Namen der Heilung offensichtlich aufs Neue, insbesondere in großen Gruppen. Sie verletzten ihre psychischen und physischen Grenzen auf ungeheuerliche Weise, so wie es typisch ist für missbrauchende Sektenführer, spiritualisierten diese Grenzverletzungen und gaben den Klienten die Schuld daran, dass sie getriggert wurden. Dabei wandten sie alle in diesem Buch beschriebenen Spiritual-Bypassing-Tricks an, um verständlichen Widerstand und Zorn auszuschalten. Die angeblichen Heiler plusterten sich auf und prahlten vor den anderen Schülern damit, wie medial sie doch seien, während die verletzten Schüler unter Tränen und gedemütigt zur Hintertür hinausliefen, nachdem man ihnen die Kernwunde geöffnet und sie blutend zurückgelassen hatte.

Solch traumatische, als Heilung getarnte Ereignisse mitzuerleben, zerriss mir das Herz und inspirierte mich dazu, mehr zu lernen und mir mehr Unterstützung zu holen, denn ich wollte gewährleisten, dass ich meine eigenen Workshops sicher, umsichtig, einfühlsam und unterstützend für diejenigen, die möglicherweise getriggert werden, abhalten kann. Obwohl eine bestimmte Heilungsarbeit unmöglich durchführbar ist, ohne intensive Emotionen auszulösen, habe ich gelernt, dass es freundliche, sichere und sanfte Wege gibt, Heilung zu praktizieren – wie ein sorgfältiges Sezieren mit einer winzigen chirurgischen Schere und einer wirksamen Betäubung. Es gibt aber auch diejenigen, die jemanden mit einem psychischen Skalpell ohne Schmerzlinderung einfach aufschlitzen, und denen es egal zu sein scheint, ob jemand verblutet oder sogar Selbstmord begeht. Sollten Sie sich jemals in einer solchen Situation befinden, liebe Leserin, lieber Leser, möchte ich Sie bestärken: Stehen Sie auf, gehen Sie hinaus und rufen Sie einen Therapeuten – umgehend.

ENTWICKLUNGSLINIEN

Mir wurde einmal gesagt, Unterscheidungsvermögen sei ein Eckpfeiler des spirituellen Lebens. Es verlangt von uns, dass wir eine tiefere Bewusstheit entwickeln, unsere Intuition stärken, Kindheitstraumata heilen, das Herz öffnen, demütig sind und lernen, das zu sehen, was *ist,* und nicht das, was wir aus unseren

Wunden heraus projizieren, denn – *Achtung, Neuigkeit!* – es gibt keine perfekten Eltern, keinen perfekten Menschen, kein besonderes erleuchtetes Wesen, das uns nie enttäuscht. Ob es uns gefällt oder nicht, die Welt ist von Menschen bevölkert, voller Glanz und Nebel, Mitgefühl und Betrug, Talent und blinden Flecken, Liebe und Schmerz. Doch wir können uns zu weniger Naivität und mehr Unterscheidungskraft erziehen.

Ich weise noch einmal darauf hin: Der Zugang zu heilenden Talenten hat nichts damit zu tun, ob jemand ethisch-moralisch oder psychisch weit entwickelt ist. Um diese großen Unterschiede in Bezug auf menschliche Bewusstheit anzuerkennen, haben Carole Griggs und Ted Strauss die *Griggs-Strauss Conscious Human Development Map* („Landkarte der menschlichen Bewusstheitsentwicklung“) erstellt.

Nach dieser Karte entwickeln wir uns in fünf Bereichen:

- Bewusstheit (Bewusstsein)
- spezielle Ausprägung (Einzigartigkeit)
- Herz (Gefühl)
- Geist (Denken)
- Körper (Körperlichkeit)[90]

Diese Landkarte half mir, meinem Verständnis ein Gerüst zu geben, mehr Unterscheidungskraft walten zu lassen und mir bei meinen Gesprächen mit Heilern und Heilerinnen weniger haarsträubende Urteile zu bilden. Wenn Sie an Menschen denken, die Sie kennen, werden Sie feststellen, dass einige in ihrer Verkörperung (Körper) weiterentwickelt sind – zum Beispiel Spitzensportler oder Yoga-Praktizierende oder in der Welt der Heiligen Medizin Rolfing-Heilpraktiker, Craniosacral-Therapeuten und Akupunkteure. Andere sind intellektuell entwickelt (Geist) – denken Sie an Universitätsprofessoren und Nobelpreisträger – oder sie haben vielleicht bestimmte Superkräfte der Geisteskontrolle entwickelt. Andere sind in ihrer spirituellen Entwicklung (Bewusstheit) fortgeschritten – denken Sie an

Mönche, die 30 Jahre zehn Stunden am Tag meditieren, oder an die Gurus in der *Autobiographie eines Yogi*, die ihre Schüler von Krankheiten heilen können. Andere haben ein hohes Maß an Mitgefühl, Liebe, Ethik und den glühenden Wunsch, eine keinen Schaden stiftende, wohlwollende Präsenz zu sein, die sich der Freundlichkeit und dem Dienst an der Welt verschrieben hat (Herz) – Menschen wie die Anwälte der *American Civil Liberties Union* (ACLU, „Amerikanische Bürgerrechtsunion"), Mahatma Gandhi und Mutter Teresa. Einige sind in dem entwickelt, was die Karte „spezielle Ausprägung" – oder ein einzigartiges Talent oder einen einzigartigen Ausdruck – nennt. Diese Menschen können vollendete Musiker, geniale Künstler, geschickte Liebhaber oder ungewöhnlich authentische, charismatische, humorvolle oder ausgelassene Menschen sein. Manche Heiler haben eine besondere Methode erschlossen, die sie von anderen abhebt und das Energiefeld einer anderen Person wirksam beeinflussen kann. Allerdings kann es sein, dass diese Heiler nicht unbedingt freundlich, klug oder in ihrem Körper verankert sind.

Da viele nicht erkennen, dass jemand in der einen Entwicklungslinie fortgeschritten und in einer anderen unreif sein kann, sind wir vielleicht schockiert und desillusioniert, wenn wir entdecken, dass jemand, der einen tiefgreifenden Einfluss auf unsere Heilung hat, in anderen Bereichen weniger entwickelt ist. Das könnte erklären, warum indische Gurus, die seit ihrer Kindheit in klösterlichen Ashrams nur unter Männern lebten, aus der Bahn gerieten, als sie in den 1960er-Jahren in die Vereinigten Staaten kamen und sich zum ersten Mal schöne Hippie-Frauen an sie heranmachten. Sie mögen zwar spirituell entwickelt gewesen sein, aber sexuell, von ihrer generellen Entwicklung her und moralisch waren diese Gurus womöglich infantil. Zu erkennen, dass wir alle uns auf einem Spektrum dieser Entwicklungslinien befinden – und dass niemand in allen Bereichen zu hundert Prozent entwickelt ist –, hilft uns in unserem Umgang mit unseren Erwartungen an die Heiler, die wir aufsuchen.

ETHISCHE HEILER FINDEN

Einige Organisationen, in denen Heiler sich zusammenschließen, führen inzwischen Gespräche darüber, wie sie ihren Beruf selbst regulieren können. Nachdem zu viele Heiler, Lehrer der Nichtdualität und Yoga-Gurus mit #MeToo-Anschuldigungen in die Schlagzeilen geraten sind und zu viele spirituelle Lehrende und Heiler den Weg der „Verschwörungsspiritualität" – „Conspirituality" – eingeschlagen haben, organisierte die Gemeinschaft *Science and Non-Duality* (SAND) ein Ethikgespräch unter der Leitung von Jac O'Keeffe und Rick Archer. Dies führte zur Gründung der *Association for Spiritual Integrity* (ASI), einer Organisation führender spiritueller Persönlichkeiten, die sich freiwillig auf einen Ethikkodex geeinigt haben.

Die *Association for Comprehensive Energy Psychology* (ACEP) entwickelte ebenfalls einen Ethikkodex und gründete einen Aufsichtsausschuss. Zwei ausgezeichnete Bücher wurden über die Ethik des Heilens veröffentlicht – Dorothea Hover-Kramers *Creating Healing Relationships* und David Feinsteins und Donna Edens *Ethics Handbook for Energy Healing Practitioners*. Mehrere Schulungsprogramme, in denen Heilmethoden der Heiligen Medizin gelehrt werden, haben diese Bücher zur Pflichtlektüre gemacht, und ich empfehle Ihnen, sie zu benutzen, um die ethische Einstellung aller Heilpraktiker zu beurteilen, mit denen Sie möglicherweise zusammenarbeiten.

Trotz der Risiken und Schattenseiten der Heiligen Medizin möchte ich Sie nicht davon abhalten, sich qualifizierte Heiler zu suchen, die Ihnen helfen können. Wenn Sie sich jemanden suchen wollen, der die Heilige Medizin anwendet und Sie auf Ihrer Heilungsreise unterstützt, kehren Sie immer wieder zur Einschätzung durch Ihre Intelligenzen der ganzheitlichen Gesundheit zurück.

PLASTIKENGEL

Ungefähr auf halber Strecke meines Weges der Heiligen Medizin nahm ich an einer jener großen Veranstaltungen teil, die von einem New-Age-Heiler geleitet werden und bei denen unzählige Menschen behaupten, ihnen sei radikale Heilung zuteilgeworden, nachdem sie viel Geld ausgegeben haben, um zu einem dieser Mega-Meditations-Retreats zu fahren. Es war der vorletzte Tag, und wir hatten uns die ganze Woche über auf das große Finale vorbereitet, die Krönung all dessen, wofür wir in unseren intensiven Meditationen gearbeitet hatten. Es war Zeit für die vierstündige Zirbeldrüsenmeditation um vier Uhr morgens. Man hatte uns gesagt, dass mystische Erfahrungen und ein spirituelles Feuerwerk an der Tagesordnung seien und dass einige von uns eine Wunderheilung oder magische Manifestation erleben könnten, wenn wir diese Meditation richtig ausführten.

Nachdem wir uns in die Atemarbeit eingefunden hatten, wurden wir angewiesen, das zu tun, was Ärzte das *Valsalva-Manöver* nennen. Man hält den Atem an und atmet kräftig gegen verschlossene Atemwege aus, als hätte man Verstopfung und wollte Stuhl ausstoßen. Der Heiler feuerte uns an wie ein Fußballtrainer: „Ihr könnt das! Fester! Los, macht schon – bringt es zu Ende!“ So ging es weiter, als wir versuchten, unseren Atem von der Basis der Wirbelsäule bis zum Scheitel zu treiben, um unsere widerspenstigen Zirbeldrüsen dazu zu bringen, etwas „Amrita“ auszuspucken, den berühmten DMT-haltigen „Nektar der Götter“, der unser Bewusstsein wie eine natürliche psychedelische Droge öffnen sollte. Der Heiler warnte uns, dass wir eine Halluzination erleben könnten, ein innerweltliches Ereignis, das so real wirkt, als geschähe es in der Welt um uns herum.

Im tiefsten Teil meiner Meditation erlebte ich etwas, das sich wie eine reale Begegnung im Discounter in einem Einkaufszentrum anfühlte. Ich wurde in einen Raum geführt, der mit Trödel vollgestopft war, fast wie bei einem Garagen-Flohmarkt. In der

Mitte eines langen Plastiktisches stand die Statue eines weißen Engels, der leuchtete, als sei in seinem Inneren eine Glühbirne. Ich konnte dem Engel nicht widerstehen – er zog mich an wie ein Magnet. In der Vision streckte ich die Hand aus, um den Engel zu berühren, und als ich das tat, fiel ich in eine Art Wurmloch, in dem ich dahinraste, während Sterne und Lichter auf beiden Seiten eines unsichtbaren Tunnels aufblitzten. Als das Kreisen und Herumwirbeln im Raum aufhörte, tauchte ich plötzlich in etwas ein, das sich wie ein warmer Ozean aus Licht anfühlte, wie ein Bad in einer beleuchteten heißen Quelle. Mein ganzes Wesen war von einem Gefühl des Friedens erfüllt, und ich spürte eine Welle der Zärtlichkeit, als ob Mutter Erde mich in ihren warmen Armen der bedingungslosen Liebe wiegte. Irgendwann erkannte ich, dass der Engel mich hielt.

Die Vision löste sich auf in reines Gefühl ohne Bilder, nur Liebe, nur Frieden. Ich habe keine Ahnung, wie lange ich von dem Engel gehalten wurde, aber als der Heiler die Meditation unterbrach und uns sagte, dass es Zeit für das Frühstück sei, war ich aufgeschreckt und orientierungslos. Man gab uns nur einen kurzen Moment Zeit, unseren Körper zu spüren und die Person neben uns zu umarmen; dann wurde von uns erwartet, dass wir aufstanden und den Raum verließen. Ich war noch nicht ganz von der Reise zurück, die ich hinter mir hatte – was auch immer für eine Reise es gewesen war –, mir war schwindlig, ich fühlte mich nicht geerdet, und mir war übel.

Während ich die Erfahrung integrierte, wurde mir klar, dass es kein Zufall war, dass in meiner „Virtual Reality"-Erfahrung ein Plastikengel inmitten von Plunder vorkam. In Anbetracht der Tatsache, dass Spiritualität zur Massenware geworden ist und sich in erdzerstörenden, die Ozeane überschwemmenden Plastikramsch verwandelt hat, den man in unzähligen Souvenirläden an Orten wie Lourdes oder Chimayo kaufen kann, erinnerte sich ein Teil von mir daran, dass ich mich auf die unmittelbare spirituelle Erfahrung konzentrieren sollte, anstatt mich von Plastikengeln ablenken und verführen zu lassen. Paradoxerweise war in der Vision das falsche Licht des Plastikengels das Portal zu einem Wurmloch direkter Erfahrung, als wollte es gleichzeitig die Aufmerksamkeit auf die mit der Kommerzialisierung der Spiritualität einhergehende Verfälschung lenken, während es gleichzeitig mitfühlend anerkannte, dass es anscheinend unsere menschliche Natur ist, das Heilige zur Ware zu machen. Nach der Meditation hatte ich weder das Gefühl, verurteilt zu werden, noch andere zu verurteilen. Ich empfand Liebe für den Teil von mir, der sich der Kommerzialisierung der Spiritualität schuldig gemacht hatte, und Mitgefühl für andere, die in Versuchung geraten waren, dasselbe zu tun.

EINEN VERTRAUENSWÜRDIGEN THERAPEUTEN DER HEILIGEN MEDIZIN ERKENNEN

Um Ihnen mit dem Aspekt der mentalen Intelligenz Ihrer Unterscheidungskraft zu helfen, hier einige Tipps.

1. **Bitten Sie um ein Gespräch vorab,** um die Person **überprüfen** zu können.

2. **Spüren Sie das Herz des Heilers.** Nutzen Sie Ihre emotionale Intelligenz, um zu ermitteln, ob Sie Ihr Herz *und* das Herz des Heilers spüren.

3. **Vertrauen Sie auf Ihr Bauchgefühl.** Spüren Sie in Ihren Körper hinein. Ist er angespannt oder entspannt, wenn Sie mit diesem Menschen, der sie behandeln könnte, zusammen sind?

4. **Checken Sie die Referenzen.** Unterstützen Sie Ihre mentale Intelligenz, indem Sie die Person, die Sie mit Heiliger Medizin behandeln könnte, nach ihrer Ausbildung fragen. Auf einem nicht regulierten Gebiet, in dem jeder ein Schild aufhängen oder eine Website einrichten und behaupten kann, ein Heiler zu sein, lohnt es sich, die Referenzen zu überprüfen.

5. **Prüfen Sie die ethischen Grundsätze.** Suchen Sie nach Behandlern, die sich zu einem transparenten ethischen Kodex verpflichten, nach dem Sie fragen können, um ihn zu überprüfen.

6. **Suchen Sie Heiler, die Ihr Einverständnis abwarten.** Wenn ein Heiler Ihre Energie liest oder beginnt, Ihr Energiefeld zu manipulieren, bevor Sie einer therapeutischen Beziehung zugestimmt haben, steigen Sie aus.

7. **Fragen Sie, wem gegenüber der Heiler rechenschaftspflichtig ist.** Hat er oder sie einen Berufsverband, Therapeuten oder Mentoren, die kontinuierliche Aufsicht, Rechenschaftspflicht und Konsequenzen bei Machtmissbrauch gewährleisten? Wenn der Heiler sagt, solche Hilfe oder Rückmeldungen seien nicht mehr erforderlich, weil seine innere Führung ausreicht, sollten Sie vorsichtig sein.

8. **Bitten Sie um Empfehlungen von Menschen, denen Sie vertrauen.**

9. **Bitten Sie um die Erlaubnis, mit Klienten zu sprechen, bei denen ein positives Ergebnis erzielt wurde.** Obwohl die Vertraulichkeit gewahrt werden muss, brennen viele Patienten, die durch die Hände eines Heilers eine radikale Heilung erfahren haben, darauf, ihre Geschichte zu erzählen und sie

von den Dächern zu schreien. Wenn der Heiler überhaupt keine Klienten hat, die über ihre Erfahrungen sprechen wollen, sollten Sie sich fragen, ob er die Wahrheit sagt.

10. **Hüten Sie sich vor übertriebenen und unbewiesenen Behauptungen.** Keine Medizin – ob heilig oder nicht – wirkt immer und in 100 Prozent der Fälle. Bitten Sie den Heiler, über seine Therapiemisserfolge zu sprechen. Wenn er sagt, es gebe keine, oder den Klienten die Schuld gibt, suchen Sie weiter.

11. **Fragen Sie nach dem Spezialgebiet.** Die meisten ehrlichen Heiler werden Ihnen nicht nur erklären, wofür ihre Methode weniger geeignet ist, sondern auch, welche Krankheiten sie mit ihrer Methode am besten behandeln können – und bei welchen sie weniger erfolgreich waren.

12. **Meiden Sie Heiler, die eine Abhängigkeit kreieren.** Echte Heiler werden Sie befähigen, mit der Zeit Ihre eigenen Selbstheilungskräfte zu stärken, sodass Sie immer weniger von ihnen abhängig sind.

TEIL DREI

VON DER WURZEL HER HEILEN

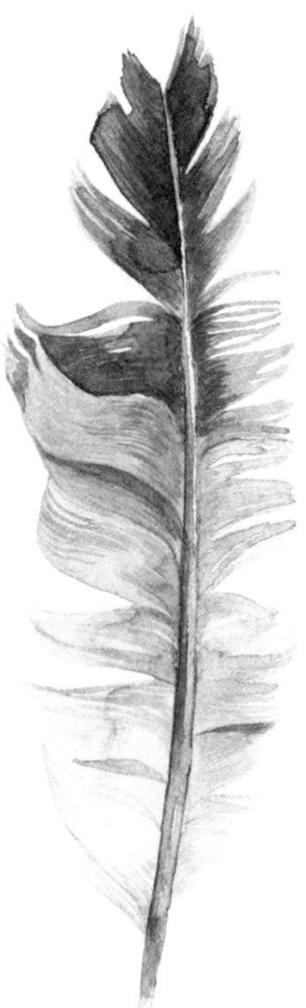

Etwa auf halber Strecke meines Weges durch die Heilige Medizin gelangte ich bei meinem Versuch, den Code des Heilens zu knacken, an einen entscheidenden Wendepunkt. Zwar hatte ich einige große Geheimnisse, die ich erforschen wollte, noch nicht gelöst, aber Teile, die in der Schulmedizin fehlten, offenbarten sich allmählich. Ein Durchbruch war die Erkenntnis, dass viele Energieheiler Traumata spiritualisieren – und auch bei ihren Klienten dazu tendierten –, aber nicht immer mit dem Wissen, das Traumatherapeuten haben, die auf dem neuesten Stand sind. Was würde ich wohl herausfinden, wenn ich über den eingegrenzten Tellerrand des Fachbereichs Psychologie hinausschauen und bei Experten studieren würde, die ein Trauma durch die Brille der Heiligen Medizin sehen und behandeln?

Einige Energieheiler nannten es nicht Trauma. Sie bezeichneten es als blockierte Energie, anhaftende Wesenheiten oder psychischen Angriff und behandelten es, indem sie mit den Händen herumfuchtelten, Dolche aus dem Rücken der Klienten entfernten oder Löcher in der Aura reparierten. Anderen zufolge waren dunkle oder blockierte Flecken im Energiefeld eines Menschen das Ergebnis eines Traumas und Verursacher von Krankheiten. Wie sie zudem glaubten, konnte das Deblockieren der Energie und das Wiederherstellen des Energieflusses zu einer Gesundung führen.

Wenn das aber stimmte, war es dann die wirksamste Methode, ein Trauma zu behandeln, um medizinische Ziele zu erreichen?

Diese Frage ließ mich innehalten. Ich dachte über die Verbindung zwischen Geist und Körper nach, die zwar gut erforscht ist, aber in der etablierten Medizin oder Psychiatrie nur selten in die Praxis einfließt. Hatten die Heiler eine Brücke gefunden, die die Kluft der Geist-Körper-Dualität überbrückte? Meine Neugier in Bezug darauf, was wir meinen, wenn wir über den „Geist" sprechen, war geweckt. Der Psychiater Daniel Siegel schreibt: „Der menschliche Geist ist ein an Beziehungen und Verkörperung gebundener Prozess zur Steuerung des Energie- und Informationsflusses."[91] *Hmm …* Klingt das nicht fast genauso, wie viele Heiler die Energiemedizin beschreiben? Wenn der Geist ein emergenter Prozess im Körper ist, durch den Energie und Informationen fließen, könnte dann die Heilung dessen, was im Geist verletzt wurde, gleichzeitig den Körper beeinflussen? Das erschien sinnvoll, zumindest bei manchen körperlichen Symptomen und Krankheiten.

Ich hatte mich darauf eingestellt, die Praktiken im ersten Teil als sofortige Behandlungsmaßnahmen zu betrachten – als Energietransfusionen, die uns eine Dosis Lebenskraft geben, um Symptome zu lindern und uns zu helfen, besser zu funktionieren. Aber genügen Transfusionen für eine dauerhafte Linderung, wenn die Traumata, die den Energie- und Informationsfluss unterbrechen, nur unzureichend behandelt werden? Ich sehe es so: Wenn Ihr „Tank leer ist", kann es Ihnen zwar Antrieb geben, ihn wieder aufzufüllen. Aber solange Sie nicht die schwierigere Arbeit angehen, die Gründe, warum Sie überhaupt Lebenskraft verlieren, zu diagnostizieren, sind Energietransfusionen vielleicht nicht ausreichend, um *gesund* zu werden. Wenn Ihre Lebenskraft abfließt, weil im Körper feststeckende traumatische Energien nicht angemessen behandelt worden sind, ist dann das Außer-Acht-Lassen solcher energiemindernden Lecks nicht vergleichbar damit, dass Sie Ihrem Körper Blut zuführen, während Sie noch aus einer offenen Wunde bluten? Wenn wir wirklich langfristig optimale Gesundheit wollen, sollten wir dann nicht die Blutung stoppen?

Was entzieht Ihnen die Lebenskraft oder bewirkt, dass sie abfließt, liebe Leserin, lieber Leser? Vielleicht ist es eine gestörte Beziehung oder eine zermürbende Arbeit, bei der Sie gegen Ihre ethischen Grundsätze verstoßen müssen. Vielleicht sind Sie nicht in der Lage, Grenzen zu setzen, Nein zu sagen und um das zu bitten, was Sie brauchen, und kümmern sich stattdessen um alle anderen, sodass Sie selbst in einen Zustand der Erschöpfung geraten? Vielleicht verhindert übertriebenes Beharren auf Ihrer Eigenständigkeit, dass Sie in schwierigen Zeiten Hilfe von Ihrer Gemeinschaft erhalten? Vielleicht ist es das Gefühl, von der Erde, der Natur und dem Göttlichen abgekoppelt zu sein? Oder die Tatsache, dass Sie in einer Kultur der weißen Vorherrschaft leben, die Konsum überbewertet und soziale Gerechtigkeit, Gleichberechtigung und echte, herzliche Verbundenheit unterbewertet?

Was ist an der Wurzel all dieser Lebenskraft-Lecks? Was bringt uns dazu, missbräuchliche Beziehungen zu tolerieren und weiterhin eine Arbeit auszuüben, die uns auslaugt? Was schwächt unsere Grenzen, beeinträchtigt unsere Fähigkeit zu gesunden Wechselbeziehungen, bewirkt, dass wir uns spirituell abgekoppelt fühlen? Was lässt zu, dass wir unseren Planeten verwüsten, und was beeinträchtigt die Gesundheit und soziale Gerechtigkeit unserer Kultur?

Trauma.

Diese Erkenntnis war eine heiße Spur, der Pfotenabdruck eines Leoparden in feuchter Erde, ein Hinweis, der ein intuitives Kribbeln in mir hervorrief. Nachdem ich mich auf meinem Weg der Heiligen Medizin jahrelang orientierungslos und verwirrt gefühlt hatte, war ich jetzt auf etwas gestoßen. Liebe Leserin, lieber Leser, ich möchte Sie nun einladen, den heiligen Gral zu betrachten, den ich Ihnen zu Beginn des Buches versprochen habe.

— Kapitel 10 —

TRAUMAHEILUNG *IST* HEILIGE MEDIZIN

**Trigger-Warnung: Das folgende Kapitel könnte Menschen mit einer traumatischen Vergangenheit, die mit psychischen oder physischen Krankheiten zu kämpfen haben, triggern.*

Nachdem ich jahrelang mit Heilern und Heilerinnen zusammengearbeitet hatte, wurde mir klar, was ethische Heilpraktiker, die Energietransfusionen verabreichen, am besten können: Bedingungen schaffen, die den Menschen helfen zu heilen, zu fühlen, weich zu werden, sich zu entspannen und zu hoffen. In diesem Moment erkannte ich, dass gute Heiler eines gemeinsam haben: *Sie bieten ein Gegenmittel zu den traumatischen Aspekten der traditionellen westlichen Medizin.* Patienten empfinden die Schulmedizin oft als angsteinflößend – kalt, steril, unpersönlich, chemisch und technologisch-unnatürlich, gehetzt, unverbindlich, computergesteuert, zerstreut, bürokratisch, distanziert, gottlos, emotional oberflächlich und darauf ausgerichtet, dass das finanzielle Ergebnis Priorität vor dem Wohlbefinden der Patienten hat. Wenn die Ärzte alles getan haben, was sie konnten, oder zum Nächsten weitergegangen sind, bleiben die Patienten hoffnungslos und einsam zurück.

Was ist, wenn das System mancher Menschen, die in der Vergangenheit stark traumatisiert wurden, so fragil und empfindlich ist, dass sie bei einer Erkrankung besonders zärtlich gehalten werden sollten – was die Schulmedizin jedoch nicht leisten kann? Wir alle verdienen zwar eine solche Behandlung, wenn wir schwach und verletzlich sind, aber vielleicht können manche Menschen das grobe Instrument der westlichen Medizin buchstäblich *nicht ertragen*. Was, wenn das *nicht* daran liegt, dass sie leichtsinnig oder neurotisch sind, wie Skeptiker nicht sehr freundlich annehmen? Was, wenn es daran liegt, dass sie unsere wunderbaren Kanarienvögel in den Kohleminen sind – unsere zartfühlenden Empathen, multidimensionalen Reisenden und dünnhäutigen Liebes-„Messgeräte", die einfach nicht damit zurechtkommen, wie die Schulmedizin normalerweise ausgeübt wird? Es leuchtet ein, dass manche dorthin gehen, wo sie sanftere Heilqualitäten vorfinden, selbst wenn das bedeutet, dass sie sich von einer möglichen wissenschaftlich fundierten Behandlung abwenden. Für diese Menschen könnte es im Fall einer Erkrankung darauf hinauslaufen, dass sie entweder einen Energieheiler zurate ziehen oder sich gar nicht behandeln lassen.

Im besten Fall bietet die Heilige Medizin den Patienten das Gegenteil von dem, was sie oft in einer Arztpraxis oder einem Krankenhaus vorfinden: Hoffnung, Sicherheit, liebevolle Präsenz, persönliche Berührungen, Elemente der Natur, Empathie, Zeit und Koregulation mit der behandelnden Person, Wärme, Raum für den Mut, sich emotional auszudrücken, heilende Berührung, Rituale und eine nährende Umgebung. Manchmal behandeln diese Formen der Heiligen Medizin auch soziale Isolation und Einsamkeit, die manchmal mit Krankheit einhergehen, indem sie die vertraute Gemeinschaft mit anderen Heilbedürftigen anbieten; oder sie ermöglichen erhebende Momente der Verbundenheit mit dem *Spirit* bzw. „höheren Geist", so wie an Pilgerstätten, bei indigenen Opferritualen, Meditations-Retreats und Tanz- und Kreativitätsgemeinschaften. Kein Wunder, dass Energieheilung, Schamanismus, spirituelle Pilgerreisen, Yoga- und Tanz-Retreats und andere Arten der Heiligen Medizin, bei denen Energietransfusionen gegeben werden, eine Multimilliarden-Dollar-Industrie sind! Wer von uns würde sich nicht all diese regenerierenden Segnungen wünschen, wenn es uns schlecht geht und die traditionelle Medizin an ihre Grenzen stößt?

Machen nicht auch solche Heilerqualitäten gute Psychotherapeuten aus? Doch sie werden ausgebildet, um Experten für die Heilung *des Geistes* zu werden.

Es leuchtet ein, dass Therapeuten, die mit modernen Methoden arbeiten, die Nase vorn haben, sofern es um Kompetenz und Expertise im Bereich der Traumaheilung geht. Wenn diese Form der Heilung also ein verkörperter Weg ist, Energie und Informationen durch das Nervensystem hindurch und in den Körper zu bewegen – wobei es den Fluss in Körperteilen wiederherstellt, in denen das Trauma steckengeblieben ist – , könnte das kranke Menschen empfänglich für ein Wunder machen? Könnten wir medizinische Wunder an einem so alltäglichen Ort wie der Praxis eines Traumatherapeuten finden?

Obwohl Skeptiker sich oft gegen Informationen sträuben, die ihrer Weltanschauung widersprechen, und anzweifeln, dass Traumata die Ursache für körperliche Krankheiten sein können, sind doch die wissenschaftlichen Daten, die einen Zusammenhang zwischen psychischen Traumata und Krankheiten im Erwachsenenalter herstellen, hieb- und stichfest. Vielen Quellen in der medizinischen Fachliteratur zufolge haben zwischen 60 und 80 Prozent der Krankheiten eine stressbedingte emotionale Grundlage.[92] Aber was verursacht Stress? *Trauma.*

BELASTENDE KINDHEITSERLEBNISSE VERURSACHEN KRANKHEITEN

Wenn Sie daran zweifeln, dass Trauma und Krankheit eng miteinander verknüpft sind, bedenken Sie doch einmal, was die kalifornische Chirurgin und Kinderärztin Nadine Burke Harris in ihrem bahnbrechenden TEDMED-Vortrag gesagt hat:

> *„Mitte der 90er-Jahre entdeckten die CDC (Centers for Disease Control and Prevention, deutsch ‚Zentren für Krankheitskontrolle und -prävention‘) und Kaiser Permanente eine Belastung, die das Risiko für sieben von zehn der führenden Todesursachen in den Vereinigten*

Staaten drastisch erhöht. In hohen Dosen beeinflusst es die Entwicklung des Gehirns, das Immunsystem, das Hormonsystem und sogar die Art und Weise, wie unsere DNA gelesen und transkribiert wird. Menschen, die sehr hohen Dosen ausgesetzt sind, haben ein dreifach höheres Lebenszeitrisiko, an Herzkrankheiten und Lungenkrebs zu erkranken, und eine um 20 Jahre verringerte Lebenserwartung. Und dennoch sind die Ärzte heute nicht dafür ausgebildet, entsprechende Routineuntersuchungen oder -behandlungen durchzuführen. Die Belastung, von der ich spreche, ist kein Pestizid oder eine Verpackungschemikalie. Sondern ein Kindheitstrauma."[93]

Sie bezieht sich auf die bahnbrechende Studie des Jahres 1990 über belastende Kindheitserlebnisse (ACEs – Adverse Childhood Experiences) bei 17.421 Patienten, die von Vince Felitti bei *Kaiser Permanente* und Bob Anda am *Center for Disease Control* (CDC) durchgeführt wurde und über 70 wissenschaftliche Artikel mit Peer-Review hervorgebracht hat.[94] Die Patienten wurden gefragt, ob sie eines von zehn traumatisierenden Kindheitserlebnissen erlebt hatten:

1. Körperliche Misshandlung
2. Sexueller Missbrauch
3. Emotionale Misshandlung
4. Körperliche Vernachlässigung
5. Emotionale Vernachlässigung
6. Mutter wurde gewalttätig misshandelt
7. Suchtmittelmissbrauch im Haushalt
8. Psychische Erkrankungen im Haushalt
9. Trennung oder Scheidung der Eltern
10. Inhaftiertes Haushaltsmitglied

Jede Art von Trauma wurde mit einem Punkt bewertet, und die Teilnehmer erhielten anhand eines Fragebogens eine ACE-Punktzahl.[95] Im Anschluss an diese Studie wurden die ACE-Fragebögen kontinuierlich überarbeitet und erweitert, sodass sie nun Rassismus, geschlechtsspezifische Diskriminierung, Miterleben der Misshandlung eines Geschwisters, Miterleben von Gewalt außerhalb des Hauses, Miterleben der Misshandlung des Vaters durch die Mutter, Mobbing durch Gleichaltrige oder Erwachsene, Unterbringung in Heim oder Pflegefamilien, Leben in einem Kriegsgebiet, Leben in einer unsicheren Nachbarschaft, Verlust eines Familienmitglieds durch Abschiebung und vieles mehr berücksichtigen.[96]

Auch wenn der ursprüngliche ACE-Fragebogen die Bandbreite potenziell traumatischer Ereignisse bei Weitem nicht abbildet, hat die Studie leider gezeigt, dass Traumata aufgrund von belastenden Kindheitserlebnissen – ACEs – weit verbreitet sind. Die Wissenschaftler entdeckten einen auffälligen Zusammenhang zwischen Trauma und Krankheit: Je höher der ACE-Wert, umso kranker die Patienten – und umso größer ihre Behandlungsresistenz. Von der untersuchten Bevölkerung hatten 67 Prozent mindestens ein ACE, und ACEs treten normalerweise nicht allein auf. Wenn eines gegeben ist, besteht eine 87-prozentige Wahrscheinlichkeit, dass man zwei oder mehr hat, und 12,6 Prozent der untersuchten Personen hatten vier oder mehr. Es wurde auch ein Zusammenhang zwischen ACEs und gesundheitlichen Folgen festgestellt: Bei Personen mit einem ACE-Wert von vier oder mehr war das relative Risiko einer chronisch obstruktiven Lungenerkrankung (COPD) oder Hepatitis zweieinhalbmal höher als bei Personen mit einem ACE-Wert von null. Die Depressionsrate war viereinhalbmal so hoch. Depressionen mit Selbstmordgefährdung waren zwölfmal so häufig. Bei Personen mit sieben oder mehr der zehn ACEs bestand ein dreieinhalbmal höheres Risiko, an einer koronaren Herzkrankheit zu erkranken, der häufigsten Todesursache in den Vereinigten Staaten, denn sie führt häufig zu einem Herzinfarkt. Außerdem war ihr Lebenszeitrisiko für Lungenkrebs dreimal so hoch.

ACEs sind von Wissenschaftlern gut untersucht worden, und gut belegte wissenschaftliche Ergebnisse weisen auf einen Zusammenhang zwischen ACEs und Autoimmunerkrankungen, Krebs, COPD, häufigen Kopfschmerzen, ischämischen Herzerkrankungen, Lebererkrankungen und gesundheitsbezogener Lebensqualität hin.[97] Sogar die meisten Krebszentren der etablierten Schulmedizin untersuchen den Zusammenhang zwischen Trauma und Krankheit. Forscher der Harvard University und des *Moffitt Cancer Center* untersuchten 55.000 Frauen und fanden heraus, dass diejenigen, die an irgendeinem Zeitpunkt ihres Lebens sechs oder sieben Symptome einer posttraumatischen Belastungsstörung (PTSD) aufwiesen, ein doppelt so hohes Lebenszeitrisiko für Eierstockkrebs haben.[98] Wenn Sie neugierig auf Ihren ACEs-Wert sind und wissen möchten, was er bedeutet, können Sie unter ACEsTooHigh.com ein ACEs-Quiz machen.[99]

Traumatisierende Ereignisse in der Kindheit wurden mit Erkrankungen im Erwachsenenalter in allen Kategorien in Verbindung gebracht – einschließlich Krebs, Herzerkrankungen, chronischen Schmerzen, Autoimmunerkrankungen, Knochenbrüchen, Bluthochdruck, Fettleibigkeit und Diabetes. Das Durchschnittsalter der Patienten in dieser Studie lag bei 57 Jahren, was bedeutet, dass Kindheitstraumata eine verzögerte Wirkung auf den Körper haben können, sodass es durchaus möglich ist, dass etwas, das vor 50 Jahren geschah, jemanden hier und jetzt für eine Krankheit anfällig macht. Besonders verblüffend ist, dass die 17.421 Teilnehmer der ACE-Studie aufgrund ihrer demografischen Merkmale zu den gesündesten Menschen der Welt gehören müssten. Sie waren größtenteils weiß, gehörten der mittleren und oberen Mittelschicht an und waren College-Absolventen. Sie alle hatten einen guten Arbeitsplatz und als Mitglieder von *Kaiser Permanente* Zugang zur Gesundheitsversorgung. Was wäre, wenn die Wissenschaftler Menschen in Kriegsgebieten oder in Armenvierteln untersucht hätten? Die Zahlen wären vielleicht noch höher gewesen.

Wenn Sie einen hohen ACEs-Wert haben und nicht krank sind, seien Sie unbesorgt. ACEs-Werte ermöglichen keine guten Vorhersagen für künftige gesundheitliche Ergebnisse bei einzelnen Patienten.[100] Sie signalisieren jedoch ein allgemeines Risiko auf der Ebene der Bevölkerung, sodass es sich lohnt, Ihr Trauma im Rahmen der Präventivmedizin behandeln zu lassen, auch wenn Sie nicht krank sind. Nur weil Sie einen hohen ACE-Wert haben, heißt das nicht, dass Ihnen eine Herzkrankheit oder Lungenkrebs droht; es bedeutet nur, dass Sie ein statistisch höheres Risiko haben als jemand mit dem ACE-Wert eins.

NEUROWISSENSCHAFT UND PHYSIOLOGIE DES TRAUMAS

ACEs schädigen nicht nur den Körper, sondern auch das Nervensystem und können zu psychischen Erkrankungen führen. Je höher der ACE-Wert ist, desto höher ist das Risiko für alle möglichen psychischen Erkrankungen bis hin zur Suizidgefährdung. Die Neurowissenschaft zeigt, dass der toxische, unablässige Stress von ACEs das sich entwickelnde kindliche Gehirn schädigt. Manche Stressfaktoren sind gut für die Entwicklung des Gehirns von Kindern: der erste Tag in der neuen Schule, sich auf eine Prüfung vorbereiten, Sport treiben oder eine andere Herausforderung, die sie dazu bringt, ein bisschen über ihre Komfortzone hinauszugehen. Solche leichten Stressoren stärken die Widerstandsfähigkeit, fördern eine gesunde Risikobereitschaft und die Entwicklung des Gehirns. Wenn Kinder jedoch regelmäßig mit widrigen Umständen konfrontiert werden, wie diejenigen mit hohen ACEs-Werten, wird die Gehirnentwicklung unterbrochen, und das kann zu lebenslangen Problemen führen – darunter auch körperliche Erkrankungen, als Ergebnis der chronischen Dysregulation des Nervensystems und der Veränderungen des Hormon- und Immunsystems, die mit wiederholten Traumata einhergehen. ACEs beeinflussen das in der Entwicklung befindliche Gehirn von Kindern und haben Auswirkungen auf das Lust- und Belohnungszentrum (das mit Suchtverhalten in Verbindung steht) wie auch auf den präfrontalen Kortex (der die Impulskontrolle und die exekutiven Funktionen steuert). Das kann das Lernen beeinträchtigen und zu leichtsinnigem Verhalten führen. Magnetresonanztomographien (MRT) zeigen bei Menschen mit hohen ACEs-Werten Veränderungen in der Amygdala, dem Wachposten des limbischen Gehirns, der nach Gefahren Ausschau hält, die Kampf-oder-Flucht-Reaktion beeinflusst und auf angstauslösende Reize reagiert. Es stimmt also, dass Menschen mit hohen ACEs-Werten riskante Verhaltensweisen an den Tag legen, die ihre Gesundheit beeinträchtigen.

Selbst wenn man Risikoverhaltensweisen wie Drogenmissbrauch herausfiltert und kontrolliert, erhöhen ACEs dennoch immer noch das Risiko für die beiden größten Todesursachen: Herzkrankheiten und Krebs. Kinder, die viele Traumata erleben, entwickeln maladaptive Reaktionen auf Widrigkeiten und übermäßig aktive Kampf-oder-Flucht-Reaktionen. Dabei werden Stressreaktionen ausgelöst, bei denen Cortisol, Adrenalin und andere Stresshormone freigesetzt werden, die den Körper anfällig für Krankheiten machen. Wie ich in *Gedanken sind stärker als Medizin* ausführlich beschreibe, schalten chronisch wiederkehrende Stressreaktionen die natürlichen Selbstheilungsmechanismen des Körpers ab und erhöhen unser Risiko für Krankheiten nahezu jeglicher Art.

Doch nicht nur die Übererregung des sympathischen Nervensystems als Nebenwirkung eines Traumas kann uns krank machen. Neuere Entdeckungen in den Neurowissenschaften, darunter die Polyvagaltheorie von Stephen Porges, zeigen uns inzwischen, dass ein Trauma auch die Entwicklung des Vagusnervs beeinträchtigt, des längsten Nervs des autonomen Nervensystems im menschlichen Körper, der vom Schädel durch Herz, Lunge und das Verdauungssystem verläuft und die Aktivität des parasympathischen Nervensystems moduliert.[101] Der Vagusnerv hat zwei Äste – den ventralen und den dorsalen Vagus. Ein gesundes Nervensystem wird, wenn Sicherheit gegeben ist, im Wachzustand vom ventralen Vagus reguliert. Wenn der ventrale Vagus gesund ist, ruht sich der Körper aus und repariert sich, er ist bestrebt, sozial mit anderen in Verbindung zu treten, und heilt das, was im Körper chronisch nicht mehr richtig funktioniert und wieder instand gesetzt wird, zum Beispiel wenn wir Krebszellen bilden und beseitigen oder Infektionen abwehren. Wenn wir in unserer ventralen Vagusbahn fest verankert sind, fühlen wir uns sicher, sind ruhig, verbunden und sozial – *und* der Körper ist optimiert, sich selbst zu heilen.

Der dorsale Vagus hingegen führt uns aus der Verbindung heraus, was gut ist, wenn wir einschlafen oder anderweitig im Ruhezustand „abschalten“. Während wir schlafen und uns erholen, kann der Körper sich auch selbst heilen. Problematisch wird es, wenn traumatisierte Menschen im Wachzustand standardmäßig auf den dorsalen Vagus zurückgreifen, obwohl ein höheres Maß an Energie und Erregung angemessener wäre. Das führt zu der „Freeze“-Strategie der Kampf-Flucht-oder-Erstarrung-Stressreaktion. Es handelt sich dabei um den „Totstell“-Reflex, der bei extremer Bedrohung auftreten kann, wie zum Beispiel bei einer Gazelle, die von einem Leoparden gejagt wird und zusammenbricht.

Das Problem für Menschen mit hohen ACE-Werten besteht darin, dass der dorsale Vagus schon beim kleinsten unbewussten Auslöser stimuliert werden kann – ein Geruch, der sie an ein Trauma erinnert, eine Farbe, der Tonfall einer Person – irgendetwas, was ihnen ein Gefühl der Unsicherheit vermittelt. Weniger traumatisierte Menschen reagieren auf das Gefühl der

Unsicherheit, indem sie auf andere zugehen und Verbundenheit mit ihnen herstellen, bis sich ihr Nervensystem beruhigt hat. Menschen mit hohen ACE-Werten tun oft das Gegenteil. Sie schalten ab, ziehen sich zurück, meiden Verbundenheit und gehen vielleicht sogar schlafen. Ihr Nervensystem laugt sie energetisch aus, was zu chronischer Müdigkeit, Bewusstseinstrübung oder sogar zu Ohnmachtsanfällen führen kann. Es kann sogar so weit gehen, dass sie in einer Arztpraxis enden.

WIE KOMMT ES DADURCH ZU KRANKHEITEN?

Wissenschaftler haben nach einer Erklärung gesucht, wie eine Kindheitserfahrung bewirken kann, dass im Erwachsenenalter eine Krankheit auftritt. Welche Faktoren führen sie herbei? Die Psychoneuroimmunologie erklärt es zum Teil, und unsere zunehmende Kenntnis der Auswirkungen von Traumata auf das Nervensystem trägt dazu bei, dass uns Zusammenhänge klarwerden; doch erst neue Ergebnisse ermöglichen uns ein besseres Verständnis dessen, wie Kindheitstraumata die Selbstheilungsmechanismen des erwachsenen Körpers beeinträchtigen und die Biochemie des Blutkreislaufs wie auch die Beschaffenheit der Zellen so verändern können, dass es gravierende Folgen hat. Mit der Zeit wirken sich diese neurologischen Veränderungen auch auf das sich entwickelnde Immun- und Hormonsystem des Kindes aus und sogar darauf, wie die DNA durch epigenetische Einflüsse übersetzt und transkribiert wird, sodass Kinder anfälliger für Krankheiten werden, für die sie zwar eine genetische Veranlagung haben können, die sie aber ohne Trauma niemals bekämen.

In einer Metaanalyse in der Zeitschrift *Molecular Psychiatry* fanden Wissenschaftler einen signifikanten Zusammenhang zwischen Traumata in der Kindheit und Entzündungsmarkern. Das ist ein starker Hinweis darauf, dass Traumata in der Kindheit das Immunsystem erheblich verändern und zu chronischen

Entzündungen führen, die als Risikofaktor für die meisten körperlichen Krankheiten und psychischen Störungen wie chronische Depressionen gelten.[102] Wie in *Inflammation: A Unifying Theory of Disease* erläutert, könnte eine chronische Entzündung der gemeinsame Faktor für viele Krankheiten sein. Die Wissenschaftler gelangten zu dem Schluss:

> *„Immer mehr Hinweise deuten darauf hin, dass den großen degenerativen Krankheiten eine gemeinsame Ursache zugrunde liegt. Die vier Reiter der medizinischen Apokalypse – koronare Herzkrankheit, Diabetes, Krebs und Alzheimer – reiten möglicherweise auf demselben Pferd: Entzündung. Die Entzündungsforschung hat ein Umdenken in der Medizin bewirkt. Über zwei Jahrtausende hinweg wurde sie hauptsächlich als notwendige, ja sogar sinnvolle Reaktion auf Krankheiten oder Verletzungen angesehen. Doch für viele Menschen kann eine anhaltende Entzündung der wichtigste ursächliche Faktor für zahlreiche Krankheiten sein."*[103]

Ein solcher Zusammenhang zwischen Kindheitstrauma, chronischen Entzündungen im Erwachsenenalter und dem Ausbruch körperlicher oder psychischer Krankheiten im Erwachsenenalter ist heutzutage in der wissenschaftlichen Forschung ein beliebtes Thema. Er ermöglicht einen potenziellen Behandlungsweg, der die zerstörerischen physiologischen Auswirkungen von Traumata gewissermaßen „zupflastern" könnte, ohne das Trauma direkt zu behandeln. Hierin liegt die Crux des problematischen medizinischen Modells des Krankheitsmanagements: Wir sind stets auf der Suche nach der schnellen Lösung, damit jemand Nutzen daraus ziehen kann.

Doch selbst wenn es möglich wäre, wird eine Pille zur Behandlung der Auswirkungen eines Traumas niemals die ganze Lösung sein. Das ist ein grundlegender Unterschied zwischen der Schulmedizin und der Heiligen Medizin. Die meisten, die die Heilige Medizin ausüben, sind bereit, bestehende Symptome pharmazeutisch zu behandeln, um gegenwärtiges Leiden zu lindern oder Leben zu retten. Dennoch weisen die Heiler, die mir am meisten zusagen, niemals von der Hand, dass es notwendig ist, die an der Wurzel liegenden Blockaden der Lebenskraft – verursacht durch die Traumata, die den Körper für Krankheiten prädisponieren – zu identifizieren, zu behandeln und aufzulösen. So sehr ich auch wünschte, es wäre anders, gelange ich doch notgedrungen zu dem Schluss, dass ein allopathischer Ansatz, selbst wenn er den Zusammenhang zwischen Kindheitstrauma, chronischer Entzündung und Krankheit anerkennt, den Körper wahrscheinlich nicht optimal reif macht für die wundersamen Heilungen, von denen manche Menschen berichten, zumindest nicht langfristig. Meiner wachsenden Überzeugung nach müssen wir nicht nur die *Symptome* behandeln, die aus den durch Traumata erzeugten biochemischen Störungen im Körper resultieren, sondern auch die *traumatischen Blockaden* finden und auflösen, die verhindern, dass die Lebensenergie, die Vitalität und Langlebigkeit ohne Behinderung mit sich bringt, voll mobilisiert wird.

WAS IST TRAUMA?

Die Energiepsychotherapeutin und Gründerin der *Advanced Integrative Therapy* (AIT) Asha Clinton definiert Trauma als …

> *„die Kombination aus einem Ereignis, das Leiden verursacht, und der Reaktion des Körpers und des Nervensystems auf dieses Ereignis, die, wenn wir an das Ereignis zurückdenken oder wenn es durch ein gegenwärtiges Ereignis getriggert wird, schwierige Emotionen und/oder körperliche Symptome oder Empfindungen hervorruft*

und negative Überzeugungen, Wünsche, Krankheiten, Fantasien, Zwänge, Obsessionen, Süchte oder Dissoziation aufkommen lässt; die Entwicklung positiver Eigenschaften und spiritueller Verbundenheit wird blockiert und die menschliche Ganzheit zerbricht."

In *Psychological Trauma* definiert Dawson Church ein traumatisierendes Ereignis folgendermaßen:

1. Es wird als Bedrohung für das physische Überleben der Person wahrgenommen.
2. Es übersteigt ihre Bewältigungskapazitäten, wodurch ein Gefühl der Ohnmacht entsteht.
3. Es ruft das Gefühl hervor, isoliert und ganz allein zu sein.
4. Es verstößt gegen ihre Erwartungen.

Church gibt ein Beispiel für ein traumatisierendes Ereignis, das dauerhafte Folgen haben könnte, aber vielleicht übersehen wird, wenn man kein Gespür dafür hat, was ein Kind traumatisiert.

> *„Als ich aufwuchs, vergötterte ich meinen älteren Bruder Gary. Aber er war ziemlich grob zu mir. Er war sechs Jahre älter als ich. Eines Tages, ich war drei und er neun, wollte er einen ‚Ringkampf' austragen. Er ‚gewann', indem er sich auf mich legte. Ich konnte nicht mehr atmen und geriet in Panik. Gary lachte nur, als er sah, wie ich mich wehrte. Ich wurde fast ohnmächtig. Als er von mir herunterrollte, begann ich unkontrolliert zu weinen. Meine Mutter kam herein, und ich versuchte zu erklären, was passiert war. Er sagte ihr, es sei nichts. Ich sei nur eine Heulsuse gewesen. Mama sagte mir: ‚Große Mädchen weinen nicht.'"*[104]

Auch wenn dieses Beispiel als Rauferei von Kindern abgetan werden könnte, erfüllt es alle vier Kriterien für ein traumatisierendes Ereignis. Die Erzählerin glaubte, sie würde sterben, als Gary sich auf sie legte, und hatte das *Gefühl, in Lebensgefahr zu sein*. Sie versuchte, damit fertig zu werden, indem sie ihn wegstieß, aber er war zu groß, sodass ihr *Bewältigungsversuch scheiterte und sie sich machtlos fühlte*. Von ihrem Bruder erdrückt zu werden, *verstieß gegen ihre Erwartung,* dass ihre Familie sie beschützen würde. Als ihre Mutter sie nicht unterstützte und tröstete, sondern ihre Gefühle mit „Große Mädchen weinen nicht" abtat, *fühlte sie sich isoliert und allein*.

Der Psychiater Bruce Perry, der gemeinsam mit Oprah Winfrey das Buch *Was ist Dein Schmerz?* geschrieben hat, weist darauf hin, dass ein Trauma nicht das Ereignis ist, das einem widerfahren ist, sondern die emotionale, neurologische und somatische Erfahrung dieses Ereignisses *im* Körper.[105] Als solche ist ein Trauma weniger ein psychisches Ereignis als vielmehr eine Ganzkörperkaskade von neuronalen Impulsen, Hormonen und den physiologischen, neurologischen und energetischen Prozessen, die es auslöst.

Wie aber sieht es aus, wenn Ihr ACE-Wert gleich null ist? Was ist, wenn Sie mit einer chronischen oder lebensbedrohlichen Krankheit zu kämpfen haben und sich an kein traumatisches Ereignis in der Kindheit erinnern können? Bedeutet das, es besteht, wenn Sie krank oder an Krankheitsprävention interessiert sind, kein Grund, Traumata zu behandeln? Erstens ist es wichtig zu verstehen, dass das ACE-Scoring-System in der CDC-Kaiser-Studie nur eine kleine Anzahl potenziell traumatisierender Ereignisse erfasst hat. Zweitens werde ich mir einen Moment Zeit nehmen, um Trauma näher zu definieren, damit wir uns darüber klarwerden können, wie wahrscheinlich es ist, dass wir alle – zumindest bis zu einem gewissen Grad – davon betroffen sind.

DAS TRAUMA DES TÄGLICHEN LEBENS: ENTWICKLUNGSTRAUMA

Da unsere Kultur zu einem großen Teil nicht über Traumata informiert ist, werden viele seiner Formen übersehen, insbesondere Entwicklungstraumata. Wissenschaftler stellen fest: Traumatische Ereignisse sind zwar gefährlich für die langfristige Gesundheit, doch das, was der buddhistische Psychiater Mark Epstein als „Trauma des täglichen Lebens" bezeichnet, birgt potenziell noch mehr Risiken in sich.[106] Keine angemessene Fürsorge in der Kindheit und der chronische Kummer durch neurologische Veränderungen, die durch ein Entwicklungstrauma verursacht werden, können Sie anfällig für chronische Krankheiten machen. Denn obwohl einzelne situative Traumata, zum Beispiel schreckliche Gewalttaten wie ein Terroranschlag, der Unfalltod eines Elternteils oder ein einzelner sexueller Übergriff eindeutig traumabedingte psychische und physische Gesundheitsprobleme verursachen können, stellen Wissenschaftler jetzt fest, dass langfristige, sich wiederholende Traumata, wie die ständige Vernachlässigung durch die Eltern oder der Mangel an bedingungsloser Liebe und emotionaler Sicherheit im Elternhaus, unter Umständen noch verheerender für das Nervensystem und in der Folge für den Körper sind.

Nach dem NeuroAffective Relational Model™ (NARM) zur Heilung von Entwicklungstraumata tritt ein Trauma immer dann auf, wenn unsere grundlegenden Entwicklungsbedürfnisse nach Verbundenheit, Einstimmung, Vertrauen, Autonomie und Liebe/Sexualität gestört werden.[107] Kinder brauchen Erwachsene, die ihnen helfen, intensive Emotionen auszuhalten und zu lernen, sie zu spüren; ein Gefühl der Sicherheit im Körper zu entwickeln, ihr Nervensystem zu regulieren; mit Verbundenheit und Trennung umzugehen, ohne aus der Fassung zu geraten, sich als unabhängige, eigenständige Wesen zu fühlen, die sich im Umgang mit anderen engagieren, ihnen vertrauen und Liebe und Hilfe empfangen können. Weiterhin brauchen sie die Hilfe der Erwachsenen, um sich handlungsfähig zu fühlen und sich behaupten zu können; um in der Lage zu sein, gute Entscheidungen zu treffen und ihre Umgebung zu beeinflussen, ohne andere zu dominieren; und um die Freude an ihrer aufkeimenden Sexualität zu genießen, während sie sich auf eine verkörperte Weise ein offenes Herz bewahren. Leider wurden bei einem großen Prozentsatz von uns, und dazu gehöre auch ich, diese grundlegenden Entwicklungsbedürfnisse nicht erfüllt. Das beeinträchtigt uns ein Leben lang, wenn wir keine Behandlung erhalten.

Wir sind immer dann traumatisiert, wenn wir nicht mehr fähig sind, …

- in Kontakt mit unserem Körper, unseren Gefühlen und unseren Mitmenschen zu sein;
- uns auf unsere Bedürfnisse und Gefühle einzustimmen;
- physische und emotionale Nahrung zu erkennen, sie an- und aufzunehmen;
- auf eine gesunde Abhängigkeit und Wechselseitigkeit zu vertrauen, statt uns ausschließlich auf uns selbst zu verlassen;
- angemessene Grenzen zu setzen und ohne Schuldgefühle oder Angst Nein zu sagen und unsere Meinung zu sagen;
- mit offenem Herzen zu leben und eine liebevolle Beziehung mit einer lebendigen Sexualität zu verbinden.

Diese Konstellation unerfüllter zentraler Entwicklungsbedürfnisse kann eine komplexe posttraumatische Belastungsstörung

(K-PTBS) zur Folge haben. Während die klassische PTBS häufig mit visuellen Flashbacks einhergeht, treten bei der K-PTBS eher emotionale Flashbacks auf, die subtiler und schwieriger zu erkennen sind. Die Betroffenen neigen zu schweren Angstzuständen und/oder Depressionen, Reizbarkeit, Angst, emotionaler oder körperlicher Aggressivität, emotionaler Taubheit, irrationaler Feindseligkeit, schlechter Impulskontrolle wie auch zu Suchtverhalten und Rücksichtslosigkeit. Sie zeigen auch Anzeichen einer Bindungsverletzung, wie emotionale Distanz, Misstrauen selbst in sicheren Situationen, „Klammern" oder Vermeidung in triggernden Situationen und soziale Isolation.[108]

Das auch als „reaktive Bindungsstörung" bezeichnete Entwicklungstrauma tritt in den ersten Lebensjahren auf, wenn Fehler in der Erziehung verhindern, dass wir uns psychisch, spirituell und physiologisch zu gesunden Erwachsenen entwickeln, die heil und ganz sind. Kleine Kinder brauchen sichere, verlässliche, präsente, ihrer Entwicklung zuträgliche, liebevolle Bezugspersonen, die ihnen ein starkes Selbstgefühl vermitteln und ihnen helfen, sich in der Welt zu gesunden, autonomen Menschen, die sich gut abgrenzen können, zu entwickeln. Wenn diese „ausreichend gute" Erziehung vorhanden ist, entwickelt sich das junge Gehirn gesund, von unten nach oben. Die primitivsten Aspekte der neuronalen Entwicklung, die das Überleben und die Reaktion auf Bedrohungen regeln, kommen zuerst. Die komplexere neuronale Entwicklung erfolgt später; sie hilft Ihnen, gute Entscheidungen zu treffen, Erfahrungen einzuschätzen, moralisch zu urteilen und einen sinnvollen Beitrag zur Welt zu leisten. Da sich das Gehirn solcherart in Schritten entwickelt, hängt das komplexere neuronale Funktionieren davon ab, dass die primitivere Entwicklung so verläuft, wie sie sollte.

Ein Kind steht in einer anhaltenden traumatischen Situation vor der gewaltigen Herausforderung, sich an eine unerträgliche Situation anzupassen. Deswegen verzerren wiederholte Kindheitstraumata die sich entwickelnde Persönlichkeitsstruktur des

Kindes. Um durchs Leben zu kommen, muss das Kind einen Weg finden, sich sicher zu fühlen, wenn es keine Sicherheit gibt; zu vertrauen, wenn seine Bezugspersonen nicht vertrauenswürdig sind; ein Gefühl der Kontrolle zu haben, wenn das Leben außer Kontrolle geraten ist; das Gefühl der Macht zu haben, wenn es eigentlich machtlos ist. Das ist ein zweischneidiges Schwert, denn einerseits ermöglicht es dem Kind, unter unerträglichen Bedingungen zu überleben, andererseits ist der Preis für das Überleben jedoch ein Pakt mit dem Teufel.

Da Kinder keine andere Wahl haben, können sie sich dabei nur auf unreife psychische Abwehrmechanismen stützen, die in der Regel bis ins Erwachsenenalter fortbestehen, sofern die Vergangenheit nicht behandelt und geheilt wird. Sie überleben, aber um den Preis ihres Geburtsrechts, ihre wahre Natur zu verkörpern und in Übereinstimmung mit ihr zu leben. Zurück bleibt eine Verzerrung, die tiefgreifende Heilung erfordert, um sie zu entwirren und die Ganzheit zutage zu fördern. Im Erwachsenenalter sind diese Kinder keine reine Verkörperung einer authentischen Seele mehr, sondern eine Zusammenstellung aus Persönlichkeitsmerkmalen, die mit dem, was sie ursprünglich waren, nicht in Einklang steht.

Wenn bei Kindern das frühe Bedürfnis nach Verbundenheit gestört wird, kann es, wie in Laurence Hellers Buch *Entwicklungstrauma heilen* beschrieben, dazu kommen, dass sie bestimmte Abwehrmechanismen entwickeln, so zum Beispiel das Gefühl, stolz auf ihr Einzelgängertum zu sein, darauf, andere nicht zu brauchen oder nicht emotional zu sein.[109] Wenn ihr Bedürfnis nach Einstimmung nicht erfüllt wird, können sie zu fürsorglichen Menschen werden; sie sind die Schulter, an der sich alle ausweinen, machen sich unentbehrlich, werden gebraucht und sind stolz darauf, selbst keine Bedürfnisse zu haben. Bleibt ihr Bedürfnis nach Vertrauen unbefriedigt, streben sie vielleicht nach Macht und erwecken den Anschein, stark, erfolgreich und herausragend zu sein, während sie andere Menschen tendenziell ausbeuten und benutzen. Wenn Eltern das natürliche Bedürfnis nach Autonomie unterdrücken, verbiegen sich Kinder vielleicht so, dass sie zu netten, braven, fügsamen, guten Jungen oder Mädchen werden, die Angst haben, andere zu enttäuschen, aber insgeheim wütend, voller Groll und rebellisch sind. Wenn eine gesunde Intimität und sexuelle Entwicklung nicht gefördert werden, wachsen sie vielleicht mit einer perfektionistischen Einstellung auf, geben ein makelloses Bild ab und sind schnell dabei, andere abzuweisen, bevor sie selbst abgewiesen werden. All diese Tendenzen schützen das Kind davor, von den zugrunde liegenden Schamgefühlen – sich wertlos, bedürftig, unerfüllt, leer, als Belastung, verletzt, klein, machtlos, von Grund auf makelbehaftet, nicht liebenswert, abgelehnt und von den Bezugspersonen verraten zu fühlen – auf unerträgliche Weise überwältigt zu werden. Wie ich weiter oben in diesem Kapitel schon erläutert habe, wurden einige solcher Persönlichkeitsmerkmale, die sich als Folge eines Traumas entwickelt haben, mit Krankheiten wie Herz- und Autoimmunerkrankungen und auch mit Krebs in Verbindung gebracht.

Wenn wir in der *Harvard Mastery of Stress Study* bis Mitte der 1950er-Jahre zurückgehen, erweist sich bei der Langzeitbeobachtung der College-Studenten in den folgenden 35 Jahren, dass 87 Prozent derjenigen, die keine gut eingestimmte elterliche Fürsorge erhielten, in irgendeiner Form erkrankten, während es bei denjenigen, die sich von ihren Eltern gut betreut fühlten, nur 28 Prozent waren.[110] Heute wissen wir, *dass es Kinder stärker traumatisieren kann, wenn Positives fehlt, als wenn Negatives vorhanden ist.* Mangelt es an sicheren, beständigen, eingestimmten, liebevollen, nährenden Beziehungen, dann sind Krankheiten im Erwachsenenalter praktisch unvermeidlich, es sei denn, die Traumata werden behandelt. Wenn man bedenkt, wie viele Eltern wegen *ihrer* Traumata emotional abgeschaltet haben, sprechen wir von einem epidemischen Ausmaß an Traumata bei unzähligen Menschen weltweit.

Doch die herkömmlichen ACE-Werte messen solche Traumata nicht, sodass sie in der Regel weder diagnostiziert noch behandelt werden. Da Entwicklungstraumata unsere Erzählungen über die Familie und die Welt durcheinanderbringen, denken die Überlebenden oft, sie hätten eine leichte Kindheit gehabt, und verstehen nicht, warum sie nach ihrem Empfinden ein schweres Leben haben. Ihre ACE-Werte liegen vielleicht bei null. Und doch fühlt sich das Leben für sie chronisch schwierig an, besonders wenn es darum geht, gesunde Beziehungen zu führen und sich gut abgrenzen zu können. Da Beziehungen für ein optimal langes Leben und Gesundheit so wichtig sind (wie ich in *Warum Gedanken stärker sind als Medizin* ausführlich beschreibe und wie der Leiter des öffentlichen Gesundheitsdienstes Vivek Murthy in *Together: The Healing Power of Human Connection in a Sometimes Lonely World* erläutert), werden Beeinträchtigungen im Bereich der Beziehungen zu einem enormen Gesundheitsrisiko für Menschen mit einem Entwicklungstrauma, sodass sie oft eher mit mysteriösen Krankheiten und Krebsrezidiven in einer Arztpraxis als in einer psychotherapeutischen Praxis landen.[111] Nach diesen Trauma-Definitionen haben die meisten von uns im Lauf ihres Lebens mehrere, unter Umständen sogar chronische traumatisierende Ereignisse erlebt. Eine vollständige Trauma-Anamnese, einschließlich einer Screening--Untersuchung auf Entwicklungstraumata, sollte Teil jeder medizinischen Untersuchung sein, insbesondere wenn Patienten die Kriterien für eine typische Diagnose nicht erfüllen oder auf die derzeit verfügbaren schulmedizinischen Behandlungen nicht ansprechen.

SIND SIE VON EINEM ENTWICKLUNGSTRAUMA BETROFFEN?

Obwohl es keinen gut untersuchten universellen Maßstab wie den ACE-Score gibt, um das Risiko für Entwicklungstraumata zu bewerten, hat der Autor von *Verkörperter Schrecken,* Bessel van der Kolk, vorgeschlagen, das Entwicklungstrauma in das *Diagnostic and Statistical Manual of Mental Disorders* (DSM-5; deutsch: „Diagnostischer und statistischer Leitfaden psychischer Störungen") aufzunehmen.[112] Gleichwohl enthält die von ihm vorgeschlagene Beschreibung keine Möglichkeit zur Diagnose, Berechnung und Untersuchung des Risikos, vergleichbar mit dem ACE-Wert. In Ermangelung einer gut erforschten entwicklungstraumabezogenen Methode zur Selbsttestung können Sie sich die folgenden Fragen stellen, um einen Eindruck von Ihrer Belastung durch Entwicklungstraumata zu gewinnen.

Vor Ihrem achtzehnten Geburtstag:

1. Hatten Sie oft das Gefühl, dass mindestens ein Elternteil nicht in der Lage war, eine liebevolle Beziehung und Bindung zu Ihnen aufzubauen, sodass Sie ein geringes Selbstwertgefühl, chronische Scham oder das Gefühl hatten, in irgendeiner Weise psychisch-emotional verletzt zu sein?

2. Hatten Sie oft das Gefühl, bei einem oder beiden Elternteilen nicht darauf vertrauen zu können, dass sie sich auf Sie einstimmen, Sie beschützen und auf Ihre Bedürfnisse eingehen?

3. Hatten Sie oft das Gefühl, dass Sie in der Familie der Erwachsene sein oder sich um andere kümmern mussten, obwohl Sie noch das Kind waren?

4. Hatten Sie oft das Gefühl, dass ein Elternteil oder beide Eltern Sie erdrückt, quasi „verschlungen“ oder beherrscht haben oder nicht zulassen wollten, dass Sie eine eigenständige Persönlichkeit entwickeln, eigene Entscheidungen treffen und Sie selbst werden konnten?

5. Hatten Sie oft das Gefühl, dass von Ihnen erwartet wurde, ein perfektes, leistungsstarkes, braves Kind zu sein und Ihre Eltern stolz zu machen, andernfalls würden Sie streng verurteilt, abgelehnt, bestraft, beschämt oder verlassen?

6. Leben Sie mit einem anhaltenden Gefühl namenloser Angst oder Schrecken, ohne zu wissen, warum?

7. Sind Sie lieber allein als unter Menschen, fürchten und meiden Sie die Nähe von Menschen, oder haben Sie Schwierigkeiten, vertraute Beziehungen einzugehen?

8. Wurden Sie ohne gute Abgrenzung oder die Fähigkeit, Nein zu sagen, Grenzen zu setzen oder sich selbst zu schützen, erzogen?

9. Sind Sie mit dem Gefühl aufgewachsen, für einen oder beide Elternteile eine Zumutung oder Last zu sein?

10. Streben Sie nach Spiritualität, oder haben Sie häufig mystische oder esoterische „außerkörperliche“ Erfahrungen?

11. Fällt es Ihnen schwer zu erkennen, was Sie brauchen, oder andere zu bitten, Ihnen zu helfen, Ihre Bedürfnisse zu erfüllen?

12. Fühlen Sie sich häufig überfordert, haben Sie Probleme mit den Pflichten eines Erwachsenen, oder sind Sie auf ein gro-

ßes Problem fixiert, von dem Sie annehmen, dass alles in Ordnung wäre, wenn es nur gelöst werden könnte?

13. Hatte Ihre Mutter eine schwierige Schwangerschaft oder ein Trauma bei Ihrer Geburt? Waren Sie eine Frühgeburt, oder mussten Sie im frühen Kindesalter ins Krankenhaus?

14. Ist es einem Elternteil oder beiden nicht gelungen, Ihnen zu helfen, schwierige Gefühle zu normalisieren, zu fühlen, zu verarbeiten und damit umzugehen?

15. Hat es ein Elternteil oder beide verletzt oder fühlten sie sich abgelehnt, als Sie versucht haben, sich loszulösen, zu rebellieren oder Sie selbst zu werden?

16. Waren ein oder beide Elternteile egozentrisch, narzisstisch oder unfähig, Sie als von ihnen getrennt zu sehen?

17. Sind Sie tendenziell „verkopft" oder rationalisieren Sie übermäßig, statt in Ihrem Körper oder Ihren Gefühlen zu sein?

18. Fällt es Ihnen schwer, mit Konflikten umzugehen, Unmut zu äußern oder für sich selbst einzustehen?

19. Versuchen Sie, unter dem Radar zu bleiben, sich unsichtbar zu machen oder sich auf andere Weise klein, sicher zu halten?

20. Würden Sie sich als hochsensibel, hochempatisch oder neurodivers bezeichnen?

21. Haben Sie mit mangelnder Energie, verminderter Lebenskraft, fehlender Motivation zu kämpfen, und/oder haben Sie Schwierigkeiten, sich zu konzentrieren, Aufgaben zu erledigen, Freude zu empfinden oder Ihren Träumen zu folgen?

Da sich viele Menschen, die die Last eines schweren Entwicklungstraumas mit sich herumtragen, dessen gar nicht bewusst sind, kann die Beantwortung solcher Fragen sehr quälend sein. Seien Sie sanft zu sich selbst, und geben Sie Ihrem Körper, Ihren Gefühlen und Ihrem Nervensystem die Chance, sich zu beruhigen, bevor Sie fortfahren. Versuchen Sie es mit der Übung *Das Nervensystem mit Somatic Experiencing* zur Ruhe zu bringen, s. Seite 387.

WAS IST DIR PASSIERT?

Wenn Ihnen etwas davon bekannt vorkommt, und vor allem, wenn Ihnen neu ist, dass Sie ein solches Trauma haben und es Sie krank machen oder Ihre Genesung beeinträchtigen könnte, seien Sie sanft zu sich selbst. Kehren Sie nötigenfalls zum ersten Teil dieses Buches zurück, und tun Sie mithilfe der Praktiken der Energietransfusion etwas für sich selbst. Denken Sie daran: Bei der Traumaheilung ist der langsame Weg der direkteste. Wie Peter Levine mit seinem Ansatz des *Somatic Experiencing* lehrt: Der Schlüssel, um das Gefühl der Sicherheit zu erkennen und sich wieder daran zu orientieren, liegt darin zu dosieren, welchem Ausmaß an Missbehagen das Nervensystem und der Körper zu jeder Zeit ausgesetzt sind. Wenn wir zulassen, dass kleinere unangenehme Gefühle aufkommen, aber nicht, dass sie uns überwältigen, geben wir dem Nervensystem den nötigen Raum, um Gefühle der Sicherheit entstehen zu lassen, die uns bei der Heilung helfen.

Wie Perry und Winfrey vorschlagen, kann es hilfreich sein, die Frage „Was stimmt nicht mit dir?“ umzuwandeln in die Frage „Was ist dir passiert?“ [113], um anzuerkennen, dass ein Kindheitstrauma nicht Ihre Schuld ist – und Sie nicht zu jemandem macht, mit dem etwas nicht stimmt. Es bedeutet nur, dass Sie verletzt wurden, und manchmal reagiert der Körper mit besserer Gesundheit, wenn wir das, was uns verletzt hat, heilen.

Die gute Nachricht ist: Wir wissen jetzt, dass Traumata behandelbar sind, und verstehen die physiologischen Zusammenhänge besser, durch die erklärbar wird, warum eine Traumabehandlung bewirkt, dass es denjenigen, deren Krankheiten ihre Wurzeln im Trauma haben, besser ergeht. Was muss geschehen, um ein Trauma zu heilen? Oberste Priorität haben die Fähigkeit, ein Gefühl der Sicherheit zu schaffen, das Nervensystem zu regulieren und Selbstfürsorge zu gewährleisten. Es ist nicht hilfreich, in traumatische Erinnerungen einzutauchen, wenn der dorsale Vagusnerv einer Person bewirkt, dass sie kollabiert. Somatische Psychotherapeuten wie diejenigen, die in Levines *Somatic Experiencing* ausgebildet sind, konzentrieren sich zunächst darauf, Sicherheit herzustellen, auf Orientierung in der Umgebung, Verkörperung, das Wahrnehmen innerer Empfindungen (Interozeption) und darauf, einem Koregulationspartner wie dem Therapeuten zu vertrauen. Menschen mit einer erheblichen Traumabelastung haben oft Mühe, ein Toleranzfenster zu finden, das es ihrem Nervensystem ermöglicht, reguliert zu bleiben. Wie Kathy Kain und Stephen Terrell in *Bindung, Regulation und Resilienz* beschreiben, entwickeln Traumaüberlebende oft ein „falsches Toleranzfenster" und passen sich einem dysregulierten Nervensystem an.[114] Obwohl ihr Nervensystem nahezu ständig „auf Hochtouren läuft", haben sie sich möglicherweise durch eine Reihe von defensiven Veränderungen an diese Dysregulation angepasst.

Zum Beispiel: Ist jemand normalerweise übererregt, wie es dann der Fall ist, wenn die sympathische Stressreaktion „Kampf oder Flucht" zur Norm wird, dann könnte die Person diese Übererregung durch selbstberuhigende Verhaltensweisen wie Dissoziation, zwanghaftes Essen oder Alkoholkonsum kompensieren. Da die Betroffenen mit zu viel Energie überflutet werden, lernen sie Methoden, sich zu beruhigen. Ist eine Person dagegen unterregt, was der Fall ist, wenn die dorsale Vagusbahn zu einer dominanteren Erstarrungsreaktion wird, konsumiert sie vielleicht Stimulanzien wie Koffein im Übermaß, um sich aufzuputschen, oder sie legt hypersexuelles Verhalten an den Tag, in dem Versuch, soziale Verbundenheit herzustellen, um damit die Taubheit, Lethargie, Hoffnungslosigkeit und Depression abzuwehren, die mit dem dorsal-vagalen Zustand einhergehen können.

Die erste Aufgabe bei der Traumaheilung besteht darin, den Klienten zu helfen, ihr Toleranzfenster zu erweitern, damit sie über genügend Ressourcen, Orientierung, Präsenz und Verkörperung verfügen, um tiefer in den Heilungsprozess einzusteigen. Das erfordert in der Regel, sich den traumatischen Erinnerungen direkt zu stellen, jedoch nur dann, wenn der Zeitpunkt richtig ist. Somatic Experiencing und andere ähnliche Therapien greifen auf verschiedene Übungen zurück, um dieses Ziel zu erreichen. Im Allgemeinen ist es bei Menschen mit einem stark dysregulierten Nervensystem zunächst erforderlich, zusammen mit einem erfahrenen somatisch orientierten Therapeuten ein Gefühl der Sicherheit, somatische Unterstützung und Beziehungsunterstützung aufzubauen, bevor die Betroffenen zu kognitiver Unterstützung fähig sind oder zu viel emotionale Intensität ertragen können – andernfalls kann es zu Dissoziation kommen. Somatische Therapien wie Somatic Experiencing und NARM unterstützen Klienten durch Erdung, Orientierung in der Umgebung und Ausrichten auf den gegenwärtigen Moment, Nach- und Aufspüren (tracking) und Reflexion, wenn Klienten sich abkoppeln und dissoziieren. Sie greifen auf positive Ressourcen (zum Beispiel, sich an einen sicheren Menschen erinnern) zurück, wägen ab, wie viele Emotionen der Klient tolerieren kann, ohne zu dissoziieren; pendeln zwischen Expansion und der unvermeidlichen Kontraktion, die auf Momente größerer Verbundenheit folgt, hin und her; gehen sicher in unangenehme Gefühle hinein und verlassen sie wieder. Sie spiegeln, was der Körper tut, erleichtern die somatische Entladung übererregter Energien, die im Körper verblieben sein können, und stellen verzerrte Identifikationen und Glaubenssätze achtsam infrage. Sichere Berührungen, sanfter Augenkontakt und manchmal auch Körperarbeit werden ebenfalls von somatischen Therapeuten eingesetzt, um den Körper zu koregulieren und Bindungsverletzungen zu heilen.

Nachdem die Klienten besser in der Lage sind, ein dysreguliertes Nervensystem selbst zu regulieren, das Toleranzfenster für Körperempfindungen und Emotionen zu erweitern und kognitive Verzerrungen ebenso wie negative Grundüberzeugungen infrage zu stellen, konzentrieren sich viele neuere Therapien darauf, die *Gedächtnis-Rekonsolidierung* zu ermöglichen, wie sie von Bruce Ecker, Robin Ticic und Laurel Hulley in *Der Schlüssel zum emotionalen Gehirn* beschrieben wird.[115] Therapeuten wissen, wie hartnäckig sich emotionale Erinnerungen im Gehirn „festsetzen" können. Früher haben wir geglaubt, dass solche Erinnerungen unauslöschlich und letztlich unheilbar sein könnten. Glücklicherweise wissen wir heute, dass das nicht stimmt, denn es gibt einen Prozess, der als Gedächtnis-Rekonsolidierung bezeichnet wird. Er versetzt das Gehirn in die Lage, neue neuronale Bahnen zu schaffen und alte zu löschen, wodurch nicht nur die tiefen, unbewussten, äußerst problematischen emotionalen Lektionen, die aus einem Trauma erwachsen, neutralisiert werden, sondern in diesen alten Gehirnpfaden auch gesündere, neue entstehen. In ihren Untersuchungen fanden Ecker, Ticic und Hulley heraus, dass drei Dinge notwendig sind, um radikale, dauerhafte Veränderungen zu bewirken:

1. **Sich dem traumatischen Ereignis aussetzen, indem man es sich lebhaft vorstellt und so erneut durchlebt (wobei darauf zu achten ist, dass das System nicht überwältigt wird).** Von stark gestörten Klienten zu erwarten, dass sie ihre Erinnerungen zu früh abrufen, kann zwar retraumatisierend sein, doch Neurowissenschaftler sind offenbar der Meinung, dass dies bis zu einem gewissen Grad notwendig

ist, um die durch das Trauma geschaffenen neuronalen Bahnen zu verändern. Unter den von mir befragten Therapeuten und Heilern besteht offenbar bis zu einem gewissen Grad Uneinigkeit, ob es in *allen* Fällen notwendig ist, aber die meisten stimmen in Bezug auf diesen notwendigen Aspekt der Traumaheilung überein.

2. **Eine Erfahrung der Gegenüberstellung.** Um neue neuronale Wege zu bahnen, ist es nötig, der traumatischen Erinnerung oder Überzeugung einen neutralen oder angenehmen Hinweisreiz gegenüberzustellen. Mit anderen Worten: Sie denken jetzt an die alte schmerzliche Erinnerung und durchleben sie noch einmal – mit all ihren relevanten Emotionen und einschränkenden Glaubenssätzen, nur, dass jetzt ein Therapeut dabei ist – als Ihr reifes, erwachsenes Ich, sodass Sie dieselbe Erinnerung anders erleben können. Sie kehren zu dem Ereignis zurück und erschaffen eine neue Erfahrung, die der alten widerspricht, weil nun eine liebevolle Präsenz vorhanden ist und Sie nicht allein, isoliert, machtlos und hilflos sind.

3. **Sie benutzen diese neue neuronale Bahn oft genug, um sie zu festigen.** Durch Wiederholung können Sie diesen neuen Gefühlszustand so häufig erleben, dass er die alte neuronale Bahn außer Kraft setzt. Die Erinnerung ist immer noch da. Sie haben sie nicht vergessen, aber sie ist neutralisiert.[116]

Wenn ein altes Trauma zutage gefördert wird und an die Oberfläche gelangt, öffnet sich ein „Rekonsolidierungsfenster" für Heilung und das Erlernen neuer, anderer Muster (Repatterning). Nachdem Sie die Erinnerung und die Emotionen heraufbeschworen haben, befinden Sie sich mitten in der traumatischen Erinnerung, als wären Sie in der Zeit zurück zum ursprünglichen Erlebnis gereist. Alle Synapsen werden labil, das ist also das Zeitfenster, in dem die Gedächtnis-Rekonsolidierung stattfinden muss. Wenn Sie in einer Gesprächstherapie ein altes Trauma einfach noch einmal Revue passieren lassen, können Sie vielleicht eine Katharsis durchlaufen oder sich dadurch getröstet fühlen, dass Ihre Geschichte bezeugt wird, aber wenn Sie die neuronalen Pfade nicht überschreiben, stärken Sie unter Umständen den problematischen Pfad durch das erneute Erzählen Ihrer traumatischen Geschichte. Eine Behandlung zum Abbauen der traumatischen Energie, die die fragmentierten Aspekte der Psyche integriert, muss stattfinden, während dieses Rekonsolidierungsfenster labil ist. Viele Heiler werden versuchen, Ihnen die „Instantlösung“ zu verkaufen und behaupten, sie könnten Ihnen Ihr Trauma ohne schmerzliche Gefühle „austreiben“, aber meinen neurowissenschaftlichen Recherchen zufolge scheint diese Behauptung nicht zu stimmen.

Können Heiler einen solchen neurologischen Prozess überschreiben, indem sie unsere Energien umherbewegen? Wahrscheinlich nicht, so die Mehrheit der von mir befragten Therapeuten. Eine Person kann zwar das Gefühl haben, dass sie bei einem Trauma oder einer traumabedingten Krankheit Linderung durch Handauflegen oder spirituelle Heilung erlangt hat, aber solange das traumatisierte Individuum nicht in einem Katalysationsprozess einen echten, dauerhaften Bewusstseinswandel herbeiführt, sind die alten neurologischen Prägungen und Muster noch da. Das ist eher mit einem Verband vergleichbar: Er bringt zwar vorübergehend Erleichterung, doch der Betroffene ist trotzdem noch anfällig für eine erneute Traumatisierung, sobald ein Trigger in der Umgebung oder ein Erlebnis den ursprünglichen neuronalen Pfad das nächste Mal aktiviert. Die gute Nachricht ist, dass innovative Traumatherapien gering Traumatisierten die Möglichkeit geben, mit den drei für die Gedächtnis-Rekonsolidierung erforderlichen Faktoren zu arbeiten.

Es ist klar, dass es keine „Einheitslösung“ für die Behandlung von Traumata gibt. Die besten Therapeuten sind diejenigen, die sich mit vielen Werkzeugen zur Traumabehandlung auskennen, außerdem flexibel, nachgiebig und kreativ sind und dadurch den Ansatz individuell an ihre Klienten anpassen können, je nachdem, was im Moment aufkommt. Obwohl es wichtig ist, die Methode zu beherrschen, dürfte sie weitaus weniger bedeutsam sein als Einstimmung, Zuwendung, ein offenes Herz, ein liebevolles Bewusstsein und der Aspekt, wie weit Therapeuten ihr eigenes Trauma behandelt haben und für Klienten präsent sein können, insbesondere für diejenigen mit Entwicklungstrauma und der damit einhergehenden Bindungsverletzung.

VORSICHT, ZERBRECHLICH!

Wenn wir den Zusammenhang zwischen Trauma und Krankheit erörtern, ist es wesentlich, Trauma zu normalisieren und zu entstigmatisieren, stets daran zu denken, dass die traumatisierte Person nichts dafürkann, und anzuerkennen, dass Menschen sensible Geschöpfe sind, die es verdienen, mit Würde behandelt zu werden. Wenn wir uns ansehen, welche Folgen ein Trauma hat und wie es sich auf Krankheiten, Verhalten, Beziehungen und viele andere Aspekte des Lebens von Trauma-Überlebenden auswirkt, dann ist die Frage „Was ist dir passiert?" hilfreicher als die Frage „Was stimmt nicht mit dir?".

Donna Hicks weist in *Dignity: The Essential Role It Plays in Resolving Conflict* darauf hin, dass jemand, der zusammengeschlagen wird, es verdient, dass sein Leiden anerkannt wird. Menschen sollten ein Warnschild tragen, auf dem steht: „Vorsicht, zerbrechlich!" Dennoch bewirkt Trauma auch das Gegenteil von Anerkennung: Oft führt es zu Verstummen, Verleugnung, zur Verbreitung gezielter Fehlinformationen, zur Verharmlosung des Leidens oder dazu, Betroffene zu verurteilen, einzusperren, zu beschämen und als Monster hinzustellen, statt ihr Trauma zu bezeugen, anzuerkennen und zu bestätigen und damit dazu beizutragen, dass es geheilt wird. Menschen, die uns traumatisieren, sind in der Regel selbst traumatisiert und geben diese Belastung von Generation zu Generation weiter.

Der medizinische Mainstream und sogar die traditionelle Psychotherapie unterstützen es selten, dass Traumata anerkannt werden, als normal gelten und geheilt werden. Wenn Ärzte Menschen mit chronischen oder lebensbedrohlichen Krankheiten untersuchen, fragen sie nur selten nach ACE-Werten oder Entwicklungstraumata. Auswirkungen von Traumata auf den Körper zu ignorieren, kann jedoch eher zu einer Retraumatisierung als zu einer Heilung führen.

Selbst manche Psychiater, die es eigentlich hätten besser wissen sollen, haben keine Ausbildung in Traumatherapie. Sie erkennen den Zusammenhang zwischen Trauma und psychischen Erkrankungen nicht, sondern gliedern stattdessen Symptome psychischer Erkrankungen auf, etikettieren und diagnostizieren sie anhand des *Diagnostic and Statistical Manual of Mental Disorders* (DSM-5) und verabreichen den Klienten entsprechende Medikamente (damit sie von den Krankenkassen bezahlt werden). Traumaexperten, die auf dem neuesten Stand sind, stellen dagegen fest, dass alle psychischen – und viele körperlichen – Probleme der unmittelbare Nebeneffekt eines unbehandelten Traumas sind. Obwohl die medikamentöse Behandlung eines solchen Traumas für eine vorübergehende Verringerung der Symptome hilfreich sein kann und obwohl gängige Therapien, die in Mainstream-Psychologie-Studiengängen gelehrt werden, Lebenskompetenzen vermitteln können, die ein besseres Funktionieren im Alltag ermöglichen, ist nur die Behandlung der Symptome mit fortschrittlichen Traumatherapien so effektiv, dass sie zu Krankheitsremissionen führen und psychische Erkrankungen dauerhaft rückgängig machen kann.

So wie die medizinischen Fakultäten angehende Ärzte nicht für einen trauma-informierten Umgang mit körperlichen Erkrankungen ausbilden, werden leider bislang nur wenige – wenn überhaupt – der derzeit aktuellen Traumatherapien regulär an Hochschulen gelehrt. Die meisten Psychotherapeuten, selbst diejenigen mit einem höheren Abschluss, sind nicht dafür ausgebildet, Traumata wirksam zu behandeln. Diejenigen, die sich schulen lassen, müssen sich außerhalb der Universitäten weiterbilden und herausfinden, wie sie das Gelernte in ihre akademische Ausbildung integrieren können.

Besonders nach den kollektiven traumatischen Verheerungen des Jahres 2020 bete ich wirklich dafür, dass unsere Institutionen aufwachen und der Einbeziehung eines integrierten, trauma-informierten Ansatzes in all unsere Systeme – Medizin, Psychologie, Bildung und Erziehung, Strafverfolgung, Finanzwesen, die Regierung, Umweltschutz und Aktivismus für soziale Gerechtigkeit – Priorität einräumen.

Zu betrachten, wie massiv sich ein Trauma auf den eigenen Körper auswirkt, mag überwältigend sein, aber dennoch hoffe ich, dass es Ihnen hilft und Sie sich bestärkt fühlen, die Verkettung von Traumamustern zu durchbrechen, die in Familien viral weitergegeben werden. Ich habe einmal an einer Zeremonie zum *Dia de los Muertos* (Tag der Toten) im Gemeindezentrum meiner Heimatstadt teilgenommen. Die Frau, die die Zeremonie zu Ehren der Ahnen leitete, erzählte mir von einer Vision, die sie empfangen hatte: Hinter uns allen steht eine lange Reihe Vorfahren, von denen die meisten uns in irgendeiner Weise traumatisiert haben und wiederum von ihren Vorfahren traumatisiert worden sind. In menschlicher Gestalt merken sie vielleicht nicht, dass sie uns verletzt haben, und gehen womöglich in die Defensive, wenn wir sie darauf hinweisen, aber nachdem sie von der anderen Seite des Vorhangs aus Einsicht gewonnen haben, stehen sie mit so viel Liebe im Herzen hinter uns und feuern uns an: „Lass sie diejenige sein! Lass es mit diesem einen aufhören!“

DAS NERVENSYSTEM MIT *SOMATIC EXPERIENCING* ZUR RUHE BRINGEN

Wenn Sie zu den Trauma-Überlebenden gehören, hat die Lektüre dieses Kapitels bei Ihnen sehr wahrscheinlich eine gewisse Dysregulation des Nervensystems hervorgerufen. Schauen Sie daher, bevor wir weitermachen, ob Sie sich einstimmen und beruhigen können, indem Sie sich nach innen wenden.

Wie wohl fühlen Sie sich in Ihrem Körper?

Können Sie Ihre Haltung so verändern, dass es für Sie körperlich bequemer ist?

Bewegen Sie die Füße auf dem Boden hin und her, und verschieben Sie sie, bis Sie sich mit dem Boden verbunden fühlen.

Achten Sie auf Ihr Gesäß, spüren Sie, wie sehr Sie von dem, worauf Sie sitzen, gestützt werden.

Können Sie noch mehr auf der Stütze des Bodens und der Unterlage, auf der Sie sitzen, ruhen?

Lassen Sie sich einige Augenblicke Zeit, um das angenehme Gefühl zu genießen, gestützt und stabilisiert zu werden.

Sehen Sie sich um, und finden Sie etwas, durch das Sie sich gestärkt fühlen. Vielleicht gibt es etwas Schönes vor Ihrem Fenster, ein Kunstwerk an der Wand oder eine Farbe, die Sie lieben. Genießen Sie diese Gefühle.

Versuchen Sie es nun mit einer Atemübung, vergleichbar mit dem „Om“ im Yoga: Imitieren Sie mit Ihrer Stimme ein tiefes, vibrierendes Nebelhorn, indem Sie den Laut „vuuh …“ ausstoßen.

Nutzen Sie die Ausatmung in ihrer gesamten Länge, um Ihrem Vagusnerv eine sanfte Massage zu geben, die den Fluss wiederherstellt und Ihr System beruhigt.

Spüren Sie jetzt noch einmal nach. Fühlen Sie sich ruhiger?

Wenn nicht, versuchen Sie es mit der Schmetterlingsumarmung. Kreuzen Sie Ihre Arme am Handgelenk über der Brust und verschränken Sie die Daumen, die dabei nach oben weisen. Die Finger sind die Schmetterlingsflügel (die Daumen bilden den Körper).

Bewegen sie die Finger sanft, als wollten Sie den Flügelschlag eines Schmetterlings nachmachen. Berühren Sie erst auf der einen, dann auf der anderen Seite Ihre Brust.

Atmen Sie langsam, und spielen Sie mit dem Druck, um zu sehen, was Sie mögen – ein sanftes Flattern oder tieferen Druck.

Fahren Sie mit dem Flattern fort, bis Sie ruhiger geworden sind.

— *Kapitel 11* —

KRANKHEIT ALS AUSGANGSPUNKT

Ich hatte ursprünglich gar nicht vor, Traumaheilungs-Psychotherapien in meine Untersuchung der Heiligen Medizin miteinzubeziehen. Doch als mir klarwurde, dass wirksame Traumabehandlungen vielleicht eine Form der Energieheilung sind und für chronisch kranke Menschen, die auf andere Behandlungen nicht ansprechen, ein fehlendes Puzzleteil sein könnten, dachte ich mir, dass ich besser führende Traumatherapeuten aufsuchen sollte, die die neuesten, besten Modelle zur Therapie von Traumata entwickelt haben.

Ich las Bücher, nahm an Workshops teil, sprach mit Therapeuten und fragte Traumatherapeuten, die mit modernen Methoden arbeiteten, ob sie jemals eine Remission von körperlichen Erkrankungen als Nebeneffekt einer Traumabehandlung gesehen hätten. Viele gaben an, dass sie ihre Klienten nie nach ihren medizinischen Problemen fragten, es sei denn, diese brachten es zur Sprache. Das führte mir das Problem der Aufsplittung von Gesundheitsthemen in abgetrennte Fachbereiche noch deutlicher vor Augen. Es ist problematisch, dass wir drei Arten von Fachpersonen haben, die sich jeweils um andere Aspekte kranker Patienten kümmern: Ärzte sind für den Körper da, Psychotherapeuten konzentrieren sich auf die Psyche, und Seelsorger kümmern sich um die Seele. Zumindest die meisten Energieheiler versuchen, alle drei Aspekte auf eine ganzheitlichere Art und Weise zu berücksichtigen.

Die Therapeuten, die sich die Mühe machten mitzuverfolgen, ob sich die medizinischen Probleme ihrer Klienten verbesserten, gaben überraschend bestätigende Antworten. Dennoch betrachteten nur wenige Therapeuten ihre Traumabehandlungen in irgendeiner Weise als Medizin für den Körper, da sie diese Bezeichnung ausschließlich für die Arbeit von Ärzten verwendeten.

Die Patienten sagten mir jedoch etwas anderes. Wie sich herausstellte, bestand eine der häufigsten Gemeinsamkeiten der von mir befragten Überlebenden mit radikaler Remission – jene Ausreißer, die bessere Ergebnisse als erwartet erzielten – darin, dass sie bei der Bewältigung von Traumata, an die sie noch nicht gerührt hatten, Hilfe erhielten, die damit verbundenen festgefahrenen Emotionen fühlten und sie noch einmal durchlebten. Um wenigstens zu versuchen, diesen Faden im Gewebe der Geheimnisse des Heilens zu entwirren, habe ich meine Hausaufgaben gemacht.

Ich befasste mich mit Eye-Movement Desensitization and Reprocessing (EMDR), Internal Family Systems (IFS) oder System der Inneren Familie, dem NeuroAffective Relational Model™ (NARM) oder Neuroaffektives Beziehungsmodell zur Traumaheilung, Hakomi, Havening, Brainspotting, Accelerated Experiential Dynamic Psychotherapy (AEDP), Neurofeedback, Arbeit mit Archetypen, Gestalttherapie, Inner Bonding; mit dem Resilienz-Toolkit, Familienaufstellungen, Enneagrammarbeit, Psychodrama, Dynamic Attachment Repatterning experience (DARe), Hypnotherapie und mit verschiedenen energiepsychologischen Methoden, darunter die Advanced Integrative Therapy (AIT), Emotional Freedom Technique/s (EFT), Thought Field Therapy (TFT) oder Gedankenfeldtherapie und Psych-K.

Ich habe mir auch Behandlungen angesehen, die eher mentaler Natur sind – Kognitive Verhaltenstherapie (CBT), Compassionate Inquiry, der Diamond Approach und The Work. Einige, wie die Dynamic Emotional Integration (DEI), konzentrieren sich auf die emotionalen Aspekte der Traumaheilung. Andere wiederum fokussieren sich auf die somatischen Aspekte, wie Somatic Experiencing, Sensomotorische Psychotherapie, Somatic Resilience and Regulation (Somatische Resilienz und Regulation), Feldenkrais, Craniosacral-Therapie, Myofascial Release, Trauma Releasing Exercises (TRE), Holotropes Atmen, Rolfing und verschiedene Yoga-Schulen. Einige dieser Behandlungen bewertete ich als heilsam und wirkungsvoll; andere schienen mir spirituelle, emotionale oder kognitive Umgehungen zu sein und fielen bei mir durch.

Ich bin keine ausgebildete Traumatherapeutin, und es würde den Rahmen meiner Fachkompetenz sprengen, Ihnen eine detaillierte Einschätzung darüber zu geben, welche Therapien bei der Behandlung von Traumata am wirksamsten sind und welche vielleicht Gift. Aber ich habe die Intelligenzen meiner ganzheitlichen Gesundheit genutzt, um tief in zwei Traumatherapien mit Selbsthilfepraktiken einzutauchen, die Ihnen bei der Heilung helfen könnten: Richard „Dick" Schwartz' System der Inneren Familie, IFS, und Asha Clintons Advanced Integrated Therapy, AIT (Erweiterte Integrative Therapie). Das sind bei Weitem nicht die einzigen wirksamen Therapien, die es gibt. Ich bin auch ein großer Fan von Peter Levines Somatic Experiencing und einigen somatischen Therapien, die sich um dieses Modell herum entwickelt haben. Aber der Kürze halber habe ich mich entschieden, Ihnen die Grundlagen von IFS und AIT zu vermitteln, damit Sie die Selbsthilfeübungen zu Hause ausprobieren können, wenn Sie sich stark genug dafür fühlen. Obwohl es natürlich kein Allheilmittel für jede Krankheit gibt, meine ich, wenn Sie alles andere ausprobiert haben und nichts funktioniert, dann kann das Experimentieren mit einer Form der modernen Traumabehandlung als Teil Ihres ganzheitlichen Gesundheitsrezepts nur hilfreich sein.

Falls Sie jetzt die Augen verdrehen und denken, „Oje, schon wieder eine von diesen Ärzten, die mir sagen, dass ich mir meine Krankheit nur einbilde", dann sollten Sie wissen: Das habe ich nicht gemeint. Wie ich in Kapitel 10 beschreibe, habe ich keinen Zweifel daran, dass Ihr Leiden physiologischer Natur ist. Ein chronisch dysreguliertes Nervensystem – und die daraus resultierenden hormonellen, entzündlichen, immunologischen und epigenetischen Veränderungen, die damit einhergehen –

sind alles, was Ihr Körper braucht, um den Nährboden für chronische oder lebensbedrohliche Krankheiten zu schaffen. Ich behaupte auch nicht, dass es nicht irgendeine körperliche Ursache geben könnte, die Sie nur noch nicht entdeckt haben, zum Beispiel eine seltene Nahrungsmittelallergie oder Schwermetalle in Ihrer Wohnung oder ein Virus, das noch nicht entdeckt wurde. Ich will damit nur sagen, dass die Behandlung Ihrer Traumata Sie heilen kann, und wenn die Heilung sich einstellt, macht Sie das vielleicht sogar empfänglich für ein Wunder. Und wenn nicht, setzen Sie zumindest mehr Energie in Ihrem System frei, die Ihnen hilft, Ihr bestmögliches Leben zu leben, selbst wenn es darauf hinausläuft, dass Sie lernen sollten, eine dauerhafte Behinderung zu akzeptieren und Ihren Frieden damit zu machen.

Bevor wir fortfahren, noch eine Warnung. Je nachdem, welche Art von Trauma Sie erlebt haben und wie früh es dazu kam, sind Sie vielleicht noch nicht bereit für die Übungen, die ich in den nächsten beiden Kapiteln vorstelle. Ein verfrühter Einstieg in die Traumaheilung könnte Ihnen sogar schaden und zu dem führen, was Therapeuten eine Gegenreaktion nennen. Bevor Trauma-Überlebende so weit sind, dass sie tief in die entlegensten Winkel des Unbewussten vordringen können, sollten sie grundlegende Übungen zur Sicherheit, Ich-Stärkung, Regulierung des Nervensystems und zur körperlichen Verankerung machen. Es würde den Rahmen dieses Buches sprengen, diese Methoden zu vermitteln, daher möge an dieser Stelle der Hinweis genügen: Wenn Sie merken, dass Sie sich körperlos, dissoziiert oder dysreguliert fühlen, oder wenn Sie feststellen, dass Ihr Suchtverhalten stärker wird, dass Sie in eine Essstörung geraten, zu Unfällen neigen, Suizidgedanken haben oder sich selbst oder anderen anderweitig Schaden zufügen, dann hören Sie bitte auf zu lesen und suchen Sie sich therapeutische Hilfe, die Sie auf Ihrem Weg unterstützt. Sie werden sich bestimmt nicht dazu zwingen wollen, schneller vorzugehen, als Ihr Nervensystem es verarbeiten kann.

Noch ein weiterer Hinweis: Auch wenn Selbsthilfemittel und -methoden Sie auf Ihrem Heilungsweg unterstützen können, ist die Heilung von Traumata doch naturgemäß eine Beziehungsarbeit. Selbst die Neigung, sich zu sehr auf Selbsthilfe zu verlassen, ist ein Traumasymptom. Sorgen Sie also dafür, dass Sie gut unterstützt werden. Selbst wenn Sie stark genug sind, um die Übungen in diesem Buch auszuprobieren, brauchen Sie Vertraute, die Ihnen helfen, sicher und koreguliert zu bleiben.

MIT DEM IFS-SYSTEM DER INNEREN FAMILIE AN KRANKHEIT HERANGEHEN

Avery war eine junge Mutter und Ärztin, bei der ein Jahr nach ihrer Behandlung ein Wiederauftreten von Brustkrebs diagnostiziert wurde. Sie hatte zwar vor, sich einer Operation und möglicherweise einer Chemotherapie und/oder Bestrahlung zu unterziehen, war aber auch offen dafür, die Ursachen zu erforschen, die in solchem Maße zu einer Schwächung ihres Immunsystems geführt hatten, dass es den Krebs nicht nur einmal, sondern zweimal wachsen ließ. Im Rahmen der Schulungen für Menschen aus Gesundheitsberufen am Whole Health Medicine Institute, das ich leite, war Dick, der IFS-Gründer und Familientherapeut, gekommen, um mit unserer Gruppe zu arbeiten. Als er hörte, dass eine der Ärztinnen an Krebs erkrankt war, bot er an zu demonstrieren, wie IFS in der Arbeit mit kranken Menschen eingesetzt werden kann.

Nach dem IFS-Modell haben wir alle mehrere Persönlichkeiten oder, wie Dick es nennt, *Teile*. Wie Walt Whitman schrieb: „Widerspreche ich mir selbst? Nun gut, so widerspreche ich mir selbst. Ich bin ja weiträumig, ich enthalte Vielheiten."

Mit anderen Worten, Sie sind nicht nur ein einheitliches Wesen; Sie (und ich und wir alle) sind eine Vielzahl von Teilen, weshalb wir innerlich so oft im Widerstreit liegen. Es mag seltsam klingen, von mehreren Teilen zu sprechen, doch IFS-Therapeuten gehen davon aus, dass die Vorstellung eines einheitlichen Ich falsch ist und dass wir alle, selbst die geistig Gesündesten, viele Teile haben. Der Hauptunterschied zwischen den meisten Menschen und denjenigen, die von der psychiatrischen Gemeinschaft mit der Bezeichnung Dissoziative Identitätsstörung (DID, früher bekannt als Multiple Persönlichkeitsstörung, dargestellt in dem Film *Sybil* aus dem Jahr 1976) belegt werden, besteht darin, dass die meisten Menschen zumindest eine gewisse „Selbst-Führung" haben – ein weises Selbst, das das Verhalten der Teile lenkt. Ohne Behandlung verhalten sich Menschen mit DID dagegen so, als hätten sie niemanden, der die Teile führt und mit ihnen verhandelt. Aber selbst Menschen mit DID haben ein Selbst, auf das man mit einer IFS-Behandlung zugreifen kann.

Was ist das Selbst, das nicht nur ein Teil ist? Der Dichter Mark Nepo beschreibt es am besten:

> *„Jeder Mensch hat von Geburt an eine Stelle in sich, die frei ist von Erwartungen und Reue, frei von Ehrgeiz und Peinlichkeit, frei von Sorgen und Angst – einen Nabelpunkt der Gnade, an dem jeder von uns zuerst von Gott berührt wurde. Dieser Punkt der Gnade ist der Ursprung des Friedens. (...) Um welches Thema es auch gehen mag, dies ist das Einzige, was es wert ist, gelehrt zu werden: wie das ursprüngliche Zentrum wieder freigelegt werden kann und wie es zu leben gilt, wenn es wiederhergestellt ist. Wir können diese Schichten eine Betäubung des Herzens nennen; der Prozess der Rückkehr, ob nun durch Leiden oder Liebe veranlasst, ist das Verlernen, damit wir zurück zu Gott gelangen."*[117]

Mit anderen Worten: Ihre „innere Familie" ist von einer ganzen Busladung innerer Kinder mit unterschiedlich ausgeprägten Verteidigungs- und Überlebensstrategien bewohnt. Wenn Sie hinreichend gesund sind, fährt Ihr weises, geerdetes, liebevolles, „ausreichend gutes“ Eltern-Ich die meiste Zeit den Bus und hält die lieben, manchmal ungezogenen, aber immer wertvollen und liebenswerten Teile davon ab, das Steuer zu übernehmen und den Bus zu kapern. Diese Teile fallen in eine von zwei Schützerkategorien – Manager und Feuerbekämpfer –, und die von ihnen beschützten Teile sind die verletzlichen, weichherzigen Verbannten. Manager arbeiten vorbeugend und versuchen, Gefahren abzuwenden, indem sie Pläne machen und versuchen, das Leben zu kontrollieren. Feuerbekämpfer sind tendenziell etwas ungebärdiger und bringen uns mit Verhaltensweisen in Schwierigkeiten, die unseren Managern vielleicht nicht gefallen, wie zum Beispiel Süchte, körperliche Symptome und Selbstmordgedanken. Aber sie sind immer noch aus einem guten Grund da und denken, dass sie uns davor schützen, den Schmerz der verletzten Verbannten zu spüren. Manager und Feuerbekämpfer kümmern sich um die sensiblen inneren Kinder – die Verbannten –, aber anstatt zuzulassen, dass diese Verbannten Heilung erhalten, sperren sie sie eher ein, sodass ihr Schmerz begraben wird, so lange, bis etwas passiert und ihre emotionalen Belastungen aufflammen und schmerzliche Verbanntengefühle durch die Risse dringen. Das Ziel des IFS besteht darin, dass das Selbst die Verbannten heilt, damit die Beschützer nicht so hart arbeiten müssen. Wenn das geschieht, kann spirituelles Erwachen damit Hand in Hand gehen und Traumaheilung und spirituelle Entwicklung so miteinander verbinden, dass es Dick, der von skeptischen Atheisten erzogen worden war, überraschte.

Ich fühlte mich insbesondere deswegen eher zu IFS hingezogen als zu anderen Traumaheilungsmethoden, weil das Modell nicht nur jede psychische Krankheit des *DSM-5* behandeln, sondern auch zur Behandlung körperlicher Krankheiten eingesetzt werden kann. Das IFS-Modell lädt Menschen, die mit einer körperlichen Krankheit zu kämpfen haben, dazu ein, die Krankheit als „Ausgangspunkt“ zu betrachten, als Hinweisschild auf einem Weg, den man einschlagen kann, um ihn tiefer zu erkunden. Im IFS kann der Ausgangspunkt eine körperliche Empfindung, ein Gefühl, ein schmerzlicher Gedanke oder ein Bild sein, und wenn Sie sich darauf konzentrieren, werden sie zu dem Teil geführt, von dem die Empfindung, der Gedanke oder das Bild ausgeht. Ein Ausgangspunkt ist eine Einladung, in Ihre innere Welt einzutreten und mehr über die Teile zu erfahren, die Ihnen körperliche oder emotionale Schmerzen bereiten oder Krankheiten hervorrufen.

Nachdem Dick als Einstieg die Vorstellung erläuterte, dass Krebs bisweilen mit einem traumatisierten Teil zusammenhängen kann, der uns schützen will, indem er uns krank hält, ging er auf einige Umstände in Averys Leben ein, die vorherrschten, als ihr Krebs zum ersten Mal diagnostiziert wurde. Avery erzählte, wie überlastet sie war – manchmal hatte sie drei Tage hintereinander Bereitschaftsdienst in der Notaufnahme des Krankenhauses, ohne auch nur wenige Stunden Schlaf zu bekommen. Nicht nur bei der Arbeit, sondern auch als Mutter von kleinen Kindern war sie oft überfordert. Sie hatte sich immer für stark und leistungsfähig gehalten, fähig, sich auch dann zum „Funktionieren“ zu zwingen, wenn es hart zur Sache ging. Genau das brauchte sie als eine der wenigen Frauen durch ihre Facharztausbildung in der Allgemeinchirurgie. Als Dick sie einlud, diesen Teil des „Funktionierens“ zu erkunden, erkannte sie: Das war es, was sie auch durch ihre Kindheit gebracht hatte.

Dicks Art und Weise, an einen kranken Menschen heranzugehen, ist sanft und empathisch. Weder behauptet er, wie einige der von mir befragten Heiler, alle Krankheiten seien das Ergebnis eines psychospirituellen Traumas, noch verspricht er, dass die Behandlung eines Traumas den Körper gesund macht. Da er aus einer Arztfamilie stammt, kennt er die Gefahren, die damit verbunden sind, überzogene Versprechungen zu machen oder evidenzbasierte medizinische Behandlungen zu ignorieren.

Aber er glaubt auch, dass die Medizin zu oft versucht, die Überbringer der Botschaft zu töten, ohne den Patienten zu helfen, die Botschaft zu verstehen.

Dick erklärte, er habe Asthma, das ihn seit seiner Kindheit plagt. Wenn er einen staubigen Raum betritt und einen Asthmaanfall bekommt, ist das in der Regel nicht auf ein Trauma zurückzuführen, sondern auf den Staub. Wenn er aber einen Vortrag über etwas halten soll, das ihm Angst macht, zieht jener Teil von ihm, der sich vor Demütigung fürchtet, vielleicht die „Asthmakarte", um sich vor der Peinlichkeit zu schützen.

Teile von uns, die uns schützen wollen, so sagt er, greifen unter Umständen zu extremen Maßnahmen, einschließlich körperlicher Krankheit, um unsere Aufmerksamkeit zu erregen und uns vor Gefühlen zu schützen, die wir in unserer Furcht meinen, nicht bewältigen zu können. Diese Teile handeln eigenständig, ohne zu erkennen, dass etwas wie Krebs tödlich sein kann. Sie denken, dass sie uns helfen, ohne zu verstehen, dass dieses „Beschützen" uns auch töten kann. In der Regel versuchen diese Teile mit den seltsamsten Tricks, uns davor zu bewahren, von intensiven, scheinbar unerträglichen Gefühlen überwältigt zu werden, die aus den verletzlichen, traumatisierten Kindheitsteilen hervorbrechen. Weil die Beschützer-Teile nicht wollen, dass wir von Gefühlen wie Scham, Schrecken, Trauer, Wertlosigkeit oder Hilflosigkeit überwältigt werden, die unserer Überzeugung entspringen, dass wir unwürdig sind oder keine Liebe verdienen, versuchen sie, indem sie den Körper benutzen, alles nur Erdenkliche, um dafür zu sorgen, dass wir dem Schmerz dieser extremen Gefühle nicht zu nahekommen. Der Körper vieler Menschen ist so, erklärte Dick Avery. Vielleicht haben diese Menschen eine körperliche oder genetische Krankheitsdisposition, und wenn ihre Teile getriggert werden, benutzen diese den Körper, um sie außer Gefecht zu setzen, oder – falls die Teile sich ausgeschlossen fühlen –, um Aufmerksamkeit auf sich zu ziehen oder sie zu bestrafen.

Dick bat Avery um die Erlaubnis zu ermitteln, ob ihr Krebs dachte, dass er sie schützte. Wenn ja, was schützte er? Dick erklärte Avery: Wenn man einen traumatisierten Verbannten unter einem Beschützer-Teil entdeckt, der eine Krankheit vielleicht dazu benutzt, intensive leidvolle Gefühle zu vermeiden, dann ist die Möglichkeit gegeben, dass die Krankheit bereitwillig verschwindet, wenn dieser Verbannte von seinen leidvollen Belastungen befreit wird. Avery war zwar nicht bewusst, ob ihrem Krebs ein traumatisierter Teil zugrunde lag, aber sie machte bei der Erkundung dieser Frage mit, weil sie dachte, dass es ihr helfen könnte zu überleben.

Dick bat Avery, die Augen zu schließen, und führte sie sanft in ihre „Innenwelt". Als Avery ihrem Krebs gegenüberstand, sagte Dick: „Frag deinen Krebs, ob wir mit ihm reden dürfen."

Der Krebs sagte, er sei einverstanden.

Dick sagte: „Kannst du ihn fragen, warum er hier ist? Was fürchtet er, könnte passieren, wenn er dich nicht mehr dadurch schützt, dass er sich in deinem Körper bemerkbar macht?"

Ohne eine Sekunde zu zögern, antwortete Avery: „Er sagt, dass Avery sich selbst immer völlig verheizt, wenn ich weggehe. Früher hat sie sich regelmäßig so verausgabt, und als ich dann das erste Mal gekommen bin, hat sie damit aufgehört und besser auf sich aufgepasst. Sobald ich weg war, fing Avery aber wieder damit an. Also bin ich wieder da, und ich gehe nirgendwo hin, solange Avery nicht damit aufhört."

Avery war schockiert. Sie sagte zu Dick: „Das tue ich wirklich! Ich stelle die Bedürfnisse aller anderen über meine." Sie gab zu, dass sie weder ihren Kollegen noch ihren Patienten, ja noch nicht einmal ihren Kindern etwas von ihrem Krebs gesagt hatte. Sie wollte nicht, dass sich andere Sorgen um sie machten. Während ihrer ersten Behandlungsserie schlich sie umher, nahm sich keine Auszeit von der Arbeit und bat die Kinder nicht, mehr zu helfen, damit sie sich ausruhen konnte.

„Was fürchtet der Krebs, würde geschehen, wenn er seine

Arbeit nicht mehr täte?", fragte Dick.

„Na ja", sagte der Krebs, „Avery wird sich immer wieder selbst zugrunde richten, also bin ich hier, um ihr zu helfen, besser auf sich aufzupassen."

Avery wirkte bestürzt.

Dick fragte: „Was wäre, wenn Avery bereit wäre, mit diesem Verhalten aufzuhören? Würdest du dann weggehen?"

Der Teil, der sie schützen wollte, sagte: „Das wird sie nicht tun. Sie ist ein hoffnungsloser Fall. Immer sagt sie, dass sie es langsamer angehen und besser auf sich aufpassen will, aber das ist nur Gerede. Sie braucht den Krebs als Ausrede, um für sich selbst zu sorgen."

Dick sagte: „Das verstehe ich. Ergibt Sinn. Aber wenn sie bereit wäre, etwas zu ändern und sich nicht mehr völlig zu verausgaben? Wärst du dann bereit, dir einen Job zu suchen, der dir vielleicht besser gefällt?"

Der Teil sagte: „Ich traue ihr nicht. Sie sagt vielleicht, dass sie es tut, aber sie wird sich nicht daran halten. Wenn ich weggehe, kehrt sie wieder zu ihren alten Tricks zurück und macht alle anderen wichtiger."

Avery ging in die Defensive. „Nein, das werde ich nicht! Ich würde aufhören, mich zugrunde zu richten, wenn du verschwindest. Du hilfst mir nicht. Du bringst mich um."

Dick schaltete sich ein. „Welcher Teil ist das? Der Teil, der den Krebs-Teil nicht mag? Wer ist das?"

„Das ist mein ‚Angst vor dem Tod'-Teil. Er mag den Krebs-Teil nicht."

„Okay, können wir ihn bitten, uns Raum zu geben, damit wir weiter mit dem Teil reden können, der versucht, den Krebs zu benutzen, um dich zu schützen?"

„Er will nicht weggehen. Er will sichergehen, dass der Krebs mich in Ruhe lässt, damit ich mich um meine Kinder kümmern kann." Avery begann zu weinen.

Dick sagte: „Das verstehe ich. Es ist verständlich, dass er

fürchtet, Avery könnte an dem Krebs sterben. Aber wenn er uns Raum gibt und mich herausfinden lässt, warum ein anderer Teil dafür sorgt, dass Avery sich so verheizt, dann ist der Krebs vielleicht bereit, zu verschwinden und Avery leben zu lassen. Ich bin hier, um dem Teil zu helfen, den der Krebs schützt, damit der Teil, der den Krebs benutzt, vielleicht nicht so hart arbeiten muss. Würdest du mir eine Chance geben zu helfen, damit der Krebs vielleicht verschwinden kann?“

Dick beschreibt IFS-Therapeuten als „Hoffnungsverkäufer für hoffnungslose Teile“. Ich konnte sehen, dass er hier als Hoffnungsverkäufer auftrat und versuchte, den Teil, der Angst vor dem Krebs hatte, sanft zu überreden, sich zu entspannen. Der Rest der Sitzung war liebevoll. Dick ermöglichte das, was er eine „Entlastung des Verbannten“ nennt. Wir entdeckten, dass die kleine Avery sich als Kind abrackern und die Bedürfnisse aller anderen vor ihre eigenen stellen musste, weil sonst niemand da war, um sich um ihre kranke Mutter und ihren jüngeren Bruder zu kümmern. Das Entwicklungstrauma, eine Mutter zu haben, die nicht auf ihre Bedürfnisse eingeht, führte dazu, dass sie eine grundlegende Angst entwickelte, zurückgewiesen, verlassen und letztendlich enttäuscht zu werden, wenn sie ihre eigenen Bedürfnisse äußerte. Als Folge der Krankheit ihrer Mutter wurde Avery schon sehr früh zu einem tüchtigen Kind, das die Elternrolle übernahm und trotz der Überforderung funktionierte, um zu überleben. Niemand brachte ihr bei, dass sie ebenso viel recht auf die Erfüllung ihrer Bedürfnisse hat wie alle anderen auch.

Averys wundervoller Prozess war für uns, die wir ihn miterlebten, extrem emotional und liebevoll. Hinterher war im Raum kein Auge trocken geblieben. Wir empfanden sehr viel Mitgefühl für Avery und feierten ihren Mut zuzulassen, dass wir ihre Teile sahen.

Nachdem sie Einblick in die Wunde erhalten hatte, die hinter ihrer Krebsdiagnose stecken könnte, rief Avery eine Therapeutin an, die für die Arbeit mit Krebspatienten ausgebildet war.

Als ich mich im Lauf der Arbeit an diesem Buch wieder bei ihr meldete, waren mehr als zwei Jahre vergangen, und nach einer konventionellen onkologischen Behandlung, verschiedenen anderen Behandlungen, die von ihren Intelligenzen der ganzheitlichen Gesundheit geleitet wurden, wie auch einer zweijährigen Traumatherapie befand sie sich auf dem Weg der Besserung. Sie sagte, sie sei nie glücklicher gewesen, und betrachtete sich als geheilt, ob ihr Krebs nun zurückkommt oder nicht.

SYSTEME DER INNEREN FAMILIE GENAUER BETRACHTEN

Was ging zwischen Dick, Avery und all diesen Teilen vor sich? Das möchte ich nun aufschlüsseln und das Modell des Innere-Familie-Systems (IFS) näher erklären. Beginnen wir mit den Teilen, die durch das Trauma aus ihrem natürlich nützlichen Zustand in extreme Rollen gezwungen werden – Rollen, die Schwartz als Manager, Feuerbekämpfer und Verbannte bezeichnet –, und mit dem Selbst, das diese Teile in einem gut funktionierenden inneren Familiensystem führen kann. Manager und Feuerbekämpfer sind beide Schützer-Teile und sollen Sie davor bewahren, die Lasten zu spüren, die Ihre Verbannten mit sich herumtragen – intensive Gefühle, Empfindungen und Überzeugungen, die aus einem Trauma resultieren und sich in den Tiefen Ihrer Psyche festsetzen können.

MANAGER

Diese Teile sind wie emsige Mikromanager, die fieberhaft versuchen, Gefahren abzuwenden. In der Regel sind sie die endlos umherwirbelnden Stimmen des „Affengeistes", von dem Buddhisten sprechen, wenn sie Meditation lehren, und halten uns davon ab, ganz im Jetzt präsent zu sein. Sie sind wie die kleinen Erdmännchen, die oben auf dem Hügel Wache halten und potenzielle Gefahren auskundschaften. Manager können Teile des inneren Kritikers sein, To-do-Listen-Teile, Finanzplaner-Teile, Zeitkontrolleur-Teile, Bleib-beschäftigt-damit-du-nichts-fühlen-kannst-Teile und so weiter. Obwohl Manager-Teile lästig sein können, bringen sie uns nur selten in Schwierigkeiten. Ihre Arbeit ist wichtig, denn unter den emsigen Managern befinden sich die Feuerbekämpfer. Die Manager wollen gewährleisten, dass die emotionalen Flammen der verletzlichen Verbannten nicht auflodern – wenn sie es doch tun, kommen die Feuerbekämpfer ins Spiel.

FEUERBEKÄMPFER

Während Manager wie übereifrige Helikopter-Eltern sein können, die uns kontrollieren und auf dem rechten Weg halten wollen, sind Feuerbekämpfer eher mit rücksichtslosen Teenagern vergleichbar. Sie greifen tendenziell dann ein, wenn die Manager es nicht schaffen, uns vor schwer erträglichen Emotionen zu schützen. Wenn diese emotionalen Flammen – intensive Scham, Traurigkeit, Wertlosigkeit, Hilflosigkeit, Machtlosigkeit, Gefühl des Nicht-liebenswert-Seins, Leere, Einsamkeit, Unerfülltsein, Bedürftigkeit oder das Gefühl, eine Last oder nicht gut genug zu sein – auflodern, kommen die Feuerbekämpfer mit heulender Sirene und Wasserschläuchen heraus und tun alles, um Sie davor zu bewahren, Schmerz zu empfinden. Das schließt auch risikoreiche Verhaltensweisen mit ein, die Sie oder jemand anderen verletzen könnten. Feuerbekämpfer sind in der Regel die Teile, die wir pathologisieren, mit Medikamenten behandeln, ins Krankenhaus einweisen, auf Diät setzen, in die Entzugsklinik schicken, ins Gefängnis stecken oder anderweitig dämonisieren. Feuerbekämpfer können vor Vertrautheit davonlaufen, süchtig werden, sich narzisstisch verhalten, andere verletzen, Sie zum Suizid überreden wollen, psychotisch machen, zu Ess-Brech-Verhalten verleiten und ja ... vielleicht sogar körperlich krank machen.

Feuerbekämpfer können den Körper benutzen und sich als körperliche Krankheiten ausgeben. Oder andere Teile nutzen eine körperliche Schwachstelle in Ihrem System dazu, Sie außer Gefecht zu setzen. Denken Sie an einen Migräne-Teil, Rückenschmerzen-, Asthma-Teil, einen Teil, der zu Unfällen neigt, oder sogar an einen Krebs-Teil wie bei Avery. Insbesondere deswegen, weil Trauma-Überlebende zu einer Dysregulation des Nervensystems tendieren, sind körperliche Symptome, die mit einem chronisch übererregten (Kampf oder Flucht) oder untererregten (Erstarrung) Zustand zusammenhängen – wie Migräne, Asthma, Magen-Darm-Beschwerden, Umwelt- oder Nahrungsmittelallergien, chronische Schmerzen, Fibromyalgie, Bluthochdruck, Herzrhythmusstörungen, Angststörungen und chronische Müdigkeit – häufig.[118] Da chronische posttraumatische Belastungsstörungen (PTSD) und Entwicklungstrauma das Nervensystem so lange dysregulieren, erhöht ein solches Trauma das Risiko für fast alle Krankheiten, einschließlich der beiden häufigsten Todesursachen, Herzkrankheiten und Krebs.

Weder Dick noch ich behaupten, dass es sich dabei um reine traumabedingte Erkrankungen handelt oder dass alle Krankheiten das Ergebnis eines psychischen Traumas sind. Aber nach dem IFS-Modell benutzen Ihre Beschützer-Teile den physischen Körper, um Sie mit allen Mitteln davor zu schützen, Ihren traumatisierten Verbannten zu nahe zu kommen. Als Ärztin mit Interesse an interdisziplinärem Heilen war es speziell dieser Punkt, an dem IFS mich aufmerken ließ, besonders nachdem ich gesehen hatte, dass Dick IFS bei einer Frau anwandte und diese eine sofortige Linderung ihrer Migräne erfuhr, nachdem der Verbannte, den die Migräne schützte, geheilt war.

VERBANNTE

Manager und Feuerbekämpfer haben nur das Ziel, uns davor zu bewahren, die Qualen unserer Verbannten zu spüren. Diese haben in der Regel intensive Belastungen zu tragen – schmerzliche Emotionen, Empfindungen, Erinnerungen und Überzeugungen über uns und die Welt. Wir verbannen diese traumatisierten Teile, und die Schützer sind die Wächter dieser Teile, die wir in uns eingesperrt haben; dieser weggesperrten inneren Kinder, der empfindlichen, verzweifelten, verletzlichen Teile, deren Bedürfnisse in kritischen Zeiten unserer Entwicklung – oder manchmal auch später im Leben – nicht befriedigt wurden. In *Therapeutische Arbeit im System der Inneren Familie – ein Skills-Training* beschreibt Dick es so:

> *„Wenn Kinder sich beschämt fühlen (was oft, aber nicht ausschließlich interpersonal verursacht wird), entwickeln verletzliche junge Teile verstärkt überwältigend wirkende bedrohliche Überzeugungen wie ‚Ich bin nicht liebenswert' und ‚Ich bin wertlos'. Auch fühlen sich besonders verletzliche Teile ihrer Bedeutung beraubt, wenn sie etwas Entsetzliches erleben, das unsere Möglichkeiten, mit negativen Erlebnissen fertig zu werden, übersteigt. Wenn Beschützer eingreifen, um schädliche Überzeugungen vom Bewußtsein fernzuhalten, bleiben verletzliche Teile dauerhaft allein, werden vergessen und sind oft in der Vergangenheit gefangen. Sie sehnen sich nach Hilfe, werden aber, wenn sie mit ihren negativen Gefühlen, Überzeugungen, Empfindungen und Erinnerungen ins Bewußstsein drängen, von den Beschützern erneut als Gefahr wahrgenommen."*[119]

Ganz gleich, wie idyllisch Ihre Kindheit in Ihrer Vorstellung war, wir alle haben Verbannte, die zu Schlussfolgerungen gelangen wie „Ich bin nicht gut genug“. Manager entwickeln dann Strategien wie die von Avery: „Ich rackere mich ab und gebe den Bedürfnissen der anderen den Vorrang, damit ich nicht im Stich gelassen werde.“ Sehr wahrscheinlich wurde Averys entwicklungsbedingtes Bedürfnis, dass auf sie eingegangen wird, nicht von einem „ausreichend guten“ Elternteil befriedigt, und das führte vermutlich dazu, dass sie Verbannte entwickelte, die bedürftig, unerfüllt, leer und voll unerfüllter Sehnsucht waren. Als Adaption entwickelte sie fürsorgliche Beschützer, die stolz darauf waren, die Schulter zu sein, an der sich alle anderen ausweinen; diejenige, auf die andere sich verlassen können und die selbst keine eigenen Bedürfnisse hat. Kein Wunder, dass ein Feuerbekämpfer-Teil ihren Körper ausnutzte und sie krank machte, sodass sie gezwungen war, der Befriedigung ihrer eigenen Bedürfnisse Priorität einzuräumen.

Selbst wenn Sie durch irgendein Wunder allen situativen und entwicklungsbedingten Kindheitstraumata entkommen sind, verbannen die meisten von uns auch im Erwachsenenalter Teile ihrer selbst. Wenn Sie zum Beispiel heiraten und Kinder bekommen, entwickeln Sie vielleicht „Neoverbannte“, indem Sie Teile von sich wegschließen, die sich nach Ihrem Empfinden „nicht gehören“, wie zum Beispiel Ihre frivolen, zechenden, schandmäuligen oder draufgängerischen Teile. Nur wenige von uns sind frei von der Last, die diese Verbannten tragen. Unsere Verbannten mögen unterschiedliche Geschichten und Wunden haben, aber ihre leidvollen Gefühle ähneln sich. Da Ihre Beschützer-Teile die Gefühle, die diese Verbannten hervorrufen, nicht mögen, verschlimmern sie unwissentlich die Probleme und sperren diese Verbannten in ein inneres Gefängnis, sodass sie die ganze Zeit weinen und schreien und um Ihre Aufmerksamkeit betteln. Je traumatischer die Verwundung ist, umso mehr werden die Verbannten alles tun, um Ihre Aufmerksamkeit zu erhalten. Die Beschützer müssen daher immer stärker werden und steigern ihr extremes Verhalten mit der Zeit immer weiter.

Die Manager könnten die Dinge zwar eine Zeitlang unter Kontrolle halten, aber allmählich, wenn die Verbannten immer widerspenstiger werden und es den Managern nicht gelingt, sie unter Verschluss zu halten, müssen die Feuerbekämpfer möglicherweise härter arbeiten, um Sie davor zu schützen, zu fühlen, wenn die Gefühle der Verbannten durchdringen. Am schmerzlichsten spüren Sie diese Verbannten oft in Ihren engsten Beziehungen, wo sie sich gern an einen Ehepartner oder eine beste Freundin heften, damit die Bedürfnisse dieser Teile so befriedigt werden, wie es zu einem bestimmten Zeitpunkt – meistens in der frühen Kindheit – nicht geschehen ist. Vielleicht suchen Sie den perfekten Partner oder die vollkommene spirituelle Lehrerin oder wen auch immer, damit diese Person dann als „Retterin" fungieren kann, die sich um all Ihre vulnerablen Punkte kümmert und Ihnen den Schmerz für immer nimmt. Wenn das geschieht, wählen die Verbannten Ihre Partner und engen Freunde möglicherweise aus und setzen sie dann unter Druck, damit sie dafür sorgen, dass diese Teile sich besser fühlen.

Wenn die Verbannten Ihren Partner aussuchen, werden sie oft übermäßig bedürftig. Das kann die Beschützer Ihres Partners angesichts der überwältigenden Verzweiflung dieser verletzten Teile dazu treiben, in die andere Richtung zu laufen, was Letztere in ihrem inneren Gefängnis noch mehr zum Weinen bringt. Oder Sie aktivieren einen Fürsorge-Teil (einen Beschützer) in Ihrem Partner, der die verbannten Teile so lange beruhigt, bis all diese Fürsorge Ihren Partner schließlich so erschöpft und verärgert hat, dass ein anderer Beschützer ihn dazu bringt, sich zurückzuziehen oder Sie zu verlassen, was für Ihre Verbannten noch mehr Schmerz bedeutet. Da nur Sie selbst Ihre Verbannten heilen können, führt diese Suche nach einem Retter unter Umständen zu quälender Enttäuschung, dazu, dass Sie betrogen oder verlassen werden. Diese Anspannung erschöpft Sie energetisch, dysreguliert Ihr Nervensystem, aktiviert Ihre chronischen Stressreaktionen und beeinträchtigt die Heilungsfähigkeit Ihres Körpers, denn sie behindert den Energiefluss durch Ihren physischen, mentalen, emotionalen und spirituellen Körper, und dadurch verlieren Sie Lebenskraft, und Ihre Gesundheit wird gefährdet.

KEINE SCHLECHTEN TEILE

Niemand von uns ist vollkommen, es gibt keine schlechten Teile. Aber wir alle – auch Ausübende der Heiligen Medizin, die wir bewundern – „verschmelzen" hin und wieder mit Teilen. Selbst bei denjenigen, die wir gern idealisieren möchten, sitzt manchmal ein inneres Kind am Steuer des Busses, rast um Steilkurven herum und lässt sie so handeln, als wären sie nicht die umsichtigen, reifen Erwachsenen, die sie sind, wenn das Selbst am Steuer sitzt. Bei IFS geht es darum, eine Beziehung zu all unseren Teilen zu entwickeln, mit ihnen vertraut zu werden und ihr Vertrauen zu gewinnen, damit sie lernen zuzulassen, dass unser Selbst die Führung übernimmt, anstatt dass sie uns entführen.

Die meisten von uns haben Teile, die mit anderen Teilen im Widerstreit stehen, was dazu führt, dass innere Kriege zwischen dem „Engel auf der einen und dem Teufel auf der anderen Schulter" toben. Wenn Sie sich schon einmal darüber geärgert haben, dass ein Teil von Ihnen zu Neujahr den Vorsatz gefasst hat, mit einer schlechten Angewohnheit zu brechen, ein anderer Teil diesen Vorsatz aber Tage später wieder bricht, dann wissen Sie schon, was polarisierte Teile sind. Polarisierte Teile liegen an der Wurzel jeglicher Sucht, zum Beispiel, wenn unsere Manager-Teile versuchen, uns aus Schwierigkeiten herauszuhalten, wohingegen unsere Feuerbekämpfer-Teile, die wir ebenfalls haben, alles dafür tun, um den tiefen Schmerz unserer Verbannten nicht fühlen zu müssen, selbst wenn es uns oder anderen schadet.

Auch wenn wir Teile haben, die andere Teile verteufeln, so wie zum Beispiel der Teil mit den Neujahrsvorsätzen den Teil mit den schlechten Gewohnheiten hasst, denken selbst die Teile, die uns in Schwierigkeiten bringen, dass sie uns helfen. Wie Julie Holland in *Good Chemistry* über schlechte Gewohnheiten sagt: „Man bekommt nie genug von etwas, das *beinahe* funktioniert.“ Obwohl Zucker, Alkohol, Sex, soziale Medien, Arbeitssucht oder co-abhängige Beziehungen *beinahe* funktionieren, wenn es darum geht, unsere verletzten Teile zu beruhigen, stellen uns diese Lösungen doch nie vollständig zufrieden und lassen uns nach jener Nahrung hungernd zurück, die unsere Teile sich ersehnen. Das Ziel des IFS-Modells liegt darin, diesen Teilen die Substanz dessen zu geben, was sie brauchen – die bedingungslose Liebe des Selbst, die viele von uns kaum im Außen finden, denn es fällt anderen Menschen schwer, bedingungslos zu lieben, wenn sie mit ihren eigenen verletzten Teilen verschmelzen.

Was ist die Lösung? Was heilt die Verbannten so, dass die Beschützer nicht mehr so hart zu arbeiten brauchen und die Verbannten ihre Bedürfnisse auf gesunde Weise befriedigen können, anstatt andere Menschen mit übermäßiger Bedürftigkeit zu belasten? Die gute Nachricht ist: Menschen brauchen zwar andere, doch letztendlich sind wir selbst die besten Heiler, Betreuer, Eltern, Lehrer und Retter für unsere Verbannten, und das kann unsere Beschützer von ihrer übermäßigen Wachsamkeit befreien. Was die Verbannten vor allem wollen, ist Ihre Liebe, Aufmerksamkeit, Fürsorge, nährende Zuwendung, Ihr Verständnis und mitfühlendes Bezeugen. Sie wollen, dass Sie sich anhören, wie viel Schmerz sie durchleben. Sie möchten, dass Sie sich das, was ihnen widerfahren ist, ins Gedächtnis rufen und es anerkennen, statt ihre Erinnerungen, Gefühle und negativen Grundüberzeugungen wegzuschieben. Sie wollen einen Verbündeten, keinen Aufseher. Doch offensichtlich können sie nicht zu Ihnen durchdringen, denn die beiden Verteidigungslinien (Manager und Feuerbekämpfer) tun ihr Bestes, um zu verhindern, dass Sie sich überhaupt an diese sanften, empfindlichen, verletzten Verbannten erinnern, sie fühlen oder mit ihnen präsent sein können. Glücklicherweise ist die Lösung viel einfacher, als man denkt.

Wenn die Verbannten geheilt und aus ihrem Gefängnis befreit werden, bringen sie wertvolle Eigenschaften mit heraus, die vielleicht zusammen mit dem Teil verbannt wurden, zum Beispiel das magische Kind oder die kreative Muse mit all ihrer spielerischen, neugierigen Lebendigkeit. Die Entlastung der Verbannten befreit nicht nur die festgefahrene Energie, sondern setzt auch schöne, ausgelassene Eigenschaften frei, die Sie attraktiv, magnetisch, kreativ, energiegeladen und manchmal auch körperlich gesünder machen.

Wie Dick in *Kein Teil von mir ist schlecht* beschreibt, werden im IFS keine Teile dämonisiert oder pathologisiert. Das *DSM*-5 wird nicht verwendet, und niemand wird diagnostiziert oder etikettiert, selbst wenn dissoziative, depressive, ängstliche, bipolare, süchtige, essgestörte, selbstverletztende, wütende, suizidgefährdete, Sexualstraftäter- oder persönlichkeitsgestörte Teile vorhanden sind; oder solche, die den Körper benutzen, um Sie krank zu machen. IFS ist nicht nur ein Psychotherapiemodell. Für viele, die sich dafür entscheiden, ist es ein spiritueller Weg, keine spirituelle Umgehung. Wie sich erweist, ist das Einzige, was eine natürliche spirituelle Verbindung behindert, ein unbewältigtes Trauma. Wenn Teile geheilt und integriert werden, ist die spirituelle Entwicklung ein willkommenes und manchmal überraschendes Nebenprodukt.

GEGENREAKTIONEN VERMEIDEN

IFS ist ein echter Weg der Nicht-Ablehnung, ebenso wie viele Tantra-Wege, denn alle Teile sind willkommen, keiner wird verteufelt. Die Grundannahme ist: Durch das Dämonisieren und Drangsalieren unwillkommener Teile erhöhen wir paradoxerweise die Wahrscheinlichkeit, dass sie sich nachdrücklich bemerkbar machen. Selbst wenn es uns gelingt, einen Teil erfolgreich zu nötigen, sich besser zu benehmen, übernehmen in der Regel stattdessen andere Teile die Führung. Ein Beispiel sind Zwölf-Schritte-Programme: Viele Süchtige wissen, dass die Arbeit mit den Schritten zwar bei *einer* Sucht helfen mag, aber dann eine neue hervorruft, so zum Beispiel bei einem Alkoholiker, der „trocken" wird und anschließend übermäßig isst oder anfängt zu rauchen, oder einer Esssüchtigen, die zwar den Umgang mit Nahrung wieder erlernt, aber süchtig nach dem Hochgefühl des Spiritual Bypassing der Meditation wird. Nur Betroffenen, die sich um den Verbannten, den der süchtige Teil schützt, kümmern und ihn heilen, ist die Chance gegeben, dass sie dauerhaft von allen potenziellen Abhängigkeiten genesen. Der Grund, warum die Zwölf-Schritte-Programme nicht effektiver sind, liegt meiner Ansicht nach darin, dass die meisten von ihnen Traumata nicht berücksichtigen.[120] Wenn wir jedoch mit IFS an die Heilung unserer problematischen Teile herangehen, haben selbst die extremsten Feuerbekämpfer nicht mehr den Drang, aktiv zu werden, weil die von ihnen beschützten traumatisierten Verbannten geheilt, integriert und zurückgeholt worden sind, und das entlastet die Feuerbekämpfer bei dem, was sie tun.

Unsere Manager-Teile (und unsere Kultur) neigen dazu, Feuerbekämpfer zu drangsalieren, auf ihnen herumzuhacken, sie zu kritisieren, ihnen extreme Disziplin aufzwingen zu wollen und sie zu beschämen. Aber wenn wir unsere Teile dämonisieren und nötigen – oder wenn Therapeuten, Ärzte, spirituelle

Lehrer, Priester und Life Coaches dies tun –, erzeugen wir *Gegenreaktionen*. Zu solchen Reaktionen kann es kommen, wenn ein Feuerbekämpfer von einem Manager-Teil (oder von jemand anderem) zur Unterwerfung gezwungen wird, dann aber ein anderer Feuerbekämpfer auftaucht und sich noch zerstörerischer verhält, weil der Verbannte, den dieser Feuerbekämpfer schützt, noch nicht geheilt ist.

Das Problem der Gegenreaktionen wurde Dick bewusst, als er als junger Familientherapeut mit magersüchtigen Mädchen arbeitete. Da sie verhungerten, hielt er es für seine Aufgabe, den magersüchtigen Teil zum Essen zu drängen, doch als es ihm eines Tages gelang, den Teil einer Klientin dazu zu zwingen, tauchte sie mit einer klaffenden Wunde an der Wange auf. Ihr magersüchtiger Teil hatte sie an diesem Tag zwar nicht hungern lassen, aber ein schneidender Teil hatte die Kontrolle übernommen und eine bleibende Narbe hinterlassen. Daraus zog Dick den Schluss, dass die meisten Therapeuten es ganz falsch angingen, wenn sie von ihren Klientinnen erwarteten, ihre Teile zu drangsalieren – oder wenn Therapeuten die Teile einer Klientin unter Druck setzten, das zu tun, was in ihren Augen das Beste für sie war. Viele Genesungsprogramme werden auf diese Weise durchgeführt: Die Teile, die uns in Schwierigkeiten bringen, werden zu etwas genötigt und so beschämt oder diszipliniert, dass sie sich fügen. Aber genau das ist der Grund dafür, warum so viele Menschen wieder rückfällig werden. Was auch immer jemanden dazu gebracht hat, mit dem Trinken anzufangen oder die Nahrungsaufnahme einzuschränken, es tut immer noch weh, und solange wir die zugrunde liegende Wunde nicht behandeln, leiden die Menschen weiter und sind gefährdet.

Die Transformation fördern – sei es durch Therapie, Entzug, Life Coaching, Transformationsprogramme, spirituelle Zirkel, schamanische Reisen mit Pflanzenmedizin oder Selbsthilfelehren – kann eine riskante Angelegenheit sein, wenn diejenigen, die sie fördern, sich nicht mit Traumata auskennen und wenn ihnen die Gefahr von Rückschlägen als Gegenreaktion nicht bewusst ist. Wenn Sie im Bereich der Transformation, der Spiritualität, der traditionellen Psychotherapie oder sogar der Schulmedizin tätig waren, wissen Sie, dass es niemals funktioniert, Menschen (einschließlich sich selbst) zur Transformation zu drängen, erst recht nicht langfristig. Sicher, der Grat zwischen gesunder Disziplin und ungesundem Drangsalieren ist schmal. Aber überlegen Sie doch einmal, wie wirksam es überhaupt ist, einen Übergewichtigen zum Abnehmen oder einen Alkoholiker zur Abstinenz zu drängen. Wie wirksam ist es denn gewesen, zuzulassen, dass Ihr innerer Kritiker Sie dazu drängte, Ihr Verhalten zu ändern?

Wenn innere oder äußere Drangsalierer Sie unter Druck setzen, Ihr Verhalten zu ändern, dann können die verbannten Teile, die durch dieses Verhalten geschützt werden, so sehr in Aufruhr geraten, dass andere Teile, die andernfalls schlummern würden, wie zum Beispiel ein suizidgefährdeter Teil, ein psychotischer Teil, ein selbstverletzender Teil oder einer, der zu viel trinkt, aktiv werden und noch mehr Schaden anrichten. Dieses Bewusstsein, dass es potenziell gefährliche Rückwirkungen hat, wenn man Teile zu etwas nötigt, pflanzte in Dick den Samen des IFS-Modells.

IFS liegt der Gedanke zugrunde, dass wir ohne die Zustimmung aller Beschützer-Teile niemals versuchen sollten, Verbannte zu heilen. Wenn die Schützer nicht zustimmen, lernen wir sie so lange immer besser kennen, bis sie sich entspannen, dem Selbst des Klienten vertrauen und uns erlauben, mit der Heilung tieferer Traumata fortzufahren. Das ist ein nuancierterer Ansatz, der Traumata mehr miteinbezieht als das, was bei großen Transformations-Events geschieht oder in vielen stationären psychiatrischen Abteilungen, Genesungsprogrammen, religiösen Organisationen, spirituellen Sekten und Camps für problembelastete Jugendliche üblich ist. Es hat einen guten Grund, warum die Menschen aus solchen Programmen oft in schlechterer Verfassung herauskommen, als sie hineingegangen sind.

Eine Gegenreaktion kann sich auf verschiedene Weise zeigen, manchmal offensichtlich und manchmal rätselhaft. Aus IFS-Sicht kann sie die Form eines Suizidversuchs, eines psychotischen Schubs, einer Überdosis, einer gesundheitlichen Krise, selbstschädigenden Verhaltens oder einer sich verschlimmernden Sucht annehmen, oder sogar von Ereignissen, die scheinbar in keinem Zusammenhang stehen, wie zum Beispiel einem Autounfall oder einer Verletzung, die Sie niederstreckt oder ablenkt, damit Sie nicht zu fühlen brauchen, was Ihre Verbannten empfinden. Ihre Teile sind vielleicht so sehr darauf aus, Sie zu schützen, dass sie alles tun würden, um Sie vor solchen unerträglichen Gefühlen zu bewahren.

Was ist die Alternative dazu, unsere Teile zu drangsalieren oder jemanden zu beauftragen, es für uns zu tun, also unsere Grenzen zu verletzen, in unser empfindliches System einzudringen und Autorität über unsere Teile auszuüben? Der Versuchung zu widerstehen, einige Teile andere drangsalieren zu lassen (oder uns von einem Coach, Arzt, spirituellen Lehrer oder Sponsor nötigen zu lassen), heißt nicht, dass dann ein disziplinloses Teile-Gerangel vorherrscht. Dick glaubt Folgendes: Wenn wir mit unseren Teilen vertraut werden, sie kennenlernen, ihr Vertrauen gewinnen und allmählich verstehen, warum sie tun, was sie tun, können wir lernen, mit ihnen zu verhandeln, mit ihnen zu arbeiten, ihnen zu helfen, ihre Bedürfnisse zu erfüllen, und sie nötigenfalls sanft, aber bestimmt disziplinieren, so wie ein eigensinniges Kind, das wir lieben. Je mehr wir die verbannten Teile heilen, die von diesen extremen Teilen geschützt werden, desto weniger machen diese sich bemerkbar. Stattdessen können wir die Geschenke annehmen, die diese Teile uns anbieten (sie alle bringen Geschenke mit sich), ohne dabei jedoch den Schmerz, den Schaden und das Trauma zu umgehen, die diese Teile verursachen können. Es ist der ultimative Weg der Selbstliebe, denn alle Teile sind willkommen und werden vom Selbst geliebt, sogar die Teile, bei denen es uns schwerfällt.

Obwohl manche Menschen diese Teile als das *Ego* bezeichnen, wird im IFS-Modell weder das Ego dämonisiert noch wird ein Teil als „sündhaft" beurteilt. Zu sagen, dass es „keine schlechten Teile" gibt, ist nicht übertrieben – an jene Teile, die vielleicht die abscheulichsten Dinge tun, geht man mit Neugier, Respekt, Mitgefühl und dem Wunsch, sie aus ihren extremen Rollen zu befreien, heran. IFS wurde erfolgreich zur Behandlung von Menschen mit Mörder-, Sexualstraftäter-, Sucht- und Kinderschänder-Teilen wie auch mit narzisstischen, dissoziativen, bipolaren, schizophrenen und suizidalen Teilen eingesetzt. Es wird zur Behandlung von Teilen eingesetzt, die den Körper schwächen oder krank machen, um uns zu motivieren, uns Hilfe für unsere Verbannten zu holen, damit wir endlich unser Leben retten können.

DAS „WIE" DER SELBSTLIEBE

Auf der praktischsten Ebene ist IFS sowohl das „Wie" der Selbstliebe als auch die Verbindung zu Ihrer inneren Führung, und diese beiden verändern *alles*. Selbstliebe ist heutzutage zwar ein beliebtes Schlagwort, aber wie liebt man die Teile, die zerstörerische Dinge tun, Teile, die andere Menschen verletzen, Teile, die Macht und Kontrolle ausüben, Teile, die das Gesetz brechen, Teile, die Missbrauch verüben, oder Teile, die Ihren Körper benutzen, um Ihre Aufmerksamkeit mit einer potenziell tödlichen Krankheit auf sich zu ziehen?

Dick hat herausgefunden, dass alle Klienten über das verfügen, was er die „acht C" nennt – einen ruhigen (engl. calm), neugierigen (curious), mitfühlenden (compassionate), klaren (clear), zuversichtlichen (confident), mutigen (courageous), kreativen (creative), verbundenen (connected) Kern, der unter dem Schleier der Teile zum Vorschein kommt.[121] Sie zeigen sich nicht nur bei manchen seiner Klienten – alle haben sie. Dick bezeichnete diesen „Teil, der kein Teil ist" als das SELBST, die Ganzheit des eigenen Wesens, in der das Ich-Bewusstsein und das Unbewusste verschmelzen.

Loch Kelly, ein Psychotherapeut und Bewusstseinslehrer, der IFS in seine nonduale spirituelle Lehre einbezieht, erklärt:

> *„Das Ziel der meisten Meditationstraditionen auf der ganzen Welt ist es, aus dem kleinen, getrennten Selbst zu dem zu erwachen, was man unsere Wahre Natur, den Grund des Seins, das Bewusstsein der Einheit, den Herz-Geist oder das größere Selbst nennt. Im IFS-Therapiemodell ist dieses Selbst das Herzstück und der unbeschädigte Zeichensatz, der die Quelle der Heilung ist. Zu diesem nicht-selbsthaften Selbst Zugang zu haben und all unsere Teile willkommen zu heißen, ist die ultimative Medizin."*[122]

Wenn sich das Selbst durch „Selbst-Führung" um alle Teile kümmert, dann liegt die Hauptaufgabe, die Heilungsarbeit zu unterstützen, nicht mehr hauptsächlich in den Händen des Therapeuten oder der Heilerin, sondern Hauptheiler wird das Selbst der heilbedürftigen Person. So wird die Therapeutin oder der Arzt zu jemandem, der Hilfsmittel zur Verfügung stellen kann. Eine Ärztin könnte eine Operation oder Medikamente anbieten, um die Symptome zu lindern oder das Leben kurzfristig zu retten. Ein Therapeut könnte Koregulation, Präsenz, Verbundenheit in der Beziehung und Resonanz anbieten, weiterhin somatische Übungen, die Sie im Körper halten sollen, und das Selbst im Therapeuten, um mit dem Selbst im Klienten zusammenzuarbeiten. Jeder benötigt hin und wieder fachkundige Unterstützung, auch Dick, der seinerseits IFS-Therapeuten aufsucht, damit sie ihm helfen, seine eigenen Verbannten zu entlasten. Dennoch geben alle guten Heiler irgendwann die Macht an die Patienten zurück – sie geben sicheren, heiligen Raum und bieten Werkzeuge an, um die Heilung zu ermöglichen –, sodass Patienten oder Klienten mit der Zeit unabhängiger in ihrer Selbstheilung werden können. Auch ein gebrochener Knochen, der in einer Operation wieder zusammengefügt wurde, muss sich noch selbst heilen. Eine Impfung muss das körpereigene Immunsystem erst aktivieren, um eine Reaktion auf einen Virus auszulösen. Und selbst der beste Therapeut kann nur als Ersatz-Ich fungieren, bis Ihr wahres Selbst direkt mit Ihren Teilen in Beziehung tritt.

Das stärkt die Patienten, nimmt den Druck vom Therapeuten oder Arzt und ist zudem eindrucksvoll zu beobachten. Menschen, die vorher jahrelang in Therapie waren, ohne dass es gelungen ist, all die festgefahrene traumatische Energie zu befreien, werfen mitunter in kurzer Zeit jahrzehntelangen Ballast ab. TSW: *This Shit Works* ist in der IFS-Gemeinschaft zu einem Meme geworden, das auf T-Shirts prangt. Noch besser: Es gibt immer mehr wissenschaftliche Beweise dafür, dass sie recht haben, denn IFS ist jetzt beim *National Registry for Evidence-Based Programs and Practices* (Nationales Register für evidenzbasierte Programme und Praktiken) registriert, nicht nur für psychische Störungen, sondern auch für die medizinische Behandlung von rheumatoider Arthritis.

Wenn Sie Ihre Manager- und Feuerbekämpfer-Teile immer besser kennenlernen und ihr Vertrauen gewinnen; wenn Sie diesen Teilen immer wieder zeigen, dass Ihr Selbst sich besser um die Verbannten kümmern kann als sie, werden sie Ihnen wahrscheinlich Zugang zu den von ihnen beschützten Verbannten gewähren, damit diese Teile heilen können. Wenn die gefangene traumatische Energie, die diese Beschützer und Verbannten mit sich tragen, befreit wird, fühlen Sie sich wahrscheinlich wie neugeboren, voller Energie und emotional, spirituell und körperlich gesünder als je zuvor. Vielleicht entdecken Sie Fähigkeiten, von deren Existenz Sie bisher nichts wussten, wie zum Beispiel eine geschärfte Intuition, gesteigerte visionäre Fähigkeiten, ein Aufblühen des nondualen Gewahrseins, mehr Mühelosigkeit in der Meditation, gesteigertes Mitgefühl für die schwierigen Menschen in Ihrem Leben, blühende Kreativität oder Sexualität und sogar die Gabe, sich selbst und andere zu heilen.

Denken Sie daran, dass Ihre Beschützer nicht immer Schaden anrichten oder destruktives Verhalten an den Tag legen! Dick bekennt, dass der Beschützer, der unbedingt seinen Vater beeindrucken wollte, den Kreationsprozess von IFS vorangetrieben hat. Viele von uns haben Beschützer mit großen Talenten, die uns selbst helfen, anderen dienlich sind und Großartiges tun: in den Bereichen der Liebe, der Schönheit, der Kunst; mit Talent, visionärem Aktivismus und Können. Dieses Buch gäbe es nicht, wenn mein neugieriger, intellektueller Beschützer nicht fortwährend versuchen würde, das Rätsel der Heilung zu knacken, damit ich mich nicht einsam, verängstigt, verletzlich, hilflos und wertlos fühle. Gott sei Dank gibt es also diese Teile, die mit ihren Versuchen, mich abzulenken und vom Fühlen abzuhalten, eine Menge Gutes bewirken.

Als die Traumatherapeutin (und meine Cousine) Rebecca Ching mir das IFS-Modell präsentierte, sagte sie: „Lissa, das ändert alles.“ Ich hatte keine Ahnung, wie sehr ich ihr mit der Zeit zustimmen würde.

LERNEN SIE IHRE BESCHÜTZER KENNEN

Angelehnt an *Therapeutische Arbeit im System der Inneren Familie. Ein Skills-Training* von Frank Anderson, Martha Sweezy und Richard Schwartz

Erstellen Sie eine Liste der Beschützer, die Sie beim Lesen der vorherigen Abschnitte identifiziert haben, oder bitten Sie Ihre Beschützer, sich Ihnen vorzustellen. (Normalerweise brennen sie darauf, sich vorzustellen, sobald sie merken, dass Sie ihnen zuhören.)

Schließen Sie die Augen, und gehen Sie in sich, um zu sehen, ob da ein Teil ist, der Ihre Aufmerksamkeit will. Erforschen Sie, wo Sie diesen Teil im Körper spüren, und finden Sie heraus, ob sich eine Empfindung oder ein Gefühl bemerkbar macht. Oder vielleicht taucht ein Teil in Ihrer inneren Welt auf und offenbart sich Ihnen durch Bilder oder Worte. Wenden Sie dann die „sechs F" an:

Finden Sie den Beschützer-Teil in oder an Ihrem Körper oder um ihn herum. Das wird der „Ausgangspunkt" für die Erkundung sein.

Fokussieren Sie sich darauf. Richten Sie die Aufmerksamkeit mit der Energie Ihres Selbst auf diesen Teil, und lassen Sie ihn wissen, dass Sie bei ihm sind.

Arbeiten Sie ihn aus (Flesh out). Wie sieht er aus, wie fühlt er sich an, wie riecht er, wie hört er sich an? Wie nah lässt er Sie heran?

Schätzen Sie ein, wie Sie sich ihm gegenüber fühlen. Das ist

Ihr Kompass, um zu beurteilen, wie viel Selbst-Energie vorhanden ist. Wenn Sie diesen Teil nicht mögen, finden Sie den Teil, der ihn nicht mag, und bitten Sie ihn, beiseitezutreten. Ihr Selbst kann auf jeden Teil neugierig sein, ohne ihn zu verurteilen, aber manche Teile stehen sich feindselig gegenüber („Polarisierung“), also achten Sie darauf, den Teil, der sich Ihnen offenbart, vor anderen Teilen zu schützen, die ihn angreifen könnten. Sobald ein polarisierter Teil beiseitegetreten ist, prüfen Sie, wie Sie sich ihm gegenüber jetzt fühlen. Wenn alle Teile entspannt sind, werden Sie eines oder mehrere der acht C des Selbst spüren – Neugier (curiosity), Mitgefühl (compassion), Klarheit (clarity), Ruhe (calm), Zuversicht (confidence), Verbundenheit (connectedness), Mut (courage) und Kreativität (creativity).

Machen Sie sich mit dem Teil vertraut (befriend) – werden Sie neugierig auf ihn, und finden Sie mehr über ihn heraus.

Führen Sie eine Reihe von Erkundigungen durch:
Wie ist er zu dieser Aufgabe gekommen?
Wie effektiv ist diese Aufgabe?
Wenn er diese Aufgabe nicht ausüben müsste, was würde er stattdessen tun?
Wie alt ist dieser Teil?
Für wie alt hält er Sie?
Was möchte er Ihnen noch mitteilen?

Fragen Sie diesen Teil, was er befürchtet.

Was will er für Sie?
Was befürchtet er, geschähe, wenn er aufhört, seine Arbeit zu tun?

Die Antworten auf das letzte F bringen entweder Teile, die in Polarität zu diesem Teil stehen, zum Vorschein oder aber den Verbannten, den er beschützt. Zum Beispiel könnte die Antwort lauten: „Wenn der Essstörungs-Teil aufhört, mich dazu zu bringen, nicht zu essen, habe ich Angst, dass der Suizid-Teil die Kontrolle übernimmt.“ Oder sie könnte lauten: „Wenn ich Liz nicht mehr hungern lasse, habe ich Angst, dass sie sich dafür schämt, weil sie so wertlos und unliebenswert ist.“ Der suizidgefährdete Teil wäre ein anderer Feuerbekämpfer, und der Teil, der sich beschämt, wertlos und nicht liebenswert fühlt, ist wahrscheinlich ein Verbannter, der entlastet werden muss.

Danken Sie Ihrem Teil, dass er sich offenbart und Ihnen die Möglichkeit gegeben hat, sich mit ihm vertraut zu machen. Prüfen Sie, ob er möchte, dass Sie ihn wieder aufsuchen, und wenn ja, vereinbaren Sie, wann Sie das nächste Mal vorbeikommen. Aber versprechen Sie nichts, das Sie nicht halten können! Denken Sie daran: Sie bauen ein vertrauensvolles Verhältnis zu ihren Teilen auf. Wenn Sie Ihre Versprechen nicht einhalten, werden diese Ihnen nicht vertrauen und Sie wahrscheinlich für Ihre Unzuverlässigkeit bestrafen.

IFS-MEDITATION

Dick meditiert seit vielen Jahren, und IFS bietet Meditationen, um Traumata zu heilen und sie nicht mehr zu umgehen. Sein Buch *Kein Teil von mir ist schlecht* enthält mehrere IFS-Meditationen, die Ihnen helfen sollen, Ihre Teile kennenzulernen. Bedenken Sie, dass Meditation bei bestimmten Traumata kontraindiziert sein kann. Wenn Sie nicht geerdete oder dissoziative Teile haben, sollten Sie lieber eine stille Wanderung machen, als die Augen zu schließen und zu meditieren. Ich persönlich wechsle zwischen zwei Arten der IFS-Meditation mit geschlossenen Augen. Die eine ist so, als säße ich an einem Konferenztisch an einem schönen Ort in der Natur, wo ich mich jeden Morgen mit meinen Teilen versammeln und kurz prüfen kann, wie es allen geht. Jeder Teil, der meine Aufmerksamkeit möchte, kann sich melden, und ich höre zu, helfe ihnen, miteinander zu verhandeln, und versuche, sie zu beeltern, damit die jeweiligen Bedürfnisse aller erfüllt werden und sie sich von meinem Selbst gesehen und geliebt fühlen.

Wenn Ihre Teile wissen, dass Sie sich häufig nach ihnen erkundigen, werden sie Ihnen eher Raum für eine andere Meditation geben, die ermöglicht, dass Ihnen mehr von Ihrem Selbst zugänglich ist und dass weniger intrusive Gedanken oder Ablenkungen aufkommen. Wenn Sie eine Meditationspraxis hatten, bei der Sie Ihren Teilen gesagt haben, sie sollten wie Wolken vorbeischweben, oder wenn Sie versucht haben, Ihren „Monkey Mind" – Ihren wie ein Affe umherspringenden Geist – zu ignorieren, dann probieren diese IFS-inspirierte, nicht umgehende Meditation aus.

SELBST-MEDITATION IM SYSTEM DER INNEREN FAMILIE (IFS)

Schließen Sie die Augen, und lassen Sie sich in Ihren Körper sinken. Konzentrieren Sie sich dabei auf den Atem, und lassen Sie zu, dass Sie Ihren Körper, Ihre Emotionen und jegliche aufkommenden Empfindungen spüren.

Achten Sie darauf, ob Teile versuchen, Ihre Aufmerksamkeit zu erlangen – zum Beispiel ein denkender Teil, ein sich erinnernder Teil, ein planender Teil oder einer, der nicht meditieren will.

Erkennen Sie ihre Anwesenheit an, und sprechen Sie kurz mit ihnen, nötigenfalls mithilfe der Übung „Lernen Sie Ihre Beschützer kennen“ auf Seite 418.

Wenn Ihre Teile entspannt wirken, fragen Sie sie, ob sie Sie zum Startpunkt eines Wanderweges gehen lassen, entweder zu einem Ihnen bekannten oder einem imaginären Weg.

Geben Sie Ihren Teilen zu verstehen, dass Sie den Weg gern ohne sie gehen möchten, und fragen Sie sie, ob sie gemeinsam am Ausgangspunkt des Weges bleiben wollen.

Erinnern Sie sie daran, dass es für alle gut ist, wenn Sie sich mit der Lebenskrafttransfusion der Selbst-Energie auftanken, und versichern Sie ihnen, dass Sie stets zurückkehren und sie niemals im Stich lassen werden.

Wenn einige Teile in Angst geraten, finden Sie heraus, ob Teile, die keine Angst haben, auf diese aufpassen können, wie ein Teenager-Teil, der eine Weile auf einen jüngeren Teil aufpasst. Machen Sie sich auf den Weg, und beobachten Sie, was in Ihrem Geist, Körper, mit Ihren Gefühlen, Ihrer Energie und Ihrer Stimmung passiert.

Achten Sie darauf, ob Sie eine vibrierende Energie spüren, die Sie mit Lebenskraft erfüllt.

Nehmen Sie wahr, ob Sie spüren können, wie sich Ihr Herz öffnet, wenn Ihre Teile Ihnen Raum geben. Erlauben Sie sich, einige Augenblicke in diesem weiten Raum zu verweilen.

Wenn Sie merken, dass Teile sich aufdrängen, bitten Sie sie, an den Startpunkt zurückzukehren. Beginnen Sie mit fünf Minuten, und kehren Sie dann zurück, um zu sehen, wie die

Teile reagiert haben. Wenn sie gut zurechtkommen, versuchen Sie es mit zehn, dann mit 20 Minuten, und dehnen Sie die Zeit bis zu einer Stunde aus, wenn Ihre Teile gut damit umgehen können.

Wenn Ihre Teile dadurch, dass Sie sie allein gelassen haben, getriggert werden, kehren Sie zu der Übung „Lernen Sie Ihre Beschützer kennen“ zurück, und nehmen Sie sich Zeit, um sie besser kennenzulernen, so lange, bis die Teile Ihnen genug vertrauen, um mehr Zeit in der Selbst-Energie zu verbringen.

An manchen Tagen lassen Ihre Teile Sie vielleicht gar nicht erst losgehen. Das ist in Ordnung. Halten Sie eine Teile-Konferenz ab, oder machen Sie die Übung „Lernen Sie Ihre Beschützer kennen“, einen Teil nach dem anderen. An anderen Tagen sind Ihre Teile vielleicht ganz gechillt und geben Ihnen gern eine Pause. Gehen Sie bereitwillig mit dem Flow, mit dem, was Ihre Teile brauchen, und widerstehen Sie der Versuchung, sie zu drängen, wenn sie Sie nicht gewähren lassen wollen. Irgendwann – mit genügend Vertrauen und Heilung der darunterliegenden Verbannten – werden sie es akzeptieren.

— Kapitel 12 —

ENERGIEPSYCHOLOGIE

Obwohl ich seit vielen Jahren mit der bekannteren und intensiv erforschten Energiepsychologie *Emotional Freedom Technique/s* (EFT) vertraut bin, erfuhr ich von einer anderen Energiepsychotherapie – der *Advanced Integrative Therapy* (AIT) – zum ersten Mal auf einer Energiepsychologiekonferenz; man hatte mich gebeten, dort einen Vortrag zu halten. Dort forderte der Radiologe Larry Burk von der Duke University – er forscht über präkognitive Träume von Frauen mit Brustkrebs, die ihnen helfen, ihr Leben zu retten – mich auf: „Komm mit, Lissa. Asha Clinton ist eine Traumatherapeutin, die AIT entwickelt hat. Sie heilt Krebs mit Energiepsychologie." Ich spitzte die Ohren.

Minuten später saß ich in einem Konferenzraum auf einem Plastikstuhl und hörte Asha zu, wie sie über energiepsychologische Verfahren und Chakren sprach und berichtete, dass diese Traumatherapie zumindest in Einzelfällen mit Erfolg zur Behandlung von Menschen mit Krebs eingesetzt worden war. Nachdem sie ihren Mann an Krebs verloren hatte, so erklärte Asha, hatte sie leidenschaftlich entschlossen nach einem Weg gesucht, die psychospirituellen Faktoren zu behandeln, die Menschen anfällig für Krebs machen könnten. Obwohl Krebs nicht als einzige körperliche Krankheit mithilfe von AIT behandelt worden war, schien angesichts der Tatsache, dass Krebs in den Vereinigten Staaten seit Jahren zu den häufigsten Todesursachen gehört und an zweiter Stelle direkt nach den Herzkrankheiten kommt, jede Heilige-Medizin-Behandlung, die in den Medizinbeutel der Krebsheilung aufgenommen werden könnte, eine weitere Untersuchung wert zu sein.

Asha machte deutlich, dass ein psychospirituelles Trauma nicht der einzige potenziell prädisponierende Faktor für Krebs ist, denn es gibt auch eine genetische Veranlagung. Doch Asha zufolge kann AIT dazu beitragen, Menschen mit einer solchen genetischen Veranlagung durch epigenetische Behandlung vor Erkrankung zu schützen. Auch körperliche Traumata sollten behandelt werden. Wenn Sie rauchen, zu viel trinken, Drogen nehmen oder Junkfood essen, sollten Sie die psychospirituellen Traumata behandeln, die zur Dysregulierung des Nervensystems geführt haben und Sie dazu bringen, Übererregung mit einigen Süchten herunterzuregulieren oder Untererregung mit anderen Süchten heraufzuregulieren. Natürlich müssen Umwelttraumata wie Giftstoffe im Haus oder in der Wasserversorgung extern angegangen werden. Kulturelle Traumata wie systemischer Rassismus, finanzielle Ungleichheit und die Folgen von Kolonialisierung und Völkermord müssen systematisch ausgemerzt und *sowohl* individuell *als auch* kollektiv behandelt werden, nicht nur mit Traumatherapie, sondern auch mit politischen Veränderungen. Die energetische Behandlung individueller Traumata auf der psychischen und spirituellen Ebene ebenso wie auf der Ebene der Vorfahren und der früheren Leben – und zwar ohne dass all die anderen potenziellen Einflüsse dabei umgangen werden – verbessert offenbar die Ergebnisse für AIT-Patienten mit Krebs und anderen Krankheiten; das geht aus einzelnen Erfahrungsberichten hervor.

Als ehemalige Princeton-Professorin, ausgebildete Kulturanthropologin und Psychotherapeutin mit einem Master of Arts, einem Master of Social Work und einem Doktortitel, Pionierin auf dem aufkeimenden Gebiet der Energiepsychologie und als Praktizierende des Buddhismus und Sufismus war Asha ein anderes Kaliber als die oft autodidaktischen Energieheiler, bei denen ich bis zu diesem Zeitpunkt im Jahr 2017 meine Recherchen durchgeführt hatte. Sie hatte nicht nur eine innovative Heilmethode entwickelt, sondern auch über 2.000 Psychotherapeuten darin ausgebildet, sie anzuwenden. Im Gegensatz zu einigen anderen Heilern, die ich kennengelernt hatte, hortete sie weder ihre Weisheit noch machte sie andere von sich oder ihrer „Besonderheit“ abhängig. Sie scheute sich nicht, andere zu lehren, dasselbe zu tun wie sie. Ihr zufolge ist zumindest einiges von dem, was AIT bietet, als Selbsthilfe-Heilbehandlung für Patienten und Klienten anwendbar, die motiviert sind, selbstständig etwas für sich zu tun. Das gehörte zu den Dingen, die ich suchte – praktische Werkzeuge zur Selbstheilung, die ich an Sie, liebe Leserinnen und Leser, weitergeben kann.

Als ich Asha kennenlernte, hatte ich die offene Wunde am Bein von dem Hundeangriff, meine Mutter hatte Krebs, sie und ich waren gerade von unserer Pilgerreise nach Afrika und Italien zurückgekehrt, und ich brauchte selbst Heilung. Ich lud Asha zu einem Gespräch ein, und es wurde zu einem fünfstündigen Brainstorming, in dessen Verlauf ich ihr erklärte, was ich lernte, und hörte, was sie praktizierte.

Zwei Jahre später: Nachdem ich in den Grundlagen der AIT ausgebildet worden war, holte ich die AIT aus meinem Medizinbeutel, um bei einem Workshop für Therapeuten in Paris einen verzweifelten Klienten zu behandeln. Ich hatte einen relativ verstandesorientierten Überblick über die „Sechs Schritte zur Selbstheilung“ aus meinem Buch *Warum Gedanken stärker sind als Medizin* gegeben und über die Rolle der Traumabehandlung als Teil einer umfassenden medizinischen Behandlung, insbesondere für Menschen mit lebensbedrohlichen Krankheiten wie Krebs, gesprochen.

Eine Therapeutin fragte: „Was ist, wenn Ihr Klient oder ein geliebter Mensch krank ist und nicht auf die medizinische Behandlung anspricht, aber nicht bereit ist, an seine Traumata zu rühren?“

Ich antwortete: „Dann trösten und behandeln Sie die Teile in Ihnen, die Angst haben, jemanden, den sie lieben, zu verlieren, und die Teile, die denken, Sie müssten sich in den Heilungsprozess eines anderen Menschen einmischen. Jeder hat ein Recht auf seinen eigenen Weg.“

Das war der Moment, in dem einer der Männer in der Gruppe in Schluchzen ausbrach. Alle verstummten und warteten, während sie mit offenem Herzen und Geduld einen sicheren Raum für ihn schufen. Als er sich schließlich so weit gefasst hatte, dass er sprechen konnte, erklärte er:

> *„Ich bin Traumatherapeut, und meine Frau Sophie, die Liebe meines Lebens, war in der Vergangenheit schwer traumatisiert worden. Als sie Krebs bekam, spürte ich, dass sie ihr Trauma aufarbeiten musste, wenn sie wollte, dass ihre Krebsbehandlung ein optimales Ergebnis erbrachte. Aber Sophie hatte Mauern um diesen Teil ihres Lebens errichtet und war nicht bereit, sich mit dem auseinanderzusetzen, was in der Vergangenheit geschehen war. Als sich ihr Krebs verschlimmerte, geriet ich zunehmend in Panik und setzte sie unter Druck, zu einem Therapeuten zu gehen, aber je mehr ich sie drängte, desto mehr wehrte sie sich. Sie starb vor zwei Jahren, und seitdem gebe ich mir die Schuld daran. Ich komme einfach nicht weiter. Ich bin Traumatherapeut, konnte aber noch nicht mal meine eigene Frau retten."*

Er begann wieder zu schluchzen. Die Therapeutin, die neben ihm saß, fragte ihn, ob er umarmt werden wolle, und er nickte. Sie hielt ihn fest und wiegte ihn, während er weinte.

Im ganzen Raum war kein Auge trocken geblieben. Eine Schwere legte sich auf alles. Ich fragte den Mann, ob er mich vor der Gruppe mit ihm arbeiten lasse wolle, damit ich ein einfaches Werkzeug einer aktuellen Energiepsychotherapie – AIT – demonstrieren könne. Er willigte ein, setzte sich mit einer Schachtel Taschentücher vorn im Raum hin und stellte sich als Philippe vor.

Philippe erzählte seine Geschichte und erklärte, wie er versucht habe, Sophie davon zu überzeugen, neben der Chemotherapie und der Operation, die ihr die Ärzte empfohlen hatten, auch eine Traumatherapie zu machen. Doch so sehr er ihr auch erklärte, dass ein unverarbeitetes Trauma die Krankheit verschlimmern oder die Möglichkeit einer Heilung beeinträchtigen konnte, und egal, wie viele Studien er ihr über die Auswirkungen von Traumata auf Krankheiten nahezubringen versuchte, Sophie gab nicht nach. Auf jeden Vorschlag, sie solle in ihre Kindheit zurückgehen und das Geschehene behandeln lassen, reagierte sie unweigerlich mit: *„Nicht in diesem Leben*."

Nachdem Sophie, betreut von Palliativpflegekräften, einen langsamen, schmerzhaften Tod gestorben war, erklärte Philippe, wie er in anhaltende Trauer verfiel und aus diesem Zustand nicht mehr herauskam. Jedes Mal, wenn er sich an Sophie erinnerte, wurde er von unerträglichen Gefühlen der Hilflosigkeit, Hoffnungslosigkeit, des Schreckens, der Scham, überwältigender Traurigkeit und Wut auf sich selbst überflutet, weil er ein solcher Verlierer und Versager war.

Ich bat Philippe, sich in den Satz hineinzuspüren: „Sophie wollte ihr Trauma nicht behandeln lassen und ist an Krebs gestorben, und ich gebe mir die Schuld und fühle mich wie ein Verlierer und Versager." Ich fragte, ob er diesen Satz als wahr empfinde, und forderte ihn auf, ihn anzupassen und zu verbessern, wenn etwas daran nicht ganz stimmte. Philippe sagte, er fühle sich richtig an, und ließ die Schultern hängen, als er den Satz wiederholte. Ich fragte ihn, wo im Körper er diesen Satz spüre. Sein Brustkorb zog sich zusammen, und er legte seine Hand aufs Herz. Ich bat ihn, auf einer Skala von null bis zehn – wobei zehn am intensivsten war – zu bewerten, wie stark er die Empfindungen und Gefühle dieses Satzes empfand. Philippe sagte, es sei eine Zehn.

Ich wies Philippe an, eine Hand über sein Herz zu halten und die andere Hand über den 13 Energiezentren (Chakren) seines Körpers zu bewegen, während er den Satz nachsprach. Ich demonstrierte es, indem ich meine eigene Handfläche über meinen Scheitel legte und sagte: „Legen Sie Ihre Hand über Ihren Scheitel, und sprechen Sie mir nach: ‚Sophie wollte ihr Trauma nicht behandeln lassen, und sie ist an Krebs gestorben, und ich gebe mir die Schuld und fühle mich wie ein Verlierer und Versager.'" Stammelnd wiederholte er den Satz, schluchzte zwischen den Wörtern und arbeitete sich, während ich ihm immer wieder weiterhalf, langsam durch die ganze Aussage.

Ich wartete einen Moment, um die Energie in Philippe fließen zu lassen, bevor ich mir die Hand an die Stirn legte und ihn anwies, dasselbe zu tun. Er ahmte die Position meiner Hand nach. „Jetzt wiederholen Sie noch einmal: ‚Sophie wollte ihr Trauma nicht behandeln lassen, und sie ist an Krebs gestorben, und ich gebe mir die Schuld und fühle mich wie ein Verlierer und Versager.'" Philippe wiederholte den Satz, dieses Mal mit mehr Leichtigkeit. Als Nächstes bewegte ich meine Hand zu einer Stelle zwischen Unterlippe und Kinn und forderte Philippe auf, den Satz noch einmal zu wiederholen. Philippe tat es.

Ich ließ ihn alle 13 Energiezentren durchgehen, am Körper entlang nach unten bis zum Ende, dem Perineum, das zwischen den Genitalien und dem Anus liegt. Inzwischen war Philippe ruhiger geworden und konnte über die merkwürdige Position lachen, als er die Hand unter sein Gesäß schob. Nachdem er den Satz zum 13. Mal wiederholt hatte, bat ich ihn, die Intensität seiner Empfindungen und Gefühle zu bewerten. Er sagte, er sei bei einer Drei angelangt.

Ich kehrte zum Scheitel zurück und führte ihn durch eine weitere Runde, in der ich den Satz weitere 13-mal wiederholte und dabei jedes Energiezentrum berührte. Als Philippe wieder das Perineum erreichte, war die emotionale und körperliche Ladung auf null gesunken. Die Veränderung in Philippes Energie war für alle im Raum sichtbar, als er sich umsah und merkte, dass alle Augen auf ihn gerichtet waren und vor Zärtlichkeit strahlten.

Er atmete noch einmal tief aus und lächelte. Als er mich

ansah, sagte er: „*Sie* haben mich gerade befreit."

Worauf ich antwortete: „*Sie* haben sich gerade befreit."

Philippe wiederholte, was ich gesagt hatte: „Jeder hat ein Recht auf seinen eigenen Weg." Er begann wieder leise zu weinen. „Sophie hatte ein Recht auf ihren eigenen Weg." Er schlang seine Arme um sich, als wollte er sich selbst umarmen. „Es war nicht meine Schuld."

Asha lehrt alle AIT-Praktizierenden, nach der Beseitigung einer bestimmten traumatischen Energie „Halleluja!" zu sagen, und das tat ich.

„Halleluja!", wiederholte Philippe.

Philippe würde nach dieser schnellen Lösung noch eine tiefere Behandlung brauchen, damit sein Gefühl der Befreiung auch anhielt. Das Gefühl übertriebener Verantwortung für das Schicksal eines anderen Menschen – und das Gefühl, ein Verlierer und Versager zu sein, wenn er ihn nicht retten konnte – hatte wahrscheinlich schon viel früher in Philippes Leben als Folge eines Entwicklungstraumas begonnen und brauchte sicherlich eine Behandlung. Doch damit Philippe den Rest des Workshops durchstehen konnte, verschaffte diese Anwendung einer vereinfachten AIT-Version ihm – und vielen anderen im Raum, die ebenfalls dazu neigten, Verantwortung für die Heilung anderer zu übernehmen – schnelle Linderung.

WAS IST AIT?

AIT ist eine umfassende Energiepsychotherapie mit Jung'schen Wurzeln, Aspekten der Gestalttherapie, etwas Selbst-Psychologie und Einflüssen aus dem Buddhismus und Sufismus. AIT basiert auf einer Reihe von Methoden und Techniken mit einer psychodynamischen, kognitiv-verhaltenstherapeutischen und transpersonalen theoretischen Grundlage, die eine gründliche, tiefgreifende und mit relativ wenig Leiden verbundene Behandlung von Traumata und der daraus resultierenden geistigen, körperlichen, emotionalen und spirituellen gesundheitlichen Probleme ermöglicht. Als die Energiepsychologie Einzug in die therapeutische Gemeinschaft hielt, sprangen andere Therapeuten, die nach einer integrativen Möglichkeit zur Ergänzung ihrer Praktiken suchten, auf den Zug auf und wollten in dem, was Asha kreiert hatte, ausgebildet werden.

Dieser Ansatz, der von Therapeuten bei der Behandlung jeglicher psychiatrischer Erkrankungen und zahlreicher körperlicher Krankheiten wie Krebs und Autoimmunerkrankungen eingesetzt worden ist, wird auch mit beeindruckenden Einzelerfolgen angewandt, um Depressionen, Angstzustände, Süchte, posttraumatische Belastungsstörungen (PTSD), einige chronische Krankheiten und sogar schwer zu behandelnde Persönlichkeitsstörungen und dissoziative Störungen zu behandeln. AIT behandelt das vergangene Trauma, das die gegenwärtigen Symptome der Patienten verursacht, zusammen mit zugrunde liegenden traumatischen Gegebenheiten, die die Symptome verstärken und erneut triggern könnten. Auf diese Weise wird das Trauma tiefer und energetisch geheilt.

Statt bestimmte Zustände für krankhaft zu halten, konzentriert sich AIT, ebenso wie das System der Inneren Familie (IFS), darauf, die verursachenden Traumata, wie auch die Symptome und Überzeugungen, die dem Trauma entspringen, und die Verbindungen zwischen ihnen energetisch zu behandeln, um die traumatischen Muster zu durchbrechen, die uns dazu bringen, unsere Dramen in einer scheinbar endlosen Abfolge von Leiden zu wiederholen.

AIT behandelt nicht nur die psychischen und somatischen Wurzeln des Traumas und seine Folgestörungen oder Langzeiteffekte, wie zum Beispiel Gedanken, Überzeugungen, Empfindungen und Gefühle, die im Geist herumschwirren, im Körper landen und emotionale und körperliche Schmerzen verursachen, sondern es beinhaltet auch Vorgehensweisen, die sich auf spirituelle Blockaden konzentrieren, ebenso wie Methoden, um positive Eigenschaften, Zentrierung, Verkörperung, Erdung und Präsenz zu vermitteln. AIT ist nicht nur eine Behandlung zur Traumaheilung, sondern auch eine Methode, die spirituelle Öffnung unterstützt und ermöglicht. Als sie AIT entwickelte, fand Asha heraus, dass ein Trauma die spirituelle Entwicklung blockiert; je weiter die Traumaheilung voranschreitet, umso mehr Blockaden der spirituellen Entwicklung werden also beseitigt. Als Ergebnis der Traumaheilung ist es für Menschen, die AIT anwenden, ganz natürlich, sich spirituell zu öffnen. Aus diesem Grund bietet AIT Methoden an, die eine Brücke zwischen dem Ego und dem *Zentrum* bilden, der unzerstörbaren göttlichen Essenz in jedem Menschen, die zwar durch ein Trauma verschleiert werden kann, aber niemals verloren geht.

AIT basiert auf der allgemein anerkannten Entdeckung der Quantenphysik, dass Materie und Energie letztlich ein einziges Phänomen sind. Körper, Psyche und *Spirit* sind tief miteinander verbunden, sodass nach einem Trauma die durch das Trauma verursachten Gefühle in einem Organ oder Energiezentrum andocken können. Das kann zu traumatischen Blockaden im na-

EASY AIT-CHAKRENPUNKTE

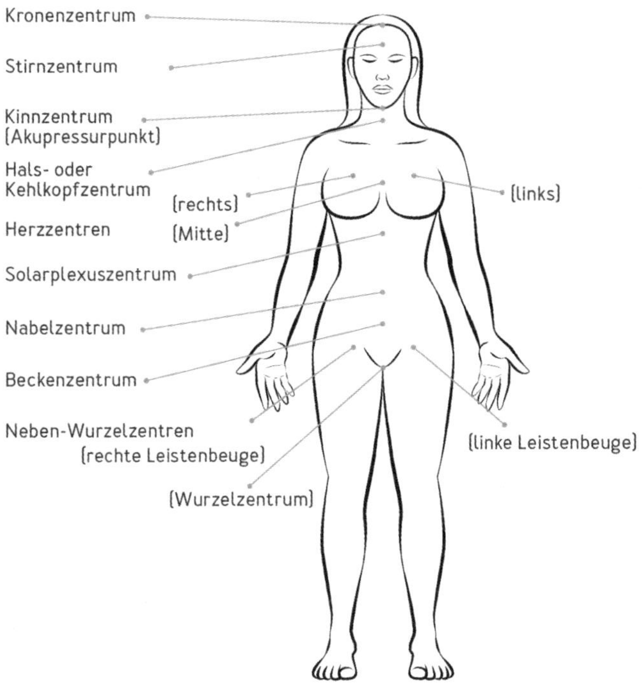

türlichen Fluss der Lebenskraft führen – Letztere kann auch als Qi (Traditionelle Chinesische Medizin und Qigong), Prana (indischer Ayurveda und Yoga) oder subtile Energie (Energiemedizin) bezeichnet werden. Durch diese Blockaden entstehen psychische und körperliche Krankheiten und unnötige, wenn auch behandelbare Schmerzen und Leiden. AIT zielt darauf ab, solche Blockaden zu beseitigen, damit die Lebenskraft wieder frei im Fluss ist und die Emotionen fließen; so können die natürlichen Selbstheilungskräfte von Körper und Psyche wiederhergestellt werden.

Bei der Behandlung unterscheidet AIT nicht zwischen situativen, Entwicklungs-, transgenerationalen oder kollektiven

Traumata. Es erkennt jedoch „repetitive" – also sich wiederholende – Traumata an, nach der AIT eigenen Art und Weise, das zu diagnostizieren und zu behandeln, was andere als Entwicklungstrauma bezeichnen würden. Obwohl es sich bei einem situativen Trauma um ein einzelnes Ereignis handeln kann – eine Vergewaltigung, die Bedrohung mit vorgehaltener Waffe, ein Autounfall –, sind andere Traumata so repetitiv und schwerwiegend, dass sie die grundlegenden Charakterstrukturen der Psyche verzerren und sie dann so verfestigen, dass sie schwer zu verändern sind.

AIT ALS MEDIZINISCHE BEHANDLUNG

Asha glaubt, dass oft ein Zusammenhang zwischen Trauma und Krebs besteht. Obwohl diese Behauptung noch nicht wissenschaftlich bestätigt ist, könnte die Behandlung der Traumata von Krebskranken durchaus das Potenzial haben, die Krankheit umzukehren und den Patienten zu ermöglichen, in Remission zu bleiben – zumindest länger als erwartet. Einige Fallstudien deuten darauf hin, dass die weitere wissenschaftliche Erforschung dieser Methode der Krebsbehandlung tatsächlich lohnend sein könnte.

Als Cal 68 Jahre alt war, wurde sein Krebs erfolgreich mit AIT behandelt. Seine Ärzte diagnostizierten bei ihm Prostatakrebs im zweiten Stadium; sie empfahlen ihm eine chirurgische Entfernung und eine Bestrahlung. Stattdessen entschied er sich für die AIT-Behandlung, weil sein Gewissen ihm sagte, dass sein Krebs psychische Wurzeln hatte, und seine Frau, selbst AIT-Klientin, darauf beharrte, dass jede Behandlung, die seine sexuelle Potenz zerstören würde, möglichst vermieden werden sollte. Als Asha sich für die medizinische und psychologische Anamnese mit Cal zusammensetzte, fragte sie ihn unter anderem nach seinen sexuellen Erfahrungen, da der Krebs sich in seiner Prostata, einem Sexualorgan, gebildet hatte. Die AIT-Krebsbehandlung beruht zum Teil auf der Theorie, dass Krankheit, auch Krebs, eine symbolisch bedeutsame Botschaft aus dem *Zentrum* der Patienten ist und dass es zur Heilung des Krebses beitragen kann, diese Botschaft zu verstehen und energetisch zu behandeln.

Anders als einige populäre Bücher über Geist-Körper-Heilung, die Tabellen mit Symptomen und ihrer psychologischen oder metaphorischen Bedeutung enthalten, haben AIT-Therapeuten keine Symptomliste mit deren metaphysischen Interpretationen. Stattdessen fragen sie die Patienten. So fragte Asha nach Cals sexuellen Erfahrungen.

Sanftes Zureden reichte nicht aus, obwohl Cal keineswegs ein prüder Mann war. Asha fragte: „Schämen Sie sich für etwas, das mit Ihrem Sexleben zu tun hat?“ Cal schwieg, während Asha beobachtete, wie er errötete. Sie hatte Gewissensbisse, weil sie ihm Unbehagen verursachte. Schließlich sagte er:

> *„Ich war ein ziemlich wilder Teenager – viel Alkohol, Dope, wilde Partys und One-Night-Stands. Es war eine Sache, wenn ich mit einem Mädchen schlief, das schon sexuelle Erfahrungen hatte. In solchen Momenten lief es in etwa darauf hinaus, dass das Mädchen und ich uns als Gleichberechtigte darauf einigten, uns gegenseitig zu unserem Vergnügen zu benutzen. Aber es war eine andere Sache, wenn ich mit einem ‚braven Mädchen‘ schlief, das Liebesfantasien hatte, aber keine Erfahrung, und nach dem Märchenprinzen suchte – mit Erwartungen, die in Richtung ‚und so lebten sie glücklich bis ans Ende ihrer Tage‘ gingen, sobald der Prinz gefunden war. Als diese Mädchen einen oder zwei Tage nach dem Sex merkten, dass sie mir nichts weiter bedeuteten als einfach nur Sex, und ich sie noch nicht mal anrief, waren sie tief verletzt. Mein ganzes Leben lang habe ich an die beiden Mädchen*

gedacht, die ich auf diese Weise verletzt habe, aber ich habe nie versucht, sie zu finden, geschweige denn, mich bei ihnen zu entschuldigen.“

Asha führte einen Muskeltest mit diesen sexuellen Erfahrungen durch und stellte fest, dass sie mit Cals Prostatakrebs zusammenhingen und dass es in seinem höchsten Interesse war, sie als solche zu behandeln. Sie bestand auch darauf, diesen Prostatakrebs als Drang zu behandeln, das Unrecht seines herzlosen Verhaltens wiedergutzumachen. Anhand von Muskeltests stellte sich heraus, dass es in Cals größtem Interesse war, die Frauen zu finden und sich bei ihnen zu entschuldigen. Und genau so geschah es! Asha und Cal behandelten gründlich die Traumata, die damit zusammenhingen, dass Cal die Frauen sexuell benutzt hatte, einschließlich der Tatsache, dass er von seinem Vater und den Typen in seiner College-Studentenverbindung gelernt hatte, frauenfeindlich zu denken.

Die Masse in Cals Prostata begann bald nach den ersten Traumabehandlungen zu schrumpfen. Sie verschwand, nachdem er die beiden Frauen, die er missbraucht hatte, besucht und sich bei ihnen entschuldigt hatte. Cal ging ohne schulmedizinische Behandlung in Remission, und dabei blieb es für den Rest seines Lebens. Etwa 15 Jahre später starb er friedlich im Schlaf. Cal war einer der wenigen AIT-Klienten, deren früheres verletzendes Sexualverhalten offensichtlich mit der Entwicklung seines Prostatakrebses zusammenhing.

Einige Jahre nach Ashas Begegnung mit Cal erhielt sie einen Anruf von Amanda, deren Krebs wiederaufgetreten war und ihr Angst machte, weshalb sie sich sofort behandeln lassen wollte. Asha schlug ihr vor, vier Tage lang anderthalbstündige Sitzungen abzuhalten und danach, falls erforderlich, normale wöchentliche Sitzungen. Amanda stimmte zu und war erleichtert, dass Asha ihre Angst und die daraus resultierende Notwendigkeit einer sofortigen intensiven Behandlung verstand. In diesen vier Tagen behandelten sie Amandas Neigung, sich um die Menschen, die sie liebte, insbesondere um ihre Schwester, zu kümmern und sie zu bemuttern, während sie sich selbst vernachlässigte. Amanda erkannte, dass sogar der Zeitpunkt ihrer Rückfälle einen Sinn ergab. Sie hatte bisher vier Rückfälle gehabt, und jeder einzelne war aufgetreten, nachdem ihre Schwester, die von ihrem egoistischen, psychopathischen Vater sexuell missbraucht worden war, bei Amanda eingezogen war. Nachdem Asha Amandas Typ-C-Krebspersönlichkeit gründlich behandelt hatte, vollzog sich eine gewaltige innere Veränderung bei Amanda, und sie sah ihr ganzes Leben mit anderen Augen. Erleichterung und Verständnis, die sich daraus ergaben, waren Gnadengeschenke. Weniger als einen Monat später zeigte ein PET-Scan keinen Krebs mehr in ihrem Körper. Amanda blieb vier weitere unerwartete Jahre lang krebsfrei, entwickelte dann aber eine Kardiomyopathie, eine bekannte Nebenwirkung einer der ersten Chemotherapien, die sie anfangs erhalten hatte. Amanda starb fünf Jahre, nachdem Asha mit ihr gearbeitet hatte, und konnte so die Geburt ihrer Enkelkinder noch miterleben.

Ich fragte Asha, ob sie bei ihrer Arbeit mit Krebspatienten bestimmte traumatische Muster beobachtet habe, die mit Krebs in Verbindung stehen könnten. Sie kannte die Arbeit von Lydia Temoshok und stimmte zu, dass die Typ-C-Persönlichkeit ein Risikofaktor für Krebs sein könnte. Glücklicherweise, so versicherte sie mir, brauchen Krebspatienten dennoch keine Angst zu haben, wenn sie sich in diesen Persönlichkeitsmerkmalen wiedererkennen. Die psychischen Traumata, die zur Typ-C-Persönlichkeit führen – gekennzeichnet durch emotionale Verdrängung, Verleugnung als Bewältigungsstrategie, übertriebene Nettigkeit, Es-allen-recht-machen-Wollen, Selbstaufopferung und Märtyrertum –, können alle psychologisch und energetisch mit AIT behandelt werden, wodurch die Persönlichkeit der Krebspatienten wirksam in eine lebensverändernde und -verlängernde Persönlichkeit umgewandelt wird.

Bei Krebspatienten beobachtet sie auch häufig sich wiederholende frühe Bindungstraumata, insbesondere einen Mangel an bedingungsloser Liebe, der zu fehlendem Selbstwertgefühl und zur Entwicklung eines falschen Selbst geführt hat, zum zwanghaften Bestreben, es anderen recht zu machen, um geliebt zu werden; und zu Retraumatisierung, die auftreten kann, wenn Bindungswunden aus der Kindheit erneut getriggert werden, zum Beispiel dadurch, dass man im Erwachsenenalter verlassen wird oder auch eine Scheidung oder den Tod eines geliebten Menschen erlebt. Kindheitstraumata des Verlassenwerdens oder Bindungsverletzungen müssen nicht bedeuten, dass die Mutter oder der Vater tatsächlich abwesend waren. Für viele Föten, Babys und Kinder ist Verlassenwerden ein furchtbares alltägliches Trauma, das Störungen in der gesunden Entwicklung des Kindes verursacht.

Das entwicklungstraumatisierte Kind wächst nicht mit dem Gefühl auf, geliebt, beschützt, genährt, gelobt, ermutigt oder angemessen versorgt zu werden – und darin besteht sein verheerendes Verlassenwerden. Andere Wunden des Verlassenwerdens können die Form von Hass, Verrat, Benutzung, Neid, Missbrauch, Vernachlässigung oder Entbehrung annehmen. Solche Bindungstraumata können, insbesondere, wenn sie sich wiederholen, dazu führen, dass ein Erwachsener bewusst oder unbewusst den Lebenswillen verliert. Die meisten Krebspatienten sind nicht suizidgefährdet und nehmen ihren schwindenden Lebenswillen vielleicht gar nicht bewusst wahr. Sie tun vielleicht sogar alles, was in ihrer Macht steht, um wieder gesund zu werden. Doch ein solch verminderter Lebenswille, der aus wiederholten Entwicklungstraumata erwächst, kann die Fähigkeit des Körpers beeinträchtigen, sich selbst zu heilen oder mithilfe schulmedizinischer Krebstherapien angemessen zu reagieren. Zu den AIT-Techniken gehört ein Muskeltest, der dazu dient, das bewusste oder unbewusste Schwinden eines starken Lebenswillens einzuschätzen. Wird mithilfe des Muskeltests ein verminderter Lebenswille diagnostiziert, werden die Traumata, die jemanden dazu bringen, nicht mehr unbedingt am Leben bleiben zu wollen, mit AIT behandelt. Nach den Erfahrungen von AIT-Therapeuten ist die Wahrscheinlichkeit für ein optimales psychisches und körperliches gesundheitliches Ergebnis höher, wenn der Lebenswille durch die Behandlung und Beseitigung der traumatischen Energien wiederhergestellt wird.

In den USA werden oft insbesondere Menschen mit Krebs an AIT-Therapeuten verwiesen, weil AIT spezielle Verfahren für die begleitende Krebstherapie beinhaltet. AIT-Therapeuten setzen die Multikausale Behandlung (*Multi-Causal Illness Treatment*) jedoch auch bei anderen Krankheiten ein, wie zum Beispiel bei Hashimoto-Thyreoiditis, Morbus Crohn, Diabetes mellitus, Fibromyalgie, Lupus, Multipler Sklerose, Herzerkrankungen, Asthma, chronischen oder postoperativen Schmerzen und bakteriellen Infektionen wie Nebenhöhlenentzündung und Bronchitis.

EIN SCHWINDENDER LEBENSWILLE

Wenn Sie oder jemand, den Sie lieben, mit einer schrecklichen Krankheit wie Krebs zu kämpfen hat, fragen Sie sich vielleicht: „Wie kann das sein?“ Und während Sie dieses Buches lesen, denken Sie wahrscheinlich, dass Sie einen starken Lebenswillen haben und alles tun würden, um gesund zu werden. Vielleicht ist Ihr Lebenswille stark, aber Ihre Krankheit erfüllt ein anderes grundlegendes Bedürfnis oder trägt auf eine Ihnen nicht bewusste Weise dazu bei, Sie zu schützen. Vielleicht auch nicht – aber was, wenn es doch sein könnte? So paradox es auch klingen mag, aber das war bei den von mir interviewten Heilern ein gängiges Thema.

AIT-Therapeuten sind nicht die einzigen Heiler, denen ich begegnet bin, die zu dem Schluss gelangt sind, dass die Krankheit mancher Menschen deswegen nicht gut auf Behandlung anspricht, weil sie einen schwindenden Lebenswillen haben, und dass dies erst umgekehrt werden muss, bevor ein optimales gesundheitliches Ergebnis in Reichweite ist. Die gute Nachricht ist: AIT kann solche Traumata behandeln und den Lebenswillen stärken, was mit dem Muskeltest erneut getestet und bestätigt werden kann.

Viele Heiler haben zudem wiederholt darauf hingewiesen, dass Menschen, die auf eine medizinische Behandlung nicht ansprechen, möglicherweise deswegen krank bleiben, weil sie dadurch andere grundlegende Bedürfnisse befriedigen – was weitere Bemühungen um Heilung untergraben könnte. Wenn Krankheit die einzige Ihnen bekannte Möglichkeit ist, unerfüllten grundlegenden Entwicklungsbedürfnissen gerecht zu werden, dann werden Ihr Körper und Ihre Psyche verständlicherweise nur ungern darauf verzichten, dass diese zentralen Bedürfnisse befriedigt werden. Wenn Kranksein einer Person dazu verhilft, dass ihre grundlegenden Bedürfnisse erfüllt werden, ist es nur logisch, dass alle Bemühungen, gesund zu werden, scheitern, solange nicht neue Strategien zur Befriedigung dieser Bedürfnisse in die Wege geleitet werden. Es leuchtet ein: Solange Kranksein dazu beiträgt, Sie zu beschützen, Ihnen Sicherheit zu geben, Ihnen finanzielle Stabilität zu verschaffen, Sie von Pflegeverplichtungen oder einer verhassten Arbeit zu befreien, und Ihnen erlaubt, aus etwas Ängstigendem oder Verletzendem hinauszugelangen, oder wenn es Ihnen anderweitig hilft, dann ist ein unbewusster Teil von Ihnen vielleicht nicht gewillt, diesen Verbündeten loszulassen, selbst wenn er Leid verursacht und möglicherweise Ihr Leben gefährdet.

Ich habe dieses verblüffende Phänomen vor zehn Jahren entdeckt, als sich meine Tätigkeit verlagerte und ich von der integrativen Einzelbehandlungsmedizin mit kranken Patienten, die nicht auf eine schulmedizinische Behandlung ansprachen, dazu überging, Gruppen-Workshops über die *Sechs Schritte zur Selbstheilung* abzuhalten. Was ich bis dahin nicht gewusst hatte, erfuhr ich nun von meinen Patienten: Viele von ihnen waren entsetzt, als sie während ihres Heilungsprozesses feststellten, dass ihr Kranksein für die Erfüllung grundlegender Bedürfnisse sorgte. Einige erhielten Invaliditätsbeihilfe und wollten nicht mehr in den Job zurückkehren, den sie hassten. Andere hatten eine Ausrede, um sich nicht mit Familienmitgliedern einlassen zu müssen, die sie nicht mochten. Einige lebten von ihrer Krankheit, indem sie zum Beispiel Bücher über das Leben damit schrieben. Wie sollten sie nach der Heilung Geld verdienen?

Bitte verstehen Sie mich nicht falsch. Für Kranke kann es traumatisch sein, wenn sie merken, dass sie gewissermaßen ihre eigene Heilung sabotieren. Es kann sich anfühlen, als würde man den Patienten Schuld zuweisen und ihre „Ich bin nicht gut genug"-Traumata aktivieren, sodass die Betroffenen die Hoffnung verlieren, statt sich gestärkt zu fühlen. Wenn Sie neugierig werden und herausfinden wollen, ob Sie auf irgendeine rätselhafte Weise Ihre Heilung blockieren, kann das Gefühle der Angst, Wut, Traurigkeit, Schuld oder Scham hervorrufen. Es ist wichtig, dass Sie sanft mit sich selbst umgehen und sich in Erinnerung rufen, dass Sie es nicht absichtlich tun – *es ist nicht Ihre Schuld*. Wie wir im Zusammenhang mit IFS besprochen haben, liegt das oft daran, dass ein „Beschützer"-Teil versucht, Ihnen zu helfen – und in gewisser Weise tut er das auch. Normalerweise gibt es dafür einen guten Grund. Das zu verstehen, hilft Ihnen, sich selbst zu lieben und zu akzeptieren, auch wenn Sie unwissentlich ein optimales gesundheitliches Ergebnis sabotieren.

Es ist auch möglich, dass Ihre Traumata oder Ihr Lebenswille nichts mit der zugrunde liegenden Ursache Ihrer Krankheit zu tun hat oder mit dem, was nötig ist, um sie zu lindern. Ich bringe diesen Gedanken, der Patienten oft triggert, nur deswegen zur Sprache, weil ein Trauma den Lebenswillen beeinträchtigen und die Behandlung des Traumas diesem schwindenden Willen wieder eine andere Richtung geben kann. Dadurch wird die Lebenskraft gestärkt, und die Remission der Krankheit rückt möglicherweise näher. Falls Sie diese Einsicht jedoch nicht als hilfreich empfinden, lassen Sie sie einfach beiseite. Wenn Sie neugierig sind und mehr erfahren wollen, lesen Sie weiter.

Die Vorstellung, dass unsere Krankheiten uns helfen können, grundlegende Bedürfnisse zu befriedigen, die wir sonst nicht befriedigen könnten, passte gut zu den Beobachtungen in meinen *Gedanken sind stärker als Medizin*-Workshops. Wenn wir den fünften Schritt der *Sechs Schritte zur Selbstheilung* erreicht hatten, schrieben die Teilnehmer das, was ich „Rezept" nannte. Dieser intuitive Handlungsplan, der die Chancen des Körpers auf eine radikale Remission optimieren sollte, erforderte oft große Veränderungen im Leben, wie zum Beispiel, Traumaheilung oder Schattenarbeit anzugehen, die Form einer Beziehung zu ändern, sich beruflich zu verändern, an einen anderen Ort zu ziehen, missbrauchenden Familienmitgliedern klare Grenzen zu setzen, ein kreatives Projekt in Angriff zu nehmen oder sich einen Lebenstraum zu erfüllen. Wenn wir zu diesem Teil des Workshops gelangten, fragte ich die Teilnehmer: „Es gibt zwar keine Garantien, aber nehmen wir trotzdem einmal an, wir lebten in einem magischen Universum, in dem eine vollständige Heilung garantiert wäre, wenn Sie alles auf dieser Liste täten. Wie viele von Ihnen würden es tun?"

Regelmäßig gab etwa die Hälfte der Befragten zu, dass sie sich, wenn sie ehrlich waren, außerstande fühlten, das Nötige für so große Veränderungen in ihrem Leben zu tun. Oft schämten sie sich für diese unbequeme Wahrheit. Ich wollte wissen, warum sie dazu nicht in der Lage waren, und fragte nach.

„Wenn ich gesund werden würde, könnte ich keine Behindertenbeihilfe mehr beziehen und müsste wieder in diesem grässlichen Job arbeiten."

„Wenn meine Krankheit verschwände, würden meine Freunde sich nicht mehr um mich kümmern, und ich wäre wieder ganz allein."

„Bis ich krank geworden bin, hat mein Mann mich geschlagen. Jetzt schlägt er mich nicht mehr, aber er könnte wieder damit anfangen."

„Ich schreibe einen erfolgreichen Blog über das Leben mit Krebs, Tausende folgen mir. So verdiene ich meinen Lebensunterhalt. Wenn mein Krebs verschwindet, worüber soll ich dann schreiben?"

Wenn ich meine Workshopteilnehmer aufforderte, andere Lösungen in Erwägung zu ziehen, wie zum Beispiel, auf die Invaliditätsbeihilfe zu verzichten, sich eine andere Arbeit zu suchen, die Spaß macht, oder die Freunde zu fragen, ob sie auch dann zu Besuch kämen, wenn sie nicht krank wären, eine Ehe mit einem gewalttätigen Mann zu beenden oder ein neues Schreibthema zu finden, erntete ich oft leere Blicke und Kopfschütteln. Anfangs dachte ich, dass es mit Angst zu tun haben muss, also begann ich zu recherchieren und veröffentlichte *Mut zur Angst*. Heute glaube ich, dass es mehr ist als Angst, was die Menschen so blockiert: Es ist ein nicht geheiltes Trauma. Die Angst vor Veränderung ist nur eine der vielen Trauma-Erscheinungsformen. Trauma führt zu einer Krise der Vorstellungskraft, sodass wir die Welt mit einem Tunnelblick sehen. Es schränkt die neurologischen Funktionen ein und macht es uns schwer, uns andere Wege zur Erfüllung unserer Bedürfnisse vorzustellen. Diese Erkenntnis veranlasste mich, die *Sechs Schritte zur Selbstheilung* zu überarbeiten – auf Grundlage meiner geänderten Auffassung darüber, warum wir uns gegen eine Heilung sträuben. Ich fügte AIT als mögliche Behandlung für diejenigen unter uns hinzu, die unbewusst behandlungsresistent sind, damit sie lernen können, bewusst, mitfühlend und energetisch mit ihrem Widerstand zu arbeiten, die Traumata zu behandeln, die diesen Widerstand verursachen, und die Energielecks zu stopfen, die dadurch entstehen, dass wir mit einem Fuß auf dem Gas und mit dem anderen auf der Bremse stehen.

Der Muskeltest könnte sich als nützlich erweisen, wenn Sie untersuchen wollen, wie Sie zumeist unbewusst mit einem Fuß auf dem Gaspedal und mit dem anderen auf der blockierenden Bremse der Heilung stehen. (Bevor Sie Muskeltests durchführen, frischen Sie in Kapitel 8 Ihre Kenntnisse über die Gefahren, Fehlanwendungen und Risiken auf, die damit verbunden sind, dass Sie mit Muskeltests ins tiefe Unbewusste vordringen.)

Mit der seltenen Ausnahme der Suizidgefährdeten wünschen sich 99 Prozent der Kranken und Leidenden bewusst ein Ende ihres Leidens und sagen, sie seien motiviert, gesund zu werden. Gleichwohl ist es möglich, dass einige (aber nicht alle) Patienten ein unbehandeltes Trauma haben, das sie daran hindert, optimal zu gesunden – körperlich und psychisch. Das ist für die Patienten oft ein Schock, denn viele von ihnen haben sich abgemüht und einen Arzt nach dem anderen abgeklappert, ein Nahrungsergänzungsmittel und Heilkraut nach dem anderen eingenommen und jedes Medikament, jede Operation, alle Diäten und alternativen Heilmittel ausprobiert, die sie nur finden konnten. Die Unterstellung, dass sie in gewisser Weise krank bleiben wollen, empfinden sie als beleidigend. Deshalb ist es wichtig, noch einmal zu betonen, dass dieser unbewusste Wunsch, krank zu sein, genau das und nichts anderes ist: *unbewusst*. Niemand behauptet, dass kranke Menschen hypochondrisch, Simulanten, masochistisch oder suizidgefährdet sind. Ebenso wenig behaupten wir, dass die Krankheiten der Menschen ihre eigene Schuld sind oder dass sie wissentlich ihre Fähigkeit, gesund zu werden, blockieren.

DIE *AIT BODY ALLIANCE*

AIT verwendet Muskeltests, um Klienten auf Überzeugungen zu untersuchen, die ihre Heilung ungewollt sabotieren könnten. Unter Einsatz einer Methode, die Asha *AIT Body Alliance* nennt, und unter Verwendung 125 weiterer Gruppen negativer Grundüberzeugungen, die möglicherweise einer Transformation bedürfen, nutzen AIT-Therapeuten Muskeltests, um nach negativen Grundüberzeugungen zu suchen, wie zum Beispiel:

> Ich habe nichts, wofür es sich zu leben lohnt.
> Ich will noch viel, viel kränker werden.
> Wenn ich geheilt werde, habe ich keine Sicherheit.
> Ich verdiene es nicht, geheilt zu werden.
> Ich will nicht geheilt werden.
> Ich will nicht in meinem Körper leben.
> Ich muss immer krank sein.
> Ich kann nicht ohne Krankheit leben.
> Es ist unmöglich für mich, geheilt zu werden.
> Ich werde nie geheilt werden.
> Ich werde das, was ich für die Heilung tun muss, nicht tun.
> Ich will sterben.

Fällt der Muskeltest für einen dieser Glaubenssätze positiv aus, kann er benutzt werden, um die Traumata zu ermitteln, die zu diesen Überzeugungen geführt haben könnten, sodass sie anschließend systematisch identifiziert und behandelt werden können. Die negativen Grundüberzeugungen können mit AIT energetisch aufgelöst werden. Anschließend kann das „realistische positive Gegenteil" des selbstsabotierenden Glaubenssatzes energetisch eingesetzt werden.

Ein realistisches positives Gegenteil könnte zum Beispiel sein:

> Ich habe meine Heilung und Transformation, für die es sich zu leben lohnt.
> Es ist sicher, geheilt zu werden.
> Ich verdiene es, geheilt zu werden.
> Ich erteile mir die Erlaubnis, geheilt zu werden.

Ich will in meinem Körper leben.
Ich kann ohne Krankheit leben.
Es ist möglich, dass ich geheilt werde.
Ich werde das Nötige tun, um geheilt zu werden.
Ich will leben.

Ein wichtiger Hinweis: Asha empfiehlt nicht, die Muskeltests der *AIT Body Alliance* selbst durchzuführen. Auch wenn Sie vielleicht neugierig sind, was bei Ihrem Muskeltest herauskäme, wenn ein Experte Sie auf die *AIT Body Alliance* testen würde – Sie sind nicht gut beraten, allein in Erfahrung bringen zu wollen, dass Sie positiv auf „Ich habe nichts, wofür es sich zu leben lohnt" testen, wenn Sie ein Kind haben, das Sie lieben, oder eine Mission, zu der Sie sich berufen fühlen, und nicht verstehen, was Ihnen geschieht. Mit geschulten Therapeuten an Ihrer Seite ist so etwas dagegen weniger beängstigend, denn alle Traumata, die eine solche Überzeugung auslösen, werden schnell behandelt, sodass der Prozess nicht beängstigend, sondern stärkend ist. Wenn Sie keinen Therapeuten haben, sollten Sie es vielleicht *erst dann* versuchen, wenn Sie bereit und in der Lage sind, professionelle Hilfe in Anspruch zu nehmen.

AIT ZUR SELBSTBEHANDLUNG VON TRAUMATA VERWENDEN

Bei AIT handelt es sich um eine umfassende Therapie, so wie die Jung'sche Analytische Psychologie eine umfassende Form der Psychoanalyse ist. Darum ist es zwar schwierig, AIT als Selbsthilfebehandlung zu erklären, aber es ist möglich, wenn auch mit Einschränkungen. Ich werde einige relativ einfache Do-it-yourself-Heilpraktiken aus der AIT vorstellen.

Ich beginne mit dem „Einfachen AIT" – *Easy AIT*. Ich hatte es zu Beginn des Kapitels mit Philippe demonstriert, der sich die

Schuld daran gab, dass seine Frau Sophie an Krebs gestorben war. Wenn Sie schon einmal die Emotional Freedom Technique/s (EFT) ausprobiert haben, werden Sie Ähnlichkeiten und Unterschiede erkennen: AIT arbeitet mit den Chakren, nicht mit den Meridianen; bei AIT berühren Sie Ihren Körper vom Scheitel bis zum Steiß, während EFT in der Körpermitte endet. AIT beruht zwar auf dem Chakrensystem des Ayurveda mit den traditionellen sieben Chakren, umfasst aber auch einige weniger bekannte Chakren, wie zum Beispiel den Bauchnabel und das Kinn.

Easy AIT ist eine einfache Selbsthilfeversion des komplizierteren AIT-Prozesses, der unter therapeutischer Anleitung durchgeführt werden sollte. Da AIT vom Muskeltest abhängt und das Beherrschen des Muskeltests Übung erfordert, überspringt *Easy AIT* den Muskeltest und bietet Ihnen einen unkomplizierten Weg, die Emotionen, Inhalte und körperlichen Empfindungen eines Traumas ohne therapeutische Hilfe zu beseitigen.

Manchmal, wenn wir über unsere Traumata nachdenken, reagieren Körper, Psyche und Geist auf das, woran wir uns erinnern, und geraten aus dem Gleichgewicht, was eine erfolgreiche Traumabehandlung erschwert. Wir sind unter anderem elektromagnetische Wesen, deren Körperpolarität sich unter Stress verschieben kann. Wenn das passiert, trübt sich unser Denken, und wir stolpern viel eher über unsere eigenen Füße. Außerdem kann unser Körper nicht normal funktionieren, wenn wir dehydriert sind. Denken Sie daran: Wir bestehen größtenteils aus Wasser, dem elektrischen Leiter unseres Körpers, daher ist es wichtig, vor dem Easy AIT Flüssigkeit zu sich zu nehmen. Und schließlich sind wir alle mitunter resistent gegen Heilung, zum Beispiel, wenn das Trauma zu beängstigend oder leidvoll ist, um es zu ertragen, oder wenn wir Angst haben, das Geschehene zu behandeln, weil wir unseren eigenen Anteil daran nicht sehen wollen. Wenn Körperpolarität, Dehydrierung oder Widerstand vorhanden sind, macht das eine Gelegenheit zur Behandlung zunichte, darum sollten wir so etwas vorab korrigieren.

Bevor Sie mit einer energetischen Traumabehandlung beginnen, sollten Sie die folgenden grundlegenden Energiehygienemaßnahmen durchführen, um Körperpolarität, Dehydrierung und Widerstand wieder auszugleichen. Und so geht's:

Sicherstellen, dass die Körperpolarität richtig funktioniert (modifizierter Cook's Hookup)

1. Kreuzen Sie im Sitzen den linken Knöchel über den rechten, und lassen Sie ihn dort.
2. Legen Sie die linke Hand auf den rechten Oberschenkel, und lassen Sie sie dort liegen.
3. Legen Sie Ihre rechte Hand auf den linken Oberschenkel, und lassen Sie sie dort liegen.
4. Legen Sie Ihre Zunge hinter Ihre oberen Vorderzähne und lassen Sie sie dort.
5. Bleiben Sie 90 Sekunden bis zwei Minuten in dieser Position.

Dehydrierung vermeiden

1. Trinken Sie mindestens ein halbes Glas Wasser.

Widerstand hemmen

1. Finden Sie Ihre „Schmerz- bzw. Triggerpunkte": Beginnen Sie an der kleinen Kuhle unterhalb des Halses, gehen Sie acht Zentimeter nach unten (verwenden Sie beide Hände), und bewegen Sie dann die Hände jeweils seitlich über der Brust nach außen, die linke Hand nach links, die rechte Hand nach rechts, bis jede Hand etwa neun Zentimeter von der Mitte der Brust entfernt ist.
2. Reiben Sie die beiden Stellen, auf denen die Hände nun liegen, 90 Sekunden bis zwei Minuten lang. Normalerweise schmerzt das an diesen Stellen, und das ist in Ordnung. Das Reiben hemmt den Widerstand.

Es macht nichts, wenn die Punkte schmerzhaft bleiben.

EASY AIT 1

1. **Bereiten Sie sich vor:** Sehen Sie sich die Abbildung auf Seite 433 noch einmal an, um sich zu vergegenwärtigen, wo die Hände aufgelegt werden. Es ist hilfreich, wenn Sie sich die Energiezentren und die Reihenfolge, in der Sie sie berühren, einprägen, damit Sie Ihren Satz neunmal wiederholen können, ohne auf die Abbildung zu blicken. Aber solange Sie noch lernen, benutzen Sie die Tabelle ruhig als Spickzettel oder Landkarte, um Traumata zu beseitigen. Bewegen Sie bei der Traumabehandlung eine Hand jedes Mal in derselben Weise die Chakren hinunter, und lassen Sie die andere Hand bei jedem Durchgang auf demselben Chakra liegen.

2. **Wählen Sie Ihr Trauma:** Denken Sie an etwas im Leben, das Ihnen Schmerz bereitet – ein einfaches Trauma, etwas, das Sie wütend oder traurig macht, oder ein sich wiederholendes Muster, das leider immer wieder in Ihrem Leben auftaucht.

3. **Formulieren Sie Ihren Satz:** Er sollte möglichst kurz sein und das Trauma beschreiben, das Sie behandeln möchten. Sie können es direkt benennen, zum Beispiel: „Mein Vater hat uns verlassen und ist nie wieder zurückgekommen." Oder, wenn es sich um ein sich wiederholendes Muster handelt, können Sie etwas sagen wie: „Die Kinder im Viertel haben mich immer auf alle möglichen Arten gehänselt und gedemütigt."

4. **Erinnern Sie sich an das Trauma, und prüfen Sie seine emotionale Intensität:** Rufen Sie sich das leidvolle Ereignis oder das sich wiederholende traumatische Muster in Erin-

nerung, und lassen Sie zu, dass Sie alle Gefühle, die dabei aufkommen, wahrnehmen. Geben Sie die Intensität der mit dieser Erinnerung einhergehenden Gefühle auf einer Skala von null bis zehn an, wobei null für gar keine und zehn für eine hohe Intensität steht.

5. **Wählen Sie die Position der Hand, die auf einer Stelle liegen bleibt:** Spüren Sie, wo im Körper Sie diese Gefühle am stärksten empfinden. Legen Sie eine Hand dorthin, und lassen Sie sie dort liegen.

6. **Wandern Sie an den Chakren entlang abwärts:** Lassen Sie die eine Hand an der Stelle ruhen, wo Sie sie gerade aufgelegt haben. Bewegen Sie die andere von oben, vom Scheitel, bis zum Damm nach unten, und berühren Sie dabei nacheinander die neun Energiezentren (Chakren, s. Abb. S. 145). Sie können entweder zwei Finger oder die Handfläche auf die Chakren legen, es liegt bei Ihnen. Wiederholen Sie den Satz jedes Mal, wenn Sie ein neues Chakra berühren. Falls er Ihnen entfallen ist, lesen Sie ihn von Ihrem Blatt ab. Lassen Sie sich von uns leiten.

Kronenzentrum: Lassen Sie die ruhende Hand die ganze Zeit auf dem von Ihnen gewählten Chakra ruhen, legen Sie die andere Hand auf den Kopf über das Kronenchakra, und sagen Sie Ihren Satz laut oder still für sich, bis Sie sich bereit fühlen, zum nächsten Chakra überzugehen.

Stirnzentrum: Bewegen Sie die bewegliche Hand zur Stirn, und wiederholen Sie den Satz.

Kinnzentrum: Wandern Sie mit der beweglichen Hand weiter zum Kinn, und wiederholen Sie den Satz erneut.

Kehlzentrum: Legen Sie die bewegliche Hand auf die Kehle, und wiederholen Sie den Satz erneut.

Herzzentrum: Gehen Sie mit der beweglichen Hand zum Herzzentrum, wiederholen Sie den Satz.

Solarplexuszentrum: Gehen Sie mit der beweglichen Hand zum Solarplexus, und wiederholen Sie den Satz noch einmal.

Nabelzentrum: Legen Sie die bewegliche Hand auf den Nabel, und wiederholen Sie den Satz.

Beckenzentrum: Gehen Sie mit der beweglichen Hand zum Bereich direkt über dem Schambein, und wiederholen Sie den Satz erneut.

Wurzelzentrum: Wandern Sie – ohne zu kichern – mit der beweglichen Hand zum Damm (bei Frauen ist das der Bereich zwischen Vaginalöffnung und Anus, bei Männern der Bereich zwischen der Rückseite des Hodensacks und dem Anus). Wiederholen Sie den Satz ein letztes Mal.

7. **Atmen Sie tief durch:** Wenn Sie mit dem Wiederholen Ihres Satzes an jedem Chakra fertig sind, atmen Sie einmal tief durch.

8. **Spüren Sie die emotionale Intensität:** Rufen Sie sich jetzt noch einmal das Trauma, das Sie behandeln, in Erinnerung. Nehmen Sie Ihre Gefühle in Bezug auf das Trauma wahr, und wählen Sie eine Zahl von null bis zehn, um die aktuelle Intensität einzuschätzen. Normalerweise ist die Zahl im Vergleich zur ersten Überprüfung gesunken.

9. **Machen Sie weiter, bis Sie bei null anlangen:** Wenn die neue Zahl etwas anderes als null ist, beginnen Sie aufs Neue oben am Scheitel, und durchlaufen Sie mit Ihrem Satz noch einmal alle neun Energiezentren. Machen Sie so viele Durchgänge, bis Sie bei null angelangt sind.

10. **Hurra!** Wenn Sie bei null angekommen sind, sagen Sie begeistert „Halleluja!“ oder etwas anderes, um es zu feiern.

Nachdem Sie Ihr erstes Trauma behandelt haben, hier nun Ihr Easy-AIT-Spickzettel:

Easy AIT:

1. Sich bereitmachen
2. Ihr Trauma wählen
3. Ihren Satz bilden
4. Das Trauma in Erinnerung rufen, seine emotionale Intensität spüren und einschätzen
5. Die feste Handposition bestimmen
6. Die Chakren nach unten wandern
   Kronenzentrum
   Stirnzentrum
   Kinnzentrum
   Kehlzentrum
   Herzzentrum
   Solarplexuszentrum
   Nabelzentrum
   Beckenzentrum
   Wurzelzentrum
7. Tief atmen
8. Den Grad der emotionalen Intensität prüfen
9. Weitermachen, bis null erreicht ist
10. Hurra!

Das ist Easy AIT auf einen Blick. Herzlichen Glückwunsch! Sie haben Ihre Traumabelastung ein kleines bisschen gemindert. Und nach vielen solchen Behandlungen werden Sie sich sehr viel besser fühlen – mental, emotional, körperlich und geistig.

EASY AIT 2

1. **Finden Sie das Trauma, und bilden Sie die Aussage, die Sie behandeln wollen:** Beschreiben Sie in einem kurzen Satz, was geschehen ist. In Philippes Fall lautete er: „Sophie wollte ihr Trauma nicht behandeln lassen und ist an Krebs gestorben, und ich gebe mir die Schuld daran und fühle mich wie ein Verlierer und Versager." Einige weitere Beispiele:

   „Der Blitz ist in mein Auto eingeschlagen, als ich darin saß."

   „Sie fingen an, mich zu verspotten, und ich rannte weinend ins Haus."

   „Ein Schrapnell traf mich in beide Beine, bevor ich in Deckung gehen konnte."

   Wenn es ein sich wiederholendes Trauma ist, könnte es eine umfassendere Formulierung sein:

   „Jedes Mal … in jeder Art und Weise …"

   „Ich bin so verletzt, beschämt und wütend, wenn ich kritisiert werde, dass ich rot sehe und mich nicht mehr wehren kann."

   „Ich suche mir Partner, die mich mit anderen betrügen."

   „Ich stelle die Bedürfnisse anderer Menschen über meine eigenen und kümmere mich nicht um mich selbst."

2. **Finden Sie heraus, wie intensiv Sie auf dieses Trauma reagieren:** Spüren Sie alle Gefühle und körperlichen Empfindungen, die durch die Erinnerung an dieses Trauma in Ihnen aufkommen. Schätzen Sie auf einer Skala von null bis zehn ein, wie stark die Emotionen und Empfindungen auf-

geladen sind, wobei null „keine Emotion oder Empfindung“ bedeutet und zehn die maximale Intensität aller Gefühle und Empfindungen zusammengenommen.

3. **Finden Sie heraus, wo die Emotionen und Empfindungen im Körper „sitzen“:** Bei AIT basiert der Aspekt der energetischen Klärung auf dem Chakrensystem der indischen Ayurveda-Medizin. Suchen Sie sich daher einen der 13 Haupt- und Nebenchakrenpunkte aus, an dem nach Ihrem Gefühl der Großteil dieses speziellen Traumas im Körper spürbar ist.

4. **Behandlung:** Bleiben Sie mit einer Hand dort, wo Sie das Trauma im Körper spüren, und bewegen Sie die andere Hand über die 13 Chakrenpunkte Ihres Körpers hinweg von oben nach unten. Sagen Sie dabei Ihren Satz laut oder im Stillen an jedem Chakrapunkt, und verharren Sie dort so lange, bis Sie intuitiv spüren, dass es Zeit ist, zum nächsten Punkt weiterzugehen. (Die 13 Chakrenpunkte finden Sie auf Seite 433). Am Ende der Runde, nachdem Sie Ihren Satz 13-mal gesagt haben, atmen Sie tief durch.

5. **Abschluss:** Wenn Sie fertig sind, schließen Sie die Augen, überprüfen Sie die Intensität der Gefühle und Empfindungen, und schätzen Sie sie erneut auf einer Skala von null bis zehn ein. Wenn Sie bei null angekommen sind, zelebrieren Sie es, indem Sie „Halleluja“, ein anderes Wort oder auch einen anderen Satz sagen. Wenn nicht, wandern Sie noch ein oder zwei weitere Runden – mehr sind selten nötig – die Chakren abwärts, bis Sie bei null angelangt sind. Wenn Sie dort ankommen sind, ist die Erinnerung an das Trauma zwar noch da, aber die Ladung dieses speziellen Traumas ist aus Ihrem Körper, Ihrer Psyche und Ihrem Geist verschwunden. Die meisten Menschen, die bei null angelangt sind, ge-

ben an, dass sie sich leichter fühlen und das Gefühl haben, ihr Nervensystem sei in jeder Hinsicht besser reguliert.

DREI-SCHRITTE-TRANSFORMATION

Es ist zwar möglich, AIT-Elemente als schnelle Lösung anzuwenden, so wie bei Philippe, doch allein für sich genommen ist Easy AIT eher ein „Pflaster“ als eine dauerhafte Traumabehandlung. Ebenso wie mit anderen energiepsychologischen Techniken, zum Beispiel den Emotional Freedom Technique/s (EFT), die notfalls eingesetzt werden können, damit Betroffene erst einmal besser zurechtkommen oder nicht so sehr leiden müssen, verhält es sich auch mit Easy AIT: Die Probleme werden wahrscheinlich immer wiederkehren, solange die Wurzeln des traumatischen Musters nicht erkannt und behandelt werden. Wie können wir also solche tiefen Wurzeln behandeln und traumatische Energien dauerhaft beseitigen? Anhand meiner ersten Bekanntschaft mit AIT möchte ich erklären, wie das geht.

Als ich Asha kennenlernte, war ich gerade von meinem Geschäftspartner im Stich gelassen worden. Ich hatte gedacht, dass ihm persönlich etwas an mir lag, erkannte aber später, dass er mich nur ausnutzte. Offenbar war ich außerstande, beides voneinander zu unterscheiden, denn so etwas passierte mir nicht zum ersten Mal. Als ich eine Liste erstellte und darin aufzählte, wie oft ich schon geglaubt hatte, dass jemand mich liebte, später aber feststellte, dass die Person mich nur ausgenutzt hatte, war es mir peinlich. Ich fühlte mich gedemütigt und schämte mich. War ich es denn nicht wert, um meiner selbst willen geliebt zu werden? Sandte ich irgendwie eine Botschaft aus mit der Aufforderung: „Nutzt mich aus“?

Ich lernte Asha bei einer Energiepsychologie-Konferenz kennen. Sie hatte ebenfalls Interesse daran, Ärzte dafür zu begeistern, AIT im Rahmen einer umfassenderen Krebsbehandlung einzusetzen, also schlug sie vor, dass wir gemeinsam einige Ärzte unterrichteten. Doch als ich ihren detaillierten Entwurf für das Vorhaben erhielt, geriet ich in Panik, denn ich war immer noch angeschlagen, weil mein Geschäftspartner mich im Stich gelassen hatte, und wusste nicht, ob Asha sich ebenso verhalten würde.

Asha reagierte einfühlsam auf mein Zaudern und sah darin eine Gelegenheit, AIT zu demonstrieren. Sie wollte mir zeigen, wie die Drei-Schritte-Transformation – ein einzigartiger Aspekt der AIT-Methode, der sie von anderen energiepsychologischen Methoden unterscheidet – mir helfen könnte herauszufinden, warum ich so viel Angst hatte, Asha zu vertrauen. Ich zögerte, wünschte mir aber auch Linderung, und so willigte ich ein, mich mit AIT behandeln zu lassen – nicht nur zu meinem eigenen Vorteil, sondern auch, um dadurch, dass ich zum Versuchskaninchen wurde, mehr über AIT zu erfahren.

Mein *Auslösetrauma*, wie die AIT-Bezeichnung lautet, war der Schmerz, weil der Geschäftspartner mich verlassen hatte. Das Auslösetrauma ist das vordergründige Symptom, die Wunde, die normalerweise einen Anruf in einer therapeutischen Praxis auslöst – etwas Leidvolles in der Gegenwart. In diesem Fall lautete der AIT-Satz für mein Auslösetrauma: „Ich dachte, mein Geschäftspartner liebt mich, aber er hat mich nur benutzt."

Wenn sich etwas in der Gegenwart unerträglich anfühlt, ist eine traumatische Energie aus der Vergangenheit reaktiviert worden – das habe ich von Asha und anderen Traumatherapeuten erfahren. Das AIT-Modell trägt dem Rechnung und erkennt an, dass die Behandlung des Schmerzes in der Gegenwart nur eine Notlösung ist, solange wir nicht jenen Schmerz behandeln, der uns überempfindlich auf solche Wunden reagieren lässt und uns vielleicht sogar retraumatisiert. Wenn Sie sich schon einmal gefragt haben, warum Sie immer wieder in dieselbe leidvolle Situation geraten, so sehr Sie auch versuchen, es zu vermeiden, dann können Sie wahrscheinlich nachvollziehen, wovon ich spreche. Und nein, Sie bewirken das nicht. Repetitive Traumata neigen dazu, sich mit der Zeit zu verstärken, bis wir Hilfe erhalten und den Kreislauf durchbrechen.

Ein Aspekt, in dem AIT sich grundlegend von anderen energiepsychologischen Praktiken unterscheidet, ist die Absicht, das Auslösetrauma zu behandeln und das aufzuspüren, was AIT als *Ursprungstrauma* bezeichnet. Dieses ist entstanden, als das erste Mal eine ähnliche Verletzung das Energiesystem der betroffenen Person beeinflusst hat. Je nach Glaubenssystem der Klienten kann das Ursprungstrauma in diesem Leben entstanden sein, oder es kann aus einem früheren Leben oder dem Trauma eines Vorfahren stammen. Wissenschaftler verstehen heute besser, wie Traumata im wahrsten Sinne des Wortes von Generation zu Generation weitergegeben werden können.

In meinem Fall fand Asha das Ursprungstrauma (das ohne die Hilfe eines geschulten Therapeuten mitunter schwer ausfindig zu machen ist). Im Wesentlichen reichte es zurück bis zu meiner Mutter, die mich eher benutzt als geliebt hatte, sodass mir der Unterschied zwischen Ausbeutung und Liebe niemals klargeworden war. Das war nicht die Schuld meiner Mutter. Wahrscheinlich wurde ihr dasselbe zugefügt, und leider hat sie sich vor ihrem Tod nie in Behandlung begeben.

Um die Kette der Beziehungen zu Menschen, die mich eher benutzen als lieben, zu durchbrechen, ist der letzte Schritt der Drei-Stufen-Transformation notwendig: das *Verbindungstrauma*, ein Satz, der das Ursprungstrauma mit dem Auslösetrauma verbindet und dadurch das energetische Band zwischen beiden löst.

Meine Drei-Schritte-Transformation verlief so:

Eins: Auslösetrauma. „Ich dachte, mein Geschäftspartner liebt mich, aber er hat mich nur benutzt."

Zwei: Ursprungstrauma. „Meine Mutter hat mich benutzt, anstatt mich zu lieben."

> **Drei: Verbindungstrauma.** „Weil meine Mutter mich benutzt hat, anstatt mich zu lieben, hat mein Geschäftspartner mich benutzt, statt mich zu lieben."

Das war vor einigen Jahren, und bis jetzt scheint meine Behandlung zu wirken, denn ich wiederhole dieses Muster nicht mehr. Ich erkenne inzwischen schon von Weitem, wenn jemand versucht, mich in so etwas hineinzuziehen, und bin dankbar, dass ich es erkannt habe und davon befreit bin. War es schnell und einfach? *Nein.* So, wie kranke Menschen um ein Wunder beten, hoffte ich, sofort von meiner lebenslangen Verwundung kuriert zu sein. Doch das passierte nicht. Die Wunden waren tief, sodass der Heilungsprozess langsam, mühsam und schmerzhaft verlief und Disziplin, Umsicht, Widerstandskraft und Durchhaltevermögen erforderte. Um die unangenehmen Gefühle zu ertragen, verließ ich mich auf die Praktiken des ersten Teils, damit ich nicht „unterging", benutzte diese aber nicht mehr als spirituelle Umgehung.

Meine Freundin Diane machte zur selben Zeit wie ich eine AIT-Therapie. Sie verglich den Prozess, in dessen Verlauf wir immer wieder in unsere Traumatherapie und Energietransfusionspraktiken „einscherten", um dann wieder „auszuscheren", mit dem Verhalten von Walen. Zuerst wandten wir die Praktiken aus dem ersten Teil an und stärkten damit unsere Lebenskraft, als würden wir uns auf eine Solo-Tauchexpedition vorbereiten. Wir tauchten auf den Meeresgrund und machten Fortschritte auf unserer Reise in die Tiefen des Bewusstseinsmeeres. Anschließend kehrten wir wieder an die Oberfläche zurück, um aus dem Wasser zu springen, uns mit dem Rücken aufs Wasser klatschen zu lassen, mit der Schwanzflosse auf die Wasseroberfläche zu schlagen, zu spielen und wieder Atem zu holen. Wenn wir das Gefühl hatten, es aufs Neue schaffen zu können, kehren wir in die Tiefe zurück.

Wie ist es mit Ihnen? Fühlen Sie sich stark genug, um einen Tauchgang in die Tiefe zu wagen? Wenn ja, versuchen Sie es mit der Drei-Schritte-Transformation.

DIE GRUNDLAGEN DER DREI-SCHRITTE-TRANSFORMATION

Versuchen Sie zu Beginn, mit einfachen Traumata und kurzen Sätzen zu arbeiten. Stürzen Sie nicht gleich auf die großen Traumata, wenn Sie das Vorgehen noch lernen – das gilt besonders dann, wenn Sie es auf sich allein gestellt angehen. Beginnen Sie mit einem leichten Trigger, etwas, das auf einer Skala emotionaler Belastung, die von null bis zehn reicht, unter fünf liegt.

1. **Finden Sie heraus, was Sie gerade bedrückt.** Das ist Ihr Auslösetrauma.

2. **Verfolgen Sie es zurück bis zu dem Zeitpunkt, an dem Sie nach Ihrer Erinnerung zum ersten Mal eine ähnliche Verletzung erlitten haben – Ihr Ursprungstrauma.** Wenn Sie es ohne AIT-Therapeut versuchen, müssen Sie sich auf Ihr Gedächtnis und Ihre vier Intelligenzen ganzheitlicher Gesundheit verlassen, um das Ursprungstrauma zu finden.

3. **Finden Sie Ihr Verbindungstrauma.** Versuchen Sie es mit dieser Formel: „Weil [Ursprungstrauma einfügen], ist infolgedessen [Auslösetrauma einfügen].

Stellen Sie sich zum Beispiel vor, Sie haben immer dann einen Asthmaanfall, wenn Sie Ihre Mutter besuchen. Ihre drei Sätze könnten lauten:

Auslösetrauma: Ich habe Asthma und habe nach Besuchen bei meiner Mutter beängstigende Anfälle.

Ursprungstrauma: All die Gelegenheiten, bei denen meine Mutter mich auf jede nur erdenkliche Art und Weise kontrolliert, überbehütet und erdrückt hat.

Verbindungstrauma: Weil meine Mutter mich kontrolliert, überbehütet und erdrückt hat, habe ich Asthma und bekomme nach Besuchen bei meiner Mutter besonders beängstigende Anfälle.

Behandeln Sie Ihre drei Sätze mit Easy AIT **1** (s. Seite 449) in der folgenden Reihenfolge:

Schritt 1. Behandeln Sie zuerst das Ursprungstrauma.
Schritt 2. Behandeln Sie das Auslösetrauma.
Schritt 3. Behandeln Sie das Verbindungstrauma.

Fügen Sie als Zugabe noch einen vierten Satz hinzu, um etwaige Emotionen, die nach der Anwendung dieser Sätze noch zurückgeblieben sind, zu behandeln. Zum Beispiel: „All die Wut, Traurigkeit, Frustration, Trauer und Reue empfinde ich, denn ich habe mein Leben lang unter Asthmaanfällen gelitten."

— Kapitel 13 —

DAS KOLLEKTIV HEILEN

Wenn Sie es in diesem Buch und in Ihrem Leben bis hierher geschafft haben, haben Sie zweifellos einen langen Weg hinter sich. Vielleicht haben Sie einige Werkzeuge entdeckt, die Spaß machen und mit denen Sie sich gern beschäftigen. Andere haben Sie vielleicht verunsichert oder verärgert. Was auch immer aufkommt, versuchen Sie, es willkommen zu heißen, ohne sich abzuwenden – und passen Sie gut auf sich auf. Seien Sie behutsam.

Sie haben viel durchlebt, seit ich Ihnen anfangs von meiner Hundebissverletzung erzählt habe, Ihnen gezeigt habe, wie Sie sich auf Ihre Intelligenzen der ganzheitlichen Gesundheit einstimmen können, und Ihnen die *Sechs Schritte zur Selbstheilung* erklärt habe. Wenn Sie mir gefolgt sind, haben Sie sich vielleicht selbst eine Heilenergie-Infusion verabreicht und Ihre Lebenskraft gestärkt, indem Sie mit mir nach Lourdes gereist sind und etwas über die Macht der Pilgerreise, des Gebets und der Gruppenheilung erfahren haben. Sie haben sich auf Ihre mentale Intelligenz eingelassen, indem Sie sich mit mir und dem „Doc Brown des Heilens", Bill Bengston, in sein Labor hinein- und wieder hinausbegeben haben. (Ja, mit dem Verweis auf *Zurück in die Zukunft* verrate ich wohl mein Alter.)

Sie haben sich weitergebildet, indem Sie bei Donna Eden einen Anatomie-Kurs der etwas anderen Art absolviert und erfahren haben, dass das, was Sie „ich" nennen, nicht unbedingt an der Begrenzung Ihrer Haut endet – etwas, was Biofeld-Wissenschaftler immer noch zu verifizieren und zu verstehen versuchen. Sie haben Gebete getanzt und sich so Ihre somatische Intelligenz erschlossen, und vielleicht sind Sie dadurch, dass Sie Liebe in Ihre Kunst gesteckt haben, der Muse begegnet, die Ihre

Lebenskraft stärkt. Sie sind mit mir nach Bali gereist, haben die Natur wieder zu etwas Heiligem und jeden Baum zu einem Tempel gemacht und erfahren, dass Sie sich dadurch wieder besser auf Ihre intuitive und emotionale Intelligenz einstimmen können. Sie sind mit mir auf dem Weg zu den Q'eros in den Anden herumgeklettert und mit einem größeren Bewusstsein für unsere Verbundenheit mit *Pachamama* (Mutter Erde) zurückgekehrt.

Sie haben Ihre blinden Flecken mit heiligem Licht beleuchtet und gelernt, Ihre spirituellen Umgehungstendenzen zu verstehen und zu lieben. Vielleicht hatten Sie ein unangenehmes, aber erhellendes Aha-Erlebnis, als Ihnen klarwurde, dass solche Tendenzen zu Persönlichkeitsmerkmalen führen können, die unter Umständen ein Krankheitsrisiko darstellen, wie zum Beispiel, es allen recht machen wollen, übertriebene Nettigkeit, Angst vor Zorn oder Konfliktvermeidung. Dagegen hat es Sie hoffentlich inspiriert zu erfahren, dass Ihre Persönlichkeit nicht festgefügt ist und Sie ein gesünderer Mensch werden können, der eher Ihrer wahren Natur entspricht. Sie erkennen, dass dies bedeutet, *all* Ihre Gefühle zu fühlen und mehr emotionale Kompetenz zu entwickeln, damit Sie die heilenden Kräfte Ihrer emotionalen Intelligenz einsetzen können.

Sie haben erkannt, dass das Verstärken Ihrer physischen, emotionalen und psychischen Grenzen einen großen Unterschied macht, besonders wenn Sie stark ausgeprägte empathische Fähigkeiten haben. Sie haben gelernt, welchen potenziellen Wert und welche möglichen Risiken die Diagnostik der Heiligen Medizin – einschließlich medizinischer Intuition und Muskeltests – hat. Sie haben einen Einblick in die erschreckenden Schattenseiten der Heiligen Medizin erhalten, erkennen nun die Zauberinnen, denen noch immer ein Dorn im Rücken steckt, und sind in der Lage, selbst einzuschätzen, wie Sie das Beste aus der Zusammenarbeit mit Heilige-Medizin-Behandlern herausholen können – und zwar so, dass es *sicher* ist.

Ich hoffe, dass äußerste Vorsicht und energetisierende Transfusionen – durch einen springenden Wal verursachte Wasserspritzer – Sie gut darauf vorbereitet haben, auf den Grund des Ozeans zu tauchen. Dort können Sie etwas über jene Wissenschaft lernen, die eine Verbindung zwischen Trauma und Krankheit herstellt, und neugierig werden, wie sich Ihr persönliches Trauma auf Ihre Fähigkeit auswirkt, optimale Gesundheit von Körper, Geist, Seele und Energiefeld zu erlangen. Sie haben entdeckt, dass Sie aus einer Vielzahl von Teilen bestehen, dass diese Teile wertvoll und liebenswert sind und Heilung verdienen – sogar die Teile, die Sie in Schwierigkeiten bringen, Sie oder andere Menschen verletzen oder Ihren Körper krank machen, damit Sie aufmerksam werden und sich endlich die Hilfe holen, die Sie brauchen. Sie haben gelernt, das System der Inneren Familie (IFS) und die Erweiterte Integrative Therapie – Advanced Integrative Therapy (AIT) – anzuwenden, damit Sie nicht nur das, was Sie in der Gegenwart triggert, heilen können, sondern auch vergangene Traumata, die Ihr Leiden vielleicht verschlimmern.

Nehmen Sie sich jetzt einen Moment Zeit, um kurz Bilanz zu ziehen und sich dafür zu feiern, dass Sie so tapfer sind! Wie geht es Ihnen? Was fühlen Sie? Wie fühlt sich das Leiden, das Sie dazu gebracht hat, dieses Buch zu lesen, jetzt im Vergleich zu dem Moment an, als Sie es zum ersten Mal aufgeschlagen haben? Was haben Sie gelernt? Was war hilfreich? Was müssen Sie aussortieren, weil es sich für Ihre Intelligenzen ganzheitlicher Gesundheit wie Müll anfühlt? Welche Erkenntnisse haben Sie gewonnen? Welche Traumata haben Sie behandelt? Was, wenn überhaupt, ist anders? Wie haben Sie sich verändert?

Bevor ich mich verabschiede, möchte ich gestehen, dass ich einen blinden Fleck hatte, der erst beim Schreiben dieses Buches ans Licht kam, nachdem ein großer Teil meines Weges der Heiligen Medizin schon hinter mir lag. Als ich meine Reise antrat, dachte ich zu klein und beging einen Fehler, den viele Autoren von Selbsthilferatgebern machen: Ich versuchte, Ihnen, liebe

Leserinnen und Leser, zu helfen, Ihr Leid *in Ihrem individuellen Selbst* zu lindern. So ahnungslos, dass ich die traumatische Unterströmung, die die amerikanische Kultur durchdringt, nicht bemerkt hätte, war ich zwar nicht: Ich wusste, dass wir auf ungesunde Weise von unserem Selbst und dem Wunsch, es zu kontrollieren, besessen sind und dabei oft die Auswirkungen einer kranken Kultur auf die geistige und körperliche Gesundheit der Einzelnen leugnen oder blind dafür sind. Ich wusste, dass wir eine rassistische Kultur der weißen Vorherrschaft sind, eine Kultur, die die Auswirkungen der Kolonisierung und des Völkermords an den Ureinwohnern, der Sklaverei, ungerechter Inhaftierung, von Bürgerrechtsverletzungen und Polizeibrutalität gegen People of Color nicht aufgearbeitet hat. Ich wusste, dass Menschen hungern, dass der Kapitalismus zu zügellosem Konsum führt und dass das eine Prozent immer reicher wird, während die Unterprivilegierten unterdrückt werden. Mir war bewusst, dass die Waffengewalt außer Kontrolle geraten ist und dass Sucht, Fettleibigkeit, Depressionen, Suizid und kriminelles Verhalten zunehmen, insbesondere bei unterdrückten, ausgegrenzten und unterprivilegierten Menschen. Ich wusste, dass die Klimakrise unumkehrbar ist und dass es dem Planeten, seinen Pflanzen und Lebewesen nicht gutgeht.

Als ich mich auf diese Reise begab, nahm ich all das wahr, berücksichtigte es aber nicht genug. Denn es ist sicherlich sinnvoll, alles zu tun, um das eigene separate Selbst zu heilen, doch der Versuch, ein krankes Selbst zu heilen, ohne die Matrix anzuerkennen, in die es verstrickt ist, wird immer unvollständig bleiben. Diese Erkenntnis dämmerte mir zwar langsam auf meinem Weg der Heiligen Medizin, aber sie hätte nicht offensichtlicher sein können als im Jahr 2020, als Mutter Erde uns alle in eine Auszeit schickte. Viele von uns hatten das Gefühl, dass Mutter Erde nichts anderes übrig blieb, als zu liebevoller Strenge zu greifen und uns durch natürliche Konsequenzen zu erziehen, weil ihre subtileren Hilferufe jahrzehntelang unbeantwortet geblieben waren. Ebenso wie der menschliche Körper seine Not erst flüstert, bevor er in Schreie von Krebs, Herzrhythmusstörungen oder Schlaganfällen ausbricht, erduldete der Körper unserer Erde erst ein ungeheures Ausmaß an Misshandlung, bevor er mit einem wilden „jetzt reicht's" um sich schlug.

Zehn Jahre lang hatte ich mich damit beschäftigt, wie Heiler den Atem auf verschiedene Weise einsetzen, um Heilung zu ermöglichen. Doch 2020 war das Jahr, in dem wir kollektiv nicht atmen konnten. Dieses Wendejahr brachte ein neuartiges Coronavirus mit sich, das die Lungenfunktion beeinträchtigt und mehr als 600.000 Amerikanern und Millionen Menschen weltweit den Atem raubte, sodass sie nicht überlebten. Auch durch außer Kontrolle geratene Naturkatastrophen, darunter verheerende Waldbrände in meinem Heimatstaat Kalifornien, aber auch in Australien und den Regenwäldern im Amazonasgebiet, raubte dieses Jahr uns den Atem. „I can't breathe" (Ich kann nicht atmen) wurde zum Sprechchor der wachsenden Black-Lives-Matter-Bewegung und hallte zusammen mit den wiederholten Rufen nach seiner Mutter in den letzten Worten von George Floyd nach, während er, auf Video aufgenommen, von dem inzwischen verurteilten Polizeibeamten Derek Chauvin ermordet wurde: Dieser drückte sein Knie in die Luftröhre des unbewaffneten Mannes und zerquetschte sie neun Minuten und 29 Sekunden lang. Einige Menschen taten ihren letzten Atemzug aus psychischen Gründen oder wegen der wirtschaftlichen Folgen des Jahres 2020. Die Auswirkungen waren gravierend, da die Lebensmittelversorgung unterbrochen wurde, die Arbeitslosigkeit stieg, Einwanderer unter unzumutbaren Bedingungen festgehalten wurden und mehr Menschen als sonst aus den verschiedensten Gründen zu leiden hatten. Nicht mehr atmen zu können und extrem wachsam zu sein, erhielt eine ganz andere Bedeutung.

Ich konnte nicht umhin, über die Synchronizität der Krisen des Jahres 2020 nachzudenken, die das Atmen beeinträchtigten.

Zu Beginn dieses Buches habe ich über die Auswirkungen der subtilen Energien auf die Lebenskraft gesprochen und darüber, wie viele religiöse Traditionen den Atem spiritualisieren. Der Atem ist im wahrsten Sinne des Wortes *Inspiration*, von „in", „hinein", und „spirare", „hauchen, atmen" (vgl. „spiritus" – „Atem, Seele"). In vielen spirituellen Traditionen wird der Atem als unsere spirituelle Essenz angesehen – als Gott, wenn man so will. Meditationstechniken beinhalten, dass man sich auf den Atem konzentriert. Im Yoga geht es um Pranayama – Atemarbeit. Selbst die Schöpfungsmythen beginnen damit, dass Gott der Welt Leben einhaucht. Das menschliche Leben beginnt mit dem ersten Atemzug eines Babys, wenn es nicht mehr im Körper seiner Mutter ist, und endet mit dem letzten Atemzug. Der Atem ist Lebenskraft. Der Atem beseelt uns. Der Atem ist der Unterschied zwischen Leben und Tod, und im Jahr 2020 wurde deutlich, dass viel zu viele von uns erstickt wurden.

Im Jahr 2020 zeigte sich ein Paradox der Heilung ganz klar: Wir sind getrennt und verdienen Selbstschutz, Selbstfürsorge, Selbstliebe und Selbstheilung – *und* wir sind eng mit dem Netz des Lebens verwoben, mit allem und jedem darin verbunden. Als ich dieses Buch begann, hatte ich nicht die Absicht, das Heilen kollektiver Traumata und die Abrechnung mit unserer kranken Kultur in meine Untersuchung der Heiligen Medizin einzubeziehen. Doch dann wurde deutlich, dass wir den Körper eines Individuums nicht vom Planetenkörper oder gar von den anderen menschlichen Körpern auf ihm trennen können. Denn wie kann irgendjemand einen optimal gesunden menschlichen Körper haben, während wir im Gift einer traumatisierten Kultur auf einem brutalisierten Planeten versinken und unsere Mitmenschen verhungern, niedergeschossen werden und es ihnen an grundlegender Sicherheit und Überlebensressourcen fehlt? Mein ursprüngliches Ziel, die Geheimnisse der Heilung für den kranken Körper eines einzelnen Individuums zu entschlüsseln, gehört zu einem Bewusstsein, das zu noch mehr Krankheit führt.

Wir können nicht leugnen, dass die meisten von uns in einem Meer schwimmen, das schon lange vor unserer Geburt mit kollektiven Traumata verseucht war. Und davor waren auch unsere Vorfahren verletzt und haben ihre Traumata epigenetisch weitergegeben.

In einem Geistesblitz wurde mir klar, was viele Heiler außerhalb der westlichen Kultur (und der indigenen Kulturen hier) nie vergessen haben: *Unsere körperliche Gesundheit spiegelt nicht nur die Summe unserer Lebenserfahrungen wider, sondern das ganze Leben und alles, mit dem wir verbunden sind* – nicht nur unsere persönliche Geschichte, die Geschichte unserer Beziehungen und die unserer Beziehung zum Planetenkörper, sondern auch die Lebenserfahrungen unserer Vorfahren, unsere Erfahrungen aus vergangenen Leben (wenn Sie an so etwas glauben), die unserer verwandten Erdenbewohner und die Kultur, in der wir „gezogen" haben wie ein komplexer Tee.

Beschämt wegen meiner Ignoranz, konnte ich nicht mehr übersehen, dass alle Menschen Zellen in dem einen Organismus eines Planeten sind, auf dem alles wechselseitig miteinander verbunden ist. So wie man den Zusammenhang zwischen einer menschlichen Herzzelle und dem Herzen, das pumpt, oder der Nierenzelle und der Niere, die entgiftet, nicht leugnen kann, und so wie Herz und Nieren als Organe im Körper aufeinander angewiesen sind, um das ganze System am Laufen zu halten, kann man auf der mystischsten und energetischsten Ebene die Bedürfnisse und Gaben aller fühlenden Wesen in unserem Planetenkörper nicht voneinander trennen. Ganzheitliche Gesundheit *muss* das anerkennen.

Wir wären zwar gut beraten, alles in unserer Macht Stehende zu tun, um alle verfügbaren Heilformen zur Linderung des Leidens zu nutzen, wenn wir krank werden, und uns für Wunder empfänglich zu machen, aber: Wie könnte jedes einzelne menschliche Selbst überhaupt optimal gesund bleiben, wenn wir alle so eng in eine Welt verstrickt sind, in der Zugang, Möglichkeiten und Privilegien so ungerecht verteilt sind? Obwohl ich (ebenso wie viele andere) erst 2020 klar erkannte, dass optimale Gesundheit mehr mit Privilegien zu tun haben könnte als mit persönlichem Engagement für ein gesundes Leben, entdeckte ich, dass das, was mein blinder Fleck gewesen war, für zahllose BIPOC, LGBTQIA+, finanziell Unterprivilegierte, Menschen mit Behinderungen und anderen marginalisierten Menschen völlig offensichtlich gewesen war. Obwohl der spirituelle Lehrer Thomas Hübl schon seit vielen Jahren kollektive Traumata als Teil seiner spirituellen Medizin – die frei von spiritueller Umgehung ist – behandelt, hätte der Zeitpunkt für seine *Collective Trauma Summits* und sein Buch *Kollektives Trauma heilen*[123] nicht perfekter sein können.

Der Wahrnehmungswandel war rasant – und dauert noch an. Fast über Nacht sah ich die Welt mit anderen Augen. Ich musste meine gesunden Schamgefühle verarbeiten und war dankbar, dass Karla McLaren mich in dem Lernprozess unterstützte, es auf gesunde Weise zu empfinden. Letzteres motivierte mich, meine Sichtweise zu ändern und entschieden Stellung zu beziehen, um es besser zu machen und meine Botschaften über Gesundheit, Spiritualität und Wohlbefinden nach bestem Vermögen inklusiv und aktiv antirassistisch zu gestalten, in dem Wissen, dass ich weiterhin Fehler machen werde – so wie sicherlich auch hier.

Ich erkannte, dass die spirituellen Botschaften, die ich nachgeplappert hatte, zwar für mich und viele meiner Klienten hilfreich gewesen waren, aber nicht immer für alle Menschen anwendbar waren. Als Frauen wie Layla Saad begannen, „spirituelle weiße Frauen" anzuprangern, wie sie es in ihren Artikeln „I Need to Talk to Spiritual White Women About White Supremacy – Part One and Two" („Ich muss mit spirituellen weißen Frauen über weiße Vorherrschaft sprechen", Teil eins und zwei) tat, konnte ich nicht wegsehen.[124] Meine dreijährige intensive AIT- und IFS-Therapie versetzte mich in die Lage, die unangenehmen Gefühle, die diese Antirassismusarbeit auslöste, auszuhalten und mit meinen Entschuldigungen, Bekenntnissen und dem Wunsch, eine bessere Verbündete für die Ausgegrenzten, Unterdrückten und Unterprivilegierten zu sein, an die Öffentlichkeit zu gehen – in meiner früheren Arbeit war ich ihnen gegenüber nicht immer sensibel genug gewesen.

2020 und 2021 dämmerte mir diese Erkenntnis allmählich und veranlasste mich, nicht nur in meinen eigenen Schatten einzutauchen, sondern auch in den der spirituellen Selbsthilfe-, Yoga- und Wellnessindustrie, der Schulmedizin und den der Welt der integrativen und funktionellen Medizin. Ein Ausgangspunkt für die Untersuchung war, dass ich mir erlaubte zu trauern, mit mir zu ringen und mir Fragen zu stellen. Ich brachte meinen Teilen Mitgefühl entgegen, während ich viele Überzeugungen auf den Prüfstand stellte, die ich übernommen und nachgeplappert hatte und nun infrage stellte. Obwohl ich nicht zu Verschwörungsdenken neige, dachte ich über die konkrete historische Verschwörung weißer, cisgender, heterosexueller, besitzender Männer nach, die beschlossen, unschuldige Frauen, Indigene und People of Color ebenso wie Menschen mit anderen Geschlechtsidentitäten oder sexuellen Orientierungen zu beherrschen. Wenn man bedenkt, dass die Beherrschten die Mehrheit der Weltbevölkerung ausmachen, wie kann jemand dann mit so etwas Unheilvollem durchkommen? Wenn Sie die Mehrheit der Bevölkerung erfolgreich beherrschen wollten, welche psychologische Kriegsführungsstrategie müssten Sie einsetzen, um sie dazu zu bringen, dabei mitzumachen, ohne zu rebellieren, sich zu einer mächtigeren Mehrheit zusammenzuschließen und sich gegen die Unterdrückung zu wehren?

Nun … so irrsinnig es auch klingen mag: Wenn Sie damit durchkommen wollten, die Welt zu beherrschen, könnten Sie Gott heranziehen. Schließlich ist Gott doch gut, oder? Wenn Sie Ihre Herrschaft in ein göttliches Gewand kleiden, könnten Sie Ihre Psychostrategie undercover einschleusen. Das brachte mich dazu, viele spirituelle rhetorische Figuren zu überdenken, die in religiösen, New-Age- und Wellness-Kreisen gang und gäbe sind. Alles stand zur Disposition, selbst meine heiligsten Überzeugungen.

Dabei wurde mir klar, dass wir es besser machen können. Erwachen bedeutet, sich der Wahrheit zu stellen, Gefühle zu spüren, zum Körper zurückzukehren und zu einer größeren, heftigeren Liebe überzugehen. Eine solche Liebe flammt zu heiligem Aktivismus auf, sodass wir unser spirituelles Bewusstsein offenherzig, lauthals, aus dem Bauch heraus und traumainformiert nutzen, um eine gerechtere, gleichberechtigtere, leidenschaftlichere, naturverbundene, selbstliebende, andere liebende und warmherzigere Welt zu kreieren. Das ist Heilungsarbeit. Sie kann gar nicht ohne Auswirkungen auf unsere körperliche Gesundheit bleiben.

Seit 2020 können wir es nicht mehr ignorieren: *Die Gesundheit des Individuums ist eng und untrennbar mit der Gesundheit unserer Welt verbunden.* Auch wenn manche beharrlich etwas anderes behauptet haben: Man kann nicht einfach das tun, was man als Individuum will, wenn man damit die Luft vergiftet und unschuldige Menschen tötet. Obwohl es sinnvoll ist, dass wir gute Grenzen haben und unsere Traumata behandeln, damit wir ein souveränes Selbst aufbauen und dem Druck anderer widerstehen, gibt es paradoxerweise kein souveränes Selbst, dem es freistünde, während einer Pandemie rücksichtslos zu handeln. Sogar die Rebellion gegen die öffentlichen Gesundheitsrichtlinien während der Pandemie offenbarte Anzeichen eines massiven Entwicklungstraumas. Wenn Erwachsene in der regressiven Rebellion eines Kindes gegen die Autorität steckenbleiben, sich Grenzen widersetzen, die das Kollektiv schützen sollen, und Beschränkungen ablehnen, die Leben retten könnten, dann wissen wir, dass wir uns inmitten von Traumareaktionen befinden – und diese behindern unsere Fähigkeit, kollektiv so zu handeln, dass jedes souveräne Wesen in Sicherheit sein kann.

Nach den Ereignissen von 2020 und 2021 musste man schon absichtlich die Augen verschließen, um nicht zu sehen, wie sehr die individuelle Gesundheit mit dem Netz des Kollektivs verwoben ist und sich nicht herauslösen lässt. Verleugnung ist ein machtvoller Beschützer-Teil, darum verloren viele, die ihre unverdienten Privilegien noch nicht loslassen wollten, den Kopf und stürzten sich in Massenverleugnung, Wahnvorstellungen, spirituelle Umgehung, die Verbreitung gezielter Fehlinformationen, Lügen und kollektive Psychosen.

Für 2020 und seine Folgen zeichnete sich zwar kein Silberstreif am Horizont ab, aber dennoch erinnerten sich einige von uns daran, wie sehr wir einander *brauchten*. Es war nicht zu übersehen, dass Privilegierte wie ich, die in einem geschützten Raum oder im Homeoffice arbeiten, völlig von den unentbehrlichen Arbeitern – oft BIPOC und in Armut lebende Menschen – abhängig waren, die bei der Lebensmittelproduktion und -verteilung, der Müllabfuhr, bei Lieferservices und anderen notwendigen Arbeiten unseren Bedürfnissen nachkamen. Die bestbezahlten Menschen der modernen Zivilisation – Sportstars, Rockstars, Filmstars und andere in der Unterhaltungsindustrie – erwiesen sich als völlig unwesentlich für das Überleben der Kultur in einer Notsituation.

Dieses gesteigerte Bewusstsein, wie sehr wir aufeinander angewiesen sind, insbesondere auf diejenigen mit weniger Macht und Privilegien, öffnete viele Herzen und rief Dankbarkeit hervor. Doch wir sprachen auch über unsere Schuldgefühle, unsere

Scham und unser starkes Unbehagen angesichts des wachsenden Bewusstseins, dass unser gesicherter Rückzug nach Hause nur auf Kosten unterdrückter und marginalisierter Menschen möglich war, die nicht den Luxus hatten, sich an einem Ort zu schützen. Ich habe 2020 überlebt. Viele haben das nicht, und das belastet mich. Trotz des Freibriefs des balinesischen Heilers, mich nicht mehr um alles bekümmern zu müssen, gebe ich zu, dass mir nach wie vor Sorgen um die Welt im Kopf herumgehen.

Mit diesem Schmerz in Berührung zu kommen – ohne mich davon in mir selbst und in der Welt abzuwenden –, beflügelt meinen heiligen Aktivismus und inspiriert mich, meine Macht, meine Privilegien und meine Plattform zu nutzen, um noch ein weiteres Angebot zu machen, das das Leid in der Welt lindern soll.

ENDLICH HEILEN: DIE DEMOKRATISIERUNG DER HEILIGEN MEDIZIN

Erinnern Sie sich noch an meine Bemerkung, wie ungerecht es ist, dass viele Heilige-Medizin-Behandlungen Luxusgüter sind, zu denen nur Privilegierte ohne Weiteres Zugang haben? Erinnern Sie sich an mein Versprechen, dass meine nach sozialer Gerechtigkeit strebenden Teile aktiv versuchen wollten, Heilung zu demokratisieren, um allen, die bereit sind zu heilen, Zugang zu einigen in diesem Buch vorgestellten Praktiken zu ermöglichen? Nun, ich werde Sie nicht hängen lassen.

Im Jahr 2020 haben mich all die Sorgen der Welt dazu angeregt, *Heal at Last* zu gründen, eine gemeinnützige Organisation, die mein Angebot an die Leidenden der Welt ist. Unsere Mission bei *Heal at Last* besteht darin, Menschen, die sich von einer Krankheit, Verletzung oder einem Trauma erholen, mithilfe der Heiligen Medizin in Heilungsgruppen, spirituellen, Schreib-, Kunst- und Musikgruppen oder Gesprächsgruppen zusammenzubringen, um Einsamkeit zu lindern, Traumata zu heilen und die körperliche und psychische Gesundheit zu verbessern, insbesondere für diejenigen, die die Schulmedizin nicht zu heilen vermochte. Wir nutzen Kreativität und Musik als Tor zu modernsten Traumaheilungsmethoden, zu spiritueller Heilung und Energiemedizin. So befähigen wir Individuen und Gemeinschaften zur Heilung, die bereit sind, tief einzutauchen, um die Ursachen des persönlichen und kollektiven Leidens zu behandeln. Topaktuelle Heilungstechniken sind zwar in modernen Kulturen zu einem Luxusgut geworden, doch unserer Überzeugung nach sind Heilung und Transformation das Geburtsrecht aller und sollten nicht auf privilegierte Menschen beschränkt sein. *Heal at Last* hat es sich zur Aufgabe gemacht, allen, die emotional, psychisch und spirituell bereit für eine sinnvolle Transformation sind, kreative Inspiration, innige Vertrautheit, Verbundenheit in der Gemeinschaft und tiefe Heilungsarbeit zu bieten, unabhängig von sozioökonomischem Status, ethnischer Herkunft, sexueller Orientierung, Gender-Identität, politischer Zugehörigkeit oder Religion.

Wenn Sie es sich leisten können, Einzeltermine für Heilige-Medizin-Behandlungen zu buchen und sich solcherart auf Ihrer Heilungsreise unterstützen zu lassen; wenn Sie privilegiert genug sind, um auf Pilgerreisen rund um den Globus zu gehen; wenn Sie zu Retreat-Zentren reisen können, um zu meditieren, tanzen, Kunst zu machen oder an Gruppenheilungen teilzunehmen, und wenn Sie einen Traumatherapeuten engagieren können, der mit modernen Methoden arbeitet, dann tun Sie das bitte unbedingt! Aber ich bete dafür, dass, so Gott will, die Heilige Medizin auch denjenigen zugänglich gemacht wird, die keinen so einfachen Zugang zu den Therapeuten und Erfahrungen haben, über die ich in diesem Buch geschrieben habe.

Selbsthilfewerkzeuge sind großartig, und ich habe versucht, Ihnen alles zu geben, was ich auf meiner Suche nach der Heiligen Medizin gefunden habe, und Ihnen das zukommen zu lassen, was ich im Medizinbeutel der Welt entdeckt habe.

Dennoch: Diese Werkzeuge funktionieren besser, wenn Sie sie *in Gemeinschaft* praktizieren können. Erinnern Sie sich an eines der Paradoxe der Heilung: Du kannst dich selbst heilen, *und* du kannst es nicht allein.

Obwohl *Heal at Last* noch in der Entwicklung ist, baut es Personenkreise auf, die dazu beitragen sollen, die Heilige Medizin zu demokratisieren und in großem Maßstab zu verbreiten, sodass diese allen zugänglich ist, die nach eigener Aussage von einer Krankheit, einer Verletzung oder einem Trauma genesen und Hilfe bei der Linderung von Leiden benötigen, die gelindert werden können. Dabei sollten wir uns allerdings darüber im Klaren sein, dass manche Leiden nicht gelindert, sondern nur von einer anteilnehmenden Gemeinschaft getragen werden können. Wenn Sie oder jemand, den Sie lieben, an *Heal at Last* teilnehmen will, wenn Sie als Traumatherapeut an einer Gruppenleiterschulung interessiert sind, oder wenn Sie zur privilegierten Bevölkerungsschicht gehören und unsere Mission philanthropisch unterstützen möchten, besuchen Sie *HealAtLast.org*.

HEILUNGSGEMEINSCHAFTEN

Ich bin nicht die Einzige, die Heilung demokratisieren und die Heilige Medizin in Gemeinschaften bringen will, wo sie gebraucht wird. Die *Holistic Health Community* in Stone Ridge, New York, ist eine gemeinnützige Organisation, die seit 2012 kostenlose Heildienste für ihre Gemeinde anbietet. Im Gemeindezentrum der Stadt bieten die Therapeuten Akupunktur, Reflexologie, Chiropraktik, Massage, Brennan Healing Science, Reiki, Ortho-Bionomy, NeurOptimal, Biophotonentherapie, One Light Healing Touch, Reiki Healing Attunement, Reconnective Healing, Matrix Energetics, Jin Shin Jyutsu, Hypnotherapie, „Der Emotionscode“, Spacious Heart Guidance, psychospirituelle Beratung, Craniosacral-Therapie, ganzheitliche Medizin – und die Zahl der Heiler, die sich beteiligen wollen, ist bald zu groß für den verfügbaren Raum! Die Klienten sind zwar eingeladen, als eine Form der heiligen Gegenseitigkeit eine Spende zu geben oder etwas Gutes und Liebevolles für jemand anderen zu tun, doch niemand, der Heilung braucht, wird abgewiesen. Die Heilerinnen und Heiler profitieren davon, Kontakte und ein Netzwerk zur Linderung der Isolation und Einsamkeit zu knüpfen, der Heilige-Medizin-Therapeuten manchmal ausgesetzt sind; sie werden vertrauter mit ihrer Gemeinschaft, kommen in den Genuss der aufbauenden Gefühle, die mit selbstlosem Dienst an anderen einhergehen, und tauschen untereinander kostenlose Leckereien aus.

Ich wurde sogar eingeladen, eine große Gemeinde-Heilsitzung in einer örtlichen Kirche zu leiten. Dabei bot ich meine Dienste an, und alle, die kamen, erhielten nicht nur freien Eintritt zur Live-Veranstaltung, sondern auch ein Freiexemplar eines meiner Bücher, bezahlt von Spendern, die die gemeinnützige Organisation unterstützten. Wir sangen, tanzten, meditierten, hielten ein Ritual ab, führten eine Gruppenheilung durch und tanzten unsere Gebete – gemeinsam. Es wurde sogar ein Dokumentarfilm über die Holistic Health Community gedreht, um anderen Gemeinschaften zu zeigen, wie dieses Modell funktioniert und wie auch Sie in Ihrer Gegend eine Gemeinschaft für ganzheitliche Gesundheit aufbauen können. Erfahren Sie unter holistichealthcommunity.org mehr, und setzen Sie sich für die Demokratisierung der Heilung in Ihrer Heimatstadt ein.

Die *Trauma Foundation*, ein philanthropischer Fonds, der es sich zur Aufgabe gesetzt hat, Einzelpersonen, Familien und Gemeinschaften beim Heilen ungelöster Traumata zu unterstützen, möchte Heilung ebenfalls demokratisieren. Ihr Gründer, Chris Rutgers, ein privilegierter Trauma-Überlebender und Philanthrop, der mehr als zehn Jahre von modernsten Traumatherapien profitiert hat, teilt die Leidenschaft, das Beste, was Heilung zu bieten hat, allen zukommen zu lassen, die mutig und entschlossen genug sind, sich dem Schmerz zu stellen. Chris' und mein Team prüfen derzeit mögliche Formen der Zusammenarbeit. Unter thetraumafoundation.org können Sie Fortschritte verfolgen, sich über Angebote informieren oder spenden.

ZURÜCK ZU IHNEN

Nun, liebe Leserin, lieber Leser, kehren wir zu dem Punkt zurück, an dem wir begonnen haben, und steigen mit den Paradoxen der Heilung in Bewusstseinsspiralen auf. Probieren Sie doch einmal Folgendes: Wenn Sie einer der beiden Seiten eines Paradoxes zuneigen, versuchen Sie, ob Sie diese Neigung lockern können. Erkennen Sie, dass Sie sich selbst heilen können *und* dass Sie dabei vielleicht Hilfe brauchen? Können Sie anerkennen, dass wir die Schulmedizin brauchen, *und* dass sie Mängel hat? Können Sie Ihrer Intuition vertrauen *und* kritisches Denken, Wissenschaft, gesunden Menschenverstand, emotionale Intelligenz und Körperweisheit anwenden? Können Sie mit rasiermesserscharfer Intention Ihre Stimme für Heilung abgeben *und* loslassen? Können Sie hoffnungsvoll bleiben *und* realistisch sein? Können Sie etwas für Ihren eigenen Körper tun *und* daran denken, dass wir alle wechselseitig voneinander abhängig sind und füreinander da sein sollten? Können Sie sich an aktivistischen Initiativen beteiligen und der Tendenz widerstehen, das „andere" aus der Ganzheit der Menschheit auszuschließen? Können Sie sich als Teil dieser Erde fühlen – spüren, wie sehr sie die Natur lieben und für sie da sein wollen – *und* anerkennen, dass das Heilen unserer Beziehung zur Natur untrennbar mit der Heilung unseres Körpers verbunden ist?

Wenn Sie das schwierig finden, wollen Sie vielleicht einfach etwas über diese Fragen nachsinnen. Lassen Sie die Paradoxe auf sich wirken, und vertrauen Sie darauf, dass in Ihnen der innere Heiler lebt, den Sie womöglich Ihr ganzes Leben lang gesucht haben. Seien Sie sich stets dessen bewusst, dass das, was Sie suchen, Sie nie verlassen hat und aufsteigen kann, um Ihnen im Herzen zu begegnen.

Sie haben jetzt die Wahl zwischen mehreren Möglichkeiten. Üben Sie also, sich auf Ihre Intelligenzen ganzheitlicher Gesundheit einzustimmen, damit Sie kluge Gesundheitsentscheidungen treffen und dabei alle Aspekte Ihres Seins einbeziehen können, ohne welche abzulehnen. Werden Sie die Werkzeuge der Heiligen Medizin, die Sie kennengelernt haben und die für Sie bisher nur ein intellektuelles Experiment, anthropologische Neugier oder eine kognitive Reise waren, annehmen? Werden Sie das, was Sie gelernt haben, für die Transformation einsetzen – nicht nur bei sich selbst, sondern auch in einer Welt, die Ihre Fürsorge braucht?

Werden Sie Ihre Intelligenzen ganzheitlicher Gesundheit nutzen, um zu beurteilen, welche Werkzeuge Teil Ihres Heilungsprozesses sein könnten? Werden Sie Traumata behandeln und heilen, die bewirken, dass Sie an einschränkenden, traumaverursachten Überzeugungen über Ihre Gesundheit, Ihren Wert und Ihre Fähigkeit, das Nötige für Ihre gesundheitliche Besserung zu tun, festhalten? Werden Sie sich fest vornehmen zu lernen, wie Sie Ihre Intelligenzen der ganzheitlichen Gesundheit entwickeln, sich auch auf die Führung Ihres inneren Leitstrahls – oder wie auch immer Sie Ihr Selbst nennen – einstimmen und sich dieser Führung überlassen? Werden Sie sich mit Menschen umgeben, deren Unterstützung Sie auf Ihrem Weg vielleicht brauchen – nicht nur Ärzte, Heiler oder Therapeuten, sondern auch Freunde, Angehörige und vielleicht Gleichgesinnte auf dem spirituellen Weg? Werden Sie die harte, tiefgreifende Arbeit tun, die Ursachen zu ermitteln, die den freien Fluss der Lebenskraft in Ihrem Energiesystem und Ihrem Körper beeinträchtigen? Werden Sie Praktiken und Methoden anwenden, die zur Stärkung Ihrer Lebenskraft beitragen, wenn die Arbeit der Traumaheilung zu schwer wird und nicht mehr zu ertragen ist?

Werden Sie sich Ihrem Widerstand gegen die Heilung stellen und das, was Ihre optimale Gesundheit sabotiert, ohne dass Sie es bewusst merken, behandeln?

Wollen Sie genau jetzt einen kleinen Schritt tun und tiefer als gewöhnlich durchatmen? Sich eine Pause gönnen, wenn einige Faktoren, die Ihre Gesundheit beeinträchtigen, außerhalb Ihrer Kontrolle liegen? Denn so sehr Sie sich auch mit kollektiven, generationsübergreifenden, von Vorfahren weitergegebenen oder aus früheren Leben stammenden Traumata befassen und so sehr Sie sich auch aktivistisch engagieren und versuchen, Ihren Körper und diese Welt sicherer, gerechter und für alle Lebewesen gesünder zu machen: Einige Traumata sind in die Kultur eingebaut, in der Sie wie ein Fisch schwimmen; Sie haben diese Traumata nicht verschuldet, und es liegt nicht in Ihrer Macht, sie über Nacht zu ändern.

Werden Sie in einem letzten Paradox der Heilung „ruhen"? Alles *tun*, was Sie können, damit es Ihnen besser geht, nie vergessen, dass eine einzelne Person einen tiefgreifenden Wandel bewirken kann, *und* sich in dem Wissen entspannen, dass Sie nur so viel tun können?

Wenn Sie dafür gekämpft haben, dass die Dinge besser werden, und nun erschöpft sind, ist das wirklich in Ordnung. Manches lässt sich nicht ändern, egal wie sehr Sie sich anstrengen. Das bedeutet *keineswegs,* dass Sie eine Niete sind, etwas falsch gemacht haben, nicht mehr in Gottes Gunst stehen, etwas nicht genug „manifestiert" haben oder Ihres Wunders nicht würdig sind. Ich weiß nicht, warum bisweilen unschuldige Menschen, die sich so sehr bemühen, nicht mehr leiden zu müssen, dennoch keine Pause erhalten, aber ich weiß, dass Sie geliebt werden, liebenswert sind und zärtliche Fürsorge verdient haben. Vielleicht kommt es manchmal dann zur größten Heilung, wenn wir endlich loslassen, betrauern, was wir verloren haben, annehmen, was unannehmbar scheint, und uns von anderen halten, stützen und tragen lassen, damit es nicht so einsam ist.

Wenn ich an meine Reise zurückdenke, kann ich angesichts dessen, wie hochmütig ich war, als ich dieses Buch begann, nur den Kopf über mich schütteln. Ich dachte, ich könnte die Heilung hacken, ihren Code knacken, auf diese Weise helfen, Leben zu retten, und mir so vielleicht noch ein paar Belohnungspunkte verdienen. Inzwischen weiß ich, dass Heilung ein Rätsel ist, und vielleicht brauchen manche Rätsel gar nicht gelöst zu werden.

Ich denke an die Menschen in Lourdes, die sich vor der Jungfrau Maria niederwerfen und sich um einer unwahrscheinlichen Heilung willen die Seele aus dem Leib beten, und frage mich: Hat unser Schöpfer uns deswegen geschaffen, damit wir das, was uns geschaffen hat, *so sehr* lieben, dass wir ihm in unseren verletzlichsten Momenten vertrauen, durch große Liebe in Ehrfurcht versetzt auf die Knie fallen und um Gnade bitten? Wenn wir Götter wären und uns selbst ein Wunder gewähren könnten, wenn wir allmächtig und völlig selbstbestimmt wären und wenn Wunder gehackt werden könnten, was ließe uns dann noch in Momenten, in denen etwas Mysteriöses geschieht, in Tränen der Ehrfurcht, der Dankbarkeit und der Freude ausbrechen?

Ich habe beschlossen, dass ich lieber auf den Knien liege, die Stirn auf die Erde gepresst, Blütenblätter in der Hand und vielleicht sogar im Rhythmus der seltsamen Energie trommelnd, die uns bei der Heilung hilft. Auf den Knien sage ich Danke, lieber Leserinnen und Leser. *Danke.* Ich danke Ihnen. Mögen wir zusammen die Knie und die Stirn auf unsere gemeinsame Erde legen und dabei alle Menschen spüren, die dies jemals lesen werden, die jemals gelitten haben, die sich jemals transformiert haben und geheilt wurden; jedes Wunder, das geschehen ist oder auch nicht geschehen ist.

Mögen wir hier Trost finden – zusammen, allein, zusammen. Ich schließe mit einem Gedicht, das ich für Sie, liebe Leserinnen und Leser, geschrieben habe.

Hör auf, perfekt sein zu wollen.
Verwurzele dich genau da, wo du bist.
Und hör die Vögel singen.
Spüre die belebende Brise auf der Haut.
Fall auf die Knie, danke dieser Erde, dass sie dich trägt.
Lass deine Gefühle wie Wellen aufwogen und fallen.
Lass zu, dass deine Empfindungen dich froh machen oder traurig.
In dem Wissen, dass auch das vorübergeht.
Nimm die Lebenskraft wahr, die in dir fließt wie die Liebe selbst.
Fühle, wie sehr du geschätzt wirst und es verdienst, dazuzugehören.
Öffne die Augen weit, und schau auf diejenigen, die dich auf deinem Weg unterstützen.
Berühre deine tiefste Sehnsucht und deine unbändige Angst.
Lass dich darauf ein – wende dich nicht ab.
Öffne dich für die Orte, an denen du dich am gebrochensten fühlst;
Liebe sogar das.
Liebe besonders das.
Setze dein verletzliches Herz schutzlos dem aus, was du genau in diesem Augenblick bist.
Gib dir die Erlaubnis, dich nicht mehr so zu bemühen.
Du wirst nie ein heiliger Mensch sein.
Es gibt kein weißes Sofa am Himmel, das dir für immer deinen Schmerz nimmt.
Danke den Sternen für diese Heiligkeit des Menschseins.
Akzeptiere, was ist, und halte an der Hoffnung fest.
Tauche wie die Wale in die Tiefen deines Seins ein.
Vergiss dann nicht zu spielen.
Tanze. Singe. Mach Kunst. Mach Liebe. Ruh dich aus. Lass los.
Liebe dich selbst.
Sei.

DANK

Ich habe zehn Jahre gebraucht, um für dieses Buch zu recherchieren und es zu schreiben, daher kann ich unmöglich alle Personen nennen, die zur Entstehung von *Heilige Medizin* beigetragen haben, auch wenn ich gern dazu in der Lage wäre. Wenn Sie in irgendeiner Weise Teil meines Weges waren, möchte ich Ihnen meinen herzlichen Dank aussprechen. Ich stehe tief in der Schuld unzähliger Menschen, deren Namen ich nicht einmal erfahren habe. Dieses Buch ist in jeder Hinsicht ein Gemeinschaftswerk. Aber lassen Sie mich mein Bestes tun, um einige Personen zu nennen, ohne die dieses Buch niemals geschrieben worden wäre.

Meiner Mentorin und Lehrerin Rachel Naomi Remen gilt mein immerwährender Dank. Ihre Lehren sind auf unzählige Arten Teil meines Wesens geworden. Ich habe sie so sehr verinnerlicht, dass ihr Vermächtnis in mir lebendig ist und wahrscheinlich in meinem Schreiben zum Ausdruck kommt – auch dann, wenn etwas, das Naomi mich gelehrt hat, inzwischen so sehr zu mir gehört, dass ich nicht einmal mehr auf die Idee komme, ihr zu danken. Besonders dankbar bin ich auch für all die Lektionen in Unterscheidungskraft, die mir geholfen haben, mich zu schützen und die verwundeten Scharlatane, Betrüger und Größenwahnsinnigen von den wahren Heilern auf meiner Reise zu unterscheiden. Ich liebe und schätze dich mehr, als Worte zu sagen vermögen.

Ich danke Gabor Maté für seine Pionierarbeit auf dem Gebiet der traumainformierten Medizin und von ganzem Herzen dafür, dass er das Vorwort zu diesem Buch geschrieben hat.

Vielen Dank an Michele Martin, die beste Literaturagentin, die man haben kann. Michele, Sie haben mich während der Arbeit an diesem Buch so oft beruhigt und davon abgehalten aufzugeben, dass ich es ohne Sie nicht geschrieben hätte – da bin ich mir absolut sicher.

Meinen Redakteurinnen bei Sounds True, Jennifer Brown und Jade Lascelles, der Gründerin Tami Simon und allen anderen, die mir bei Sounds True geholfen haben, wie auch der Lektorin Melanie Stafford, vielen Dank! Ich stehe in Ihrer Schuld: für Ihre Geduld mit meinem zehn Jahre andauernden Prozess; dafür, dass Sie mir geholfen haben, das Manuskript von einem ausufernden 250.000-Wörter-Monstrum auf etwas Veröffentlichungsfähiges zurechtzustutzen; dafür, dass Sie meinen manchmal heftigen 2020-Aktivismus toleriert haben und ich mich jederzeit frei fühlen konnte, ich selbst zu sein und meine Wahrheit zu sagen; und dafür, dass ich mich vom Sounds-True-Team bedingungslos unterstützt gefühlt habe. Ich fühle mich gesegnet, Sie als Verlagsteam für das schwierigste Buch zu haben, das ich je geschrieben habe.

All den wahren Heilern der Heiligen Medizin, die mich unter ihre Fittiche genommen haben und in diesem Buch namentlich erwähnt werden, bin ich auf ewig dankbar. Mein besonderer Dank gilt Dick Schwartz, Asha Clinton, Bill Bengston, Donna Eden, David Feinstein, Dawson Church, Shiloh Sophia McCloud, Kathy Altman, Lori Saltzman, Del Laverdure, Laurence Heller, Gabor Maté, Thomas Hübl, Jeffrey Rediger, Kelly Turner, Larry Dossey, Sonya Amrita Bibilos, Shamini Jain, Tosha Silver, Karla McLaren, Brandy Gillmore und den Vertretern der vielen indigenen Bevölkerungsgruppen, die mich auf meinem Weg unterstützt haben, insbesondere den Q'eros in Peru und den Crow in Montana.

Danke auch an Clardy Malugen, deren Energieheilarbeit ich viele Jahre lang studiert habe. Ihr Kapitel wurde allein aus dem simplen Grund gestrichen, weil das Manuskript zu lang war. Vielen Dank auch an die Heilerinnen und Heiler, deren Namen ich nicht genannt habe. Von ihnen habe ich die hohe Kunst des Unterscheidens und Erkennens gelernt – und zudem noch eine Menge über das Heilen. Meine Dankbarkeit kommt von ganzem Herzen, auch wenn ich sie letztendlich im Buch nicht namentlich nennen konnte. Selbst die dunkleren Lektionen haben dieses Buch zu dem gemacht, was es ist – und weil wir alle menschlich und die meisten von uns verwundete Heiler sind, gilt viel Liebe, Dankbarkeit und Verbundenheit auch den Heilerinnen und Heilern, die mich verletzt oder anderen Menschen geschadet haben.

Danke an Diane Hunter, die mit mir nach Lourdes gereist ist und die beste Freundin ist, die eine Frau haben kann. Danke an Casi Zachkariyas, die mir Gesellschaft geleistet, mich in ihrem Haus beherbergt und so viele schöne Erlebnisse auf Bali organisiert hat. Danke an Emma Harper für ihre Begleitung auf Bali und in Thailand und vor allem für die tägliche Arbeit mit den Teilen im System der inneren Familie (IFS) während der Pandemie. Danke an Hannah Rae Porst für das Organisieren meiner Reise zu den Q'eros und dafür, dass sie mir so viel über die Q'eros-Mystik, -Geschichte und -Kultur beigebracht hat. Danke an Suzanne Scurlock-Durana, Maja Rode, Dennis Couwenberg, Christine Gibson, Kira Siebert, Mary Louder und Rachel Carlton Abrams für unzählige faszinierende Gespräche über die Natur des Heilens.

Mein besonderer Dank gilt Jeffrey Rediger und Edwin Savay, nicht nur für ihre fachlichen Beiträge auf den Gebieten der Medizin und des Heilens, sondern auch für die grenzenlose emotionale und spirituelle Unterstützung, die mir beide während der gesamten Pandemie so großzügig gewäht haben – als ich mindestens die Hälfte des Buches umgeschrieben habe, um das größere Bewusstsein widerzuspiegeln, das wir alle gemeinsam entdeckt, erkundet und verarbeitet haben. Ich liebe euch beide von Herzen und bin sehr dankbar, dass ich mit zwei anderen Ärzten einen Kokon der Heilung gehabt habe, in dem wir alle Stillstand und Weiterentwicklung erleben und in aller Demut und mit aller Macht um Veränderung beten konnten. Ich danke auch Rick Loftus dafür, dass er mich inmitten einer Welle von Covid-Fehlinformationen, die einen Großteil der Wellness-Welt in Verwirrung gestürzt haben, wissenschaftlich auf dem Laufenden gehalten und dafür gesorgt hat, dass ich korrekt informiert, vernünftig und besonnen bleiben konnte.

Weiterhin gilt mein Dank Chris Rutgers von der Trauma Foundation. Er hat mich dabei unterstützt, mich über den neuesten Stand der Traumatherapien zu informieren. Danke an Tara Carnegie vom Wild Woman Fund, die *Heal at Last* den ersten Zuschuss gewährt und mich beim Übergang in die beängstigende nächste Phase meiner wahren Berufung wie eine Cheerleaderin angefeuert hat.

Ich danke April French, Matthew Klein und Mira Klein dafür, dass sie das Herdfeuer zu Hause am Brennen hielten und verstanden haben, warum ich mich immer wieder in mystische Länder davonmachen musste. Danke an Pearl Macalley und Nicolay Kreidler, die das Unternehmen Lissa Rankin, Inc. und die gemeinnützige Organisation *Heal at Last* so wunderbar geführt haben, während ich unterwegs war.

Mein Dank gilt Asha Clinton, Nancy Morgan und Dick Schwartz, die großartige Traumatherapeuten sind und mich darin unterstützt haben, die vielen Traumata, die beim Recherchieren und Schreiben dieses Buches aufkamen, ebenso wie alles, was dadurch – besonders nach dem Tod meiner Mutter – in mir an die Oberfläche kam, durchzustehen. Ich danke meiner Mutter, Trish Rankin, dafür, dass sie angesichts ihrer eigenen Traumata ihr Bestes getan hat und sich meine Heilige-Medizin-Geschichten angehört hat, obwohl sie sie getriggert haben. Ich vermisse dich jeden Tag, Marme.

Danke an meine Pandemie-„Bubble“ April French, Mira und Matthew Klein, Steve Sisgold, Dawson und Christine Church, Tiffany Basse, Shiloh Sophia und Jonathan McCloud und Nicholas Wilton – ihr habt mir geholfen, die kollektiven Traumata des Jahres 2020 zu überstehen. Vielen Dank der Familie Rankin dafür, dass sie während der Tragödien des Jahres 2020 nicht in Polarisierung und Spaltung verfallen ist. Covid ist real, die Wissenschaft eine Lebensretterin, der Klimawandel wird von Menschen verursacht, Trump ist kein Lichtarbeiter, LGBTQIA+ und Einwanderer haben Anspruch auf Gleichberechtigung, *Black Lives Matter* – und ich bin SO dankbar, dass wir uns über all das einig waren, wohingegen sehr viele Familien durch Verschwörungstheorien und politische Spaltung in Lager geteilt wurden. Meiner Tochter Mira danke ich: für all die Unterstützung, deine Liebe, deine Lebendigkeit und dein Verständnis dafür, dass deine verrückte Mutter in der Welt herumvagabundieren musste, um ein Rätsel zu lösen, obwohl ein Teil von mir nie ohne dich das Haus verlassen wollte.

So viele andere haben mir auf meinem Weg geholfen, und bestimmt habe ich vergessen, einige wichtige Personen zu nennen. Darum: Wenn ihr oder Sie Teil meiner Erfahrung mit der Heiligen Medizin wart, DANKE. Ohne euch, ohne Sie alle hätte ich es nicht geschafft! Mit unbeschreiblicher Freude denke ich daran, was für eine Teamleistung dieses Buch ist.

Zu guter Letzt verneige ich mich mit unermesslicher Dankbarkeit vor dem unendlichen Göttlichen und sage Danke für jedes Wunder, jede Einsicht, jede Offenbarung, jeden Durchbruch, jeden erleuchteten blinden Fleck, jede Synchronizität und jede herzöffnende Vertrautheit, die dieses Buch möglich gemacht haben.

LITERATUR UND WEITERFÜHRENDE INFORMATIONEN

Energieheilung und Schamanismus

Energiemedizin für Frauen. Donna Eden

Heilen aus dem Nichts. William Bengston, PhD

How to Heal Yourself When No One Else Can. Amy B. Scher

Lichtarbeit. Heilen mit Energiefeldern. Barbara Ann Brennan

Pflanzenmagie und Schamanenkraft. Wie acht Menschen in den Dschungel reisten, um Heilung zu finden. Nick Polizzi

Soul Medicine. Norman Shealy, MD, PhD & Dawson Church, PhD

The Language Your Body Speaks. Ellen Meredith

The Spiritual Medicine of Tibet. Dr. Pema Dorjee, Janet Jones & Terence Moore

Walking in the Sacred Manner. Mark St. Pierre & Tilda Long Soldier

Die Wissenschaft der Heiligen Medizin

Die Wiederentdeckung der Spiritualität. 7 Praktiken im Fokus der Wissenschaft. Rupert Sheldrake

Energiemedizin. Konzepte und ihre wissenschaftliche Basis. James L. Oschman

Healing Ourselves. Shamini Jain, PhD

Heilende Worte. Die Kraft der Gebete als Schlüssel zur Heilung. Larry Dossey, MD

Vibrational Medicine. Richard Gerber, MD

Die „Schatten" der Heiligen Medizin und der Spiritualität

Auf halbem Weg zum Gipfel der Erleuchtung. Mariana Caplan, PhD

Augen auf. Der Weg der spirituellen Unterscheidungskraft. Mariana Caplan, PhD

Creating Healing Relationships. Dorothea Hover-Kramer, EdD, RN, DCEP
Ethics Handbook for Energy Healing Practitioners. David Feinstein, PhD & Donna Eden
Spiritual Bypassing. Robert Augustus Masters, PhD
Spirituelle Krisen. Stanislav Grof, MD & Christina Grof
The Ethics of Caring. Kylea Taylor

Traumaheilung

Bindung, Regulation und Resilienz. Körperorientierte Therapie des Entwicklungstraumas. Kathy L. Kain & Stephen J. Terrell
Die Polyvagal-Theory in der Therapie. Den Rhythmus der Regulation nutzen. Deb Dana
Entwicklungstrauma heilen. Alte Überlebensstrategien lösen – Selbstregulierung und Beziehungsfähigkeit stärken. Das Neuroaffektive Beziehungsmodell zur Traumaheilung NARM. Laurence Heller, PhD & Aline LaPierre, PsyD
Kein Teil von mir ist schlecht. Mit dem Modell des inneren Familiensystems (IFS) Trauma heilen und zur Ganzheit zurückfinden. Richard C. Schwartz, PhD
Psychological Trauma. Dawson Church, PhD
Somatic Internal Family Systems Therapy. Susan McConnell
The Art of Empathy. Karla McLaren, MEd
The EFT Manual. Dawson Church, PhD
The Language of Emotions. Karla McLaren, MEd
Therapeutische Arbeit im System der Inneren Familie. Ein Skills-Training. Frank G. Anderson, MD, Martha Sweezy, PhD & Richard C. Schwartz, PhD
The Tapping Solution. Nick Ortner
The Trauma of Everyday Life. Mark Epstein, MD
Tief verbunden. Wie wir alte Bindungsmuster auflösen und dauerhafte Partnerschaften eingehen. Diane Poole Heller, PhD
Transcending Trauma. Frank G. Anderson, MD

Trauma-Heilung. Das Erwachen des Tigers. Unsere Fähigkeit, traumatische Erfahrung zu transformieren. Peter A. Levine & Ann Frederick

Verkörperter Schrecken. Traumaspuren in Gehirn, Geist und Körper und wie man sie heilen kann. Bessel van der Kolk, MD

Wenn der Körper nein sagt: Wie chronischer Stress krank macht und was Sie dagegen tun können. Gabor Maté, MD

Mutige Liebe. Warte nicht darauf, dass dein Partner sich ändert. Umdenken bei Konflikten in Ehe und Partnerschaft. Richard C. Schwartz, PhD

Kollektives Trauma heilen

Ankommen im Jetzt! Inspirationen und Meditationen für jeden Tag im Jahr. Mark Nepo

Brave New Medicine. Cynthia Li, MD

Caste. Isabel Wilkerson

Consciousness & Healing. Marilyn Schlitz, Tina Amorok & Marc S. Micozzi

How to Be an Antiracist. (Deutsche Ausgabe) Ibram X. Kendi

Kollektives Trauma heilen. Persönliche und globale Krisen verstehen und als Chance nutzen. Thomas Hübl

Me and White Supremacy. Warum kritisches Weißsein mit dir selbst anfängt. Layla F. Saad

My Grandmother's Hands. Resmaa Menakem

Gesundheit und Heilung allgemein

9 Wege in ein krebsfreies Leben. Wahre Geschichten von geheilten Menschen. Kelly A. Turner, PhD

Aus Liebe zum Leben. Geschichten, die der Seele guttun. Rachel Naomi Remen, MD

Das erwachte Gehirn. Warum Spiritualität in uns allen angelegt ist. Lisa Miller, PhD

Dem Leben vertrauen. Geschichten, die guttun. Rachel Naomi Remen, MD

Geheilt. Spontanheilung und Psychoneuroimmunologie. Die neue Medizin der Hoffnung. Jeffrey Rediger, MD, MDiv
Love, Medicine, and Miracles. Bernie S. Siegel, MD
The Cure Within. Anne Harrington
The Daily Flame. Lissa Rankin, MD
The Type C Connection. Lydia Temoshok, PhD & Henry Dreher
Warum Gedanken stärker sind als Medizin. Wissenschaftliche Beweise für die Selbstheilungskraft. Lissa Rankin, MD
The Will to Live. Arnold A. Hutschnecker, MD
Unlearn Your Pain. Howard Schubiner, MD & Michael Betzold
Unverschämt optimistisch. Warum wir grenzenlos vertrauen dürfen. Tosha Silver

Pilgerorte mit heilendem Wasser

Baden-Baden, Deutschland
Bath (römische Quellen), England
Bärensee, Sovata, Rumänien
Beitou Heiße Quellen, Taipei, Taiwan
Esalen Hot Springs (heiße Quellen), Big Sur, Kalifornien
Glastonbury, England
God's Acre Healing Springs (Heilquellen), Blackville, South Carolina
Liaoning (heiße Quellen), China
Madron Well (heiliger Brunnen), Cornwall, Großbritannien
Nandana, Indien
Ojo Caliente (heiße Quellen), New Mexico
Unsere Liebe Frau von Lourdes, Heiligtum (Grotte), Lourdes, Frankreich
Pamukkale (Kalkterrassen, Thermalquellen), Türkei
Saratoga Mineral Baths (Mineralquellen), Saratoga Springs, New York
Yankalilla, Australien

Andere Pilgerstätten, denen eine Heilwirkung nachgesagt wird

Ajmer Sharif (Sufi-Schrein), Rajasthan, Indien
Pura Besakih (Muttertempel aller balinesischen Tempel, hinduistisches Heiligtum), Bali, Indonesien
Bodhgaya (Ort der Erleuchtung des Buddha), Bihar, Indien
Jakobsweg, Spanien
Canterbury Cathedral, Canterbury, England
El Santuario de Chimayó (heilige Erde), Chimayó, New Mexico
„Energiewirbel" in Sedona, Arizona
Ganges, Fluss in Indien
Große Moschee von Touba, Senegal
Hazrat Nizamuddin Dargah (Mausoleum eines Sufi-Heiligen), Delhi, Indien
Hazrat Shah Jalal Mazar, Sylhet, Bangladesch
Amarnath-Höhle („Shivas Höhle") in den Bergen Kaschmirs, Indien
Knock-Basilika (römisch-katholische Wallfahrtskirche), Knock, Irland
Schrein von Lal Shahbaz Qalandar (Uthman Marwandi), Sindh, Pakistan
Machu Picchu, Peru
Mekka, Saudi-Arabien
Mevlana-Museum (Mausoleum des persischen Mystikers und Dichers Rumi), Konya, Türkei
Unsere Liebe Frau von Guadalupe, Basilika, Mexiko-Stadt, Mexico
Basilika von Sainte-Anne-de-Beaupré, Québec
Mausoleum von Hodscha Ahmad Yasawi, Türkistan, Kasachstan
Basilika Sainte-Marie-Madeleine, Sainte-Baume, Frankreich
Stonehenge, Wiltshire, England
Uluru (Ayers Rock), Australien
Vaishno-Devi-Tempel, Indien
Die Klagemauer und andere heilige Stätten, Jerusalem, Israel

Lissa Rankins Websites
healatlast.org
lissarankin.com
thesacredmedicinebook.com
wholehealthmedicineinstitute.com

Lissa Rankin in Sozialen Medien
Facebook: Lissa Rankin
Instagram: @lissarankin
Twitter: @Lissarankin

ANMERKUNGEN

1 Martin A. Makaray and Michael Daniel: „Medical Error — The Third Leading Cause of Death in the US", *British Medical Journal* 353 (2016): i2139, doi.org/10.1136/bmj.i2139.
2 Matthew Remski, Derek Beres, Julian Marc Walker: *Conspirituality Podcast: Examining the Toxic Ties Between Right-Wing Conspiracism and New Age Utopianism.* May 2020, matthewremski.com/wordpress/what-i-do/conspirituality-podcast/.
3 Marisa Meltzer: „I Refuse to Listen to White Women Cry", *Washington Post Magazine,* September 11, 2019, washingtonpost.com/news/magazine/wp/2019/09/11/feature/how-activist-rachel-cargle-built-a-business-by-calling-out-racial-injustices-within-feminism/.
4 Edward Cody: „Foreign Journal", *Washington Post,* 27. Januar 1992, washingtonpost.com/archive/politics/1992/01/27/foreign-journal/9b0916e8-6c35-4470-8c00-562ecd1d2d87/?utm_term=.5341596ea223.
5 Zbigniew Gadek, Takeki Hamasaki, Sanetaka Shirahata: „‚Nordenau Phenomenon' – Application of Natural Reduced Water to Therapy", *Animal Cell Technology: Basic and Applied Aspects,* Bd. 15, hrsg. von Sanetaka Shirahata, Koji Ikura, Masaya Nagao, Akira Ichikawa, Kiichiro Teruya (Dordrecht, The Netherlands: Springer Science + Business, 2008), 265–271, doi.org/10.1007/978-1-4020-9646-4_41.
6 Rupert Sheldrake: *Science and Spiritual Practices: Transformative Experiences and Their Effects on Our Bodies, Brains, and Health* (Berkeley, CA: Counterpoint, 2018). [Deutsch: *Die Wiederentdeckung der Spiritualität. 7 Praktiken im Fokus der Wissenschaft.* O. W. Barth, München 2018 (3. Aufl.).]
7 American Cancer Society: „Faith Healing", Wikipedia, 17. Januar 2013, web.archive.org/web/20130427120554/cancer.org/treatment/treatmentsandsideeffects/complementaryandalternativemedicine/herbsvitaminsandminerals/faith-healing.
8 William Franklin Simpson: „Comparative Longevity in a College Cohort of Christian Scientists", *JAMA* 262, no. 12 (September 1989): 1657–1658 (erratum in *JAMA* 262, no. 21 [Dezember 1989]: 3000), doi.org/10.1001/jama.1989.03430120111031.
9 S. M. Asser and R. Swan: „Child Fatalities from Religion-Motivated Medical Neglect", *Pediatrics* 101, no. 4, pt. 1 (April 1998): 625–629, doi.org/10.1542/peds.101.4.625.
10 Ted J. Kaptchuk: „Placebo Studies and Ritual Theory: A Comparative Analysis of Navajo, Acupuncture, and Biomedical Healing", *Philosophical Transactions of the Royal Society B: Biological Science* 366, no. 1572 (Juni 2011): 1849–1858, doi.org/10.1098/rstb.2010.0385.
11 Herbert Benson, Jeffrey A. Dusek, Jane B. Sherwood, Peter Lam, Charles F.vBethea, William Carpenter, Sidney Levitsky, Peter C. Hill, Donald W. Clem Jr., Manoj K. Jain, David Drumel, Stephen L. Kopecky, Paul S. Mueller, Dean Marek, Sue Rollins, Patricia L. Hibberd: „Study of the Therapeutic Effects of Intercessory Prayer (STEP) in Cardiac Bypass Patients: A Multicenter Randomized Trial of Uncertainty and Certainty of

Receiving Intercessory Prayer", *American Heart Journal* 151, no. 4 (April 2006): 934–942, doi.org/10.1016/j.ahj.2005.05.028.
12 „Spirituality: Don't Pray for Me! Please!", *Newsweek,* 9. April 2006, newsweek.com/spirituality-dont-pray-me-please-107905.
13 Larry Dossey: „Healing Research: What We Know and Don't Know", Explore 4, no. 6 (November–Dezember 2008): 341–352, doi.org/10.1016/j.explore.2008.09.009.
14 K. B. Thomas: „General Practice Consultations: Is There Any Point in Being Positive?", *British Medical Journal* 294, no. 6581 (Mai 1987): 1200–1202, doi.org/10.1136/bmj.294.6581.1200.
15 Chittaranjan Andrade and Rajiv Radhakrishnan: „Prayer and Healing: A Medical and Scientific Perspective on Randomized Controlled Trials", *Indian Journal of Psychiatry* 51, no. 4 (Oktober–Dezember 2009), 247–253, doi.org/10.4103/0019-5545.58288.
16 Andrade and Radhakrishnan: „Prayer and Healing."
17 William F. Bengston: *The Energy Cure: Unraveling the Mystery of Hands-On Healing* (Boulder, CO: Sounds True, 2010), 40–41. [Deutsch: *Heilen aus dem Nichts: Wissenschaftlich belegt – in der Praxis bewährt – für jeden erlernbar.* VAK Verlag, Kirchzarten 2013 (3. Aufl.).]
18 William F. Bengston and David Krinsley: „The Effect of ‚Laying on of Hands' in Transplanted Breast Cancer in Mice", *Journal of Scientific Exploration* 14, no. 3 (Fall 2000), 353–364.
19 Bengston and Krinsley: „The Effect of ‚Laying on Hands'".
20 Gloria A. Gronowicz, Ankur Jhaveri, Libbe W. Clarke, Michael S. Aronow, Theresa H. Smith: „Therapeutic Touch Stimulates the Proliferation of Human Cells in Culture", *Journal of Alternative and Complementary Medicine* 14, no. 3 (April 2008): 233–239, doi.org/10.1089/acm.2007.7163.
21 Gloria Gronowicz, Eric R. Secor Jr., John R. Flynn, Evan R. Jellison, Liisa T. Kuhn: „Therapeutic Touch Has Significant Effects on Mouse Breast Cancer Metastasis and Immune Responses but Not Primary Tumor Size", *Evidence-Based Complementary and Alternative Medicine* 2015 (May 2015): 926565, doi.org/10.1155/2015/926565.
22 Margaret Moga and William F. Bengston: „Anomalous Magnetic Field Activity During a Bioenergy Healing Experiment", *Journal of Scientific Exploration* 24, no. 3 (2010): 397–410.
23 Ellen Meredith: *The Language Your Body Speaks. Self-Healing with Energy Medicine.* (Novato, CA: New World Library, 2020), 22–23.
24 Meredith. *The Language Your Body Speaks,* 23–24.
25 Donna Eden and David Feinstein: „Development of a Healthcare Approach Focusing on Subtle Energies: The Case of Eden Energy Medicine", in: *Advances in Mind-Body Medicine* 34, no. 3 (Sommer 2020): 25–36.
26 Bernard O. Williams: „Exploring Multiple Meanings of Subtle Energy", in: *Subtle Energies and Energy Medicine Journal* 21, no. 2 (2011): 5.
27 William F. Bengston and Donald G. Murphy: „Can Healing Be Taught?", *Explore* 4, no. 3 (Mai 2008): 197–200, doi.org/10.1016/j.explore.2008.02.004.
28 Mae-Wan Ho and David P. Knight: „The Acupuncture System and the Liquid Crystalline Collagen Fibers of the Connective Tissues", in: *American Journal of Chinese Medicine* 26, nos. 3–4 (1998): 251–263, doi.org/10.1142/S0192415X98000294; Mae-Wan Ho: The Rainbow and the

Worm. The Physics of Organisms (Singapore: World Scientific, 2008); Petros C. Benias, Rebecca G. Wells, Bridget Sackey-Aboagye, Heather Klavan, Jason Reidy, Darren Buonocore, Markus Miranda, Susan Kornacki, Michael Wayne, David L. Carr-Locke, D. Theisse: „Structure and Distribution of an Unrecognized Interstitium in Human Tissues", in: Scientific Reports 8 (Mai 2018): 4947, doi.org/10.1038 /s41598-018-23062-6.

29 Donna Eden and David Feinstein: *Energy Medicine: Balancing Your Body's Energies for Optimal Health, Joy, and Vitality.* (New York: Penguin, 2008).

30 Eden and Feinstein. *Energy Medicine,* 245.

31 John Horgan: „Scientific Heretic Rupert Sheldrake on Morphic Fields, Psychic Dogs, and Other Mysteries", in: *Scientific American,* Juli 14, 2014, blogs.scientificamerican.com/cross-check/scientific-heretic-rupert-sheldrake-on-morphic-fields-psychic-dogs-and-other-mysteries/.

32 Beverly Rubik, David Muehsam, Richard Hammerschlag, Shamini Jain: „Biofield Science and Healing: History, Terminology, and Concepts", in: *Global Advances in Health and Medicine* 4 (Januar 2015): 8–14, doi.org/10.7453/gahmj.2015.038.suppl.

33 Beverly Rubik, R. Pavek, E. Greene, D. Laurence, R. Ward: „Manual Healing Methods", in: *Alternative Medicine – Expanding Medical Horizons: A Report to the National Institutes of Health on Alternative Medical Systems and Practices in the United States,* edited by Brian Berman and David B. Larson (Washington, DC: US Government Printing Office, 1995), 113–157; Bernard Grad: „The ‚Laying on of Hands': Implications for Psychotherapy, Gentling, and the Placebo Effect", in: *Journal of the American Society for Psychical Research* 61, no. 4 (1967): 286–305; Bernard Grad: „Some Biological Effects of the ‚Laying on of Hands': A Review of Experiments with Animals and Plants", in: *Journal of the American Society for Psychical Research* 59 (April 1965): 95–127; B. Grad, R. J. Cadoret, G. I. Paul: „The Influence of an Unorthodox Method of Treatment on Wound Healing in Mice", in: *International Journal of Parapsychology* 3 (Frühjahr 1961): 5–24.

34 William F. Bengston: *The Energy Cure: Unraveling the Mystery of Hands-On Healing.* (Boulder, CO: Sounds True, 2010). Deutsche Ausgabe: William F. Bengston, Sylvia Fraser: *Heilen aus dem Nichts: Wissenschaftlich belegt – in der Praxis bewährt – für jeden erlernbar.* Vak Verlag, Kirchzarten 2013 (3. Aufl.).

35 Shamini Jain, Desiree Pavlik, Janet Distefan, Rosalyn L. Bruyere, Julia Acer, Rosalie Garcia, Ian Coulter, John Ives, Scott C. Roesch, Wayne Jonas, Paul J. Mills: „Complementary Medicine for Fatigue and Cortisol Variability in Breast Cancer Survivors", in: *Cancer* 118, no. 3 (Februar 2012): 777–787, doi.org/10.1002/cncr.26345.

36 Susan K. Lutgendorf, Elizabeth Mullen-Houser, Daniel Russell, Koen Degeest, Geraldine Jacobson, Laura Hart, David Bender, Barrie Anderson, Thomas E. Buekers, Michael J. Goodheart, Michael H. Antoni, Anil K. Sood, David M. Lubaroff: „Preservation of Immune Function in Cervical Cancer Patients During Chemoradiation Using a Novel Integrative Approach", in: *Brain, Behavior, and Immunity* 24, no. 8 (November 2010): 1231–1240, doi.org/10.1016/j.bbi.2010.06.014.

37 Shamini Jain and Paul J. Mills: „Biofield Therapies: Helpful or Full of Hype? A Best Evidence Synthesis", in: *International Journal of Behavioral Medicine*

17, no. 1 (März 2010): 1–16 (erratum in *International Journal of Behavioral Medicine* 18, no. 1 [Januar 2011]: 79–82), doi.org/10.1007/s12529-009-9062-4.

38 Margaret M. Moga and Dan Zhou: „Distant Healing of Small-Sized Tumors", in: *Journal of Alternative and Complementary Medicine* 14, no. 5 (2008): 453, doi.org/10.1089/acm.2008.0100; Xin Yan, Feng Li, Igor Dozmorov, Mark Barton Frank, Ming Dao, Michael Centola, Wei Cao, Dan Hu: „External Qi of Yan Xin Qigong Induces Cell Death and Gene Expression Alterations Promoting Apoptosis and Inhibiting Proliferation, Migration, and Glucose Metabolism in Small-Cell Lung Cancer Cells", in: *Molecular and Cellular Biochemistry* 363, nos. 1–2 (April 2012): 245–255, doi.org/10.1007/s11010 -011-1176-8.

39 Richard Hammerschlag, Shamini Jain, Ann L. Baldwin, Gloria Gronowicz, Susan K. Lutgendorf, James L. Oschman, Garret L. Yount: „Biofield Research: A Roundtable Discussion of Scientific and Methodological Issues", in: *Journal of Alternative and Complementary Medicine* 18, no. 12 (Dezember 2012): 1081–1086, doi.org/10.1089/acm.2012.1502.

40 Shamini Jain: *Healing Ourselves: Biofield Science and the Future of Health.* Boulder, CO: Sounds True, 2021.

41 „Subtle Energy and Biofield Healing: Evidence, Practice, and Future Directions", Consciousness and Healing Initiative, 2021, chi.is/systems-mapping-resources/.

42 Jain: *Healing Ourselves.*

43 Mario Beauregard, Larry Dossey, Lisa Jane Miller, Alexander Moreira-Almeida, Marilyn Schlitz, Gary Schwartz, Rupert Sheldrake, Charles T. Tart: „Manifesto for a Post-Materialistic Science", in: *Open Sciences* (Februar 2014), opensciences.org/about/manifesto-for-a-post-materialist-science.

44 William F. Bengston and Margaret Moga: „Resonance, Placebo Effects, and Type II Errors: Some Implications from Healing Research for Experimental Methods", in: *Journal of Alternative and Complementary Medicine* 13, no. 3 (April 2007): 317–327.

45 „Subscription", Open Floor Dance, openfloor.discology.me/subscription/.

46 Lissa Rankin: *Sacred Medicine* (Boulder, CO: Sounds True, 2022), thesacredmedicinebook.com.

47 Lissa Rankin: „Lissa Rankin Studio", lissarankinart.com.

48 Lissa Rankin: „Healing with the Muse", courses.lissarankin.com/healing-with-the-muse.

49 Robert Elphin Smith: *The Fork in the Road: The Divergence and Potential Rejoining of Traditional and Allopathic Medicine.* (self pub., 2020).

50 Falk Xué Parra Witte: *Living the Law of Origin: The Cosmological, Ontological, Epistemological, and Ecological Framework of Kogi Environmental Politics.* (PhD diss., Downing University, 2017).

51 Robert C. Beck: „Mood Modification with ELF Magnetic Fields: A Preliminary Exploration", in: *Archaeus* 4 (1986): 48.

52 Luke Hendricks, William F. Bengston, Jay Gunkelman: „The Healing Connection: EEG Harmonics, Entrainment, and Schumann's Resonances", in: *Journal of Scientific Exploration* 24, no. 4 (Winter 2010): 655–666.

53 Gib Mathers: „Crow Pipe Ceremony Links Disparate Cultures“, in: *Powell Tribune,* Juni 14, 2011, powelltribune.com/stories/crow-pipe-ceremony-links-disparate-cultures,7837.

54 Robert Augustus Masters: *Spiritual Bypassing. When Spirituality Disconnects Us from What Really Matters.* (Berkeley, CA: North Atlantic, 2010), 21–22.

55 Daniel Goleman: *A Force for Good: The Dalai Lama's Vision for Our World.* (New York: Random House, 2015). Deutsche Ausgabe: Daniel Goleman: Die Macht des Guten. Der Dalai Lama und seine Vision für die Menschheit. O. W. Barth, München 2015 (2. Aufl.).

56 Masters, *Spiritual Bypassing,* 1.

57 Beth R. Crisp: *The Routledge Handbook of Religion, Spirituality, and Social Work.* (London: Taylor and Francis, 2017).

58 Tina Forssella: „Human Nature Buddha Nature: On Spiritual Bypassing, Relationship, and the Dharma“, Interview mit John Welwood, *Tricycle,* 2011, johnwelwood.com/articles/TRIC_interview_uncut.pdf.

59 Victoria M. White, Dallas R. English, Hamish Coates, Magdalena Lagerlund, Ron Borland, Graham G. Giles: „Is Cancer Risk Associated with Anger Control and Negative Affect? Findings from a Prospective Cohort Study“, in: *Psychosomatic Medicine* 69, no. 7 (2007): 667–674, doi.org/10.1097/psy.0b013e31814d4e6a.

60 Black Lives Matter: „Her Story“, blacklivesmatter.com/herstory/.

61 Laurence Heller: *Healing Developmental Trauma: How Early Trauma Affects Self-Regulation, Self-Image, and the Capacity for Relationship.* (Berkeley, CA: North Atlantic, 2012).

62 Gabor Maté: *When the Body Says No. The Cost of Hidden Stress.* (New York: Knopf, 2011), Deutsche Ausgabe: *Wenn der Körper Nein sagt. Wie chronischer Stress krank macht – und was Sie dagegen tun können.* Unimedica, Kandern 2020 (3. Aufl.).

63 Lydia Temoshok: *The Type C Connection. The Behavioral Links to Cancer and Your Health.* (New York: Random House, 1992).

64 Karla McLaren: *The Language of Emotions: What Your Feelings Are Trying to Tell You.* (Boulder, CO: Sounds True, 2010).

65 Karla McLaren: *The Art of Empathy. A Complete Guide to Life's Most Essential Skill.* (Boulder, CO: Sounds True, 2013).

66 Rachel Naomi Remen: „Helping, Fixing, or Serving“, in: *Lion's Roar,* August 6, 2017, lionsroar.com/helping-fixing-or-serving/.

67 Tania Singer and Olga M. Klimecki: „Empathy and Compassion“, in: *Current Biology* 24, no. 18 (September 2014): R875–R878, doi.org/10.1016/j.cub.2014.06.054.

68 Singer and Klimecki, „Empathy and Compassion“.

69 Brené Brown: *Rising Strong: How the Ability to Reset Transforms the Way We Live, Love, Parent, and Lead.* (New York: Random House, 2017). Deutsche Ausgabe: *Laufen lernt man nur durch Hinfallen. Wie wir zu echter innerer Stärke finden.* Kailash/Random Hause, München 2016.

70 Cindy Starr: „Amy's Story: Severe Spinal Deformity“, Mayfield Clinic, mayfieldclinic.com/mc_hope/story_amy.htm.

71 Cynthia Li: „My Personal Health Journey“, cynthialimd.com/my-personal-health-journey/.

72 Daniel J. Benor: „Intuitive Diagnosis“, in: *Subtle Energies* 3, no. 2 (1993): 41–64; https://journals.sfu.ca/seemj/index.php/seemj/article/download/150/115.
73 David E. Young and Steven K. H. Aung: „An Experimental Test of Psychic Diagnosis of Disease“, in: *Journal of Alternative and Complementary Medicine* 3, no. 1 (1997): 39–53, doi.org/10.1089/acm.1997.3.39.
74 David M. Eisenberg, Roger B. Davis, Jeremy Waletzky, Alison Yager, Lewis Landsberg, Mark Aronson, Machelle Seibel, Thomas L. Delbanco: „Inability of an ‚Energy Transfer Diagnostician‘ to Distinguish Between Fertile and Infertile Women.“ *MedScape,* medscape.com/viewarticle/408093.
75 Steven Amoils, John R. Kues, Sandi Amoils, Stephen Pomeranz, Terry Traiforos: „The Diagnostic Validity of Human Electromagnetic Field (Aura) Perception“, in: *Medical Acupuncture* 13, no. 2 (2001).
76 Wendie Colter and Paul J. Mills: „Assessing the Accuracy of Medical Intuition: A Subjective and Exploratory Study“, in: *Journal of Alternative and Complementary Medicine* 26, no. 12 (Dezember 2020): 1130–1135, doi.org/10.1089/acm.2020.0244.
77 Ezequiel Morsella, Christine A. Godwin, Tiffany K. Jantz, Stephen C. Krieger, Adam Gazzaley: „Homing in on Consciousness in the Nervous System: An Action-Based Synthesis“, in: *Behavioral and Brain Sciences* 39 (2016): E168, doi.org/10.1017/S0140525X15000643.
78 Jeffrey Kluger: „Why You're Pretty Much Unconscious All the Time“, in: *Time,* Juni 26, 2015, time.com/3937351/consciousness-unconsciousness-brain.
79 Daniel C. Andersson, Matthew J. Betzenhauser, Steven Reiken, Alisa Umanskaya, Takayuki Shiomi, Andrew R. Marks: „Stress-Induced Increase in Skeletal Muscle Force Requires Protein Kinase A Phosphorylation of the Ryanodine Receptor“, in: *Journal of Physiology* 590, no. 24 (Dezember 2012): 6381–6387, doi.org/10.1113/jphysiol.2012.237925.
80 Silvestro Roatta and Dario Farina: „Stress-Induced Increase in Muscle Force: Truth or Myth?“, in: *Journal of Physiology* 591, no. 12 (Juni 2013): 3101–3102, doi.org/10.1113/jphysiol.2013.251553.
81 Anne M. Jensen, Richard J. Stevens, Amanda J. Burls: „Estimating the Accuracy of Muscle Response Testing: Two Randomised-Order Blinded Studies“, in: *BMC Complementary Medicine and Therapies* 16 (November 2016), doi.org/10.1186/s12906-016-1416-2; Anne M. Jensen: *The Accuracy and Precision of Kinesiology-Style Manual Muscle Testing: Designing and Implementing a Series of Diagnostic Test Accuracy Studies.* (PhD thesis, Oxford University, Oxford, UK, 2014).
82 „Dense Breasts“, Yale Medicine, yalemedicine.org/conditions/dense-breasts.
83 R. Lüdtke, B. Kunz, N. Seeber, J. Ring: „Test-Retest: Reliability and Validity of the Kinesiology Muscle Test“, in: *Complementary Therapeutic Medicine* 9, no. 3 (September 2001): 141–145, doi.org/10.1054/ctim.2001.0455.
84 J. J. Kenney, R. Clemens, K. D. Forsythe: „Applied Kinesiology Unreliable for Assessing Nutrient Status“, in: *Journal of the American Dietetic Association* 88, no. 6 (Juni 1988): 698–704; J. J. Triano: „Muscle Strength Testing as a Diagnostic Screen for Supplemental Nutrition Therapy: A Blind Study“, in: *Journal of Manipulative and Physiological Therapeutics* 5, no. 4 (Dezember 1982): 179–182.
85 Anne M. Jensen: „Emerging from the Mystical: Rethinking Muscle

Response Testing as an Ideomotor Effect", in: *Energy Psychology* 10, no. 2 (Oktober 2018): 13–27, doi.org/10.9769/EPJ.2018.10.2.AJ.
86 Martin A. Makary and Michael Daniel: „Medical Error – The Third Leading Cause of Death in the US", in: *British Medical Journal* 353 (2016): i2139, doi.org/10.1136/bmj.i2139.
87 Brett T. Litz, Nathan Stein, Eileen Delaney, Leslie Lebowitz, William P. Nash, Caroline Silva, Shira Maguen: „Moral Injury and Moral Repair in War Veterans: A Preliminary Model and Intervention Strategy", in: *Clinical Psychology Review* 29, no. 8 (Dezember 2009): 695–706, doi.org/10.1016/j.cpr.2009.07.003.
88 Mariana Caplan: *Eyes Wide Open: Cultivating Discernment on the Spiritual Path.* (Boulder, CO: Sounds True, 2009), xxii. Deutsche Ausgabe: Augen auf! Der Weg der spirituellen Unterscheidungskraft. Advaita Media, Saunstorf 2010.
89 Paramahansa Yogananda: *Autobiography of a Yogi* (Dakshineswar, India: Yogoda Satsanga Society, 1998), 48. Deutsche Ausgabe: *Autobiographie-eines Yogi. Das Lebenszeugnis des großen indischen Meisters, der zum Mittler zwischen westlicher und östlicher Religiosität wurde.* Self Realisation Fellowship Publishers, ohne Ort (USA), 2011; 1. Ausgabe 1946).
90 Carole Griggs: iConscious Human Development Model (2018), drcarolegriggs.com/map.
91 Daniel J. Siegel: *Mindsight: The New Science of Personal Transformation.* New York: Bantam Books, 2010, Deutsche Ausgabe: *Mindsight. Die neue Wissenschaft der persönlichen Transformation.* Goldmann, München 2012 (52. Aufl.).
92 Aditi Nerurkar, Asaf Bitton, Roger B. Davis, Russell S. Phillips, Gloria Yeh: „When Physicians Counsel About Stress: Results of a National Study", in: *JAMA Internal Medicine* 173, no. 1 (Januar 2013): 76–77, doi.org/10.1001/2013 .jamainternmed.480.
93 Nadine Burke Harris: „How Childhood Trauma Affects Health Across a Lifetime", TED Talk, 2014, ted.com/talks/nadine_burke_harris_how_childhood_trauma_affects_health_across_a_lifetime?language=en.
94 „Adverse Childhood Experiences Resources", Centers for Disease Control and Prevention, cdc.gov/violenceprevention/aces/resources.html; Vincent J. Felitti: „The Relation Between Adverse Childhood Experiences and Adult Health: Turning Gold into Lead", in: *Permanente Journal* 6, no. 1 (Winter 2002): 44–47.
95 „What ACEs/PCEs Do You Have?", ACES Too High News, acestoohigh.com/got-your-ace-score/.
96 „PACEs Science 101", ACES Too High News, acestoohigh.com/aces-101/.
97 Shanta R. Dube, DeLisa Fairweather, William S. Pearson, Vincent J. Felitti, Robert F. Anda, Janet B. Croft: „Cumulative Childhood Stress and Autoimmune Diseases in Adults", in: *Psychosomatic Medicine* 71, no. 2 (Februar 2009): 243–250, doi.org/10.1097/PSY.0b013e3181907888; Katie A. Ports, Dawn M. Holman, Angie S. Guinn, Sanjana Pampati, Karen E. Dyer, Melissa T. Merrick, Natasha D. Buchanan, Marilyn Metzler: „Adverse Childhood Experiences and the Presence of Cancer Risk Factors in Adulthood: A Scoping Review of the Literature from 2005 to 2015", in: *Journal of Pediatric Nursing* 44 (Januar/Februar 2019): 81–96, doi.

org/10.1016/j.pedn.2018.10.009; Dawn M. Holman, Katie A. Ports, Natasha D. Buchanan, Nikki A. Hawkins, Melissa T. Merrick, Marilyn Metzler, Katrina F. Trivers: „The Association Between Adverse Childhood Experiences and Risk for Cancer in Adulthood: A Systematic Review of the Literature“, in: *Pediatrics* 138 (November 2016): S81–S91, doi.org/10.1542/peds.2015-4268L; Monique J. Brown, Leroy R. Thacker, Steven A. Cohen: „Association Between Adverse Childhood Experiences and Diagnosis of Cancer“, in: *PLoS One* 8, no. 6 (Juni 2013): e65524, doi.org/10.1371/journal.pone.0065524; David W. Brown, Robert F. Anda, Vincent J. Felitti, Valerie J. Edwards, Ann Marie Malarcher, Janet B. Croft, Wayne H. Giles: „Adverse Childhood Experiences Are Associated with the Risk of Lung Cancer: A Prospective Cohort Study“, in: *BMC Public Health* 10 (Januar 2010), doi.org/10.1186/1471-2458-10-20; Timothy J. Cunningham, Earl S. Ford, Janet B. Croft, Melissa T. Merrick, Italia V. Rolle, Wayne H. Giles: „Sex-Specific Relationships Between Adverse Childhood Experiences and Chronic Obstructive Pulmonary Disease in Five States“, in: *International Journal of Chronic Obstructive Pulmonary Disease* 9 (September 2014): 1033–1043, doi.org/10.2147/COPD.S68226; Robert F. Anda, David W. Brown, Shanta R. Dube, J. Douglas Bremner, Vincent J. Felitti, and Wayne H. Giles: „Adverse Childhood Experiences and Chronic Obstructive Pulmonary Disease in Adults“, in: *American Journal of Preventive Medicine* 34, no. 5 (2008): 396–403, doi.org/10.1016/j.amepre.2008.02.002; Robert Anda, Gretchen Tietjen, Elliott Schulman, Vincent Felitti, Janet Croft: „Adverse Childhood Experiences and Frequent Headaches in Adults“, in: *Headache* 50, no. 9 (Oktober 2010): 1473–1481, doi.org/10.1111/j.1526-4610.2010.01756.x; Maxia Dong, Wayne H. Giles, Vincent J. Felitti, Shanta R. Dube, Janice E. Williams, Daniel P. Chapman, Robert F. Anda: „Insights into Causal Pathways for Ischemic Heart Disease: Adverse Childhood Experiences Study“, in: *Circulation* 110 (September 2004): 1761–1766, doi.org/10.1161/01.cir.0000143074.54995.7f; Maxia Dong, Robert F. Anda, Shanta R. Dube, Vincent J. Felitti, W. H. Giles: „Adverse Childhood Experiences and Self-Reported Liver Disease: New Insights into the Causal Pathway“, in: *Archives of Internal Medicine* 163, no. 16 (September 2003): 1949–1956, doi.org/10.1001/archinte.163.16.1949; J. P. Barile, V. J. Edwards, S. S. Dhingra, W. W. Thompson: „Associations Among County-Level Social Determinants of Health, Child Maltreatment, and Emotional Support on Health-Related Quality of Life in Adulthood“, in: *Psychology of Violence* 5, no. 2 (2015): 183–191, doi.org/10.1037/a0038202; Phaedra S. Corso, Valerie J. Edwards, Xiangming Fang, James A. Mercy: „Health-Related Quality of Life Among Adults Who Experienced Maltreatment During Childhood“, in: *American Journal of Public Health* 98, no. 6 (Juni 2008): 1094–1100, doi.org/10.2105 /AJPH.2007.119826.

98 Andrea L. Roberts, Tianyi Huang, Karestan C. Koenen, Yongjoo Kim, Laura D. Kubzansky, Shelley S. Tworoger: „Posttraumatic Stress Disorder Is Associated with Increased Risk of Ovarian Cancer: A Prospective and Retrospective Longitudinal Cohort Study“, in: *Cancer Research* 79, no. 19 (Oktober 2019), doi.org/10.1158/0008-5472.CAN-19-1222.

99 „What ACEs/PCEs Do You Have?“

100 Jessie R. Baldwin, Avshalom Caspi, Alan J. Meehan, Antony Ambler, Louise Arseneault, Helen L. Fisher, HonaLee Harrington, Timothy Matthews, Candice L. Odgers, Richie Poulton, Sandhya Ramrakha, Terrie E. Moffitt, Andrea Danese: „Population vs Individual Prediction of Poor Health from Results of Adverse Childhood Experiences Screening", in: *JAMA Pediatrics* 175, no. 4 (2021): 385–393, doi.org/10.1001/jamapediatrics.2020.5602.
101 Deb Dana: *The Polyvagal Theory in Therapy. Engaging the Rhythm of Regulation*. New York: Norton, 2018. Deutsche Ausgabe: *Die Polyvagal-Theorie in der Therapie. Den Rhythmus der Regulation nutzen*. Probst Verlag, Lichtenau 2021 (3. Aufl.).
102 David Baumeister, Reece Akhtar, Simone Ciufolini, Carmine M. Pariante, Valeria Mondelli: „Childhood Trauma and Adulthood Inflammation: A Meta-Analysis of Peripheral C-Reactive Protein, Interleukin-6, and Tumour Necrosis Factor-α", in: *Molecular Psychiatry* 21, no. 5 (Juni 2015): 642–649, doi.org/10.1038/mp.2015.67.
103 „Understanding Acute and Chronic Inflammation." Harvard Medical School, April 1, 2020, health.harvard.edu/staying-healthy/understanding-acute-and-chronic-inflammation.
104 Dawson Church: *Psychological Trauma: Healing Its Roots in Brain, Body, and Memory*. Santa Rosa, CA: Energy Psychology Press, 2016.
105 Oprah Winfrey and Bruce D. Perry: *What Happened to You? Conversations on Trauma, Resilience, and Healing*. New York: Flatiron Books 2021. Deutsche Ausgabe: *Was ist dein Schmerz? Gespräche über Träume, seelische Verletzungen und Heilung*. Arkana, München, Oktober 2022.
106 Mark Epstein: *The Trauma of Everyday Life*. New York: Penguin 2013.
107 Laurence Heller and Aline LaPierre: *Healing Developmental Trauma: How Early Trauma Affects Self-Regulation, Self-Image, and the Capacity for Relationship*. Berkeley, CA: North Atlantic, 2012. Deutsche Ausgabe: *Entwicklungstrauma heilen: Alte Überlebensstrategien lösen – Selbstregulierung und Beziehungsfähigkeit stärken – Das Neuroaffektive Beziehungsmodell zur Traumaheilung NARM*. Kösel, München 2013.
108 Pete Walker: *Complex PTSD: From Surviving to Thriving: A Guide and Map for Recovering from Childhood Trauma*. CreateSpace Independent Publishing Platform, 2013.
109 Heller and LaPierre: *Healing Developmental Trauma: How Early Trauma Affects Self-Regulation, Self-Image, and the Capacity for Relationsship*. Berkel, CA: North Atlantic, 2012, p. 15; deutsche Ausgabe: Entwicklungstrauma heilen.
110 L. G. Russek, S. H. King, S. J. Russek, H. I. Russek: „The Harvard Mastery of Stress Study 35-Year Follow-Up: Prognostic Significance of Patterns of Psychophysiological Arousal and Adaptation", in: *Psychosomatic Medicine* 52, no. 3 (1990): 271–285, doi.org/10.1097/00006842-199005000-00002.
111 Vivek H. Murthy: *Together. The Healing Power of Human Connection in a Sometimes Lonely World*. New York: HarperCollins 2020.
112 Bessel A. van der Kolk: „Developmental Trauma Disorder: A New, Rational Diagnosis for Children with Complex Trauma Histories", in: *Psychiatric Annals* 35, no. 5 (Mai 2005): 401–408.

113 Winfrey and Perry: *What Happened to You?* Deutsche Ausgabe: *Was ist dein Schmerz?*
114 Kathy L. Kain and Stephen J. Terrell: *Nurturing Resilience. Helping Clients Move Forward from Developmental Trauma. An Integrative Somatic Approach.* Berkeley, CA: North Atlantic, 2018. Deutsche Ausgabe: *Bindung, Regulation und Resilienz: Körperorientierte Therapie des Entwicklungstraumas.* Junfermann, Paderborn 2020.
115 Bruce Ecker, Robin Ticic, Laurel Hulley: *Unlocking the Emotional Brain: Eliminating Symptoms at Their Roots Using Memory Reconsolidation.* London: Routledge, 2012. Deutsche Ausgabe: *Der Schlüssel zum emotionalen Gehirn. Mit Gedächtnisrekonsolidierung die Ursachen von Symptomen beseitigen.* Junfermann, Paderborn 2016.
116 Ecker, Ticic, Hulley: *Der Schlüssel zum emotionalen Gehirn.*
117 Mark Nepo: *The Book of Awakening: Having the Life You Want by Being Present to the Life You Have.* Newburyport, MA: Red Wheel Weiser 2011, 3–4. Deutsche Ausgabe: *Ankommen im Jetzt. Inspirationen und Meditationen für jeden Tag im Jahr.* Koha Verlag, Dorfen 2011. Kap. 3. „Zurück zu Gott", S. 16 f.
118 Laurence Heller and Aline LaPierre: *Healing Developmental Trauma: How Early Trauma Affects Self-Regulation, Self-Image, and the Capacity for Relationship.* Berkeley, CA: North Atlantic, 2012, 41; „Expert Q & A: PTSD", American Psychiatric Association, psychiatry.org/patients-families/ptsd/expert-q-and-a. Deutsche Ausgabe: *Entwicklungstrauma heilen. Alte Überlebensstrategien lösen – Selbstregulierung und Beziehungsfähigkeit stärken. Das Neuroaffektive Beziehungsmodell zur Traumaheilung NARM.* Kösel, München 2013 (8. Aufl.).
119 Frank Anderson, Richard Schwartz, Martha Sweezy: *Internal Family Systems Skills Training Manual: Trauma-Informed Treatment for Anxiety, Depression, PTSD, and Substance Abuse* (Eau Claire, WI: PESI, 2017). Deutsche Ausgabe: *Therapeutische Arbeit im System der Inneren Familie. Ein Skills-Training. Traumabewußte Behandlung von Angst, Depression, PTBS und Substanzmißbrauch.* G. P. Probst, Lichtenau 2018, S. 24.
120 „2014 Membership Survey", Alcoholics Anonymous, 2014, aa.org/assets/en_US/p-48_membershipsurvey.pdf.
121 Anderson, Schwartz, Sweezy: *Therapeutische Arbeit im System der Inneren Familie. Ein Skills-Training.*
122 Nancy A. Shadick, Nancy F. Sowell, Michelle L. Frits, Suzanne M. Hoffman, Shelley A. Hartz, Fran D. Booth, Martha Sweezy, Patricia R. Rogers, Rina L. Dubin, Joan C. Atkinson, Amy L. Friedman, Fernando Augusto, Christine K. Iannaccone, Anne H. Fossel, Gillian Quinn, Jing Cui, Elena Losina, Richard C. Schwartz: „A Randomized Controlled Trial of an Internal Family Systems-Based Psychotherapeutic Intervention on Outcomes in Rheumatoid Arthritis: A Proof-of-Concept Study", in: *Journal of Rheumatology* 40, no. 11 (November 2013): 1831–1841, doi.org/10.3899/jrheum.121465.
123 Thomas Hübl and Julie Jordan Avritt: *Healing Collective Trauma: A Process for Integrating Our Intergenerational and Cultural Wounds.* (Boulder, CO: Sounds True, 2020). Deutsche Ausgabe: *Kollektives Trauma heilen. Persönliche und globale Krisen verstehen und als Chance nutzen.* Penguin Random

House /Irisiana, München 2021.

124 Layla F. Saad: „I Need to Talk to Spiritual White Women About White Supremacy (Part One)“, August 15, 2017, laylafsaad.com/poetry-prose/white-women-white-supremacy-1; Layla F. Saad: „I Need to Talk to Spiritual White Women About White Supremacy (Part Two)“, Oktober 16, 2017, laylafsaad.com/poetry-prose/white-women-white-supremacy-2.

INDEX

ÜBER DIE AUTORIN

Dr. Lissa Rankin ist die Autorin des New-York-Times-Bestsellers *Warum Gedanken stärker sind als Medizin* – dem Vorgänger von *Heilige Medizin* – und von sechs weiteren Büchern. Ehemals Gynäkologin, gründete sie das *Whole Health Medicine Institute* zur Schulung und Zertifizierung von Ärzten und Therapeuten, forschte über radikale Remission und gründete die gemeinnützige Organisation *Heal at Last*. Dr. Rankin ist eine leidenschaftliche Verfechterin traumainformierter Medizin und integrativer Ansätze zur Behandlung chronischer und lebensbedrohlicher Krankheiten und setzt sich dafür ein, die Kluft zwischen Wissenschaft und Spiritualität zu überbrücken. Ihre vier TEDx-Vorträge wurden mehr als fünf Millionen Mal gesehen. Auch ihre vom Public Broadcasting Service (PBS) ausgestrahlten TV-Specials *Heal Yourself: Mind Over Medicine* und *The Fear Cure*, die jeweils auf ihren Büchern *Warum Gedanken stärker sind als Medizin* und *Mut zur Angst* basierten, fanden ein großes Publikum.

Dr. Rankin ist eine Aktivistin für soziale Gerechtigkeit und tritt für gesundheitliche Gleichberechtigung, Antirassismus in Medizin und spiritueller Lehre wie auch für eine Reform des Gesundheitswesens ein. Ihr Wunsch, die Heilmethoden der Heiligen Medizin zu demokratisieren und gesundheitliche Chancengleichheit für unterdrückte und ausgegrenzte Menschen zu gewährleisten, inspirierte sie zu ihrem neuesten Projekt, *Heal at Last,* einer gemeinnützigen Organisation nach dem Vorbild der Zwölf-Schritte-Programme. *Heal at Last* soll einen Beitrag zur Behandlung der öffentlichen Gesundheitsepidemie der Einsamkeit leisten und zielt zudem darauf ab, modernsten Traumaheilungsmethoden und anderen Formen der Heiligen Medizin ihren derzeitigen Status als Luxusgut zu nehmen. So sollen diese Heilmethoden für alle, die sie brauchen, unabhängig von ihrem sozioökonomischen Status, ihrer ethnischen Herkunft oder geschlechtlichen Orientierung, verfügbar und zugänglich gemacht werden.

Dr. Rankin lebt in Marin County, Kalifornien, mit ihrer Tochter Mira und ihrer Mitbewohnerin April. Sie liebt das Wandern und Rituale in der Natur; außerdem ist sie eine begeisterte Tänzerin, Sängerin, Malerin, Köchin, Rohschokoladenherstellerin und Amateur-DJ. Um mehr über sie zu erfahren, besuchen Sie lissarankin.com. Näheres über das *Whole Health Medicine Institute* erfahren Sie unter wholehealthmedicineinstitute.com, und Informationen über *Heal at Last* erhalten Sie auf healatlast.org.

Dr. med. Lissa Rankin
Heilige Medizin
Auf der Reise zu den Geheimnissen der Heilung

Titel der Originalausgabe: Sacred Medicine

Herausgegeben von Sounds True, Inc., Vereinigte Staaten von Amerika

info@kamphausen.media | www.kamphausen.media

ISBN Printausgabe: 978-3-95883-601-3
ISBN E-Book: 978-3-95883-602-0

1. Auflage 2022

Übersetzung: Claudia Seele-Nyima
Lektorat: Annerose Sieck
Umschlaggestaltung: Tina Agard Grafik & Buchdesign
Coverfoto: © Linsey Dodaro
Autorenfoto: © Monique Feil
Innenteil, Layout/Satz: Tina Agard Grafik & Buchdesign
Druck & Verarbeitung: Westermann Druck GmbH, Zwickau

Bibliografische Information der Deutschen Nationalbibliothek
Die Deutsche Nationalbibliothek verzeichnet diese
Publikation in der Deutschen Nationalbibliografie;
detaillierte bibliografische Daten sind im Internet über
https://dnb.de abrufbar.